高等院校药学与制药工程专业规划教材

Pharmaceutical Analysis
药 物 分 析

● 主　编　姚彤炜
● 副主编　甄汉深　宋粉云　石　娟
● 主　审　傅　强

ZHEJIANG UNIVERSITY PRESS
浙江大学出版社
·杭州·

图书在版编目(CIP)数据

药物分析/姚彤炜主编. —杭州：浙江大学出版社，
2011.5(2025.8重印)
ISBN 978-7-308-08529-8

I.①药… II.①姚… III.①药物分析 IV.①R917

中国版本图书馆 CIP 数据核字（2011）第 050860 号

内 容 简 介

本书为高等院校药学和制药工程类专业的本科教材，适合于全日制和网络本科教学。教材内容包括药物分析的基础知识、药物的鉴别、检查、含量测定、制剂分析、药品质量标准的制订、制药过程的质量控制、中药与天然药物的分析、生物药物的分析，以及体内药物分析等。其中药物含量测定以常用的分析方法分类，容量法、光谱法、色谱法自成一章。在系统介绍常规分析方法的特点与应用性的基础上，突出当前药品质量研究和控制中的新理论、新技术，与各种规范接轨，充分反映药物分析当代发展水平。

同时根据课程特点和培养目标，集"药物分析"普通高等学校国家级精品课程和"药物分析"网络教学国家级精品课程内容之精华，针对学生自修、实验、复习考试，以及教师授课、实验指导和考试出题等需要，本教材同时出版配套教材，包括：紧扣主干教材内容的辅导教材（主要内容有各章重点概要、不同类型的练习思考题及参考答案、模拟试卷及参考答案）、实验教材（主要内容有基础训练、综合训练、设计性实验、药学综合设计性实验），充分体现教学改革新成果，为学生、教师及相关研究人员提供相应的参考。

药物分析

姚彤炜　主编

丛书策划　阮海潮　樊晓燕
责任编辑　阮海潮　严少洁
封面设计　俞亚彤
出版发行　浙江大学出版社
　　　　　（杭州市天目山路 148 号　邮政编码 310007）
　　　　　（网址：http://www.zjupress.com）
排　　版　杭州大漠照排印刷有限公司
印　　刷　浙江新华数码印务有限公司
开　　本　787mm×1092mm　1/16
印　　张　21.75
字　　数　558 千
版 印 次　2011 年 5 月第 1 版　2025 年 8 月第 8 次印刷
书　　号　ISBN 978-7-308-08529-8
定　　价　59.00 元

高等院校药学与制药工程专业规划教材

审稿专家委员会名单

（以姓氏拼音为序）

蔡宝昌（南京中医药大学）　　程　怡（广州中医药大学）

樊　君（西北大学）　　　　　傅　强（西安交通大学）

梁文权（浙江大学）　　　　　楼宜嘉（浙江大学）

裴月湖（沈阳药科大学）　　　沈永嘉（华东理工大学）

宋　航（四川大学）　　　　　孙铁民（沈阳药科大学）

温鸿亮（北京理工大学）　　　吴立军（沈阳药科大学）

徐文方（山东大学）　　　　　徐　溢（重庆大学）

杨　悦（沈阳药科大学）　　　姚日生（合肥工业大学）

姚善泾（浙江大学）　　　　　尤启冬（中国药科大学）

于奕峰（河北科技大学）　　　虞心红（华东理工大学）

张　珩（武汉工程大学）　　　章亚东（郑州大学）

赵桂森（山东大学）　　　　　郑旭煦（重庆工商大学）

周　慧（吉林大学）　　　　　朱世斌（中国医药教育协会）

宗敏华（华南理工大学）

高等院校药学与制药工程专业规划教材

《药物分析》编委会名单

主　编　姚彤炜

副主编　甄汉深　宋粉云　石　娟

编　委　（以姓氏笔画为序）

　　　　石　　娟　（西安交通大学）

　　　　宋　粉　云　（广东药学院）

　　　　狄　　斌　（中国药科大学）

　　　　余　露　山　（浙江大学）

　　　　单　伟　光　（浙江工业大学）

　　　　欧阳小琨　（浙江海洋学院）

　　　　洪　战　英　（第二军医大学）

　　　　侯　晓　蓉　（浙江工业大学）

　　　　姚　彤　炜　（浙江大学）

　　　　黄　志　锋　（温州医学院）

　　　　甄　汉　深　（广西中医药大学）

序

我国制药产业的不断发展、新药的不断发现和临床治疗方法的巨大进步,促使医药工业发生了非常大的变化,对既具有制药知识,又具有其他相关知识的复合型人才的需求也日益旺盛,其中,较为突出的是对新型制药工程师的需求。

考虑到行业对新型制药工程师的强烈需求,教育部于 1998 年在本科专业目录上新增了"制药工程专业"。为规范国内制药工程专业教学,教育部委托教育部高等学校制药工程专业教学指导分委员会正在制订具有专业指导意义的制药工程专业规范,已经召开过多次研讨会,征求各方面的意见,以求客观把握制药工程专业的知识要点。

制药工程专业是一个化学、药学(中药学)和工程学交叉的工科专业,涵盖了化学制药、生物制药和现代中药制药等多个应用领域,以培养从事药品制造、新工艺、新设备、新品种的开发、放大和设计的人才为目标。这类人才必须掌握最新技术和交叉学科知识、具备制药过程和产品双向定位的知识及能力,同时了解密集的工业信息并熟悉全球和本国政策法规。

高等院校药学与制药工程专业发展很快,目前已经超过 200 所高等学校设置了制药工程专业,包括综合性大学、医药类院校、理工类院校、师范院校、农科院校等。专业建设是一个长期而艰巨的任务,尤其在强调培养复合型人才的情况下,既要符合专业规范要求,还必须体现各自的特色,其中教材建设是一项主要任务。由于制药工程专业还比较年轻,教材建设显得尤为重要,虽然经过近 10 年的努力已经出版了一些比较好的教材,但是与一些办学历史比较长的专业相比,无论在数量、质量,还是在系统性上都有比较大的差距。因此,编写一套既能紧扣专业知识要点、又能充分显示特色的教材,将会极大地丰富制药工程专业的教材库。

很欣慰,浙江大学出版社已经在做这方面的尝试。通过多次研讨,浙江大学出版社与国内多所理工类院校制药工程专业负责人及一线教师达成共识,编写了一套适合于理工类院校药学与制药工程专业学生的就业目标和培养模式的系列教材,以知识性、应用性、实践性为切入点,重在培养学生的创新能力和实践能力。目前,这套由全国二十几所高校的一线教师共同研究和编写的、名为"高等院校药学与制药工程专业规划教材"正式出版,非常令人鼓舞。这套教材体现了以下几个特点:

1. 依照高等学校制药工程专业教学指导分委员会制订的《高等学校制药工程专业指导性专业规范》(征求意见稿)的要求,系列教材品种主要以该规范下的专业培养体系的核心课程为基本构成。

2. 突出基础理论、基本知识、基本技能的介绍,融科学性、先进性、启发性和应用性于一体,深入浅出、循序渐进,与相关实例有机结合,便于学生理解、掌握和应用,有助于学生打下坚实的制药工程基础知识。

3. 注重学科新理论、新技术、新产品、新动态、新知识的介绍,注意反映学科发展和教学改革成果,有利于培养学生的创新思维和实践能力、有利于培养学生的工程开发能力和综合能力。

相信这套精心策划、认真组织编写和出版的系列教材会得到从事制药工程专业教学的广大教师的认可,对于推动制药工程专业的教学发展和教材建设起到积极的作用。同时这套教材也有助于学生对新药开发、药物制造、药品管理、药物营销等知识的了解,对培养具有不断创新、勇于探索的精神,具有适应市场激励竞争的能力,能够接轨国际市场、适应社会发展需要的复合型制药工程人才做出应有的贡献。

姚善泾

浙江大学教授

教育部高等学校制药工程专业教学指导分委员会副主任

前　言

药物分析是药学和制药工程类专业的一门专业课程，旨在培养学生具备明确的全面控制药品质量观念和创新意识，具备药物分析的基本知识、基本技能和分析问题、解决问题的实际工作能力。通过本课程的学习，使学生明确药物分析在制药工业、药物研究中的"眼睛"作用，以及药品全面质量控制的重要意义。为此，本教材的编写力求实用性和先进性相结合。为加强学生对药品质量的法制意识，教材内容着重介绍了药典规律性知识和代表性药物的应用示例。在章节编排上既突出药物分析的特点，同时考虑与基础课分析化学、仪器分析课程内容的衔接，将药物含量测定内容以分析方法划分章节，系统介绍药物分析技术和方法原理，及其在药物常规质量控制、药品研究开发、药品生产过程、药品流通领域和使用过程中的实际应用，突出药品质量控制中现代分析技术的应用和新方法、新技术的介绍，强调药物结构、理化性质与分析方法选择之间的规律性和特殊性，并与现行版药典、各种规范接轨。通过典型示例的介绍，对测定方法的分析讨论和国内外药典方法比较，引导学生理论联系实际，培养学生发现问题、解决问题的创新思维能力。

本教材以习近平新时代中国特色社会主义思想和党的二十大精神为指导，以培养高素质应用型专业人才为宗旨，落实立德树人根本任务，为高质量发展提供人才支撑。

全书共 12 章，第 1～7,10 章是药物分析教学的基本内容，分别介绍了药物分析的基础知识与药品标准、药物的鉴别试验、药物的杂质检查、药物制剂分析、容量法测定药物含量、光谱法测定药物含量、色谱法测定药物含量，以及药品质量标准的制订。第 8,9,11,12 章分别介绍了中药与天然药物的分析、生物药物的分析、药品生产过程的质量控制以及体内药物分析，这部分内容可根据不同专业，作为选修内容或扩展性学习内容。

本教材凝集了"药物分析"普通高等学校国家级精品课程和"药物分析"网络教学国家级精品课程内容之精华。同时出版配套辅导用书和实验教材,充分体现教学改革新成果。为学生课外学习、辅导、自测,教师讲课、答疑、出题,以及相关专业人员提供参考。

本书第1章由姚彤炜编写;第2,6章由洪战英编写;第3章由余露山编写;第4,5章由单伟光、侯晓蓉编写;第7章由石娟编写;第8章由甄汉深编写;第9章由黄志锋编写;第10章由狄斌编写;第11章由宋粉云编写;第12章由欧阳小琨编写。

本教材的编写得到了浙江大学出版社和各有关院校的大力支持和帮助,在此一并致以深切的谢意。

由于作者水平所限,书中难免有不妥、错误之处,恳切希望老师、同学和读者批评指正。

姚彤炜

浙江大学药学院

目　　录

第 1 章

药物分析基础知识与药品标准

1.1 药品质量控制的意义和药物分析的任务

1.1.1 药品质量控制的意义

药品(drug)是用来预防、治疗、诊断人的疾病,有目的地调节人体生理功能,改善体质,增强机体抵抗力的一种物质,并规定有适应证或者功能主治、用法和用量等。根据来源,可以分为化学药、中药与天然药、生物药三大类。药品是一种特殊的商品,其特殊性主要表现为:专属性、两重性、质量的重要性和限时性。药品质量的优劣直接关系到用药者的健康与生命安危。因此,必须对药品质量实行全面控制,以确保人们用药的安全、合理和有效。对于质量不符合要求的伪劣产品,必须坚决实行"三不"政策,即"不准出厂、不准销售、不准使用"!

药物分析学(pharmaceutical analysis)是一门研究与发展药品质量控制的"方法学科"、"眼睛学科",是药学科学领域中一个重要的组成部分。其运用各种分析技术,包括物理学、化学、物理化学、生物学、微生物学以及信息学等方法,对药品从研制、生产、供应到临床应用等各个环节实行全面质量控制。因此,哪里有药物,哪里就有药物分析。

1.1.2 药物分析的任务

药物分析的基本任务可以分为三个方面:一是药品质量的常规检验,包括药物成品的检验、生产过程的质量控制和贮藏过程的质量考察;二是开展治疗药物监测(therapeutic drug monitoring,TDM);三是进行新药质量研究,包括新药质量研究与标准制订、新药体内过程研究(如药代动力学研究,药物吸收、代谢及相互作用研究,生物利用度研究等),以及配合其他学科在工艺优化、处方筛选等研究中进行的质量跟踪。

1. 药物成品的质量检验

药品的质量检验必须遵照国家规定的药品质量标准和检验方法,对药物成品(包括原料药物和各种制剂)的外观性状、物理常数、真伪、纯度、安全性、均一性、有效性和含量等进行全面检验。各生产单位均设有相应的质检部门负责本单位生产的每批药品的质量检验工作,只有检验合格的产品方可出厂。国家设有专门负责药品检验的各级法定机构,如中国药品生物制品检定所,各省、市、县级药品检验所,对管辖地区生产的药品质量进行抽查。制药企业为了提高产品质量和市场竞争力,也可按照高于国家质量标准的企业内部质量标准进行检验,但在仲裁时必须以国家药品标准为准。

2. 药品生产过程的质量控制

为了保证药品的质量,不仅仅只对最终成品进行检验,还须进行药品生产过程的质量控制。包括药品生产所需原辅料的检验、半成品的检验以及制药过程分析。药品生产企业必须首先把好进厂原材料的质量关,按照国家规定的相应质量标准对入厂的原辅料进行全面检验,检验合格的产品方可投料生产。为了保证最终产品的质量,还须对关键中间体、制剂半成品(如片剂压片前的颗粒、注射剂灌封前的溶液等)进行主要质量指标的检验,从而及时发现问题、促进生产、提高质量。随着人们对制药过程的关键工艺对保证药品质量重要性的认识逐渐深入,过程分析技术(process analysis technology,PAT)应运而生。PAT 是指为保证最终产品的质量,通过实时测量原料、中间体和产物的关键质量和特性,对制药过程进行设计、分析和控制的系统方法。

3. 药品贮藏过程的质量考察

每种药品均规定有一定时间的有效期,从生产日到临床使用的贮藏期间,药物质量是否恒定、贮藏条件是否科学合理,这是保证临床用药安全、有效不可忽视的问题。因此,必须进行药品质量稳定性考察,密切注意贮藏过程中药物的质量变化,以便进一步研究、改进药物的稳定性或贮藏条件,采取科学合理的管理方法。

4. 药品临床应用中的合理性评估

药品质量的好坏最终应以临床征象和实际疗效来决定。以上检验主要是依据药品的理化性质,通过体外检测来控制药品的质量,但用药是否安全、有效,还与服药是否合理有关。因此,为保证临床用药的安全、合理、有效,必须开展治疗药物监测。通过测定血液中的药物浓度,评估治疗方案的合理性、药物的不安全性、药物相互作用的可能性,以及病人对药物治疗的依从性等,以便更好地指导临床用药,减少药物的毒副作用和不良反应的发生。一些医院设有临床药理室,负责 TDM 等工作。

5. 新药开发中的质量研究

(1)新药研究过程中的质量跟踪　药物从研制开始就伴随着质量分析,如化学药物的合成工艺优化、中药或天然药物的提取分离方法的选择、生物药物的分离纯化、制剂的处方筛选等均需要借助药物分析的"眼睛"作用进行判断。

(2)新药质量研究与药品质量标准的制订　在新药研制中,药物结构或组成一旦确定后,须采用各种分析方法对药物的化学结构、理化特性、真伪、纯度、均一性、安全性、有效性、含量(效价)和稳定性等进行研究分析,并根据研究结果,结合生产实际,由研制单位制订出能有效控制药品质量的新药质量标准草案。

(3)新药体内过程研究　为了全面评价被研究药物的质量,必须了解药物在体内的数量与质量的变化。通过药物代谢动力学、生物利用度、生物等效性、药物代谢与相互作用、药物分子与生物大分子(酶、受体、蛋白质)之间的关系等研究,获取药物在体内"命运"的各种信息,从而对所研究药物的质量、疗效和安全性做出评估,并为药物分子的结构改造、高效低毒药物的设计提供依据。

1.1.3　药物分析学发展趋势

随着药学科学事业的飞速发展,对药物分析学科提出了新的要求和挑战。如医药工业的发展,药物制型已不再局限于传统的片剂、胶囊剂、注射液等,各种新剂型,如缓控释制剂、靶向制剂等的不断出现,要求运用适当的分析技术对这些制剂进行体内药动学及质量标准的研究和制订;现代药物化学进行的分子设计和定向合成以及生产工艺流程的优化和生产过程分析均离不开现代分析手段的辅助;随着人们对手性药物两个对映体的生理活性差异的认识,手性药物对映体的拆分、微量对映异构体杂质的控制、两个对映体的药效学和药动学差异分析以及对映体相互作用等研究,均需采用手性分离技术加以分析。中药或天然产物的活性成分的化学结构鉴定和含量测定、中药及其制剂的质量控制以及中药药效物质基础研究等,需要应用多种先进的分离分析技术进行综合评价;生物技术药物的发展同样离不开现代分析技术的质量监控;而配合临床开展治疗药物监测和新药研发中的药动学研究、生物利用度研究等,更是离不开现代分离分析的"眼睛"作用。

同时,国际上药品质量管理的理念也在不断发生变化,即从"药品质量是通过检验来控制的"到"药品质量是通过生产过程控制来实现的",进而又到"药品质量是通过良好的设计而生产出来的"(即"质量源于设计")理念变化。这就要求药品质量监管的控制点从过去单纯依赖最终产品的检验,前移至对生产过程的控制,进而至产品的设计和研究阶段的控制。

因此,药物分析研究的对象也由静态→动态、体外→体内、小样本→高通量、常量→超微量、品质→生物活性、简单成分→复杂体系方向发展。而相应的分析方法也从单一技术发展到联用技术、自动化技术,从人工分析发展到计算机辅助分析。如液相色谱-质谱(LC-MS)、气相色谱-质谱(GC-MS)、液相色谱-核磁共振(LC-NMR)、毛细管电泳-质谱(CE-MS)等联用技术以及生物芯片技术、高通量筛选技术、手性色谱技术等。尤其是液相色谱与串联质谱($LC-MS^n$)、液相色谱与核磁共振(LC-NMR)等联用技术,将色谱的高分离效率与MS^n、NMR的结构确证能力结合起来,使复杂体系中微量未知物的鉴定与定量成为可能,并已成为药物代谢研究、药物中微量杂质和降解物的结构鉴定、中药与天然药物中有效成分的分离与结构确证、药效物质基础研究等方面应用最广泛和最有价值的技术之一。

1.2　药　　典

1.2.1　概　述

药典(pharmacopoeia)是国家和政府为确保药品质量而制定的药品质量标准,是国家对药品质量、规格及检验方法所做的技术规定。世界许多国家及地区均制定了本国或区域性药典,如《中华人民共和国药典》(以下简称《中国药典》)、《美国药典》、《英国药典》、《日本药局方》、《欧洲药典》、《国际药典》等。药典具有三大特点:

(1)法定性　药典是国家监督管理药品质量的法定技术标准,是国家关于药品标准的法典,它和其他法令一样具有法定约束力,是药品生产、营销、使用、行政和技术监督管理部门共同遵循的法定技术依据。药品必须符合国家药品标准,制造与供应不符合国家药品标准规定的药品是违法的行为。

（2）科学性 药品质量标准是药品现代化生产和质量管理的重要组成部分，是当代药品生产水平的技术规范，国家药典反映了国家医药工业、医疗预防和分析检验的技术水平。其收载的是经过全面科学研究和实践检验证明为疗效确切、质量水平较高、有合理质量控制手段、能批量生产、被广泛应用的药品，以及准确可靠的经典分析方法和现代分析技术。药典内容的表述形式具有严格的规范化，有专门的术语和表达方式。同时，药典收载的药品质量标准不是固定不变的，而是随着科学技术和生产水平的发展而不断更新。

（3）时代性 当今科学的突飞猛进，新技术、新方法不断涌现，人们对药品的质量和生物活性的研究越来越深入。随着医疗水平、生产水平和检测技术的提高，原有的一些品种的质量标准可能不足以控制药品质量，需要修订；一些检验技术可能显得陈旧落后，需要改换其他方法；一些品种可能已经落后，需要淘汰；而一些新药标准可能要上升至药典标准。因此，药品质量标准必须随着时代的发展和科学技术的进步而不断完善与提高，以适应时代发展的需要。一般国家药典每5年更新一个版本，药典收载的内容不一定能及时反映当前科学发展水平。为此，一些国家药典在新版药典出版之后，下一版药典出版之前，以出版增补本方式来弥补药典的这一局限性。目前，《美国药典》、《英国药典》均改为每年更新一个版本。

各国药典的主要内容基本一致，分为凡例、正文、附录和索引四个部分，但编排形式不尽相同。

1.2.2 《中国药典》

1.《中国药典》沿革

《中华人民共和国药典》，简称《中国药典》，英文名称为 Pharmacopoeia of The People's Republic of China，简称为 Chinese Pharmacopoeia，缩写为 Ch. P. 。由国家药典委员会（China Pharmacopoeia Committee，CPC）负责编制和修订，国家食品药品监督管理局（State Food and Drug Administration，SFDA）颁布实施。新中国成立以来，我国已先后出版了九版药典，即1953、1963、1977、1985、1990、1995、2000、2005、2010年版。1953年版仅一部，共收载品种531种。1963年版开始分为一、二两部，一部收载中药，二部收载化学药，共收载品种1310种。1977年版共收载品种1925种。1985年版共收载品种1489种，出版了第一部英文版《中国药典》（1985年版），同时出版了《药典二部注释选编》（1985年版）。1990年版共收载品种1751种，二部品种项下规定的"作用与用途"和"用法与用量"分别改为"类别"和"剂量"，另编著了《临床用药须知》以指导临床用药，有关品种的红外光谱图谱收入《药品红外光谱集》另行出版。1995年版共收载品种2375种，二部药品外文名称改用英文名，取消拉丁名，中文名称只收载药品法定通用名称，同时出版了《药典二部注释》（1990年版）和《药典一部注释选编》（1990年版）、《药品红外光谱集》第一卷（1995年版）、《中药彩色图集》、《中药薄层色谱彩色图集》以及《中国药品通用名称》等配套标准和参考书。2000年版共收载品种2691种，中文版与英文版同步出版，取消了品种项下的"剂量"和"注意"，其有关内容收载在《临床用药须知》，二部附录中首次收载了药品标准分析方法验证要求等六项指导原则，对统一、规范药品标准试验方法起到了指导作用，同时出版了《药品红外光谱集》第二卷（2000年版）。2005年版共收载品种3217种，将《中国生物制品规程》并入药典，设为药典三部，同时出版的配套丛书有《药品红外光谱集》第三卷、《中国药典》（2005年版英文版）、《临床用药须知》（中成药第一版，化学药第四版）等。2010年版《中国药典》于2010年1月由中国医药科技出版社正式出版发行，2010年

10 月 1 日起正式实施。同时有配套丛书《临床用药须知》(中药材和饮片第一版,中成药第二版,化学药第五版)、《中药材显微鉴别彩色图鉴》、《中药材薄层色谱彩色图集》(第一、二册)以及《药品红外光谱集》(第四卷)。

2010 年版药典在总结历版药典的基础上,充分利用近年来国内外药品标准资源,注重创新与发展,实事求是地反映了我国医药产业和临床用药水平的发展现状,为进一步加强药品监督管理提供了强有力的技术支撑。新版药典的变化主要体现在:① 收载品种有较大幅度的增加,基本覆盖了国家基本药物目录品种范围。② 现代分析技术得到进一步扩大应用,附录中新增离子色谱法、核磁共振波谱法、电感耦合等离子体原子发射光谱法、拉曼光谱法指导原则等;在中药品种中采用了液-质联用、DNA 分子鉴定、薄层-生物自显影技术等方法。③ 药品的安全性保障得到进一步加强,除在凡例、附录中加强安全性检查总体要求外,在品种正文标准中增加或完善或扩大了安全性检查项目:如重金属、有害元素、细菌内毒素、异常毒性、过敏反应、无菌、残留溶剂、有关物质、高聚物等的控制。④ 保障药品质量可控性、有效性的技术得到进一步提升。如一部大幅度增加符合中药特点的专属性鉴别(如 TLC 法);二部含量测定或效价测定采用专属性更强的液相色谱法,大部分口服固体制剂增订了溶出度检查,含量均匀度检查的适用范围进一步扩大;三部对原材料质量要求更加严格,对检测项目及方法的确定更加科学合理。⑤ 药品标准内容更趋科学、规范、合理。⑥ 鼓励技术创新,积极参与国际协调。如建立了能反映中药整体特性的色谱指纹图谱方法,积极引进国际协调组织在药品杂质控制、无菌检查法等方面的要求和限度。

2010 年版药典共收载品种 4567 种,其中新增 1386 种,修订 2237 种。一部收载中药 2165 种(包括药材和饮片、植物油脂和提取物、成方制剂和单味制剂),其中新增 1019 种,修订 634 种。二部收载化学药 2271 种(分为两部分:第一部分为化学药品、抗生素、生化药品、放射性药品及其制剂,第二部分为药用辅料),其中新增 330 种,修订 1500 种。三部收载生物制品 131 种(包括预防类、治疗类和体内外诊断类品种),其中新增 37 种,修订 94 种。

2.《中国药典》的基本内容

《中国药典》的表示方法通常是在其名称后加括号注明年份版次,如《中国药典》(2010 年版),未注明版次的均指现行版《中国药典》。《中国药典》由一部、二部、三部及其增补本组成,分别包括"凡例、正文、附录和索引"四部分基本内容。现以二部为例,介绍《中国药典》的结构与内容。

(1) 凡例(general notices)　是为正确使用《中国药典》进行药品质量检定的基本原则。是对《中国药典》正文、附录及与质量检定有关的共性问题的统一规定。其内容分为:总则;正文;附录;名称及编排;项目与要求;检验方法和限度;标准品、对照品;计量;精度;试药、试液、指示剂;动物试验;说明书、包装、标签,共十二节三十八条。

与历版中国药典相比,现行版《中国药典》在凡例中增设了"总则"一节。在总则中阐明了国家药品标准与药典的关系,《中国药典》是国家药品标准之一;确立了《中国药典》在国家药品标准体系中的核心地位,强化了《中国药典》的结构性、系统性、整体性,明确了药典中凡例和附录的法定效力与约束范围;实现了中国药典与法律规范的有机衔接。如:

第一条:《中华人民共和国药典》简称《中国药典》,依据《中华人民共和国药品管理法》组织制定和颁布实施。《中国药典》一经颁布实施,其同品种的上版标准或其原国家标准即同时停止使用。

《中国药典》由一部、二部、三部及其增补本组成，内容分别包括凡例、正文和附录。除特别注明版次外，《中国药典》均指现行版《中国药典》。

第二条：国家药品标准由凡例与正文及其引用的附录共同构成，药典收载的凡例、附录对药典以外的其他化学药品国家标准具同等效力。

第六条：正文所设各项规定是针对符合《药品生产质量管理规范》(GMP)的产品而言，任何违反 GMP 或有未经批准添加物质所生产的药品，即使符合《中国药典》或按照《中国药典》没有检出其添加物质或相关物质，亦不能认为其符合规定。

又如在"检验方法和限度"一节中，第二十五条：原料药的含量(%)，除另有注明者外，均按重量计。如规定上限为 100% 以上时，系指用本药典规定的分析方法测定时可能达到的数值，它为药典规定的限度或允许偏差，并非真实含有量；如未规定上限时，系指不超过101.0%。

在"计量"一节中，第二十八条(2)：本版药典使用的滴定液和试液的浓度，以 mol/L（摩尔/升）表示者，其浓度要求精密标定的滴定液用"XXX 滴定液（YYYmol/L）"表示；作其他用途不需精密标定其浓度时，用"YYY mol/L XXX 溶液"表示，以示区别。

第二十八条(4)：符号"%"表示百分比，系指重量的比例；但溶液的百分比，除另有规定外，系指溶液 100mL 中含有溶质若干克；乙醇的百分比，系指在 20℃时容量的比例。

第二十八条(8)：溶液后标示的"(1→10)"等符号，系指固体溶质 1.0g 或液体溶质 1.0mL 加溶剂使成 10mL 的溶液；未指明用何种溶剂时，均系指水溶液；两种或两种以上液体的混合物，名称间用半字线"-"隔开，其后括号内所示的"："符号，系指各液体混合时的体积（质量）比例。

第二十八条(10)：乙醇未指明浓度时，均系指 95%（mL/mL）的乙醇。

在"精确度"一节中，第三十条(1)：试验中供试品与试药等"称重"或"量取"的量，均以阿拉伯数字表示，其精确度可根据数值的有效数位来确定，如称取"0.1g"，系指称取重量可为0.06~0.14g；称取"2g"，系指称取重量可为 1.5~2.5g；称取"2.0g"，系指称取重量可为1.95~2.05g；称取"2.00g"，系指称取重量可为 1.995~2.005g。

"精密称定"系指称取重量应准确至所取重量的千分之一；"称定"系指称取重量应准确至所取重量的百分之一；"精密量取"系指量取体积的准确度应符合国家标准中对该体积移液管的精密度要求；"量取"系指可用量筒或按照量取体积的有效数位选用量具。取用量为"约"若干时，系指取用量不得超过规定量的±10%。

第三十条(3)：试验中规定"按干燥品（或无水物，或无溶剂)计算"时，除另有规定外，应取未经干燥（或未去水，或未去溶剂）的供试品进行试验，并将计算中的取用量按检查项下测得的干燥失重（或水分，或溶剂）扣除。

在"试药、试液、指示剂"一节中，第三十二条：试验用水，除另有规定外，均系指纯化水。酸碱度检查所用的水，均系指新沸并放冷至室温的水。

第三十三条：酸碱性试验时，如未指明用何种指示剂，均系指石蕊试纸。

(2) 正文(monographs) 系根据药物自身的理化与生物学特性，按照批准的处方来源、生产工艺、贮藏运输条件等所制定的、用以检测药品质量是否达到用药要求并衡量其质量是否稳定均一的技术规定。正文品种按药品中文名称笔画顺序排列，同笔画数的字按起笔笔形一丨丿、一的顺序排列；单方制剂排在其原料药后面；药用辅料集中编排在正文的第二部分。

正文内容根据品种和剂型的不同,按顺序分别列有:① 品名(包括中文名、汉语拼音与英文名);② 有机药物的结构式;③ 分子式与分子量;④ 来源或有机药物的化学名称;⑤ 含量或效价规定;⑥ 处方;⑦ 制法;⑧ 性状;⑨ 鉴别;⑩ 检查;⑪ 含量或效价测定;⑫ 类别;⑬ 规格;⑭ 贮藏;⑮ 制剂等项目。各品种项下规定了该品种的质量要求项目及其试验方法与限度要求,如 Ch. P. 收载的马来酸氯苯那敏及其制剂的质量标准:

马来酸氯苯那敏

Malaisuan Lübennamin

Chlorphenamine Maleate

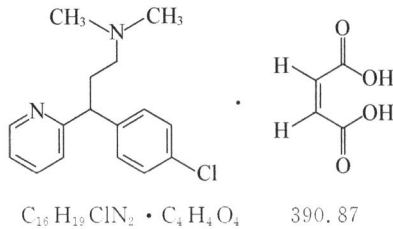

$C_{16}H_{19}ClN_2 \cdot C_4H_4O_4$　　　390.87

本品为 2-[对-氯-α-[2-(二甲氨基)乙基]苯基]吡啶马来酸盐。按干燥品计算,含 $C_{16}H_{19}ClN_2 \cdot C_4H_4O_4$ 不得少于 98.5%。

【性状】本品为白色结晶性粉末;无臭,味苦。

本品在水、乙醇或三氯甲烷中易溶,在乙醚中微溶。

熔点　本品的熔点(附录Ⅵ C)为 131.5~135℃。

吸收系数　取本品,精密称定,加盐酸溶液(稀盐酸 1mL 加水至 100mL)溶解并定量稀释制成每 1mL 中约含 20μg 的溶液,照紫外-可见分光光度法(附录Ⅳ A),在 264nm 的波长处测定吸光度,吸收系数($E_{1cm}^{1\%}$)为 212~222。

【鉴别】(1) 取本品约 10mg,加枸橼酸醋酐试液 1mL,置水浴上加热,即显红紫色。

(2) 取本品约 20mg,加稀硫酸 1mL,滴加高锰酸钾试液,红色即消失。

(3) 本品的红外光吸收图谱应与对照的图谱(光谱集 61 图)一致。

【检查】**酸度**　取本品 0.1g,加水 10mL 溶解后,依法测定(附录Ⅵ H),pH 值应为 4.0~5.0。

有关物质　取本品,加溶剂[流动相 A-乙腈(80:20)]溶解并稀释制成每 1mL 含 1mg 的溶液,作为供试品溶液;精密量取适量,用上述溶剂稀释制成每 1mL 含 3μg 的溶液,作为对照溶液。按照高效液相色谱法(附录Ⅴ D)试验,用十八烷基硅烷键合硅胶为填充剂;流动相 A 为磷酸盐缓冲液(取磷酸二氢铵 11.5g,加水适量使溶解,加磷酸 1mL,用水稀释至 1000mL),流动相 B 为乙腈,按下表进行梯度洗脱;流速为每分钟 1.2mL;检测波长为 225nm。理论板数按氯苯那敏计算不低于 4000。取对照溶液 10μL,注入液相色谱仪,调节检测灵敏度,使氯苯那敏色谱峰的峰高约为满量程的 25%。再精密量取供试品溶液与对照品溶液各 10μL,分别注入液相色谱仪,记录色谱图。供试品溶液的色谱图中如有杂质峰,除马来酸峰外,单个杂质峰面积不得大于对照溶液中氯苯那敏峰面积(0.3%),各杂质峰面积的和不得大于对照溶液中氯苯那敏峰面积的 3 倍(0.9%)。供试品溶液色谱图中小于对照溶液氯苯那敏峰面积 0.17 倍的色谱峰忽略不计(0.05%)。

时间(min)	流动相 A(%)	流动相 B(%)
0	90	10
25	75	25
40	60	40
45	90	10
50	90	10

残留溶剂　四氢呋喃、二氧六环、吡啶与甲苯　取本品,精密称定,加二甲基甲酰胺溶解并稀释制成每 1mL 中约含 0.2g 的溶液,作为供试品溶液。另取四氢呋喃、1,4-二氧六环、吡啶和甲苯,精密称定,用二甲基

甲酰胺定量稀释制成每 1mL 中含四氢呋喃 $144\mu g$、1,4-二氧六环 $76\mu g$、吡啶 $40\mu g$、甲苯 $178\mu g$ 的溶液，作为对照品溶液。精密量取供试品溶液和对照品溶液各 1mL，置顶空瓶中，密封。照残留溶剂测定法（附录Ⅷ P 第二法）测定，用 5% 苯基-95% 甲基聚硅氧烷（或极性相近）为固定相，柱温 50℃ 维持 15min，再以每分钟 8℃ 的速率升温至 120℃，维持 10min，进样口温度 200℃，检测器温度 250℃。顶空瓶平衡温度 90℃，平衡时间 30min，进样体积 1.0mL。取对照品溶液顶空进样，理论板数按四氢呋喃峰计算不低于 5000，各成分峰间的分离度均应符合要求。再取供试品溶液与对照品溶液分别顶空进样，记录色谱图。按外标法以峰面积计算，均应符合规定。

易炭化物 取本品 25mg，依法检查（附录Ⅷ O），与黄色 1 号标准比色液比较，不得更深。

干燥失重 取本品，在 105℃ 干燥至恒重，减失重量不得过 0.5%（附录Ⅷ L）。

炽灼残渣 不得过 0.1%（附录Ⅷ N）。

【含量测定】 取本品约 0.15g，精密称定，加冰醋酸 10mL 溶解后，加结晶紫指示剂 1 滴，用高氯酸滴定液（0.1mol/L）滴定至溶液显蓝绿色，并将滴定的结果用空白试验校正。每 1mL 高氯酸滴定液（0.1mol/L）相当于 19.54mg 的 $C_{16}H_{19}ClN_2 \cdot C_4H_4O_4$。

【类别】 抗组胺药。

【贮藏】 遮光，密封保存。

【制剂】 (1) 马来酸氯苯那敏片 (2) 马来酸氯苯那敏注射液 (3) 马来酸氯苯那敏滴丸

马来酸氯苯那敏滴丸
Malaisuan Lübennamin Diwan
Chlorphenamine Maleate Pills

本品含马来酸氯苯那敏（$C_{16}H_{19}ClN_2 \cdot C_4H_4O_4$）应为标示量的 93.0%～107.0%。

【处方】

马来酸氯苯那敏	4g
聚乙二醇（分子量 6000）	15.5g
制成	1000 丸或 2000 丸

【性状】 本品为白色或类白色的丸。

【鉴别】 (1) 取本品（约相当于马来酸氯苯那敏 8mg），加枸橼酸醋酐试液 1mL，置水浴上加热，即显红紫色。

(2) 取本品（约相当于马来酸氯苯那敏 20mg），加稀硫酸 2mL 使马来酸氯苯那敏溶解，滴加高锰酸钾试液，红色即消失。

(3) 在含量测定项下记录的色谱图中，供试品溶液两主峰的保留时间应与对照品溶液相应两主峰的保留时间一致。

【检查】有关物质 取本品，加溶剂［流动相 A-乙腈（80：20）］溶解并制成每 1mL 中含马来酸氯苯那敏 1mg 的溶液，滤过，取续滤液作为供试品溶液；精密量取适量，用同一溶剂稀释制成每 1mL 中含马来酸氯苯那敏 $5\mu g$ 的溶液，作为对照溶液。照马来酸氯苯那敏有关物质项下的方法测定，供试品溶液的色谱图中如有杂质峰，除马来酸峰与辅料（聚乙二醇 6000）峰外，单个杂质峰面积不得大于对照溶液中氯苯那敏峰面积（0.5%），各杂质峰面积的和不得大于对照溶液中氯苯那敏峰面积的 2 倍（1.0%）。

含量均匀度 取本品 1 丸，置 25mL（2mg 规格）或 50mL（4mg 规格）量瓶中，加流动相约 20mL，振摇崩散，超声使马来酸氯苯那敏溶解，用流动相稀释至刻度，摇匀，滤过，取续滤液照含量测定项下的方法测定含量，应符合规定（附录Ⅹ E）。

其他 应符合丸剂项下有关的各项规定（附录Ⅰ H）

【含量测定】 照高效液相色谱法（附录Ⅴ D）测定。

色谱条件与系统适用性试验 用十八烷基硅烷键合硅胶为填充剂；以磷酸盐缓冲液（取磷酸二氢铵 11.5g，加水适量使溶解，加磷酸 1mL，用水稀释至 1000mL）-乙腈（80：20）为流动相；柱温 30℃；检测波长为

262nm。出峰顺序依次为马来酸、氯苯那敏。理论板数按氯苯那敏峰计算不低于 4000，氯苯那敏峰与相邻杂质峰的分离度应符合要求。

测定法　取本品 20 丸，精密称定，研细，精密称取适量（约相当于马来酸氯苯那敏 4mg），置 50mL 量瓶中，加流动相适量，超声使马来酸氯苯那敏溶解，用流动相稀释至刻度，摇匀，滤过，精密量取续滤液 10μL，注入液相色谱仪，记录色谱图。另取马来酸氯苯那敏对照品 16mg，精密称定，置 200mL 量瓶中，加流动相溶解并稀释至刻度，摇匀，同法测定。按外标法以氯苯那敏峰面积计算，即得。

【类别】同马来酸氯苯那敏。

【规格】（1）2mg　　（2）4mg

【贮藏】遮光，密封，在凉处保存。

Ch.P.一部正文分为"药材和饮片"，"植物油脂和提取物"，"成方制剂和单味制剂"三部分；三部正文分为通则与各论两部分，通则主要为生物制品的菌毒种管理、制备标定、分批、包装以及贮藏运输等规程。

（3）附录（appendices）　主要收载制剂通则、通用检测方法和指导原则。Ch.P.一部收载附录 112 个，其中新增 14 个，修订 47 个；二部收载附录 152 个，其中新增 15 个，修订 69 个；三部收载附录 149 个，其中新增 18 个，修订 39 个。附录按分类编码，如二部附录Ⅰ为"制剂通则"，收载了片剂、注射剂等各种剂型，明确了各种剂型的定义，对每一种剂型在生产和贮藏期间应符合的有关规定和检查项目作了统一规定，简化了制剂质量标准检查项下内容，有关制剂通则规定的检查项目就以"其他"项表示之。如马来酸氯苯那敏滴丸的检查项下"其他 应符合丸剂项下有关的各项规定（附录ⅠH）"，在附录ⅠH 中规定：除另有规定外，丸剂应进行【重量差异】和【溶散时限】的检查。与历版药典相比，新版药典在制剂通则中新增了药用辅料总体要求（附录Ⅱ）。附录Ⅲ～Ⅹ收载了一般鉴别试验、分光光度法（药品的红外光谱图另行出版配套丛书《药品红外光谱集》）、色谱法、物理常数测定法、一般杂质检查法、通用测定法和制剂的各项检查法。对于这些方法的具体操作在正文中不再赘述，而是以"附录××"表示之。如马来酸氯苯那敏的质量标准中"熔点、吸收系数、酸度、有关物质、残留溶剂、易炭化物、干燥失重、炽灼残渣"等内容的检测方法均须分别按照附录Ⅵ、Ⅳ、Ⅴ、Ⅷ中相应项目下规定的方法和要求进行测定。附录Ⅺ～ⅩⅣ收载了安全性检查法、生物测定法、放射性药品检定法和生物检定统计法。附录ⅩⅤ～ⅩⅦ收载了试药、试液、试纸、缓冲液、指示液、滴定液、标准品与对照品等，以及制药用水和灭菌法。附录ⅩⅧ收载了原子量表。附录ⅩⅨ为指导原则，收载了药品质量标准分析方法验证；药物制剂人体生物利用度与生物等效性试验；原料药和药物制剂稳定性试验；缓释、控释和迟释制剂；微囊、微球与脂质体制剂；药品杂质分析；药物引湿性试验；近红外分光光度法；放射性药品质量控制；拉曼光谱法；化学药品注射剂安全性检查法；抑菌剂效力检查法；药品微生物检查替代方法验证；微生物限度检查法；药品微生物实验室规范等 16 项指导原则。

附录收载的各项方法中，除介绍原理及方法外，对方法应用的条件及要求也作了明确的规定。分析测定时应严格按照附录所要求的进行。

（4）索引（index）　可使读者方便、快捷地查阅药典中有关内容。Ch.P.除在正文品种前以药品名称的汉字书写笔画排序的"品名目次"外，在书末附有中文索引和英文索引两种检索方式，中文索引按汉语拼音顺序排列；英文索引按英文字母顺序排列。

一部书末附有中文、汉语拼音、拉丁名、拉丁学名四种索引；三部索引编排同二部。

1.2.3 主要外国药典简介

1.《美国药典》简介

《美国药典》(The United States Pharmacopeia，USP)由美国药典委员会(The United States Pharmacopeial Convention，USPC)编制出版。1820 年出版发行了第一版 USP，1888 年美国药学协会(American Pharmaceutical Association，APA)编制出版了第一部美国国家处方集(The National Formulary，NF)。1980 年起 USP 和 NF 合并为一册，即 USP20-NF15，由美国药典委员会编制出版，统一了两者的目录和索引。USP 主要收载原料药和制剂，而 NF 则主要收载制剂中的附加剂。USP(1820—1942 年)每 10 年出 1 版，(1942—2000 年)每 5 年出 1 版，2002 年(USP25-NF20)起每年出 1 版。自 2000 年(USP24-NF19)起，同步发行光盘版(CD-ROM)。2011 年的版本为 USP34-NF29，简称为 USP(34)(2010 年 11 月出版，2011 年 5 月生效)。现以 USP(32)版为例，说明 USP 的基本结构与主要内容。USP(32)共三卷，每卷均有凡例和索引(包括 USP 和 NF)。Ⅰ卷主要内容为凡例、通则(附录)、NF、索引等；Ⅱ卷为凡例、正文(A-L)和索引；Ⅲ卷为凡例、正文(M-Z)和索引。

(1) 凡例(general notices) 其作用和意义与 Ch.P.凡例相同，为解释和使用 USP 的标准、检查、检定和其他规范提供简要的基本指导，避免在全书中重复说明。USP(32)凡例(general notices and requirements)共十项，依次为：① 药典名称与版本(title and revision)；② 法定性与法律效力(official status and legal recognition)；③ 标准的适用性与一致性(conformance to standards)；④ 正文与通则(monographs and general chapters)；⑤ 药品标准内容(monograph components)；⑥ 检验操作规程(testing practices and procedures)；⑦ 检验结果(test results)；⑧ 术语与定义(terms and definitions)；⑨ 处方与配制(prescribing and dispensing)；⑩ 保存、包装、贮藏与标签(preservation，packaging，storage，and labeling)。

(2) USP 正文(USP monographs) USP 正文品种的质量标准内容包括：① 药品名称；② 结构式；③ 分子式与分子量；④ 来源或有机药物的化学名称及化学文摘(Chemical Abstracts，CA)登录号；⑤ 成分与含量要求；⑥ 包装和贮藏(packaging and storage)；⑦ USP 参比标准品(USP reference standards)；⑧ 鉴别(identification)；⑨ 物理常数与检查；⑩ 含量测定(assay)。如阿司匹林(Aspirin)的质量标准：

Aspirin

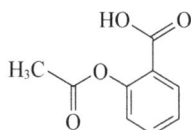

$C_9H_8O_4$ 180.16

Benzoic acid，2-(acetyloxy)-Salicylic acid acetate [50-78-2].

Aspirin contains not less than 99.5 percent and not more than 100.5 percent of $C_9H_8O_4$，calculated on the dried basis.

Packaging and storage-Preserve in tight containers.

USP Reference standards $<11>$-USP Aspirin RS.

Identification-

A：Heat it with water for several minutes，cool，and add 1 or 2 drops of ferric chloride TS：a violet-red color is produced.

B：*Infrared Absorption* ＜197K＞.

Loss on drying ＜731＞-Dry it over silica gel for 5 hours；it loses not more than 0.5% of its weight.

Readily carbonizable substances ＜271＞-Dissolve 500mg in 5 mL of sulfuric acid TS；the solution has no more color than *Matching Fluid* Q.

Residue on ignition ＜281＞-Not more than 0.05%.

Substances insoluble in sodium carbonate TS-A solution of 500 mg in 10 mL of warm sodium carbonate TS is clear.

Chloride ＜221＞-Boil 1.5g with 75 mL of water for 5minutes，cool，add sufficient water to restore the original volume，and filter. A 25-mL portion of the filtrate shows no more chloride than corresponds to 0.10mL of 0.020N hydrochloric acid (0.014%).

Sulfate-Dissolve 6.0g in 37 mL of acetone，and add 3 mL of water. Titrate potentiometrically with 0.02 M lead perchlorate，prepared by dissolving 9.20g of lead perchlorate in water to make 1000mL of solution，using a pH meter capable of a minimum reproducibility of ±0.1mV (see *pH* ＜791＞) and equipped with an electrode system consisting of a lead-specific electrode and a silver-silver chloride reference glass-sleeved electrode containing a solution of tetraethylammonium perchlorate in glacial acetic acid (1 in 44) (see *Titrimetry* ＜541＞)；not more than 1.25mL of 0.02 M lead perchlorate is consumed (0.04%). [NOTE：After use，rinse the lead-specific electrode with water，drain the reference electrode，flush with water，rinse with methanol，and allow to dry.]

Heavy metals-Dissolve 2g in 25 mL of acetone，and add 1 mL of water. Add 1.2 mL of thioacetamide-glycerin base TS and 2 mL of *pH* 3.5 *Acetate Buffer* (see *Heavy Metals* ＜231＞)，and allow to stand for 5 minutes；any color produced is not darker than that of a control made with 25 mL of acetone and 2 mL of *Standard Lead Solution* (see *Heavy Metals* ＜231＞)，treated in the same manner. The limit is 10μg per g.

Limit of free salicylic acid-Dissolve 2.5g in sufficient alcohol to make 25.0mL. To each of two matched color-comparison tubes add 48 mL of water and 1mL of a freshly prepared，diluted ferric ammonium sulfate solution (prepared by adding 1 mL of 1 N hydrochloric acid to 2 mL of ferric ammonium sulfate TS and diluting with water to 100 mL). Into one tube pipet 1 mL of a standard solution of salicylic acid in water，containing 0.10 mg of salicylic acid permL. Into the second tube pipet 1 mL of the 1 in 10 solution of Aspirin. Mix the contents of each tube；after 30 seconds，the color in the second tube is not more intense than that in the tube containing the salicylic acid (0.1%).

Organic volatile impurities，*Method IV* ＜467＞：Meets the requirements.

Assay-Place about 1.5g of Aspirin，accurately weighed，in a flask，add 50.0 mL of 0.5 N sodium hydroxide VS，and boil the mixture gently for 10minutes. Add phenolphthalein TS，and titrate the excess sodium hydroxide with 0.5N sulfuric acid VS. Perform a blank determination (see *Residual Titrations* under *Titrimetry* ＜541＞). Each mL of 0.5 N sodium hydroxide is equivalent to 45.04 mg of $C_9H_8O_4$.

可见，USP 正文品种质量标准中没有"性状"和"类别"的描述。而是将药物的性状和溶解度集中列于参考表项下。

（3）通则（general chapters）　USP 的通则相当于 Ch.P. 的附录。内容包括一般试验与含量测定（general tests and assays）和一般信息（general information）。前者项下收载了试验与含量测定的一般要求、仪器设备、微生物学试验、生物学试验和含量测定、化学试验和含量测定、物理试验和测定等。后者项下有数据分析与处理、药典分析方法验证、药物制剂稳定性要求、制剂通则、指导原则等。

另外,Ch. P. 中收载于附录中的试药、指示剂、缓冲液、比色液、滴定液等,在 USP 中单列为 reagents,indicators and solutions;原子量表、各品种的性状与溶解度等则列入 reference tables 中。

2.《英国药典》简介

《英国药典》(British Pharmacopoeia,BP) 是由英国药典委员会(British Pharmacopoeia Commission,BPC)编制出版。自 1816 年开始编制《伦敦药典》,后出版有《爱丁堡药典》和《爱尔兰药典》,1864 年合并为《英国药典》。自 1998 年版(第 16 版)开始,在发行印刷版的同时,提供配套光盘(CD-ROM)。BP 现行版本为 2011 年版,简称 BP 2011(2010 年 8 月出版,2011 年 1 月生效),共分为六卷,包含了欧洲药典 6.8 在内的欧洲药典内容。现以 BP 2010 为例,介绍 BP 的基本结构和主要内容。BP 2010 共分为五卷,第 I、II 卷正文主要为原料药质量标准;第 III 卷收载制剂通则、药物制剂质量标准、血液制品、免疫制品、放射性药物制剂、外科手术材料、草药及天然药物制剂等;第 IV 卷收载红外参考光谱、附录、增补内容和索引;第 V 卷正文品种为兽用药物及其制剂标准。

(1) 凡例(general notices) BP 凡例内容分为三部分。第一部分说明《欧洲药典》品种的标记,以五角星组成的圆圈为标志,并在正文的开始和结束处以斜体"*Ph Eur*"陈述,下划线注明(图 1-1);第二部分系适用于 BP 正文和附录的规定;第三部分为《欧洲药典》的凡例。

(2) 正文(monographs) 根据品种和剂型的不同,按顺序分别列有:药品名称;结构式、分子式与分子量,CA 登录号;作用和用途(action and use);制剂(preparations);来源或化学名称和含量限度(definition);性状(characters);鉴别(identification);检查(tests);含量测定(assay);贮藏(storage);可能存在的特殊杂质(impurities)的结构式和名称;标签(labelling)等。

(3) 附录(Appendices) 附录共分 25 类,每类按内容分类。如第一类为试药等;第二类为光谱法(红外光谱和近红外光谱法、紫外和可见分光光度法、核磁共振波谱法、原子发射和原子吸收光谱法、荧光分光光度法、X-射线荧光光谱法、质谱法和拉曼光谱法);第三类为色谱法(薄层色谱、气相色谱、液相色谱、分子排阻色谱、超临界液相色谱、毛细管电泳、等电聚焦、肽谱法、氨基酸分析等);第七类为限度检查;第八类为各种通用测定方法;等等。

Aspirin
(*Acetylsalicylic Acid . Ph Eur monograph* 0309)

$C_9H_8O_4$ 180.2   50-78-2
Action and use
Analgesic;antipyretic.
Preparations
Aspirin Tablets
Dispersible Aspirin Tablets
Effervescent Soluble Aspirin Tablets
Enteric-coated Aspirin Tablets
Aspirin and Caffeine Tablets
Co-codaprin Tablets
Dispersible Co-codaprin Tablets

Ph Eur---

DEFINITION

Acetylsalicylic acid contains not less than 99.5 per cent and not more than the equivalent of 101.0 per cent of 2-(acetyloxy)benzoic acid, calculated with reference to the dried substance.

CHARACTERS

...

IDENTIFICATION

...

TESTS

...

ASSAY

...

STORAGE

Store in an airtight container.

IMPURITIES

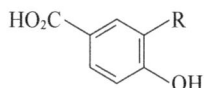

A. R=H：4-hydroxybenzoic acid，

B. R=CO₂H：4-hydroxybenzene-1,3-dicarboxylic acid (4-hydroxyisophthalic acid)，

C. salicylic acid，

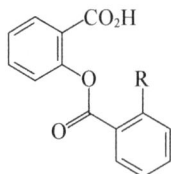

D. R=O—CO—CH₃：2-[[2-(acetyloxy)benzoyl]oxy]benzoic acid (acetylsalicylsalicylic acid)，

E. R=OH：2-[(2-hydroxybenzoyl)oxy]benzoic acid (salicylsalicylic acid)，

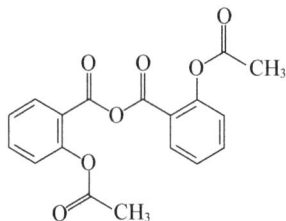

F. 2-(acetyloxy)benzoic anhydride (acetylsalicylic anhydride)．

---*Ph Eur*

图 1-1　BP 收载的《欧洲药典》品种的标记示例——阿司匹林质量标准

3.《日本药局方》简介

《日本药局方》(The Japanese Pharmacopoeia,JP)，即《日本药典》，由日本药局方编辑委员会编制，厚生省颁布执行。1886 年出版第一版，最新版本为 2011 年出版的第十六改正版。现以第十五改正版为例，介绍日本药典的基本结构与内容。《第十五改正日本药局方》简写《日局15》(JP15)，于 2006 年 3 月出版。

JP15 主要由以下内容组成：通则(general notices)，即凡例；生药总则(general rules for crude drugs)；制剂总则(general rules for preparations)；一般试验、测定方法与仪器(general tests，processes and apparatus），这部分内容相当于《中国药典》的附录内容；医药品各条（official monographs）（即化学药）和生药（crude drugs）为正文。红外参考谱图（infrared reference spectra）；紫外-可见参考谱图（ultraviolet-visual reference spectra）；一般信息（general information），包括制剂包装工艺、氨基酸分析、毛细管电泳、肽图、无菌控制等有关的试验方法与要求以及与药品质量研究有关的指导原则等；附录（appendix），主要为原子量表；索引（index），JP有三种索引，英文名、拉丁名和日文名索引。

在法定品种标准中依次列有：英文名、拉丁名（仅用于生药）、日文名、结构式、分子式和分子量、化学名与 CA 登记号、来源与含量限度、制法、性状（description）、鉴别、物理常数、纯度检查、含量测定、容器与贮存（containers and storage）。

4.《欧洲药典》简介

《欧洲药典》（European Pharmacopoeia，Ph. Eur）由欧洲药品质量管理局（European Directorate for the Quality of Medicines，EDQM）编制出版。1964 年发行第一版，自 2002 年第四版开始，出版周期固定为每 3 年修订一版，每版发行 8 个增补本，有英文与法文两种法定文本。现行版为第七版（Ph. Eur 7.0），于 2010 年 7 月出版，2011 年 1 月生效，分为两卷。以后通过非累积增补本更新，第七版累计共有 8 个非累积增补本（7.1～7.8）。

除人用和兽用疫苗、免疫制剂、放射性药物、天然药物等生物制品外，《欧洲药典》不收载制剂，收载的均为原料药。其正文部分为强制性标准，制剂通则项下的规定为指导性原则，制剂产品的质量需要符合各国药典或药品管理当局批准的质量标准要求。

《欧洲药典》正文品种的鉴别试验项下规定了首选和次选项目，可避免因鉴别项目设置过多而造成的人力与物力的浪费；在某些品种的杂质检查项下附有可能产生的杂质的名称及其化学结构式，甚至有的品种还绘有色谱图，以利于对检出杂质的正确判断。

《欧洲药典》虽然不收载制剂，但其收载的附录中不仅包括正文各品种项下通用的检测方法，而且制订了制剂通则及与制剂有关的检测方法，每个制剂通则总则中包含三项内容：定义（definition）、生产（production）和检查（test）。

以上各国药典的药品质量标准内容与区别列于表 1-1。

表 1-1　各国药典的药品质量标准内容比较

内　　容	Ch. P.	USP	BP	JP	Ph. Eur
名称（法定名、化学名等）	√	√	√	√	√
分子结构式、分子式、分子量	√	√	√	√	√
CA 登记号	×	√	√	√	√
作用与用途	×	×	√	×	×
类别/规格	√	×	×	×	×
来源与含量限度	√	√	√	√	√
性状	√	×	√	√	√
鉴别、检查、含量测定	√	√	√	√	√
制剂	√	×	√	×	×
贮藏	√	√	√	√	√
可能的杂质结构与名称	×	×	√	×	√
参比物质	×	√	×	×	×

注："√"表示有该项目；"×"表示无该项目。

1.3　药品检验工作的基本程序

药品检验工作的根本目的就是要保证人民用药的安全性、有效性。因此，药物分析工作者必须严格按照药典方法进行检验。药品检验工作的基本程序一般为取样、检验（鉴别、检查、含量测定）、记录与报告。

1.3.1　取　样

分析任何药品首先是取样，要从大量的药品中取出少量样品进行分析，应考虑取样的科学性、真实性和代表性，不然就失去了检验的意义。据此，取样的基本原则应该是均匀、合理。

取样时，应先检查品名、批号、数量、包装等情况，符合要求后方可取样。一般取样要求是：

1. 抽样件数和取样量

抽样件数（单元数）因产品数量不同而不同。设总件数（如箱、桶、袋、盒）为 n，当 $n \leqslant 3$ 时，应每件抽样；$3 < n \leqslant 300$ 时，抽样件数为 $\sqrt{n}+1$；$n > 300$ 时，应按 $\sqrt{n}/2+1$ 件数抽样。一般一次取得的样品量应为 3 倍全检量，贵重药品为 2 倍全检量。抽样量（W）在每个抽样单元中的分配（即单元样品量）应当大致相等。

《中国药典》一部附录收载了"药材和饮片取样法"，规定总包件数不足 5 件的，逐件取样；5～99 件，随机抽 5 件；100～1000 件，按 5％ 比例取样；超过 1000 件的，超过部分按 1％ 比例取样；贵重药材和饮片，不论包件多少均逐件取样。每一包件的取样量为：一般药材和饮片取 100～500g；粉末状药材和饮片取 25～50g；贵重药材和饮片取 5～10g。将抽取的样品混匀，即为取样总量，若总量超过检验用量数倍时，可按四分法再取样，即将样品摊成正方形，依对角线划"×"，使分为四等份，取用对角两份，再如上操作，反复数次，直至最后剩余量能满足供检验用样品量。最终抽取的供检验用样品量一般不得少于检验所需用量的 3 倍。

2. 取样工具与取样方式

选择适宜的取样工具和盛样品容器，洗净干燥。若用于取放无菌样品或者须做微生物检查的样品的取样工具和盛样器具须经灭菌处理。粉末状固体原料药和半固体原料药一般使用一侧开槽、前端尖锐的不锈钢抽样棒取样。从抽样单元的不同部位抽取样品（除另有规定外，一般为等量取样），取得的单元样品分别置于不同的洁净干燥的盛样器具中，并将品名、批号、抽样单元的编号标记于该器具上。制剂以完整的最小包装作为取样对象，从确定的抽样单元内抽取单元样品。然后将取得的 n 个单元样品目视检查其均质性，如外观性状一致，则将它们汇集成一个最终样品，并用适当方法充分混匀，然后等分成 3 份，以备检验、复核和留样之用；如发现某些单元样品外观性状与其他单元样品不一致，则应对这些样品的抽样单元加大抽样量至 3 倍全检量，并单独进行检验。

3. 取样记录

抽样结束后，抽样人员应在取样包装上贴上"药品封签"将所抽样品签封，并据实填写"药品抽样记录及凭证"。"药品封签"和"抽样记录及凭证"应当由抽样人员和被抽样单位有关人员签字，并加盖抽样单位和被抽样单位公章。

1.3.2　检验与记录

检验是根据药品质量标准规定项目,对所取样品依次进行鉴别、检查和含量测定。在检验之前,首先应观测样品的外观性状是否符合要求,然后再进行分析检验。

1. 鉴别

鉴别(identification)是指判断药物的真伪。依据药物的化学结构和理化性质,选择专属性强、重复性好的某些化学反应进行试验,或测定某些理化常数、光谱特征、色谱行为或生物学特性。通常某一项鉴别试验,只能表示药物的某一特征,绝不能将其作为判断的唯一依据,同时采用的方法也不一定是被检药物所独有的专属试验。因此,药物的鉴别不是由一项试验就能完成的,而是采用一组(两个或几个)试验项目来综合鉴定一个药物,以提高鉴别的专属性,力求结论正确无误。如马来酸氯苯那敏及其制剂的鉴别项下各有 3 个试验;阿司匹林的鉴别项下有两个试验,既有化学法,又有仪器法,反映了药品的不同特性,提高了鉴别试验的专属性。

2. 检查

检查(test)是指判断药物的纯度。即检查药物中存在的杂质种类和量是否符合规定。药物的杂质检查通常采用"限度检查"(limit test),即在不影响疗效及人体健康的原则下,允许生产过程和贮藏过程中引入的微量杂质的存在,检查时不必测定其实际含量,只检查其是否在规定的限度以下即可。药品质量标准中"检查"项下的内容包括四个方面:杂质检查、有效性、均一性和安全性试验,应按照规定的项目进行逐项检查来判断药物的纯度。

3. 含量(效价)测定

含量测定(assay)或效价测定(assay of potency)就是测定药物中主要有效成分的含量或效价,是评价药物质量的主要指标之一。凡用理化方法测定药物含量的,称为"含量测定";凡以生物学方法(包括生物检定和微生物检定)或酶学方法测定药物效价的,称为"效价测定"。依据药物的化学结构、理化性质、生物学特性、剂型和含量限度要求,选择合适的定量方法(容量分析法、仪器分析法、微生物鉴定法等)进行测定,以确定药物的含量或效价是否符合药品标准的规定要求。

药物的含量测定不仅是药物有效性的保证,同时也反映了药物的纯度。因此,要求含量测定方法准确、简便,测定结果有良好的重复性和重现性。通常对于化学原料药(active pharmaceutical ingredient,API)的含量测定侧重于方法的准确性,一般首选容量分析法;而对于制剂的含量测定则偏重于方法的选择性和准确性,虽然制剂的含量限度一般较宽,但情况各异,应根据具体情况选择合适的测定方法。例如,马来酸氯苯那敏原料的含量测定是利用其有机弱碱的性质,采用非水溶液滴定法,而其制剂滴丸规格小、且有辅料存在,则采用灵敏度和专属性高的 HPLC 法进行测定。

以上鉴别、检查、含量测定三项内容是紧密相联系的,鉴别是用来判定药物的真伪,是药品质量检验工作中的首项任务,只有在药物鉴别无误的情况下,进行药物的杂质检查、含量测定等分析才有意义。而检查和含量测定则可用来判定药物的优劣。此外,药物的性状在评价质量优劣方面同样具有重要意义。在一定程度上,药物的外观、色泽、气味、晶型、物理常数等性状能综合地反映药品的内在质量。所以,判断一个药物的质量是否符合要求,必须根据鉴别、检查与含量测定三者的检验结果,同时结合药物的性状,全面考虑作出评估。

4. 原始记录

在进行上述药品检验的同时，必须详细做好原始记录。记录的内容包括：

（1）样品信息 品名、规格、批号、数量、来源（对照品、样品）、检验依据（如药典标准、注册标准、企业标准等）。

（2）日期 取样日期、检验日期。

（3）检测内容与结果 这是原始记录的主体部分，包括检验项目、操作方法、原始数据、观察到的现象（不要照抄标准，而应记录检验过程中观察到的真实情况；遇有反常的现象，则应详细记录，并鲜明标出，以便进一步研究）、结果计算等。

（4）签章 检验人、复核人、负责人必须签名或盖章。

原始记录是药品检验的第一手资料，是出具检验报告书的原始依据。为保证药品检验工作的科学性和规范化，检验原始记录必须用蓝黑墨水或碳素笔书写。记录必须完整，实验数据必须真实、具体，字迹应清晰，不得任意涂改，若写错时，在错误的地方画上单线或双线，在旁边改正重写，并签名或盖章。原始检验记录应按页编号，不得缺页，按规定归档保存，内容不得私自泄露。

特别要注意的是：药品检验的记录是反映药品质量的重要原始档案，必须与检验工作同步进行，绝不能靠事后的记忆做记录，或随意记录在纸条上，以后誊抄到记录本上。原始记录必须妥善保管，以备复核检查。

1.3.3 检验报告

在完成药品检验的全部项目后，药检人员应本着严肃负责、实事求是的态度认真书写检验报告书。检验报告书是对药品质量检验结果的证明书，是对药品质量作出的技术鉴定，是具有法律效力的技术文件，应长期保存。其内容包括：品名、规格、批号、数量、来源、检验依据、取样日期、报告日期、检验项目和测定结果、检验结论、签名（检验人、复核人、负责人）和盖章（检测单位）。要求做到：依据准确、数据无误、结论明确、文字简洁、书写清晰、格式规范，每一张药品检验报告书只针对一个批号。

1.4 药物分析数据处理与方法评价

1.4.1 分析误差与偏差

药品检测中由于受多种因素的影响，测定值（measured value）与被测定药物的真实值不完全符合，总是存在一定的偏离（bias），这种偏离称为误差。误差的大小反映了测量方法的准确度（accuracy），误差越小，表明测量的准确性越高。根据计算和表示方法的不同，可将误差分为绝对误差和偶然误差；按误差的来源和性质的不同，又可分为系统误差和偶然误差。

被测物的真值是一个可以接近而无法达到的理论值。在实际工作中常用纯化学物质，如基准试剂（guarantee reagent，GR）或参比标准品（reference standard，RS）的含量作为参比值，以代替真值。而被测物的测定值往往是通过多次平行测定，以平均值作为测定值。

测定值与真值的比较可评价分析方法的系统误差；而多次平行测定的各测量值与它们的

平均值之差即为偏差(deviation,d),偏差反映了一组测量值之间的彼此符合程度(或离散程度),可用来估算方法的偶然误差,是衡量分析方法精密度(precision)的指标。偏差越大,精密度越低。

1. 绝对误差与相对误差

(1) 绝对误差　绝对误差(absolute error)即误差,是指测量值与真值之差。由于测量值与真值的单位相同,所以绝对误差也具有与两者相同的单位。绝对误差具有方向性,可以是正值,也可以是负值。

若以 X 代表测量值,μ 代表真值,则绝对误差 δ 的计算式为:

$$\delta = X - \mu$$

(2) 相对误差　相对误差(relative error)即误差率,是指绝对误差占真值的比率,通常以％ 表示。

相对误差 ρ 的计算式如下:

$$\rho = \frac{绝对误差}{真值} \times 100\% = \frac{\delta}{\mu} \times 100\% = \frac{X - \mu}{\mu} \times 100\%$$

在药物分析工作中常使用相对误差,这是因为绝对误差具有测量值单位,不同度量单位值之间的误差大小无法比较,而相对误差反映的是误差在测量中所占的比率,不受测量值的单位影响,便于比较。

2. 系统误差与偶然误差

(1) 系统误差　系统误差(systematic error)也称可定误差(determinate error),是由某些确定因素(如分析方法、仪器、试剂、分析人员操作等)所引起的,它具有固定的方向(正或负)和大小,并且在重复测定时会重复出现。系统误差包括:方法误差、仪器误差、试剂误差及操作误差,可通过对分析系统的校正加以消除。

1) 方法误差:方法误差是由于分析方法本身不完善或选用方法不当造成的。例如,在容量分析中,由于滴定反应不完全或有副反应发生、指示剂不合适造成变色范围与化学计量点不符合、共存物质的干扰等因素造成的误差。

2) 仪器误差:仪器误差是由于分析仪器的性能不良或参数不准造成的。例如,分析天平的灵敏度低、砝码自身重量不准;滴定管、量瓶、移液管等容量仪器的刻度不准;分光光度计的波长标示偏差、吸收系数不准确、吸收池不匹配;色谱仪器的进样系统体积不准、流动相混合器比例阀不准、泵的流量示值与实际流量不一致等原因都可能产生仪器误差。

3) 试剂误差:试剂误差是指因分析试剂不纯等原因造成的误差。

4) 操作误差:操作误差是指由于分析者操作上存在定向偏离造成的误差。例如,分析者对滴定液消耗体积数据的读取偏高(或偏低)、或对滴定终点颜色的判别过于敏感(或滞后)等,均可造成操作误差。

(2) 偶然误差　偶然误差(accidental error)也称不可定误差(indeterminate error)或随机误差(random error),是由分析条件或环境条件的改变等偶然因素引起的,如实验室的温度及湿度的变化、电压的波动等。此外有些操作误差属于偶然误差,如操作者对滴定液消耗体积读数的非定向性偏离,即由偶然因素引起的读数误差等。偶然误差方向或大小均不固定,但符合统计学规律:正负误差出现的概率大致相等,往往能部分甚至完全抵消;而且绝对值大的误差出现的概率小,绝对值小的误差出现的概率大。偶然误差可通过多次平行测定,以平均值作为分析结果来减小该类误差;也可根据统计学规律估算其大小,并在结果中予以正确表述。

3．偏差

偏差反映了一组测量值之间彼此符合的程度,其表示方法有偏差、平均偏差、相对平均偏差、标准差和相对标准差。

(1) 偏差　若 $\overline{X}$ 代表 n 次测量值的平均值,则第 $i(i=1\sim n)$ 次测量值 X_i 的偏差(d)为:

$$d = X_i - \overline{X}$$

d 有正、负值,其单位与测量值一致。

(2) 平均偏差　单个偏差的绝对值 $|d|$ 的平均值称为平均偏差(mean deviation, $\overline{d}$):

$$\overline{d} = \frac{\sum\limits_{i=1}^{n} |X_i - \overline{X}|}{n}$$

平均偏差没有正负。

(3) 相对平均偏差　简称相对偏差(relative deviation, RD),以平均偏差占平均值的百分率表示:

$$RD = \frac{\overline{d}}{\overline{X}} \times 100\% = \frac{\sum\limits_{i=1}^{n} |X_i - \overline{X}|}{n \cdot \overline{X}} \times 100\%$$

(4) 标准偏差　标准偏差(standard deviation, S 或 SD)简称标准差,为了突出较大偏差对测定结果的影响,常用标准差来表示分析方法的精密度。标准差的计算公式为:

$$S(SD) = \sqrt{\frac{\sum\limits_{i=1}^{n} (X_i - \overline{X})^2}{n-1}}$$

式中,$n-1$ 称为自由度(degree of freedom)。在统计学中,S^2 称为样本均方差或样本方差。

(5) 相对标准差　相对标准差(relative standard deviation, RSD)为标准差占平均值的百分率,也称变异系数(coefficient variation, CV)。当两组测量值单位不同,或单位虽相同但平均值相差较大时,用 SD 无法比较两组间变异大小,必须采用 RSD 进行比较。RSD 的计算公式如下:

$$RSD = \frac{S}{\overline{X}} \times 100\% = \frac{\sqrt{\dfrac{\sum\limits_{i=1}^{n} (X_i - \overline{X})^2}{n-1}}}{\overline{X}} \times 100\%$$

4．提高分析准确度的方法

在药物分析工作中,应尽可能降低测定误差,提高测定结果的准确性,为减少和降低上述各种误差值,可采取以下措施:

（1）选择合适的分析方法　对于方法误差的控制首先应选用合适的分析方法。各种分析方法具有不同的准确度和灵敏度，适合于不同样品的分析。如容量分析法准确度高，相对误差小（约 0.2%～0.3%），但灵敏度和专属性较低，通常用于常量或半微量分析，要求供试品的取用量在数十毫克至数百毫克（mg）。而仪器分析法的灵敏度和专属性较高，可达 $\mu g/mL$ 甚至 ng/mL 级，但其准确度较容量分析低，相对误差大（约 2%～3%）。所以，对于像原料药那样纯度高或含量高的样品，宜选用容量分析法；而低含量的多组分样品（如制剂、中药、生化药物等）则更适合使用仪器分析法。

（2）校准仪器　对于仪器不准确引起的误差，可以通过校正仪器加以消除。如对分析天平、移液管、量瓶、滴定管等计量器具的校正；对分光光度计的波长、吸光度的准确度、杂散光等的定期校正；色谱仪器的系统适用性试验；等等。

（3）对照试验　对照试验（control test）是检验系统误差的有效方法。用含量已知的标准试样或纯物质按样品测定方法进行测定，将测得值与已知含量进行比较，由两者的差值评估误差大小，并对样品测定结果进行校正。在实际测定中，常将被测物的对照品或已知纯度的样品与被测物同法平行测定，以对照品或已知纯度样品的量计算被测物的含量。如 UV 测定中采用对照品比较法计算供试品的含量，可消除由于波长偏差、吸收系数不准等产生的仪器误差；在色谱分析中多采用对照品比较法进行定量，以减少各种误差。

（4）回收试验　在没有标准试样又不宜用纯物质进行对照时，可采用加样回收试验（recovery test）法，在样品中加入已知量的被测物，按样品测定方法进行测定，根据加样前后测得的被测物量的差值与加入量的比值求得回收率，并根据回收率值对样品测定值加以校正。

（5）空白试验　空白试验（blank test）是指在不加供试品或以等量溶剂替代供试液的情况下，按同法操作所得的结果，并从样品测定值中扣除空白值。它可以消除由于试剂不纯或滴定终点与化学计量点不完全吻合等因素产生的试剂或方法误差，Ch. P. 收载的滴定分析法中多数规定需进行空白试验。

（6）减少测量误差　分析结果的误差是由各步操作的误差叠加而成的，因此，尽量减少各步操作的误差，是提高分析结果准确度的重要措施。例如，在称量操作中，一般分析天平的称量误差为 $\pm 0.0001g$，采用减重法称量两次，可能引入的最大误差是 $\pm 0.0002g$，若使称量的相对误差 $<0.2\%$，取样量就不能 $<0.1g$。同样，在滴定操作中，一般滴定管读数误差约为 $\pm 0.01mL$，两次读数（初读与终读）造成的最大误差是 $\pm 0.02mL$。若使滴定的相对误差 $<0.1\%$，消耗滴定液的体积应在 20mL 以上。对测量准确度的要求应与方法准确度要求相适应。如光谱、色谱分析的误差要求一般为 2%～3%，取样量 $>0.01g$ 即可（0.0002/0.01×100%＝2%）。

（7）平行试验　在消除系统误差的前提下，根据统计学规律，增加平行测定次数可以减小偶然误差，但不能消除偶然误差。

5. 误差与偏差的关系

误差与偏差的关系即准确度与精密度的关系。测量值的准确度表示测量的正确性，而测量值的精密度则表示测量的重复性。一组测量值的精密度高低，反映了偶然误差的大小。精密度低，其准确度也往往较低，即使其平均值与真值非常接近，也常常是出于偶然，精密度是保证准确度的先决条件。但精密度高，其平均值的准确度不一定就高，因为测量值中可能存在系统误差,只有在消除系统误差后,才能用精密度同时表达准确度。

1.4.2 有效数字

任何一种物理量的测量方法的准确度都是有一定限度的,测量数据的记录与测量结果的表示均应与测量方法的准确度相符。在分析工作中实际能测量到的数据称为有效数字,对于有效数字,只允许数字的最末一位欠准,且欠准数字的最大误差为±1。例如,用分析天平称取药品重量时,其最大误差为±0.0001g,所以称取的重量应记录至 0.0001g,如称量数据 0.2066g中,最后一位数字 6 是欠准的,其他数字是准确的,即准确重量为 0.2066±0.0001g;又如滴定管读数 22.10mL 中,末位 0 是欠准的,准确读数为 22.10±0.01mL。

1. 有效数字位数与表示方法

有效数字的位数应根据测量所能达到的准确度来确定,其由准确数字和最后一位欠准数字构成,如上述 0.2066g 和 22.10mL 均为 4 位有效数字。在一组数字中,除 0 外的其他数字均为有效数字,而 0 是否为有效数字则应根据其前面是否有其他数字而定。如数据 0.05080 中,小数点前后的两个 0 前面没有其他数字,故不是有效数字,只是起定位作用;而小数点后第 3 位和末位的 0 是有效数字,前面均有数字,因此 0.05080 是 4 位有效数字。在有效数字位数确定中需要注意以下几点:

(1) 小数部分末位 0 是不能省略的,如上述 0.05080 不能记为 0.0508。

(2) 当一组数字的首位数是 8 或 9 时,则该组数据的有效数字位数可多计 1 位。如 0.828 为 4 位有效数字。

(3) 当一组数字过小或过大时,可以用 10 的方次表示,如 0.05080 可表示为 5.080×10^{-2},仍为 4 位有效数字;2500 可表示为 2.500×10^3(4 位有效数字)或 2.50×10^3(3 位有效数字)。

(4) 变换计量单位时,有效数字位数不变。如 0.02210L 可写成 22.10mL。

(5) pH、lgK 等对数数值,其整数部分只代表原值的方次,所以其有效数字的位数取决于小数部分数字的位数。例如,pH=6.50 的有效数字应为 2 位。

(6) 样本 $\overline{X} \pm S$ 的有效数字一般以 S 的 1/3 定位数。如(98.67 ± 0.31)%,S 的 1/3 = 0.1,为小数点后第 1 位,故应写成(98.7±0.3)%。

有效数字的位数反映测量结果的准确程度,测量值的记录和分析结果的表达均应按有效数字的位数记录和报告。在药物分析中,容量分析结果的准确度为千分之一。所以,在数据的记录和结果的报告中一般要求 4 位有效数字。

2. 有效数字的修约规则

在数据处理过程中,各测量值的有效数字位数可能不同,运算时应按一定规则进行数字修约,即舍弃多余的尾数。数字修约的基本原则如下:

(1) 四舍六入五成双(或尾留双) 即当测量值中被修约的数字小于或等于 4 时应直接舍弃;大于或等于 6 时,进位。等于 5 时有 3 种情况,若 5 后有数字,则进;若 5 后无其他数字(除 0 外),进位后被修约数字的尾数成偶数(双数),则进位;若进位后被修约数字的尾数成奇数,则舍弃。该规则使 5 的“舍”和“入”的概率基本相等,以保持被修约后的数字在统计学上不发生偏离。如将下述测量值修约为 4 位有效数字:123.44→123.4;123.46→123.5;123.050→123.0;123.95→124.0;123.450001→123.5。注意“0”为偶数。

《中国药典》凡例中对取样量的准确性规定,就是根据数值的有效数位和修约规则来确定的,如称取"0.1g",系指称取重量可为 0.06～0.14g;称取"2g",系指称取重量可为 1.5～2.5g;称取"2.0g",系指称取重量可为 1.95～2.05g;称取"2.00g",系指称取重量可为 1.995～2.005g。

（2）不允许连续修约　在数字修约过程中,只允许对原始测量值一次修约至所需的位数,不能分次连续修约。例如将 3.93498 修约为 3 位有效数字时,只能一次修约为 3.93,而不能先修约成 3.935,再进一步修约成 3.94。

（3）运算过程中的数值可多保留一位有效数字　在数据处理过程中,为减少由于舍入造成的结果误差,可将各数据修约成比要求的位数多一位有效数字,在得出最终计算结果后,再将结果修约至应有的位数。如 85.623×5.6363,要求计算结果保留 3 位有效数字。可先将各数修约成 4 位数字进行运算,85.62×5.636=482.55432,再将结果修约成 3 位,即 483。

（4）表示不确定度的数字修约结果应使不确定度增加　在对标准偏差值或其他表示不确定度的数据进行修约时,应使修约结果的准确度估计值变得更差,即任何数字修约时均"入"。例如,$SD=0.4312$,若保留 2 位有效数字,宜修约为 0.44;若保留 1 位,则修约为 0.5。但在进行统计学检验时,SD 值应多留 1～2 位数字参加运算,尤其在统计量与临界值接近时,统计量的有效数字应不少于临界值的位数,以避免因数字修约而造成第一类或第二类错误。

3. 有效数字的运算法则

在计算分析时,每个测量值的误差都会传递到结果中去,因此,必须根据误差传递规律,按照有效数字运算法则,合理取舍。做加减法时是各数值的绝对误差传递,而做乘除法时是各数值的相对误差传递。通常为便于计算,在加减法中按照小数点后位数最少的那个数保留其他各数的位数,然后再相加减;在乘除法中可按照有效数字位数最少的那个数值保留其他各数的位数,然后再相乘除。如:

$$10.5336 \times 1.3 = 14 \ \rightarrow \ 11 \times 1.3 = 14 \qquad 10.5336/0.1242 = 84.8 \ \rightarrow \ 10.53/0.1242 = 84.8$$

$$
\begin{array}{cc}
0.5336 & 0.53 \\
+0.12 & +0.12 \\
\hline
0.65 & 0.65
\end{array}
\qquad \rightarrow \qquad
\begin{array}{cc}
10.5336 & 10.534 \\
-0.124 & -0.124 \\
\hline
10.410 & 10.410
\end{array}
$$

1.4.3　药品分析方法的验证

在药品的质量标准制订、修订以及生物样本中药物分析方法的研究等工作中均需对建立的分析方法进行验证。分析方法验证(validation of analytical procedures)的目的是证明采用的方法适合于相应检测要求,不同的分析方法和分析对象具有不同的验证指标和要求。本节重点介绍药品质量标准中分析方法的验证,而关于生物样本中药物分析方法的验证将在第十二章体内药物分析中介绍。

Ch. P. 二部附录收载了《药品质量标准分析方法验证指导原则》,规定在建立药品质量标准、药品生产工艺变更、制剂的组分变更、原分析方法修订等情况时需对质量标准分析方法进行验证。并要求将方法验证的过程和结果记载在药品质量标准起草说明或修订说明中,作为药品质量研究和质量控制的重要组成部分。分析方法的验证内容有:准确度、精密度、专属性、检测限、定量限、线性、范围和耐用性。

1. 准确度

准确度(accuracy)是指用该方法测定的结果与真实值或参比值接近的程度,一般用回收率(recovery,％)表示。它反映了分析方法各种误差对测量值的综合影响程度,凡是涉及定量测定的检测项目均须验证准确度。在规定的范围内,至少用 9 个测定结果进行评价。如设计高、中、低 3 个浓度,每个浓度各平行制备 3 份进行测定。应报告已知加入量的回收率(％),或测定结果平均值与真实值之差及其相对标准差或可信限。

(1) 含量测定方法的准确度　原料药可用已知纯度的对照品或供试品进行测定;制剂可用含已知量被测物的各组分混合物进行测定。如不能得到制剂的全部组分,可采用加样回收试验,即向制剂中加入已知量的被测物进行测定,按下列公式计算回收率:

$$回收率(\%)=\frac{测得量}{加入量}\times100\%,或回收率(\%)=\frac{测得总量-本底量}{加入量}\times100\%$$

加样回收试验中,样品取样量一般为样品测定时取样量的50％左右,然后加入高、中、低浓度的对照品,使加样后的被测物总浓度仍在规定的范围内(一般为含量测定浓度的80％～120％)。

例如,某药中 A 成分的含量测定:取样品 0.2g,精密称定,按设定方法制备溶液、分析测定、计算含量,得样品中 A 成分含量为 12.00％($n=6$),以此值作为加样回收试验中的本底量。然后取该药 9 份,每份约 0.1g,精密称定,分别加入 A 对照品(溶液)适量,配制成低、中、高三个浓度的回收率试验溶液各 3 份,依法测定。结果见表 1-2。

表 1-2　加样回收率试验示例

样品称量(g)	本底量(g)	A 加入量(g)	测得 A 总量(g)	A 回收量(g)	回收率(％)	均值(％)	*RSD*(％)
0.1006	0.01207	0.00960	0.02156	0.00949	98.9		
0.1002	0.01202	0.00904	0.02099	0.00897	99.2	98.8	0.5
0.0999	0.01199	0.00925	0.02109	0.00910	98.4		
0.0993	0.01192	0.01202	0.02399	0.01207	100.4		
0.1033	0.01240	0.01188	0.02407	0.01167	98.2	99.5	1.2
0.1005	0.01206	0.01221	0.02425	0.01219	99.8		
0.0953	0.01144	0.01445	0.02609	0.01465	101.4		
0.1072	0.01286	0.01480	0.02740	0.01454	98.2	99.7	1.6
0.0919	0.01103	0.01392	0.02489	0.01386	99.6		

(2) 杂质定量测定方法的准确度　可向原料药或制剂中加入已知量杂质进行测定。杂质的定量方法多采用色谱法测定,当不能测得杂质或降解物的响应因子或相对于原料药的相对响应因子的情况下,可用原料药主成分的响应因子替代,并应明确表明单个杂质和杂质总量相当于主成分的重量比(％)或面积比(％)。

方法的准确度也可用本法测定结果与已知准确度或成熟的另一方法(如药典方法或经过验证的其他方法)的测定结果进行比较。

2. 精密度

精密度(precision)是指在规定的测试条件下,同一个均匀供试品,经多次取样测定所得结果之间的接近程度(离散程度),一般用偏差、标准偏差(SD)或相对标准偏差(RSD)表示。精密度的验证可从三个层次进行考察:重复性(repeatability)、中间精密度(intermediate precision)和重现性(reproducibility)。涉及定量测定的项目均须验证精密度,报告标准偏差、相对标准偏差和可信限。

(1)重复性　是指在相同的实验条件下,由同一分析人员测定所得结果的精密度,也称批内精密度(intraassay precision)。重复性测定要求在规定范围内至少用 9 个测定结果进行评价。如设计高、中、低 3 个浓度(相当于供试溶液浓度的 80%~120%),每个浓度各平行制备 3 份进行测定,或将供试品溶液(相当于 100%试验浓度)用至少 6 次测定的结果进行评价。

需要区别的是:方法的重复性不同于色谱系统适用性试验中的重复性。方法的重复性试验中 6 次测定结果是指从取样开始,同法制备 6 份样品,平行测定的结果;而色谱(HPLC 或 GC)系统适用性试验中的重复性是指同一溶液重复进样 5~6 次测得的结果。

(2)中间精密度　是指在同一实验室,不同时间由不同分析人员用不同仪器设备测定结果之间的精密度。其考察了随机变动因素(不同日期、不同分析人员、不同设备)对精密度的影响。

(3)重现性　是指在不同实验室由不同分析人员测定结果之间的精密度。法定标准采用的分析方法,应进行重现性试验。如建立药典分析方法时,通过协同检验得出重现性结果。协同检验的目的、过程和重现性结果均应记载在起草说明中。

3. 专属性

专属性(specificity),也称选择性(selectivity),是指在其他成分(如杂质、降解产物、辅料等)可能存在下,采用的方法能准确测定出被测物的特性。它反映了分析方法排除干扰的能力,如果方法不够专属,应采用多个方法予以补充。鉴别、检查和含量测定方法均应考察其专属性。

(1)鉴别反应　应能与可能共存的物质或结构相似化合物相区别。不含被测成分的供试品以及结构相似或组分中的有关化合物,应均呈负反应。

(2)含量测定和杂质测定　在杂质可获得的情况下,可向试样中加入杂质或辅料,与未加杂质或辅料的试样比较测定结果,以考察含量测定结果是否受干扰,或杂质之间能否得到分离。在杂质或降解物不能获得的情况下,可将本法测定结果与另一个经验证的方法或药典方法测定结果进行比较。同时,用强光、高温、高湿、酸、碱、氧化等方法进行加速破坏,以研究可能的降解产物和降解途径。含量测定方法应比对两法的结果,杂质检查应比对检出的杂质个数,必要时可采用光电二极管阵列检测和质谱检测,进行峰纯度检查。色谱法和其他分离方法,应附代表性谱图,以说明方法的专属性,并应标明各成分在图中的位置,各色谱峰之间的分离度应符合要求。

例如,马来酸氟伏沙明有关物质检查的专属性试验:取中间体 1、中间体 2、供试样品和对照品溶液以及对照品与中间体 1,2 的混合溶液,分别注入高效液相色谱仪,比较各色谱图。由图 1-2 可见样品中马来酸氟伏沙明峰与各杂质峰基线分离。另取样品数份,分别加 0.1mol/L HCl 溶液、0.1 mol/L NaOH 溶液和 0.3% H_2O_2 溶液适量,置沸水浴中加热 15min 进行强烈破坏试验;同时考察光照(日光照射 5d)条件下的稳定性。然后取上述破坏后的样品溶液注入高效液相色谱仪,记录色谱图。由图 1-3 可知,马来酸氟伏沙明在酸、碱、过氧化氢溶液中均有不同程度的降解,比较图 1-2 可知,酸降解产物主要为中间体 2。各色谱图中的杂质峰均能与主峰基线分离,说明建立的方法具有足够的专属性,可检出可能残留的或降解的有关杂质。

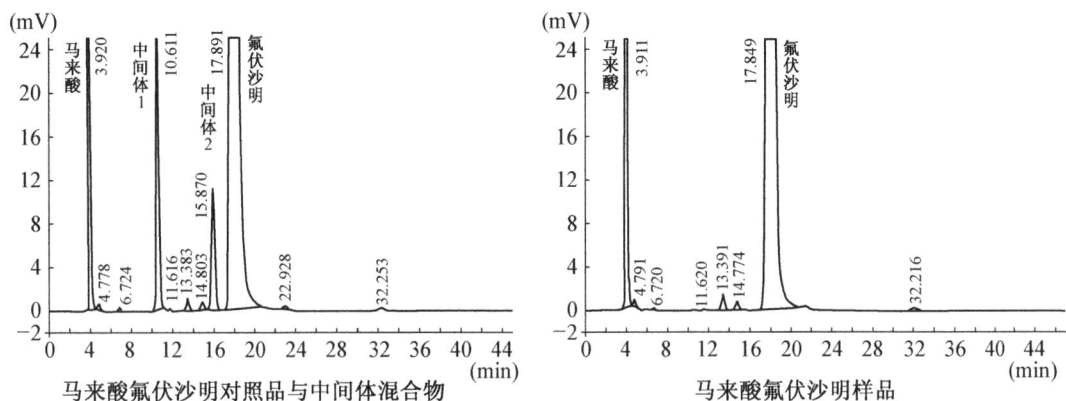

图 1-2　马来酸氟伏沙明与有关物质的 HPLC 色谱图

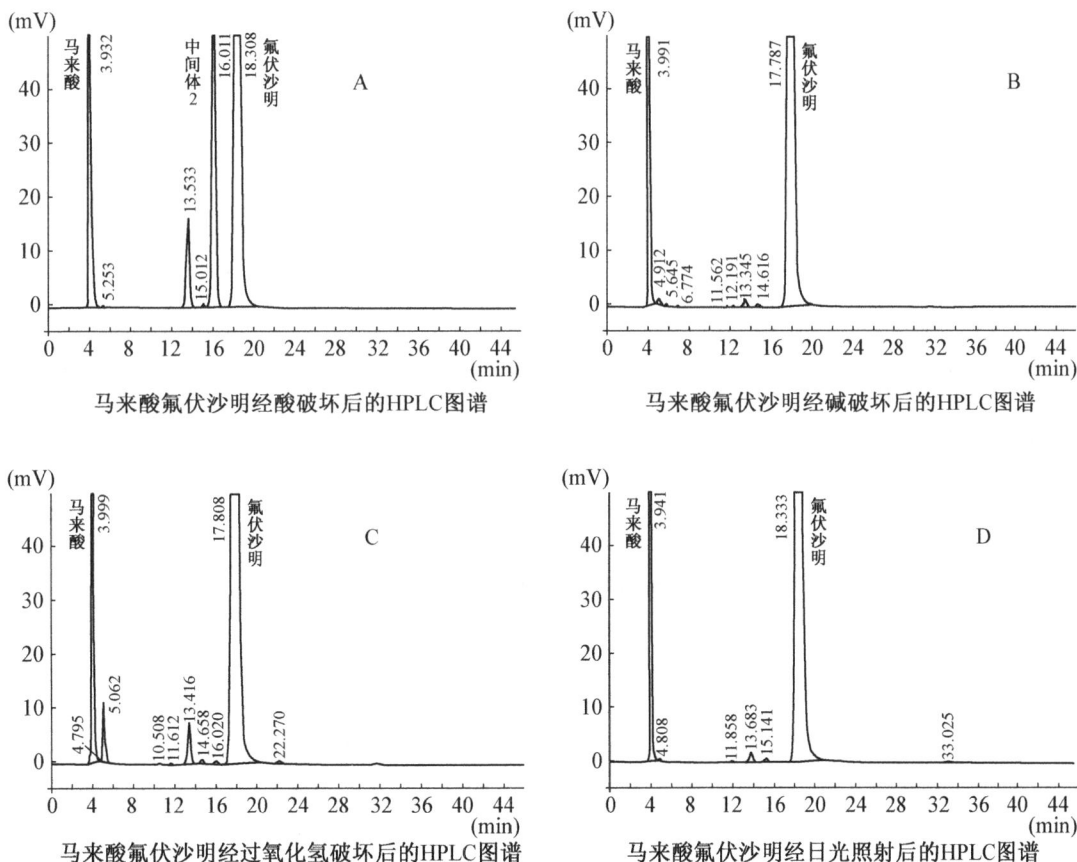

图 1-3　马来酸氟伏沙明强烈破坏后的 HPLC 色谱图

4．检测限

检测限（limit of detection，LOD 或 detection limit，DL）是指在本法实验条件下，试样中被测物能被检出的最低量，是一种限度试验效能指标，无需准确定量。其测定方法可分为非仪器分析目视法和信噪比法。无论采用何种方法，均应用浓度接近或等于检测限值的数份试样进行分析,并附上测试图谱,说明测试过程和检测限测定结果。鉴别和杂质检查方法均需验证 LOD。

(1) 非仪器分析目视法 通过对一系列已知被测物浓度的试样进行分析,以确定能被可靠地检测出的被测物的最低浓度或量。如薄层色谱法(TLC)、显色反应法的 LOD 的确定。图 1-4 为目视法确定某杂质 LOD 的色谱图,可见在 TLC 图中,0.5mg/mL 溶液的斑点清晰,而 0.2mg/mL 溶液已见不到斑点痕迹,因此该杂质应用 TLC 法检测的 LOD 为0.5mg/mL。

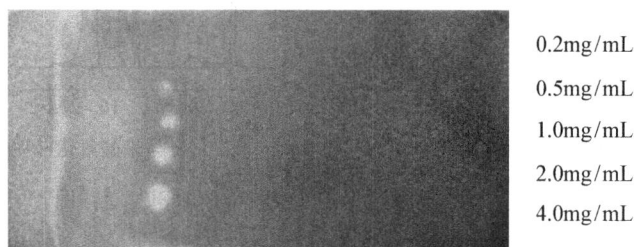

| 0.2mg/mL |
| 0.5mg/mL |
| 1.0mg/mL |
| 2.0mg/mL |
| 4.0mg/mL |

图 1-4 目视法确定某杂质 TLC 法 LOD 的色谱图

(2) 信噪比法 用于能显示基线噪音的分析方法。将已知低浓度试样测得的信号与空白样品测得的信号进行比较,计算出能被可靠地检测出的被测物的最低浓度或量。一般以信噪比(signal-to-noise ratios,S/N)2:1 或 3:1 时的相应浓度或注入仪器的量确定检测限(如图1-5所示)。在实际工作中,常采用逐步稀释的方法来获得 LOD;或用接近检测限浓度的试样测得相应信号,按公式 LOD=3N/S(N=噪音,即空白样品信号;S=被测物信号/单位重量或浓度)计算求得。例,取浓度为 $2\mu g/mL$ 的某物质测定液 $20\mu L$,注入液相色谱仪,测得峰高(H)=12mm,噪音(N)=1.5mm,则:$LOD = \dfrac{1.5 \times 3}{12/(2\mu g \times 0.02mL)} = 0.015\mu g$(最低量),或

$$LOD = \dfrac{1.5 \times 3}{12/2(\mu g/mL)} = 0.75\mu g/mL(最低浓度)$$

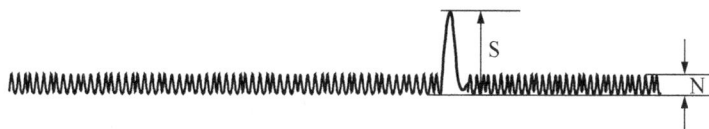

图 1-5 色谱法中 S 与 N 示意图

5. 定量限

定量限(limit of quantitation,LOQ 或 quantitation limit,QL)是指在本法实验条件下,试样中被测物能被定量测定的最低量,其测定结果必须具有一定的准确度和精密度。LOQ 测定方法与 LOD 法类似,但多采用信噪比法,一般以信噪比 10:1 时的相应浓度或注入仪器的量确定 LOQ。除要求附上测试图谱、说明相应测试过程和定量限测定结果外,还应说明测定次数(一般 $n=5\sim6$)、准确度和精密度($\overline{X} \pm SD$)。杂质和降解产物用定量方法测定时,应确定测定方法的 LOQ。

LOQ 和 LOD 均为用于微量或痕量物质分析时的验证指标,两者主要区别在于是否有定量测定的要求。LOQ 必须符合定量测定的准确度和精密度要求,其反映的是分析方法定量测定的灵敏度。而 LOD 反映的是分析方法定性检出的灵敏度,因此无定量要求。

LOQ 和 LOD 测定时应注意稀释用溶剂的选择：检查原料药中杂质时，可在溶解样品的溶剂中进行；而检查制剂中的降解产物时，需在处方量辅料和其他组分存在下进行。仪器有关参数的设置应与测定实际样品时保持一致。也可根据工作曲线的斜率和响应的标准偏差计算 LOQ 或 LOD，即 $LOD = \dfrac{3.3\sigma}{S}$，$LOQ = \dfrac{10\sigma}{S}$（式中 σ 为响应值的标准差，S 为工作曲线的斜率）。

6．线性

线性（linearity）是指在设定的被测物浓度（或量）范围内，测试结果（响应值）与试样中被测物浓度或量直接呈正比关系的程度。可用一贮备液经精密稀释，或分别精密称样，制备一系列被测物浓度（至少 5 个浓度水平）的系列溶液进行测定，以测得的响应值作为被测物浓度的函数作图，观察是否呈线性，再用最小二乘法进行线性回归。必要时，响应值可经数学转换后再进行线性回归计算。应提供回归方程（$y = bx + a$）、相关系数（r）和线性图。

7．范围

范围（range）是指能达到一定精密度、准确度和线性，测试方法适用的高低限浓度或量的区间。范围应根据分析方法的具体应用和线性、准确度、精密度结果和要求来确定。涉及定量测定的检测项目均需要对范围进行验证。对于不同的测定目的，规定的线性范围分别为：

（1）原料药和制剂的含量测定　应为测试浓度的 $80\% \sim 120\%$。

（2）制剂含量均匀度检查　应为测试浓度的 $70\% \sim 130\%$；根据剂型特点，一些制剂（如气雾剂和喷雾剂）的范围可适当放宽。

（3）溶出度或释放度测定　应为规定限度的 $\pm 20\%$；若规定了限度范围，则应为下限的 -20% 至上限的 $+20\%$。

（4）杂质检查　应根据初步实测，拟订为规定限度的 $\pm 20\%$，如果含量测定与杂质检查同时进行，用百分归一化法，则线性范围应为杂质规定限度的 -20% 至含量限度（或上限）的 $+20\%$。

8．耐用性

耐用性（robustness）是指在测定条件有小的变动时，对同一样品测定结果不受影响的承受程度。典型的变动因素有：

（1）样品处理与测定溶液的稳定性　样品提取时，提取次数、振摇时间、溶液 pH 值等也可能影响测定结果；有时样品处理完毕后不能及时测定，如 HPLC 法自动进样批量分析时，尤其是当样品的层析时间较长时，排序在后面的测定液可能需要等待数小时后才能进样测定，在此期间，光、湿度、空气、温度等可能影响测定溶液的稳定性。因此需对这些因素进行考察，一般要求测定溶液的稳定性至少能维持 6h 以上。

（2）HPLC 测定中的变动因素　不同厂牌或不同批号的同类型色谱柱、柱温变化（$\pm 5℃$）；流动相的 pH 值变化（$pH \pm 0.05$）、流动相组成的比例变化（$\pm 2\%$）、流速变化等，均有可能影响测定结果，因此需考察上述因素的影响。

（3）GC 测定中的变动因素　不同厂牌或批号的色谱柱、不同类型的担体、温度（柱温、进样口温度、检测器温度）、载气流速等。

如果分析方法对测试条件要求苛刻，或对分析条件的变化敏感，则应在方法中写明，或适当控制分析条件。耐用性的考察应在分析方法研究开始时就进行，为保证日后分析测定的可靠性,应建立一系列系统适用性参数(system suitability parameters),尤其是对于色谱分析方法。系统适用性试验参数的设置需根据被验证方法类型而定,如 HPLC 法的系统适用性试验包括色谱柱的理论板数、分离度、重复性和拖尾因子。

分析方法的验证内容应视检验项目而定,表 1-3 列出了不同检验项目所需要验证的内容。

表 1-3　检验项目与验证内容

序　号	验证内容	鉴　别	杂质测定		含量测定及溶出量测定
			定量	限度	
1	准确度	—	+	—	+
2	精密度				
	重复性	—	+	—	+
	中间精密度	—	+①	—	+①
3	专属性②	+	+	+	+
4	检测限	—	—③	+	—
5	定量限	—	+	—	—
6	线性	—	+	—	+
7	范围	—	+	—	+
8	耐用性	+	+	+	+

注:① 已有重现性验证,不需验证中间精密度;② 如一种方法不够专属,可用其他分析方法予以补充;
　　③ 视具体情况予以验证。

1.5　药品质量管理

良好的管理规范是全面控制药品质量的基础,药品质量的全面控制是一项涉及多方面、多学科的综合性工作。为了保证药品的质量,不仅要依据国家药品标准,对生产过程及上市流通的药品进行全面的质量分析,而且必须对药物在实验研究、临床试验、生产以及市场供应等各个环节实行全面管理。许多国家都根据本国的实际情况制定了一系列科学管理规范和条例,我国也根据本国制药工业的实际情况制定了相应的药品质量管理规范,如依据《中华人民共和国药品管理法》制定的《药品生产质量管理规范》、《药品经营质量管理规范》、《药品非临床研究质量管理规范》和《药品临床试验质量管理规范》,以及《中药材生产质量管理规范(试行)》,从事药物研究、生产、经营的单位必须执行相应规范。

在各项科学管理规范的实施过程中,《标准操作规程》的制定和执行是其重要组成部分。而《分析质量控制》则是关于药品检验工作本身的质量管理,是分析实验室的标准操作规程,它是保证各项分析数据准确可靠的有效性监督体系。国际上为使新药注册试验与要求取得一致,世界医药发达国家建立了国际协调机构,即"人用药品注册技术要求国际协调会",为各国药品的规范管理起到了重要的指导作用。

1.5.1　药品质量管理规范

1. 药品非临床研究质量管理规范

《药物非临床研究质量管理规范》(good laboratory practice,GLP)主要用于为申请药品注册而进行的非临床研究,其内容包括组织管理体系、人员、实验设施、仪器设备和实验材料、标准操作规程、研究工作的实施与管理等。从事药品非临床研究的单位必须执行该规范,以确保实验资料的真实性、完整性和可靠性。非临床研究,是指为评价药品安全性,在实验室条件下,用实验系统(指用于毒性试验的动植物、微生物以及器官、组织、细胞、基因等)进行的各种毒性试验,包括单次给药的毒性试验、反复给药的毒性试验、生殖毒性试验、遗传毒性试验、致突变试验、致癌试验、局部毒性试验、免疫原性试验、各种刺激性试验、依赖性试验、药物代谢动力学、毒代动力学及与评价药品安全性有关的其他试验。

2. 药品临床试验质量管理规范

《药品临床试验质量管理规范》(good clinical practice,GCP)是临床试验全过程的标准规定,包括方案设计、组织、实施、监查、稽查、记录、分析总结和报告。凡进行各期临床试验、人体药物代谢动力学、药物生物利用度或生物等效性试验,均须按本规范执行,以保证药品临床试验过程规范,结果科学可靠,保护受试者的权益并保障其安全。临床试验(clinical trial)是指任何在人体(病人或健康志愿者)进行药物的系统性研究,以证实或揭示试验药物的作用、不良反应及/或试验药物的吸收、分布、代谢和排泄,目的是确定试验药物的疗效与安全性。选择临床试验方法必须符合科学和伦理要求。

3. 药品生产质量管理规范

《药品生产质量管理规范》(good manufacture practice,GMP)是药品生产和质量管理的基本准则,其主要精神是对药品生产全过程实行监督管理,对企业生产药品所需要的人员、厂房、设备、原辅料、工艺、质监、卫生等提出明确要求,旨在最大限度地降低药品生产过程中污染、交叉污染以及混淆、差错等风险,确保持续稳定地生产出符合预定用途和注册要求的药品。2010年新修订的《药品生产质量管理规范》内容有总则、质量管理、机构与人员、厂房与设施、设备、物料与产品、确认与验证、文件管理、生产管理、质量控制与质量保证、委托生产与委托检验、产品发运与召回、自检和附则等共十四章三百一十三条。在总则中明确规定:企业应当建立药品质量管理体系。该体系应当涵盖影响药品质量的所有因素,包括确保药品质量符合预定用途的有组织、有计划的全部活动。对药品生产质量管理的基本要求是:① 制订生产工艺,系统地回顾并证明其可持续稳定地生产出符合要求的产品;② 生产工艺及其重大变更均应经过验证;③ 配备所需的资源,包括具有适当的资质并经培训合格的人员、足够的厂房和空间、适用的设备和维修保障、正确的原辅料、包装材料和标签、经批准的工艺规程和操作规程,以及适当的贮运条件;④ 应使用准确、易懂的语言制订操作规程;⑤ 操作人员经过培训,能够按照操作规程正确操作;⑥ 生产全过程应当有记录,偏差均经过调查并记录;⑦ 批记录和发运记录应当能够追溯批产品的完整历史,并妥善保存、便于查阅;⑧ 降低药品发运过程中的质量风险;⑨ 建立药品召回系统,确保能够召回任何一批已发运销售的产品;⑩ 调查导致药品投诉和质量缺陷的原因,并采取措施,防止类似质量缺陷再次发生。

4. 药品经营质量管理规范

《药品经营质量管理规范》(good supply practice,GSP)是药品经营质量管理的基本准则。其内容包括：管理职责，人员与培训，设施与设备，进货，验收与检验，储存与养护，出库与运输，销售与售后服务等。GSP是药品经营企业在药品进货、储运和销售等环节中必须执行的规范。

5. 中药材生产质量管理规范

为规范中药材生产，保证中药材质量，促进中药标准化、现代化，SFDA制定了《中药材生产质量管理规范(试行)》(good agriculture practice，GAP)。GAP是中药材生产和质量管理的基本准则，适用于中药材生产企业生产中药材(含植物、动物药)的全过程。内容包括：产地生态环境、种质和繁殖材料，栽培与养殖管理，采收与初加工，包装、运输与贮藏，质量管理，人员和设备，文件管理。生产企业应运用规范化管理和质量监控手段，保护野生药材资源和生态环境，坚持"最大持续产量"原则，实现资源的可持续利用。

1.5.2 标准操作规程

《标准操作规程》(standard operation procedure，SOP)，就是将某一事件的标准操作步骤和要求以统一的格式描述出来，尤其是对关键控制点进行细化和量化，以用来指导和规范日常工作。它不仅仅是一套技术性范本，更重要的是涵盖了管理思想、管理理念和管理手段，是各种标准化管理认证和产品认证的重要内容。在药品的研究、生产、供应等各个环节的每项具体操作均应建立相应的SOP。每项SOP的内容主要有：目的与范围，定义或概念，设备与材料，详细的操作步骤，注意事项，数据处理，结果判断，原始记录与保存，负责人，参考文献等。例如《中国药品检验标准操作规范》一书中关于"炽灼残渣检查法"的SOP：① 简述(说明炽灼残渣的定义)；② 仪器与用具(高温炉、坩埚、坩埚钳、通风柜、分析天平)；③ 试药与试液(硫酸，AR级)；④ 操作方法(空坩埚恒重、称样、炭化、灰化、恒重)；⑤ 注意事项；⑥ 记录与计算；⑦ 结果与判定。

1.5.3 分析质量控制

任何一项分析测量，由于受所用仪器的性能、方法灵敏度、试剂质量、分析测量的环境和条件、操作人员的技术熟练程度等因素的影响，不可避免地会产生测定误差。为了把误差减少到预期水平，必须对整个分析过程进行质量控制，以确保分析结果的准确可靠。分析质量控制(analytical quality control，AQC)是科学管理分析实验室的一种有效方法，其具体内容包括：各种质控样品的设置(阴性、阳性、开放型、盲型)、制备、分析测试和数据审核等。AQC分为实验室内质量控制(internal quality control，IQC)与实验室间质量评价(external quality assessment，EQA)。IQC是EQA的基础，EQA又是检验IQC实施效果的手段，但EQA只能发现测定的不准确性，却不能指出误差的具体原因，这只有通过IQC来发现和控制，两者缺一不可。

1. 实验室内部的质量控制

IQC的作用是通过反复测定内部质控样品，结合统计学方法来连续地评价本实验室测定过程的可靠性，及时发现测定异常，分析影响测定结果的因素，并加以纠正，把测定误差尽可能控制在允许的范围内。

(1) 常规质量控制试验　对每个方法的精密度、准确度等指标进行考核。包括样品的日内、日间(高、中、低浓度)标准差，回收率，线性与回归方程，空白试验与检出限等。

(2) 质量控制图　在获得一个方法的精密度和准确度后，还须进行系统地、经常性地核对，考察各种实验条件是否处于正常状态，以保证测定数据的正确性。记录测得结果的精密度和准确度最方便和最直观的方法是绘制质量控制图。通常的做法是：首先配制质控样品，分装成小份贮存。每当分析一批样品时,同时取一份质控样品做随行分析(至少平行测定 2~3 次),在一段时间内不同天进行测定,测定次数(n)应＞20。然后计算测定值的平均值和标准差(或间差),并以测定值为纵坐标,实验顺序为横坐标,在普通坐标纸上绘制质量控制图。常用的质量控制图有准确度(回收率)控制图和精密度(均值)控制图。前者是根据回收率($\overline{P}$)和标准差(S)绘制而成:以 $\overline{P}\pm 2S$ 为上、下警告限(虚线表示),$\overline{P}\pm 3S$ 为上、下控制限。后者是以测定结果的平均值 $\overline{X}$ 为控制图的中心线(靶值线),$\overline{X}\pm 2S$ 为上、下警告限,$\overline{X}\pm 3S$ 为上、下控制限。

在绘制中心线和控制线后,将逐日测得的质控样品的测定值点于控制图中(图 1-6),根据"点"的位置和变动情况,判断分析结果的可靠性和有效性。若"点"在中心线附近,呈正态分布,"点"的排列并无规律性与特异性,均落在警告限内,说明测定过程处于良好的控制状态;若"点"落在警告限与控制限之间,提示分析结果开始变劣;若"点"落在控制限外,表示测定过程失控,应查找原因,并加以改正;若多个"点"有连续上升或下降的趋势,虽均在控制限内,也属于异常,这通常由试剂或标准发生变化引起;若"点"作周期性变动,往往是因季节变化引起室温等环境因素影响所致,应设法排除这些影响因素。

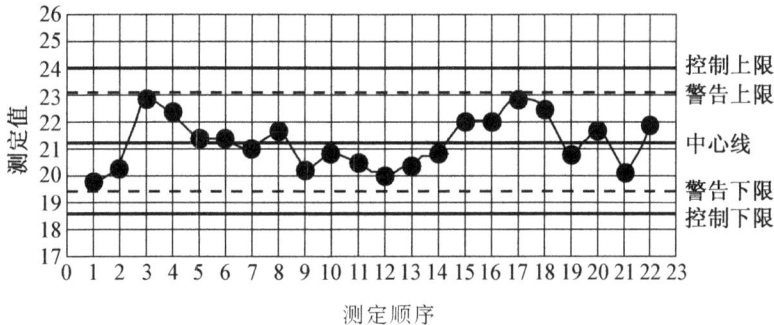
图 1-6 质量控制图

2. 实验室之间的质量评价

实验室间质量评价是在各实验室做好内部质量管理的基础上,由主管机构定期向各实验室提供统一的标准物质,或开放型样品、盲型样品、质控样品,各实验室使用统一规定的方法进行测定,根据每个实验室的测定结果来考评各实验室分析质量。

1.5.4 人用药品注册技术要求国际协调会

人用药品注册技术要求国际协调会(International Conference on Harmonisation of Technical Requirements for Registration of Pharmaceuticals for Human Use,ICH)是由欧盟、美国、日本三方的政府药品管理部门和药品生产研发部门共同发起的,目标是协调各国药品注册的技术要求,对新药研发程序的相互可接受性、临床实践与试验的可靠性及新药的安全性和有效性等方面进行研讨,制定出一系列有关质量、安全性和有效性的指导原则。ICH 的文件分为质量、安全性、有效性和综合四类,至今已制定出 54 个文件。如药品注册文件的统一格式、原料药的 GMP 标准(ICH Q7A)以及质量控制实验的具体指导原则等,在世界范围引起了广泛关注和高度重视。协调成果推广到了 ICH 成员国以外的国家,并得到国际认可。许多国家根据 ICH 的指导原则,结合本国国情,制定了全面控制药品质量的相应规范和指导原则。如我国新药研究中的一些指导原则:《化学药物质量标准建立的规范化过程技术指导原则》、

《化学药物质量控制分析方法验证技术指导原则》《化学药物杂质研究技术指导原则》《化学药物稳定性研究技术指导原则》《化学药物有机溶剂残留量研究技术指导原则》《化学药物非临床药代动力学研究技术指导原则》《化学药物临床药代动力学研究技术指导原则》《化学药物制剂人体生物利用度和生物等效性研究技术指导原则》等,均是参照 ICH、WHO 等相关指导原则,结合我国国情而制定的。

1.6 药物分析课程的学习要求

药物分析课程是在无机化学、有机化学、分析化学、药物化学、药剂学以及其他有关课程的基础上开设的一门综合性应用学科。其主要运用各种化学、物理化学、生物学的方法和技术,研究化学结构明确的合成药物或天然药物及其制剂以及中药和生物药物及其制剂的质量控制方法。旨在培养学生具备明确的全面控制药品质量的观念和创新意识,具备药物分析学的基本知识、操作技能和分析问题、解决问题的实际工作能力。

学生通过本课程的学习,应树立起比较完整的药品质量观念,努力掌握以下基本内容:

(1) 药典的基本组成与正确使用;

(2) 药物常用鉴别法的原理与操作方法;

(3) 药物中各类杂质检查的原理与基本方法;

(4) 药物含量测定的基本原理与主要方法,包括容量分析法、光谱法和色谱法;

(5) 药物制剂分析的特点与基本规律。

熟悉或了解以下内容:

(1) 药品质量标准制定的基本原则、内容与方法;

(2) 药品生产过程质量控制的特点与主要分析技术;

(3) 中药与天然药物分析的一般规律与主要方法;

(4) 生物药物分析的一般规律与主要方法;

(5) 体内药物分析的特点与基本方法。

学生在学习过程中应学会研究性、创新性学习方法,提高自身的综合素质。根据分析方法的特点,药物的化学结构、理化特性、存在状况与分析方法选择之间的关系,能综合运用所学知识,在解决药品质量问题和制定药品质量标准工作上具备初步能力。

【参考文献】

[1] 国家药典委员会.中国药典(2010 年版).北京:中国医药科技出版社,2010.

[2] USP(32)-NF(27)

[3] BP(2010)

[4] JP(15)

[5] Ph. Eur(6)

[6] ICH 指导委员会.周海钧主译.药品注册的国际技术要求(2007 质量部分).北京:人民卫生出版社,2006.

[7] 国家食品药品监督管理局(SFDA)网址:http://www.sfda.gov.cn

第 2 章

药物的鉴别试验

2.1 概　　述

　　药物的鉴别试验(identification test)是依据药物的结构特征与理化性质,采用化学、物理化学或生物学方法来判断药物的真伪。各国药典收载的药品项下的鉴别方法,均为用来证实贮藏在有标签容器中的药物是否为其所标示的药物,而不是对未知物的定性鉴别。如《中国药典》凡例中对药物鉴别的定义为:鉴别项下规定的试验方法,系根据反映该药品某些物理、化学或生物学等特征所进行的药物鉴别试验,不完全代表对该药品化学结构的确证。药物的鉴别还应结合性状项下的外观和物理常数进行确认。

　　常用的鉴别方法有化学法、光谱法、色谱法和生物学法等,可分为一般鉴别试验和专属鉴别试验。一般鉴别试验(general identification test)是依据某一类药物的化学结构或理化性质的特征,通过化学反应来鉴别药物的真伪。对无机药物是根据其组成的阴离子和阳离子的特殊反应;对有机药物则大多采用典型的官能团反应。《中国药典》二部附录项下的一般鉴别试验包括:丙二酰脲类、有机氟化物、托烷生物碱类、芳香第一胺类、无机金属盐类(钠盐、钾盐、锂盐、铵盐、镁盐、钙盐、钡盐、铁盐、铝盐、锌盐、铜盐、银盐、汞盐、铋盐、锑盐、亚锡盐)、有机酸盐(水杨酸盐、枸橼酸盐、乳酸盐、苯甲酸盐、酒石酸盐)、无机酸盐(亚硫酸盐或亚硫酸氢盐、硫酸盐、硝酸盐、硼酸盐、碳酸盐与碳酸氢盐、醋酸盐、磷酸盐、氯化物、溴化物、碘化物)。一般鉴别试验只能证实某一类药物,而不能证实是哪一种药物。而药物的专属鉴别试验(specific identification test)是证实某一种药物的依据,它是根据每一种药物化学结构的差异及其所引起的物理化学特性不同,选用某些特有的灵敏反应,来鉴别药物的真伪。如维生素 B_1 的硫色素反应;肾上腺皮质激素的四氮唑盐反应;巴比妥类药物含有丙二酰脲母核,主要的区别在于5,5-位取代基和2-位取代基的不同:苯巴比妥含有苯环,司可巴比妥含有双键,硫喷妥钠含有硫原子,可根据这些取代基的性质,采用各自的专属反应进行鉴别;以及各种药物的红外光谱图、色谱图等。通常采用一般鉴别试验与专属鉴别试验相结合,以保证鉴别的可靠性,达到最终确证药物真伪的目的。

2.2 性　　状

药物的性状(description)反映了药物特有的物理性质,包括外观、溶解度、晶型和物理常数等。

2.2.1 外观

外观是指药品的外表感观和色泽,包括药品的聚集状态、色泽、臭、味等性质。如《中国药典》对卡托普利的形状描述为"本品为白色或类白色结晶性粉末;有类似蒜的特臭,味咸";对于盐酸苯海拉明片的描述为"本品为糖衣片或薄膜衣片,除去包衣后显白色"。

2.2.2 溶解度

溶解度是药品的一种物理性质,反映了药品在不同溶剂中的溶解性能。试验方法:称取研成细粉的供试品或量取液体供试品,于(25±2)℃一定容量的溶剂中,每隔5min强力振摇30s;观察30min内的溶解情况,如无目视可见的溶质颗粒或液滴时,即视为完全溶解。《中国药典》采用表2-1名词术语表示药品在规定溶剂中的溶解性能。

表 2-1　表示药品溶解度的名词术语

术　语	溶解情况
极易溶解	溶质 1g(mL)能在溶剂不到 1mL 中溶解
易溶	溶质 1g(mL)能在溶剂 1～不到 10mL 中溶解
溶解	溶质 1g(mL)能在溶剂 10～不到 30mL 中溶解
略溶	溶质 1g(mL)能在溶剂 30～不到 100mL 中溶解
微溶	溶质 1g(mL)能在溶剂 100～不到 1000mL 中溶解
极微溶解	溶质 1g(mL)能在溶剂 1000～不到 10000mL 中溶解
几乎不溶或不溶	溶质 1g(mL)在溶剂 10000mL 中不能完全溶解

2.2.3 晶型

固体物质按其内部原子、离子或分子的排列方式可分为结晶质(crystalline substance)和非晶质(amorphous)两大类。晶型形成的基础是物质微粒之间的相互作用,根据药物微粒间的作用方式不同,晶体可分为金属晶体、共价键晶体、分子晶体等。有机药物晶体大多是分子晶体,可因结晶条件不同而得到不同的晶型,这种现象称为多晶型。药物的多晶型现象极为普遍,晶型不同,它们的物理性质如密度、熔点、硬度、外观、溶解度和溶出速度等方面均有显著性差异。药物多晶型的研究已经成为新药开发和审批、药物的生产和质量控制以及新药剂型的确定所不可缺少的重要组成部分。目前鉴别晶型主要是依据不同的晶型具有不同的理化特性及光谱学特征,采用熔点法、热分析法、红外分光光度法及 X 射线衍射法等进行鉴别。

1. 熔点法与热分析法

一般来说,多晶型由于晶格能差而存在熔点差异,晶型稳定性越高熔点也越高,两种晶型的熔点差距大小,可以相对地估计出它们之间的稳定性关系。熔点测定方法除常用的毛细管法和熔点测定仪方法外,也可采用热台显微镜法,该方法能直接观察晶体的相变、熔化、分解、重结晶等热力学动态过程。由于部分药物多晶型之间熔点相差幅度较小,甚至无差别,故以熔点差异确定多晶型,只是初步检测的方法之一。

热分析法是指在程序控温下,测量物质的物理化学性质与温度关系的一类分析方法。不同晶型,升温或冷却过程中的吸、放热也会有差异,因此可以通过测定热分析曲线来判断药物晶型的异同。热分析法主要包括差示扫描量热法、差热分析法和热重分析法。

2. 红外分光光度法

不同晶型药物分子中的某些化学键键长、键角会有所不同,致使其振动-转动跃迁能级不同,与其相应的红外光谱的某些主要特征如吸收带频率、峰形、峰位、峰强度等也会出现差异,因此红外光谱可用于药物多晶型研究。目前已知的由于晶型不同引起红外光谱不同的药物有甲苯咪唑等 20 多个品种。

为避免因研磨导致药物晶型改变,样品的制备方法多采用石蜡糊法,或采用扩散反射红外傅里叶变换光谱法(diffuse reflectance infrared Fourier transform spectroscopy,DRIFT)。

3. X 射线衍射法

X 射线衍射(X ray diffraction)是研究药物晶型的主要手段,每种化合物的晶体,无论是单晶还是多晶,都有其特定的 X 射线衍射图。衍射极大(点或线)间的距离及其相对强度可用作结晶物质的定性或定量分析。该方法可用于区别晶态和非晶态、鉴别晶体的品种、区别混合物和化合物、测定药物晶型结构、测定晶胞参数(如原子间的距离、环平面的距离、双面夹角等),还可用于不同晶型的比较。X 射线衍射法又分为粉末衍射和单晶衍射两种,用于结晶物质的鉴别及纯度检查的主要为粉末衍射法,单晶衍射法主要用于分子量和晶体结构的测定。

粉末衍射是研究药物多晶型最常用方法。粉末衍射法研究的对象不是单晶体,而是众多取向随机的小晶体的总和。每一种晶体的粉末 X 射线衍射图谱就如同人的指纹,利用该方法所测得的每一种晶体的衍射线强度和分布都有着特殊的规律。因此,利用所测得的图谱,可获得晶型变化、结晶度、晶构状态、是否有混晶等信息。

结晶物质的鉴别可通过比较供试品与已知物质的衍射图来完成。各衍射线的衍射角(2θ)、相对强度和面间距是进行鉴别的依据。供试品与参照品的衍射角偏差应在衍射仪的允差范围内,但衍射线的相对强度偏差有时可达 20%。应用该方法时,应注意粉末的细度,而且在制备样品时需特别注意研磨过筛时不可发生晶型的转变。对于大多数有机结晶物质,衍射角(2θ)的记录范围通常取 $0 \sim 40°$。

4. 应用示例

降血糖药那格列奈(nateglinide)具有 B、H、S 等多种晶型,李钢等采用红外光谱、差热分析和 X 射线衍射法研究了那格列奈的不同晶型。DSC 测得 H 型、B 型、S 型那格列奈熔点分别为 139.7℃、131.8℃和 172.0℃,表明 S 型具有更高的热稳定性;X 射线衍射图中,S 型那格列奈在 2θ 为 3.78°处有一个非常强的衍射线,说明 S 型晶粒在生长过程中有很强的择优取向;三种晶型的红外光谱图也各不相同,结果如图 2-1 所示。

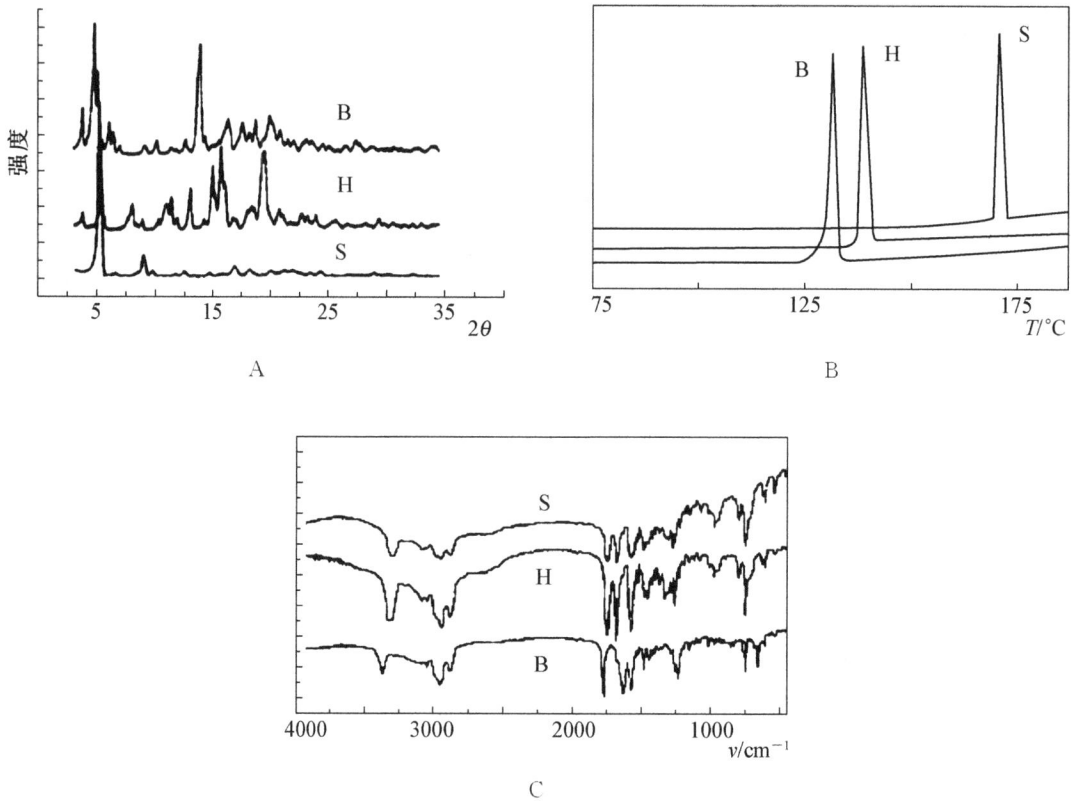

图 2-1　那格列奈不同晶型的 X 射线衍射图(A)、差热分析图(B)和红外光谱图(C)
图中 B、H、S 分别代表三种晶型

2.2.4　物理常数

物理常数是评价药品质量的主要指标之一。其测定结果不仅对药品具有鉴别意义,也反映了该药品的纯杂程度。《中国药典》收载的物理常数包括:相对密度、馏程、熔点、凝点、比旋度、折光率、黏度、吸收系数、碘值、皂化值和酸值等。

1.熔点

熔点(melting point,mp)是多数固体有机药物的重要物理常数。它是指一种物质按规定方法测定,由固体熔化成液体的温度、熔融同时分解的温度或在熔化时自初熔至全熔的一段温度。《中国药典》收载有三种测定方法:第一法用于测定易粉碎固体药品;第二法用于测定不易粉碎的固体药品(脂肪、石蜡、羊毛脂等);第三法用于测定凡士林或其他类似物质,一般未注明者均指第一法。测定时根据供试品熔融时同时分解与否,调节传温液的升温速度为 $2.5\sim3.0℃/min$ 或 $1.0\sim1.5℃/min$。要求报告供试品在毛细管内开始局部液化出现明显液滴时的温度(初熔)和供试品全部液化时的温度(全熔)。如布洛芬:"本品的熔点为 $74.5\sim77.5℃$";硝酸益康唑:"本品的熔点为 $163\sim167℃$,熔融时同时分解"。

2.比旋度

比旋度(specific rotation)是反映手性药物特性及其纯度的主要指标,可用以区别药品、检查纯度或测定制剂的含量。在一定波长与温度下,偏振光透过长 1dm 且每 1mL 中含有旋光性物质 1g 的溶液时测得的旋光度称为比旋度（$[\alpha]_D^t$）。

$$对固体供试品\quad [\alpha]_D^t=\frac{100\alpha}{lc}\text{；对液体供试品}\quad [\alpha]_D^t=\frac{\alpha}{ld}$$

式中：α 为测得的旋光度；l 为测定管长度（dm）；c 为每 100mL 溶液中含有被测物质的重量（g）；d 为液体的相对密度；D 为钠光谱 D 线（589.3nm），t 为测定温度 20℃。

如硫酸奎宁的比旋度测定："取本品，精密称定，加 0.1mol/L 盐酸溶液定量稀释制成每 1mL 中约含 20mg 的溶液，依法测定，比旋度为 $-237°\sim-244°$"。

3. 吸收系数

吸收系数（absorptivity）是吸光物质的重要物理常数，不仅用于考察原料药的质量，同时可作为该药物制剂应用紫外分光光度法测定含量时的依据。当单色光辐射穿过被测物质溶液时，在一定的浓度范围内被该物质吸收的量与该物质的浓度和液层的厚度（光路长度）成正比，其关系如下式：

$$A=\lg\frac{1}{T}=ECL$$

式中：A 为吸光度；T 为透光率；E 为吸收系数，《中国药典》采用百分吸收系数（$E_{1cm}^{1\%}$），即当溶液浓度为 1%（g/mL），液层厚度为 1cm 时的吸光度数值；C 为每 100mL 溶液中含有被测物质的重量（g）；L 为液层厚度（cm）。

$$E_{1cm}^{1\%}=\frac{A}{CL}$$

例如，泼尼松龙的吸收系数测定：取本品，精密称定，加乙醇溶解并定量稀释制成每 1mL 中约含 10μg 的溶液，照紫外-可见分光光度法，在 243nm 的波长处测定吸光度，吸收系数（$E_{1cm}^{1\%}$）为 400~430。

泼尼松龙的吸收系数为 415，考虑仪器以及药品本身的纯度等因素，通常规定测得的吸收系数值应在一定范围内，此范围以 415 为中位值。

2.3　化学鉴别法

化学鉴别法（chemical identification）要求反应迅速、现象明显。包括测定生成物的熔点；在适当条件下产生颜色、荧光或使试剂褪色；发生沉淀反应或产生气体。

2.3.1　呈色反应鉴别法

呈色反应是指在供试品溶液中加入适当试液与之反应，生成易于观测的有色产物。

1. 三氯化铁呈色反应

具有酚羟基结构的药物，可与三氯化铁试液反应生成有色物质，根据颜色可对药物进行鉴别。该类鉴别反应常用于水杨酸类、苯乙胺类、四环素类等药物的鉴别。苯甲酸类药物也可与三氯化铁反应，但产生有色沉淀，可与之区别。

（1）水杨酸及其酯类药物的鉴别　在中性或弱酸性条件下，药物与三氯化铁试液反应，生成红色(中性)或紫色(弱酸性)配位化合物。反应式如下：

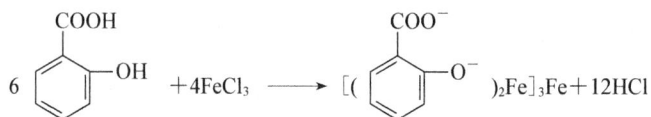

$$6 \left(\begin{array}{c} COOH \\ OH \end{array} \right) +4FeCl_3 \longrightarrow [(\begin{array}{c} COO^- \\ O^- \end{array})_2Fe]_3Fe+12HCl$$

反应宜在 pH 4～6 条件下进行，在强酸性溶液中配位化合物将分解。该反应灵敏，宜在稀溶液中进行，如产生的颜色过深，可加水稀释后再观察。

水杨酸类药物中具有游离酚羟基结构的药物，如水杨酸、二氟尼柳、对氨基水杨酸钠、双水杨酯等均可与三氯化铁试液直接反应，呈显紫色；而酚羟基被酯化的药物，如阿司匹林、贝诺酯等，则需在适当条件下水解后才能与三氯化铁试液反应，呈显紫色。

（2）苯乙胺类药物的鉴别　肾上腺素、盐酸异丙肾上腺素、重酒石酸去甲肾上腺素、盐酸多巴胺和硫酸特布他林等苯乙胺类药物的分子结构中含有 1 个或 2 个酚羟基，可与 Fe^{3+} 离子配位显色。含单个酚羟基的药物，如盐酸去氧肾上腺素、硫酸沙丁胺醇等显紫色；而含 2 个邻位酚羟基的药物，如肾上腺素、盐酸异丙肾上腺素等均有一个较明显的变色过程，首先呈翠绿或深绿色，加氨试液或碳酸氢钠溶液后显紫(红)色。

（3）四环素类抗生素的鉴别　本类抗生素分子结构中具有酚羟基，遇三氯化铁试液即呈色。如盐酸四环素与三氯化铁试液反应显红棕色，盐酸金霉素则显深褐色，而盐酸土霉素则显橙褐色。

（4）苯甲酸及其盐类药物的鉴别　在中性或碱性溶液中，本类药物与三氯化铁试液反应生成有色沉淀。如苯甲酸钠生成碱式苯甲酸铁盐的赭色沉淀；丙磺舒生成米黄色铁盐沉淀。

2. 重氮化-偶合反应

分子结构中具有芳伯氨基或潜在芳伯氨基的药物，如芳胺类、磺胺类、苯并二氮䓬类药物，在适当条件下，均可发生重氮化反应，生成的重氮盐可与碱性 β-萘酚偶合生成橙黄至猩红色沉淀的偶氮染料。

（1）反应原理

$$\begin{array}{c} NH_2 \\ R \end{array} +NaNO_2+2HCl \longrightarrow \begin{array}{c} N_2^+Cl^- \\ R \end{array} +NaCl+2H_2O$$

$$\begin{array}{c} N_2^+Cl^- \\ R \end{array} + \begin{array}{c} OH \end{array} +NaOH \longrightarrow \begin{array}{c} N=N \\ OH \\ R \end{array} \downarrow +NaCl+2H_2O$$

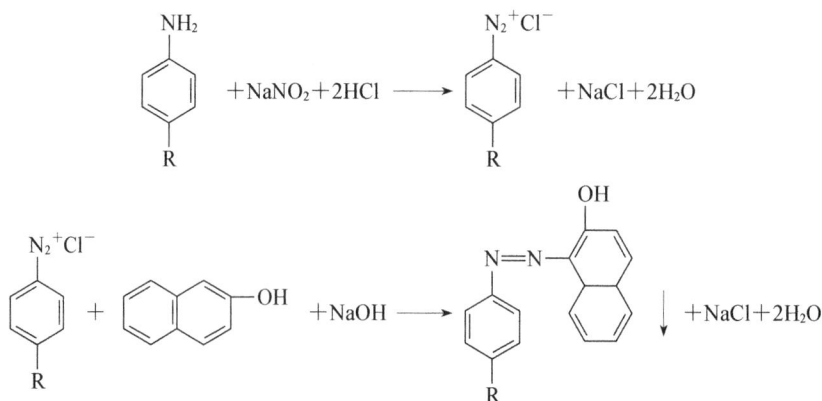

（2）芳胺类药物的鉴别　芳胺类药物中具有对氨基苯甲酸酯结构的苯佐卡因、盐酸普鲁卡因、盐酸氯普鲁卡因和盐酸普鲁卡因胺等分子结构中有游离芳伯氨基，可直接进行重氮化-偶合反应；而具有酰胺结构的对乙酰氨基酚、醋氨苯砜，因芳伯氨基被乙酰化，需在盐酸或硫酸中加热水解后，才能进行重氮化-偶合反应。

　　盐酸丁卡因虽具有对氨基苯甲酸酯结构,但由于芳伯氨基上的 1 个氢被丁基取代成为芳仲胺,因而无重氮化-偶合反应。但该芳仲胺在酸性溶液中可与亚硝酸钠反应,生成 N-亚硝基化合物的乳白色沉淀,可与具有芳伯氨基的同类药物区别。

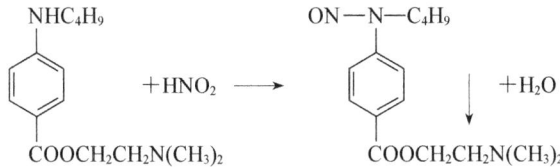

　　(3) 苯并二氮杂䓬类药物的鉴别　苯并二氮杂䓬类药物结构中的七元环在强酸性溶液中可水解,形成相应的二苯甲酮衍生物。其中氯氮䓬、奥沙西泮等水解后形成的衍生物具有芳伯氨基的重氮化-偶合反应。如将氯氮䓬的盐酸溶液(1→2)缓慢加热煮沸,使其水解,放冷后,加亚硝酸钠和碱性 β-萘酚试液,即生成橙红色沉淀。

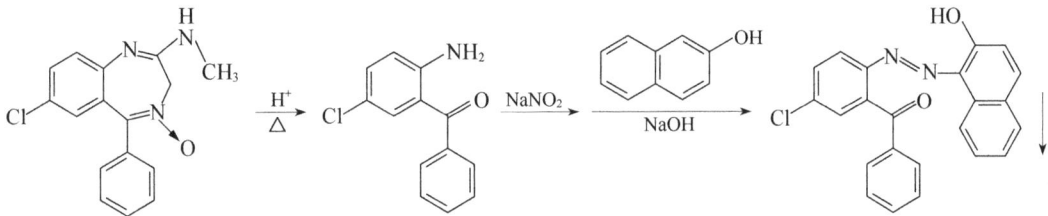

　　(4) 磺胺类药物的鉴别　磺胺异噁唑、磺胺嘧啶、磺胺甲噁唑均含有游离的芳伯氨基,可直接进行重氮化-偶合反应。

3. 其他呈色反应

表 2-2 总结了用于药物鉴别的其他各种呈色反应。

表 2-2　其他呈色反应

结构特征与反应	主要试剂与条件	应用举例
芳酰胺基的异羟肟酸铁反应	与过氧化氢(或盐酸羟胺)作用→羟肟酸,再与三氯化铁作用→羟肟酸铁(紫红色)	盐酸普鲁卡因胺、β-内酰胺抗生素
吡啶环的戊烯二醛反应	与溴化氰作用→吡啶环水解成戊烯二醛,再与苯胺(联苯胺)作用→缩合成黄色(红色)的戊烯二醛衍生物	尼可刹米、异烟肼
羟基胺和 α-氨基酸的茚三酮反应	与茚三酮缩合→蓝紫色化合物	氨基糖苷类抗生素、盐酸麻黄碱
氨基醇结构的双缩脲反应;蛋白质的双缩脲反应	氨基醇结构的药物在碱性条件下与硫酸铜作用→蓝紫色,加乙醚振摇→乙醚层显紫红色,水层显蓝色;蛋白质与双缩脲试剂在 37℃ 反应30min→紫红色	盐酸麻黄碱;蛋白质
托烷生物碱的 Vitali 反应	与发烟硝酸和氢氧化钾作用→深紫色的醌型产物	阿托品、氢溴酸山莨菪碱、氢溴酸东莨菪碱

结构特征与反应	主要试剂与条件	应用举例
喹啉衍生物的绿奎宁反应	加溴水(或氯水)和氨水→翠绿色缩合物	硫酸奎宁、硫酸奎尼丁
异喹啉类生物碱的 Marquis 反应	与甲醛-硫酸试液反应→紫堇色	吗啡
氟离子的茜素氟蓝反应	与茜素氟蓝和硝酸亚铈作用→蓝紫色;或与茜素锆反应→显黄色 (有机氟化物需先用氧瓶燃烧法破坏)	地塞米松磷酸钠、醋酸曲安奈德、癸氟奋乃静等含氟药物
C_{17}-α-醇酮基皮质激素类的四氮唑盐反应	在碱性条件下与氯化三苯四氮唑(或蓝四氮唑)作用→深红色(暗蓝色)	醋酸泼尼松等
C_{17}-甲酮基的呈色反应	与亚硝基铁氰化钠或间二硝基苯反应→蓝紫色	黄体酮
$\triangle^4$-3-酮基的呈色反应	在盐酸性溶液中与异烟肼反应,形成黄色腙	黄体酮
维生素 A 的三氯化锑反应	与三氯化锑作用→显蓝色→渐变成紫红色	维生素 A
维生素 C 的 2.6-二氯靛酚反应	试剂被还原成无色的酚亚胺(该试剂在酸性介质中为玫瑰红色,碱性介质中为蓝色)	维生素 C
糖类的 Molisch 反应	在盐酸(硫酸)作用下脱水→糠醛(五碳糖)或羟甲基糠醛(六碳糖)→遇 α-萘酚或蒽酮→呈蓝(紫)色	维生素 C、阿米卡星等
链霉糖的麦芽酚反应	链霉素在碱性溶液中→麦芽酚,后者与高铁离子作用→紫红色配位化合物	链霉素的特征反应
链霉胍的坂口反应	链霉素在碱性溶液中→链霉胍,再与8-羟基喹啉(或 α-萘酚)和次溴酸钠作用→橙红色化合物	链霉素的特征反应
其他氧化缩合反应	吩噻嗪类药物可被硫酸、硝酸、过氧化氢等氧化呈现不同颜色;维生素 E 被硝酸氧化生成橙红色生育酚;甾体激素类药物与硫酸反应呈不同颜色;巴比妥类药物可与香草醛在浓硫酸存在下发生缩合反应,生成棕红色产物	盐酸氯丙嗪被硝酸氧化呈红色,渐变淡黄色;奋乃静被过氧化氢氧化呈深红色,放置后渐褪去;戊巴比妥与香草醛、硫酸反应,显棕红色

2.3.2　沉淀反应鉴别法

沉淀反应鉴别法是指供试品溶液中加入适当的试剂溶液,在一定条件下进行反应,生成不同颜色的沉淀,有的具有特殊的沉淀形状。

1. 硝酸银(氨制硝酸银)反应

该类沉淀反应常用于氯化物、巴比妥、异烟肼、葡萄糖、肾上腺皮质激素类、维生素 C、雌激素类等药物的鉴别。

(1)含氯化物药物的鉴别　取供试品溶液,加稀硝酸使成酸性后,滴加硝酸银试液,即生成白色凝乳状沉淀,分离,沉淀加氨试液即溶解,再加稀硝酸酸化后,沉淀复生成。如供试品为生物碱或其他有机碱的盐酸盐,须先加氨试液使成碱性,将析出的生物碱沉淀过滤除去,再取滤液进行氯化物试验。

（2）巴比妥类药物的鉴别　巴比妥类药物分子结构中含有酰亚胺基团,在碳酸钠溶液中,生成钠盐而溶解,再与硝酸银溶液反应,首先生成可溶性的一银盐,加入过量的硝酸银溶液,则生成难溶性的二银盐白色沉淀。此反应可用于本类药物的鉴别和含量测定。

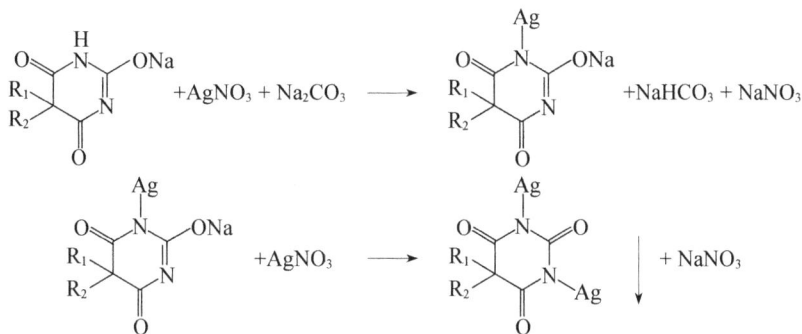

（3）异烟肼的鉴别　异烟肼可与氨制硝酸银试液发生还原反应,生成金属银黑色浑浊和气泡（氮气）,并产生银镜现象。方法:取本品约 10mg,置试管中,加水 2mL 溶解后,加氨制硝酸银试液 1mL,即发生气泡与黑色浑浊,并在试管壁上形成银镜。

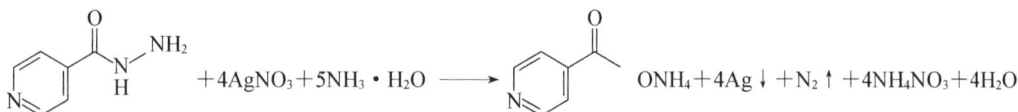

（4）维生素 C 的鉴别　维生素 C 含有烯二醇基,具有强还原性,可被硝酸银氧化为去氢抗坏血酸,同时产生黑色金属银沉淀。

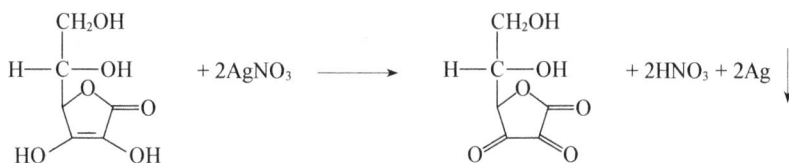

（5）具有炔基的甾体激素药物的鉴别　如炔雌醇、炔诺酮、炔诺孕酮等,遇硝酸银试液,即生成白色的炔银沉淀,可用于鉴别。

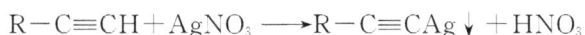

$$R-C \equiv CH + AgNO_3 \longrightarrow R-C \equiv CAg \downarrow + HNO_3$$

2. 与重金属离子的沉淀反应

药物分子结构中如具有磺酰胺基或芳酰胺基,这些基团上的氮可与 Cu^{2+}、Co^{2+}、Hg^{2+} 配位,形成有色的配位化合物沉淀;具有丙二酰脲结构的巴比妥类药物可与铜-吡啶试液作用,生成紫色或紫色沉淀。

（1）芳酰胺类药物的鉴别　盐酸利多卡因可与铜离子反应,形成蓝紫色配位物;与氯化钴试液反应,生成亮绿色细小钴盐沉淀。《中国药典》采用铜离子反应鉴别盐酸利多卡因:取本品 0.2g,加水 20mL 溶解后,取溶液 2mL,加硫酸铜试液 0.2mL 与碳酸钠试液 1mL,即显蓝紫色;加三氯甲烷 2mL,振摇后放置,三氯甲烷层显黄色。在同样条件下,苯佐卡因、盐酸普鲁卡因、盐酸氯普鲁卡因和盐酸丁卡因等不发生此反应,可与之区别。

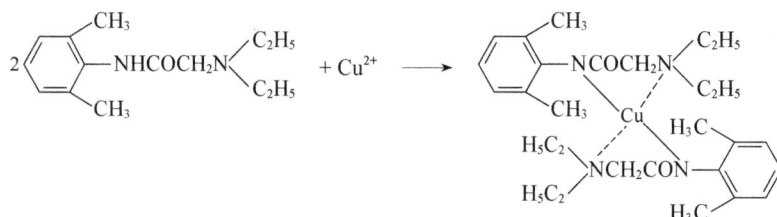

（2）磺胺类药物的鉴别 磺胺甲𫫇唑、磺胺嘧啶、磺胺多辛、磺胺异𫫇唑等,分子结构上具有磺酰胺或磺酰氨基,在碱性条件下可与铜离子生成有色的铜盐沉淀,一些磺胺类药物有颜色变化过程,可相互区别之。如磺胺甲𫫇唑与硫酸铜试液作用即生成草绿色沉淀;磺胺嘧啶生成黄绿色沉淀,放置后变为紫色;磺胺异𫫇唑即显淡棕色,放置后,析出暗绿色絮状沉淀;磺胺多辛即生成黄绿色沉淀,放置后变淡蓝色。

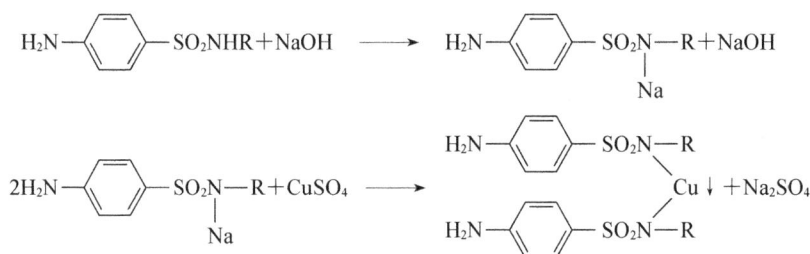

（3）巴比妥类药物的鉴别 苯巴比妥、戊巴比妥、司可巴比妥等含有丙二酰脲结构,在吡啶溶液中可与铜吡啶试液作用,形成紫色或紫色沉淀,含硫巴比妥(如硫喷妥)呈绿色,可与之区别。

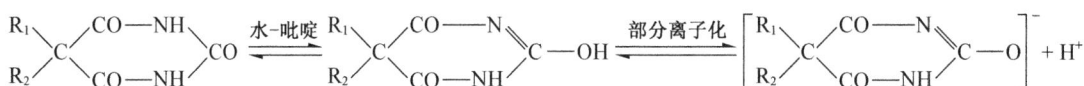

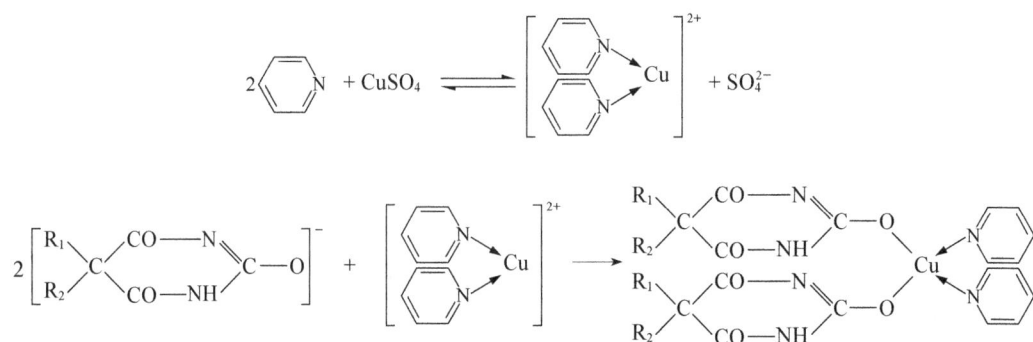

3. 其他沉淀反应

此外含氮杂环类药物、生物碱类药物可与生物碱沉淀剂作用生成沉淀。如维生素 B_1 分子中含有两个杂环(嘧啶环和噻唑环),可与碘化汞钾、三硝基酚、碘溶液、硅钨酸、苦酮酸等反应生成组成恒定的沉淀。其中与硅钨酸的沉淀反应曾用于维生素 B_1 的含量测定;与苦酮酸反应生成扇形白色结晶,可与其他杂环类药物相区别。

一些还原性药物如葡萄糖、维生素 C、肾上腺皮质激素类可与碱性酒石酸铜作用,使铜离子还原成红色的氧化亚铜沉淀。

异烟肼与香草醛发生缩合反应,析出黄色结晶,可测定该结晶的熔点(228~231℃,熔融同时分解)。

2.3.3　荧光反应鉴别法

1. 药物本身产生荧光或在硫酸溶液中产生荧光

硫酸奎宁和硫酸奎尼丁在稀硫酸溶液中均显蓝色荧光;苯并二氮杂䓬类药物溶于硫酸后,在紫外光(365nm)下,显不同颜色的荧光;四环素类抗生素及其降解产物在紫外光照射下均能产生荧光,利用这一性质可在 TLC 鉴别中用于斑点检出。

2. 硫色素反应

本反应为维生素 B_1 所特有的专属反应。在碱性溶液中,维生素 B_1 被铁氰化钾氧化生成硫色素,溶于正丁醇(或异丁醇等)中,显蓝色荧光。

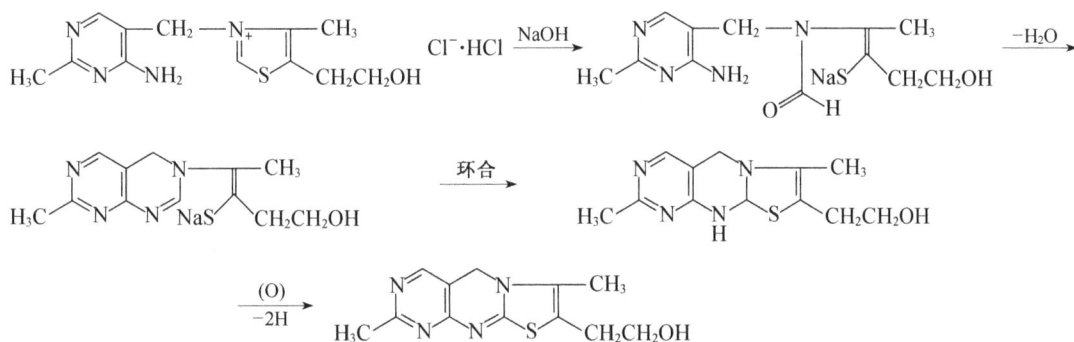

方法:取维生素 B_1 约 5mg,加氢氧化钠试液 2.5mL 溶解后,加铁氰化钾试液 0.5mL 与正丁醇 5mL,强力振摇 2min,放置使分层,上面的醇层显强烈的蓝色荧光;加酸使成酸性,荧光即消失;再加碱使成碱性,荧光又显出。

2.3.4　生成气体反应的鉴别法

1. 胺(铵)类、酰脲类药物

胺(铵)类、酰脲类药物经强碱加热处理后,产生氨(胺)气。如巴比妥类药物的分子结构中含有酰亚胺结构,与碱液共沸即水解,释放出氨气;盐酸普鲁卡因在碱性条件下加热水解,析出二乙氨基乙醇;尼可刹米的分子结构中吡啶环 β 位上有酰胺基取代,在碱性条件下加热水解,释放出二乙胺。均能使湿润的红色石蕊试纸变蓝色。

2. 含硫药物

含硫药物经强酸处理后产生硫化氢或二氧化硫气体。如抗肿瘤药硫鸟嘌呤的鉴别:取本品约 10mg,加等量甲酸钠混匀,缓缓加热,所产生的气体能使湿润的醋酸铅试纸显黑色或灰色。又如解毒药硫代硫酸钠的鉴别:取本品约 0.1g,加水 1mL 溶解后,加盐酸,即析出白色沉淀，迅即变为黄色，并发生二氧化硫的刺激性特臭。

3. 含碘有机药物

含碘有机药物经直火加热可生成紫色碘蒸气，使湿润的碘化钾淀粉试纸出现蓝色。如碘化油、碘苷、碘他拉酸的鉴别。

4. 乙酸酯和乙酰胺类药物

乙酸酯和乙酰胺类药物经水解产生乙酸，加乙醇和硫酸与之生成乙酸乙酯。例如阿司匹林的水解反应：在碳酸钠溶液中加热水解，加过量稀硫酸，析出白色沉淀，并发生醋酸臭气；又如醋氨苯砜的鉴别：取本品约 0.1g，加乙醇 5mL 与硫酸 1mL，摇匀，加热，发生乙酸乙酯香气。

2.3.5　焰色反应鉴别法

钠、钾、钙、钡盐等燃烧时具有不同颜色的火焰，也可用于鉴别。方法：取铂丝，用盐酸湿润后，蘸取供试品，在无色火焰中燃烧，火焰即显各离子的特征颜色。如钠盐显黄色；钾盐显紫色；钙盐显砖红色；钡盐显黄绿色；锂盐显胭脂红色。

2.4　光谱鉴别法

2.4.1　紫外-可见光谱鉴别法

紫外-可见光谱法（ultraviolet-visible spectrophotometry，UV-vis）是利用有机药物分子中含有能吸收紫外可见光的基团而测定其特征吸收光谱的一种鉴别方法。该法操作简便、快速、应用广泛。但因紫外吸收光谱较为简单，曲线形状变化不大，鉴别的专属性远不如红外光谱。为此宜采用在指定溶剂中测定 2～3 个特定波长处的吸收度比值（峰值与峰值比或峰值与峰谷值比），以提高专属性。

1. 常用方法

以下方法可以单个应用，也可几个结合起来使用，以提高方法的专属性。

（1）测定最大吸收波长，或同时测定最小吸收波长。

（2）规定一定浓度的供试液在最大吸收波长处的吸光度。

（3）规定吸收波长和吸收系数。

（4）规定吸收波长和吸光度比值。

（5）经化学处理后，测定其反应产物的吸收光谱特性。

（6）当一个药物多个吸收峰的峰值相差较大时，采用单一浓度不易观察到全部吸收峰，可采用两种浓度的供试液分别测定其最大吸收波长。

2. 应用示例

（1）硝西泮的鉴别　取本品，加无水乙醇制成每 1mL 中约含 8μg 的溶液，照紫外-可见分光光度法测定，在 220nm、260nm 与 310nm 的波长处有最大吸收。260nm 与 310nm 波长处的吸光度的比值应为 1.45～1.65。

（2）盐酸普罗帕酮的鉴别　取本品，加无水乙醇制成每 1mL 中约含 20μg 的溶液，照紫外-可见分光光度法测定，在 210nm、248nm 与 304nm 的波长处有最大吸收。

（3）苯妥英钠的鉴别　取本品约 10mg，加高锰酸钾 10mg、氢氧化钠 0.25g 与水 10mL，小火加热 5min，放冷，取上清液 5mL，加正庚烷 20mL，振摇提取，静置分层后，取正庚烷提取液，照紫外-可见分光光度法测定，在 248nm 的波长处有最大吸收。

（4）氯贝丁酯的鉴别　取本品，加无水乙醇制成每 1mL 中含 0.10mg 的溶液①与每 1mL 中含 10μg 的溶液②，照分光光度法测定，溶液①在 226nm 的波长处有最大吸收；溶液②在 280nm 与 288nm 的波长处有最大吸收。

以上示例（1）较为严谨，不仅规定了测定波长范围，同时规定了两个波长处的吸光度比值，因为是同一溶液两个波长处的吸光度比值，故测定液的浓度不必严格要求。

USP 采用对照品法，将供试品与对照品按同法处理，在 200～400nm 波长范围内扫描两溶液，比较两者的光谱特征，要求在相同的波长处有最大吸收、最小吸收和相同的吸收系数，和/或吸光度比值在规定的限度内。JP 测定方法与《中国药典》方法相似，但也采用对照品法。BP 规定一定波长范围内仅有一个最大吸收或一个最小吸收。

2.4.2　红外吸收光谱鉴别法

红外吸收光谱法（infrared absorption spectrophotometry，IR）是有机原料药物最常用的鉴别方法，其专属性强、适用范围广，尤其适合于用其他方法不易区分的同类药物。在用红外光谱进行鉴别试验时，《中国药典》和 BP 采用标准图谱对照法。即，依法制备试样，绘制供试品的红外图谱，然后与《药品红外光谱集》上相应的标准图谱对照，要求两者一致。USP 采用对照品法，即对照品与供试品同时制备、测定，比较两者图谱的一致性。JP 采用三种方法进行鉴别，除以上两种方法外，还采用规定条件下测定一定波数处的特征吸收峰。如普伐他汀钠（pravastatin sodium）的鉴别：取本品，经干燥后用溴化钾压片法测定，其红外光吸收图谱中 $2970cm^{-1}$、$2880cm^{-1}$、$1727cm^{-1}$ 以及 $1578cm^{-1}$ 波数附近处有吸收。

1. 试样制备方法

《中国药典》收载的试样制备方法有四种：压片法、糊法、膜法和溶液法。其中压片法是最常用的试样制备方法：取供试品约 1～1.5mg，置玛瑙研钵中，加入干燥的溴化钾或氯化钾细粉约 200～300mg（与供试品的比约为 200∶1）作为分散剂，充分研磨混匀，移置于直径为 13mm 的压模中，铺展均匀，抽真空约 2min 后，加压至 0.8～1GPa，保持 2～5min，除去真空，取出制成的供试片，目视检查应均匀透明，无明显颗粒（也可采用其他直径的压模制片，样品与分散剂的用量可相应调整以制得浓度合适的片子）。将供试片置于仪器的样品光路中，并扣除用同法制成的空白溴化钾或氯化钾片的背景，录制光谱图。要求空白片的光谱图的基线应＞75%透光率；除在 $3440cm^{-1}$ 及 $1630cm^{-1}$ 附近因残留或附着水而呈现一定的吸收峰外，其他区域不应出现大于基线 3% 透光率的吸收谱带。

（1）原料药鉴别　采用固体制样技术时，最常碰到的问题是多晶现象，固体样品的晶型不同，其红外光谱往往也会产生差异。当供试品的实测光谱与《药品红外光谱集》所收载的标准光谱不一致时，在排除各种可能影响光谱的外在或人为因素后，应按该药品光谱图中备注的方法或各品种正文中规定的方法进行预处理，再绘制光谱，比对。如未规定该品种供药用的晶型或预处理方法，则可使用对照品，并采用适当的溶剂对供试品与对照品在相同的条件下同时进行重结晶，然后依法绘制光谱，比对。如已规定特定的药用晶型，则应采用相应晶型的对照品依法比对。

当采用固体制样技术不能满足鉴别需要时,可改用溶液法测定光谱后比对。

（2）制剂鉴别　应明确规定制剂的前处理方法,通常采用溶剂提取法。提取时应选择适宜的溶剂,以尽可能减少辅料的干扰,并力求避免导致可能的晶型转变。提取的样品再经适当干燥后依法进行红外光谱鉴别。

2. 注意问题

（1）各品种项下规定"应与对照的图谱（光谱集 XX 图）一致",系指《药品红外光谱集》各卷所载的图谱。同一化合物的图谱若在不同卷上均有收载时,则以后卷所收载的图谱为准。

（2）仪器间分辨率的差异及不同的操作条件（如狭缝程序、扫描速度等）可能影响药品光谱图的判断。在比对所测药品的光谱图与光谱集所收载的药品的光谱图时,宜在测定药品前,用聚苯乙烯薄膜校正（图 2-2）。《中国药典》规定:仪器的分辨率要求在 $3110 \sim 2850 cm^{-1}$ 范围内应能清晰地分辨出 7 个峰,峰 $2851 cm^{-1}$ 与谷 $2870 cm^{-1}$ 之间的分辨深度不小于 18% 透光率,峰 $1583 cm^{-1}$ 与谷 $1589 cm^{-1}$ 之间的分辨深度不小于 12% 透光率。仪器的标称分辨率,除另有规定外,应不低于 $2 cm^{-1}$。

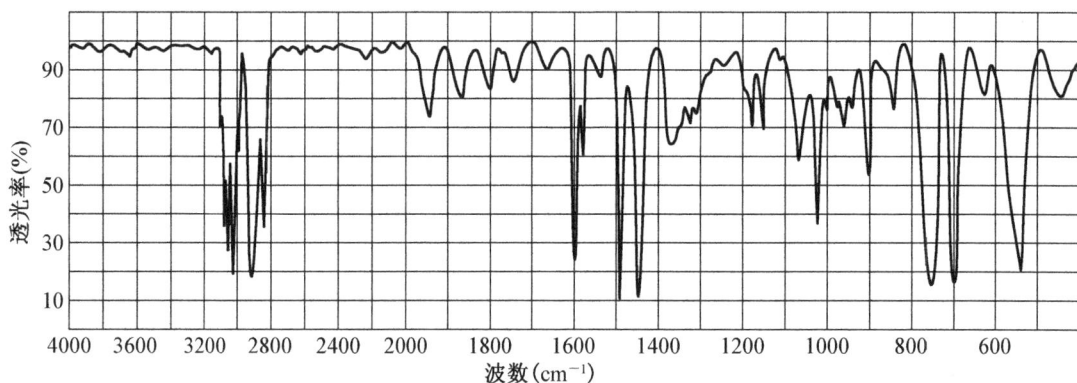

图 2-2　聚苯乙烯薄膜红外光谱图

（3）采用压片法时,应注意供试片的制备条件对图谱形状及各谱带的相对吸收强度可能产生的影响。若样品为盐酸盐,压片时与溴化钾之间不发生离子交换反应,则采用溴化钾作为制片基质。否则,必须使用氯化钾基质。测定时应注意二氧化碳和水汽等的大气干扰,必要时,应采取适当措施（如采用干燥氮气吹扫）予以改善。

（4）制剂的鉴别,如经提取处理后辅料无干扰,待测成分晶型不变化,则可直接与原料药的标准光谱进行比对;如辅料无干扰,但待测成分晶型有变化,可用对照品经同法处理后的光谱比对;若待测成分晶型不变化,而辅料存在不同程度的干扰,则可参照原料药的标准光谱,在指纹区内选择 $3 \sim 5$ 个不受辅料干扰的待测成分的特征谱带作为鉴别的依据。鉴别时,实测谱带的波数误差应小于规定值的 0.5%;若待测成分的晶型有变化,辅料也存在干扰,一般不宜采用红外光谱鉴别。

3. 应用示例

甾体激素类药物的结构中有羰基、羟基、乙炔基等基团,在红外光谱图谱上显示强吸收峰,图 2-3 为氢化可的松、甲睾酮、黄体酮和炔雌醇的 IR 光谱图。图中 $3600 \sim 3300 cm^{-1}$ 的 A 区域是羟基的 ν_{O-H} 吸收带,$2900 cm^{-1}$ 左右的 B 区域是甾体骨架中甲基、次甲基的 ν_{C-H} 吸收带,$1750 \sim 1700 cm^{-1}$ 的 C 区域是饱和酮和酯的 $\nu_{C=O}$ 吸收带,$1700 \sim 1500 cm^{-1}$ 之间的 D 区域是不

饱和酮 $\nu_{C=O}$ 及双键 $\nu_{C=C}$ 吸收带，3300cm^{-1} 的 E 区域是炔基的 $\nu_{\equiv C-H}$ 吸收带。根据结构特征可以区分出含不同特征基团的各类甾体药物的红外光谱。

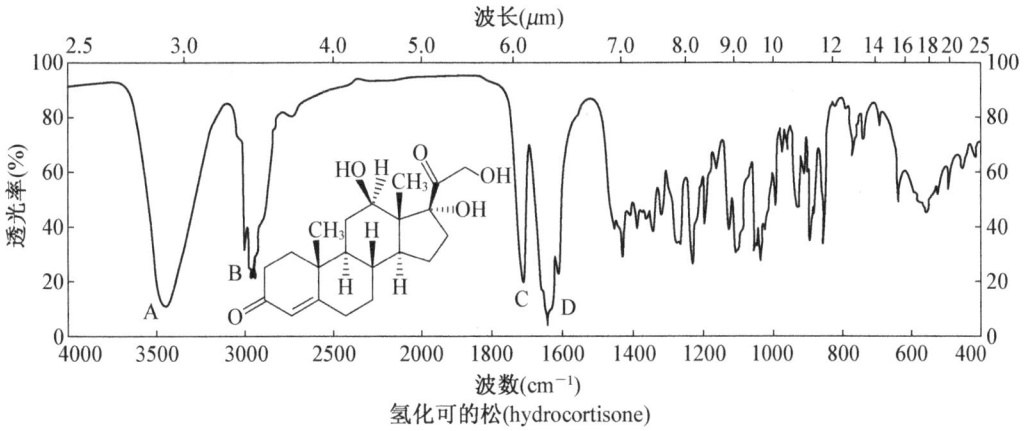

氢化可的松(hydrocortisone)

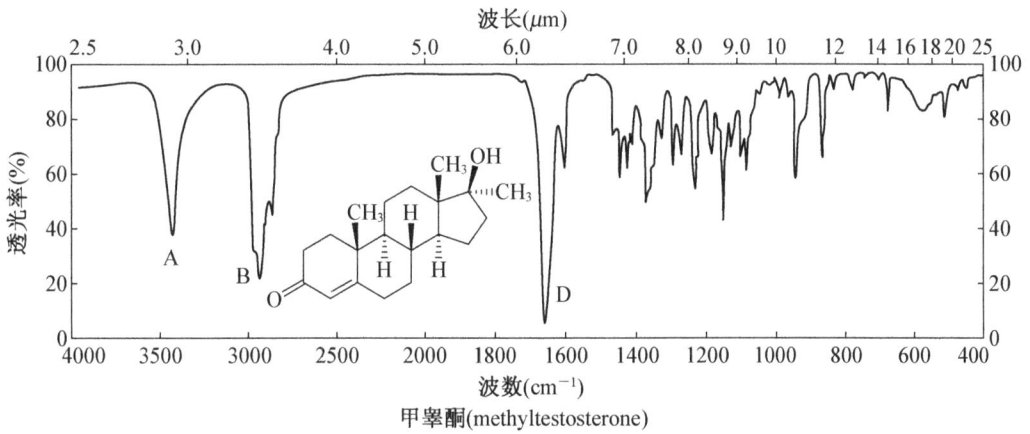

甲睾酮(methyltestosterone)

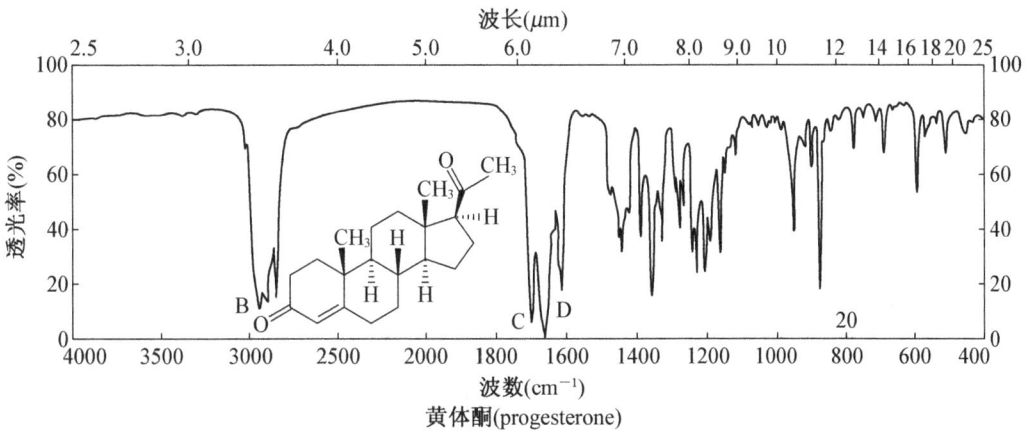

黄体酮(progesterone)

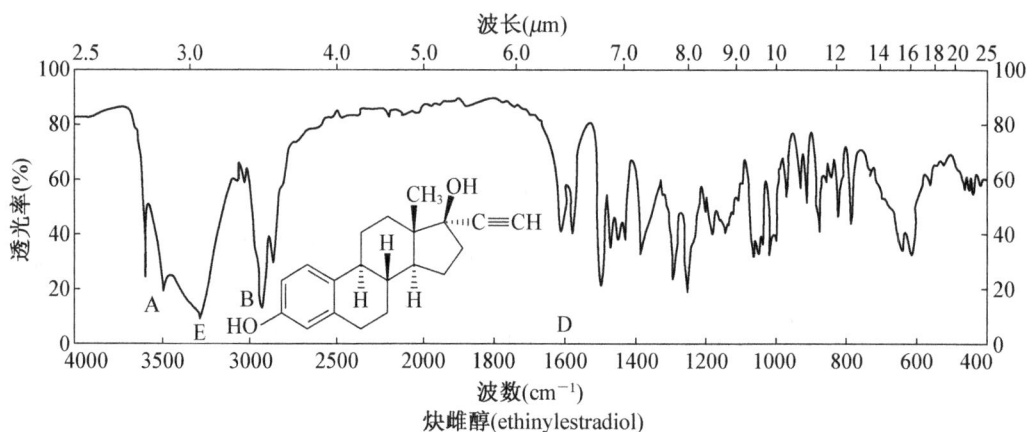

图 2-3 甾体激素类药物的 IR 图谱

2.4.3 其他光谱鉴别法

1. 近红外光谱法

近红外光谱法(near-infrared spectrophotometry，NIR)是指通过测定物质在近红外光谱区(波长范围约在 780~2500nm，按波数计约 12800~4000cm⁻¹)的特征光谱，并利用适宜的化学计量学方法提取相关信息后，对被测物质进行定性、定量分析的一种光谱分析技术。其不仅用于"离线"样品的检测，还能直接进行"在线"过程控制，具有快速、准确、对样品无破坏的检测特性。应用近红外光谱法对药物进行定性分析首先要建立参考谱库，然后进行数据预处理和数据评估，最后对数据库的专属性和耐用性进行验证。

2. 核磁共振波谱法

核磁共振波谱(nuclear magnetic resonance spectroscopy，NMR)法是通过测定供试品指定基团上的质子峰的化学位移 δ 和偶合常数对药物进行鉴别。例如 USP(32)采用本法鉴别亚硝酸戊酯(amyl nitrite)。亚硝酸戊酯是 3-甲基-1-丁醇和 2-甲基-1-丁醇的亚硝酸酯的混合物。按照含量测定项下方法记录核磁共振谱，以四甲基硅烷的单峰化学位移值(δ)为 0ppm，在 δ 约为 1ppm 处应显示甲基质子的双重峰；在 δ 约为 4.8ppm 处应显示亚硝基 α 位的亚甲基质子的多重峰。

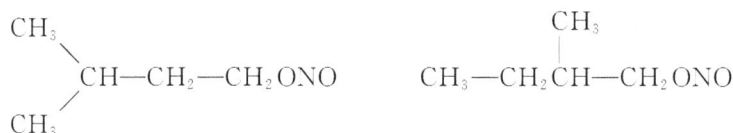

$$CH_3-CH(CH_3)-CH_2-CH_2ONO \qquad CH_3-CH_2-CH(CH_3)-CH_2ONO$$

3. 原子吸收分光光度法

原子吸收分光光度(atomic absorption spectrophotometry，AAS)法是根据供试溶液在特征谱线处的最大吸收和特征谱线的强度减弱程度而进行的定性、定量分析方法，主要用于金属元素和部分非金属元素的分析。例如 USP(32)收载的微量元素注射液(trace elements injection)，由氯化锌(或硫酸锌)、氯化铜(或硫酸铜)、氯化铬、氯化锰(或硫酸锰)、硒酸、碘化钠和钼酸铵中的两种或多种元素组成的注射用灭菌水溶液，其鉴别采用原子吸收分光光度法。

规定：按各元素含量测定项下方法，在特定波长处应有最大吸收。

4. X 射线粉末衍射法

X 射线是波长为 0.01～1nm 的电磁波，可以产生衍射，即绕过障碍物边缘向前传播的现象。化合物的晶体无论是单晶还是多晶，都有其特定的 X 射线衍射图。因此可以通过比较供试品与对照品的 X 射线粉末衍射图进行鉴别。USP(32)对卡马西平(carbamazepine)、镁加铝(magaldrate)、盐酸普罗替林(protriptyline hydrochloride)、盐酸金刚乙胺(rimantadine hydrochloride)等药物采用 X 射线粉末衍射法鉴别。

2.5　色谱鉴别法

色谱鉴别法(chromatographic identification)是利用物质在一定色谱条件下，产生各自的特征色谱行为(R_f 值或保留时间)而进行的鉴别试验。通常采用与对照品(或经确证的已知药品)在相同条件下进行色谱分离，比较两者保留行为和检测结果。

常用的方法有薄层色谱法、高效液相色谱法、气相色谱法等。

2.5.1　薄层色谱鉴别法

薄层色谱(thin-layer chromatography，TLC)鉴别法是多组分药物如中药及其制剂、复方制剂常用的鉴别方法。该法具有设备简单，方法专属、灵敏，一次试验可同时鉴别多种成分等优点。

1. 薄层色谱的鉴别方法

(1) 一般采用供试品溶液与同浓度的对照品溶液，在同一块薄层板上点样、展开与检视，供试品溶液所显主斑点的颜色(或荧光)与位置(R_f 值)应与对照品溶液的主斑点一致，而且主斑点的大小与颜色的深浅也应大致相同。

(2) 取供试品溶液与对照品溶液等体积混合，点样、展开与检视，应显示单一、紧密的斑点。

(3) 选用与供试品化学结构相似的药物对照品与供试品溶液，在同一块薄层板上分别点样、展开与检视，比较两者主斑点的 R_f 值，应显示不同。

(4) 将方法(3)中两种溶液等体积混合，点样、展开与检视，应显示两个清晰分离的斑点。以上测定方法如图 2-4 所示。

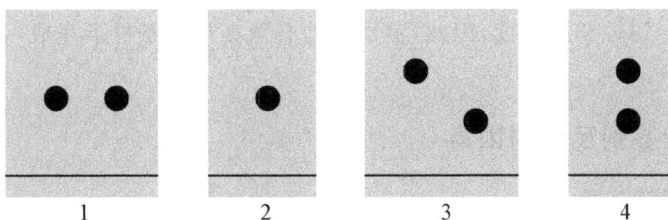

图 2-4　薄层色谱鉴别示意图

1、2、3、4 分别表示正文中(1)、(2)、(3)、(4)四种方法

2. 应用示例

复方炔诺酮片的 TLC 鉴别：取本品 2 片，研细，加三氯甲烷-甲醇（9：1）5mL，充分搅拌使炔诺酮和炔雌醇溶解，滤过，滤液置水浴上浓缩至约 0.5mL，作为供试品溶液；另取炔诺酮与炔雌醇对照品适量，分别用三氯甲烷-甲醇（9：1）溶解并稀释制成每 1mL 中含炔诺酮 2.4mg 与炔雌醇 0.14mg 的溶液，作为对照品溶液。照薄层色谱法试验，吸取上述三种溶液各 10μL，分别点于同一硅胶 G 薄层板上，以苯-乙酸乙酯（4：1）为展开剂，展开，晾干，喷以硫酸-无水乙醇（7：3），在 100℃ 加热 5min 使显色。供试品溶液所显两个成分主斑点的颜色和位置应分别与对照品溶液的主斑点相同。

2.5.2　高效液相色谱和气相色谱鉴别法

一般按供试品含量测定项下色谱条件进行试验。要求供试品和对照品色谱峰的保留时间应一致。含量测定方法为内标法时，要求供试品溶液和对照品溶液色谱图中被测物色谱峰的保留时间与内标物质色谱峰的保留时间比值相一致。

2.5.3　质谱鉴别法

质谱法（mass spectrometry）是在高真空状态下将被测物质离子化，按离子的质荷比（m/z）大小分离而实现物质成分和结构分析的方法。质谱是物质的固有特性之一，不同的物质除一些异构体外，均有不同的质谱，因此可利用这一性质对药物进行鉴别。Ch. P.、USP、BP 均收载了质谱法。

2.6　生物学鉴别法

生物学鉴别法（biological identification）是利用微生物或实验动物进行鉴别的方法。主要用于生物药物、抗生素类药物的鉴别。通常，需要标准品或对照品在同一条件下进行对照试验。

2.7　影响鉴别试验的因素

鉴别试验采用的化学反应或物理特性所产生的结果必须具有明显的易于觉察的特征变化，并具有一定的专属性和灵敏度，因此，鉴别试验必须在规定条件下完成，否则将会影响结果的判断。

2.7.1　影响鉴别反应的因素

1. 供试品溶液的浓度

鉴别试验多采用观察沉淀、颜色或测定各种光学参数（λ_{max}、λ_{min}、A、$E_{1cm}^{1\%}$）的变化来判定结果。由于在鉴别试验中加入的各种试剂一般是过量的，因此，供试品溶液的浓度直接影响上述参数的变化，必须严格规定。

2. 反应溶液的温度

温度对化学反应的影响很大,一般温度每升高 10℃,可使反应速度增加 2～4 倍。但温度的升高也可使某些生成物分解,导致颜色变浅,甚至观察不到阳性结果。

3. 反应溶液的酸碱度

许多鉴别反应需要在一定 pH 条件下才能进行,这是因为在适宜的酸碱度条件下,各反应物有足够的浓度处于反应活化状态,使反应生成物处于稳定和易于观测的状态。

4. 反应时间

有机化合物的化学反应速度较慢,达到预期试验结果需要较长的时间。因为有机化合物是以共价键相结合,化学反应的进行依赖于共价键的断裂和新价键形成的难易程度,需要一定的反应时间和条件。

2.7.2　鉴别试验的专属性

鉴别试验的专属性体现为应与可能共存的物质或结构相似化合物的区分,不含被测成分的供试品,以及结构相似或组分中的有关物质,应呈负反应。为确保鉴别试验结果的准确可靠,通常在对供试品进行鉴别反应的同时,进行空白试验和对照试验。空白试验(blank test)是指在与供试品鉴别试验完全相同的条件下,除不加供试品外,其他试剂同样加入而进行的试验。而对照试验则是用供试品的对照品或标准品在相同条件下反应,结果供比对用。

在鉴别试验中,如果与药物共存的其他成分或药物制剂中的其他组分、辅料也可发生反应,则会干扰鉴别试验的观察,难以作出正确的判断。这时,必须选择专属性更高的鉴别方法或将其分离后再进行试验,或者采用多个方法予以补充。

2.7.3　鉴别试验的灵敏度

鉴别试验的灵敏度是指在一定条件下,能在尽可能稀的溶液中观测出尽可能少量的供试品,反应对这一要求所能满足的程度。它以最低检出量(minimum detectable quantity)(又称检出限量)和最低检出浓度(minimum detectable concentration)(又称界限浓度)来表示。最低检出量(m)是指在一定的反应条件下,能够观测到反应结果所需供试品的最小量,以 μg 表示;最低检出浓度是指在一定条件下,能够观测到反应结果所需供试品的最低浓度,通常以 $1:G$(或 $1:V$)表示,其中 $G(V)$ 表示含有 1g 重量某供试品溶液的 g(mL)数。两者存在着如下关系:

$$m = \frac{v}{G} \times 10^6$$

式中 v 为鉴别试验时,所取供试溶液的最小体积(mL)。

在鉴别试验中,有时生成物颜色很浅,不易观测,此时可加入少量与水互不相溶的有机溶剂,浓集有色生成物,使有机溶剂中颜色变深,易于观测。或改进观测方法,如将目视观测改为可见分光光度法测定;将观测生成沉淀改为比浊法;等等。

【参考文献】

[1] 王晶,黄荣清,肖炳坤,等.药物多晶型研究中的分析技术.药物分析杂志,2007,27(3):464.

［2］李钢，徐群为，姚杰，等.那格列奈的多晶型现象.科技进展,2002,7:17.

［3］刘文英.药物分析(第6版).北京：人民卫生出版社,2007.

［4］曾苏.药物分析学.北京：高等教育出版社,2008.

［5］国家药典委员会.药品红外光谱集(第三卷).北京：化学工业出版社,2005.

［6］国家药典委员会.中国药典(2010年版).北京：中国医药科技出版社,2010.

第 3 章

药物的杂质检查

3.1 概 述

3.1.1 药物的纯度

药物的纯度(purity of drug)是指药物的纯净程度。它是判定药品质量优劣的一个重要指标,而药物中的杂质是影响药物纯度的主要因素。

药物中的杂质是指在按既定工艺进行生产和正常贮藏过程中可能含有或产生的无治疗作用或影响药物稳定性或疗效,甚至对人体健康有害的物质。药品质量标准中规定了相应的杂质检查项目和限度要求,以保证药品质量和临床用药的安全、有效。如果药物中所含杂质超过质量标准规定的限度要求,就有可能使药物活性降低、毒副作用增加。例如,青霉素在生产中可能引入过敏性杂质,可导致过敏性休克,甚至造成心衰死亡;异烟肼在生产和贮藏过程中都易于引入和产生游离肼杂质,它对磷酸吡哆醛酶系统有抑制作用,可引起局部刺激,还可引起致敏和致癌;阿司匹林在生产和贮藏过程中易产生水杨酸,水杨酸对胃有刺激性,且因其分子中的酚羟基易被氧化呈色,使药品变色;盐酸普鲁卡因注射液在生产和贮藏过程中易产生对氨基苯甲酸,后者进一步被氧化成有色物质,使注射液变黄,疗效下降,毒性增加。

可见,药物中的杂质如果超过了限量,将改变药物的外观性状、物理常数和有效成分的含量。因此,药物的纯度需要从药物的外观性状、理化常数、杂质检查和含量测定等多方面作为一个有机整体来综合评定。其中,杂质检查是控制药物纯度的一个最重要的方面,所以,药物的杂质检查也称为纯度检查。

需要强调的是,药物的纯度不能与化学试剂的纯度相混淆,因为两者需要控制的杂质项目与限度要求是不同的。药物的纯度要求主要是从用药安全性、有效性和对药物稳定性的影响等方面来考虑;而化学试剂的纯度要求不考虑杂质的生理作用及毒副作用,其主要从可能引起的化学变化对使用的影响来限定,对试剂的使用范围和使用目的加以规定,如色谱纯、光谱纯、基准试剂、优级纯、分析纯、化学纯等。因此,化学试剂不能用来替代药品使用,否则可能导致医疗事故。

在药品质量标准的检查项下,除杂质检查外,还包括有效性、均匀性和安全性三个方面。有效性试验是指针对某些药物的药效需进行的特定的项目检查,如复方氢氧化铝片检查制酸力、曲安奈德检查含氟量等;均匀性检查主要是检查制剂中原料药与辅料混合是否均匀,如片剂的含量均匀度检查等;安全性试验是指某些药物需进行异常毒性、热原、降压物质和无菌等项目的检查。

3.1.2 杂质来源

药物中的杂质主要来源于两个方面:一是由生产过程中引入;二是在贮藏过程中受外界条件的影响,引起药物理化性质发生变化而产生。

1. 生产过程中引入的杂质

在原料药的生产过程中,反应原料的不纯、未反应完全的原料、反应的中间体和副产物,在精制过程中未能完全除去,就会成为产品中的杂质。例如,阿司匹林的合成工艺如下:

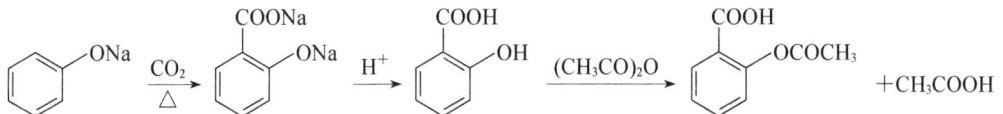

可能引入的杂质有:苯酚、水杨酸、副产物醋酸苯酯、水杨酸苯酯和乙酰水杨酸苯酯等。《中国药典》以"溶液的澄清度"和"水杨酸"检查来控制阿司匹林原料药中上述杂质。

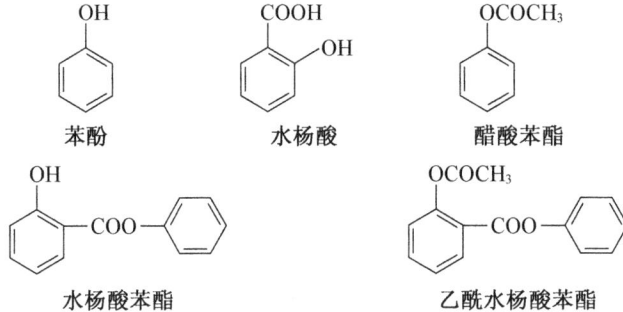

苯酚　　　　　　　　水杨酸　　　　　　　　醋酸苯酯

水杨酸苯酯　　　　　　　　乙酰水杨酸苯酯

在药物的生产过程中,所用的试剂、溶剂、还原剂、催化剂等也会残留在产品中而成为杂质,如"残留溶剂"检查。使用的金属器皿、装置以及其他不耐酸、碱的金属工具,都可能将砷、铅、铁、铜等金属杂质引入产品中,如"重金属"、"炽灼残渣"等检查。另外,生产过程中产生的异构体、多晶型等也是影响药物纯度的因素,须引起重视。

在制剂的生产过程中,由于制剂工艺和条件的影响,也可能会产生新的杂质。如盐酸普鲁卡因注射液在高温灭菌过程中,普鲁卡因可水解为对氨基苯甲酸和二乙氨基乙醇:

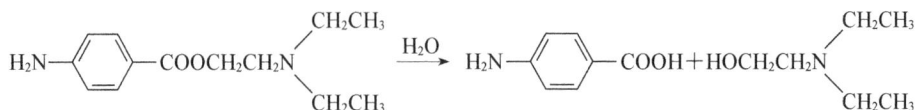

因此,《中国药典》规定盐酸普鲁卡因注射剂需检查"对氨基苯甲酸"。葡萄糖注射液在高温灭菌时,葡萄糖易分解产生5-羟甲基糠醛,后者对人体横纹肌及内脏有损伤,《中国药典》规定对其进行检查。

2. 在贮藏过程中产生的杂质

药品在贮藏过程中,因温度、湿度、日光、空气等外界条件影响,或因微生物的作用,可能发生水解、氧化、分解、异构化、晶型转变、聚合、潮解和发霉等变化,产生有关杂质。含酯、内酯、酰胺、卤代烃和苷等结构的药物,在水分存在下容易水解。如对乙酰氨基酚具有酰胺结构,易水解产生对氨基酚;阿司匹林具有酯结构,易水解产生水杨酸;阿托品水解生成莨菪醇和消旋莨菪酸。

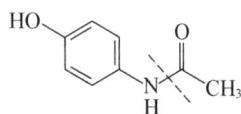

对乙酰氨基酚
（paracetamol）

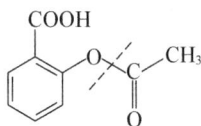

阿司匹林
（aspirin）

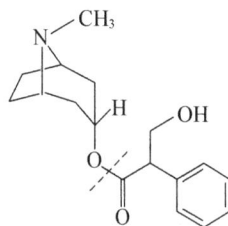

阿托品
（atropine）

3.1.3　杂质的分类

药物中的杂质种类繁多,按照杂质来源可分为一般杂质和特殊杂质。一般杂质是指在自然界中分布较广泛,在多种药物的生产和贮藏过程中容易引入的杂质,如氯化物、硫酸盐、铁盐、重金属、砷盐、水分、炽灼残渣、有机溶剂残留量等。特殊杂质是指在特定药物的生产和贮藏过程中引入的杂质,这类杂质随药物的不同而不同,如合成中未反应完全的原料及试剂、中间体、副产物、制剂过程或贮藏过程中的降解产物等。

按照杂质结构可分为有机杂质、无机杂质及残留溶剂。有机杂质包括反应原料、副产物、中间体、降解产物等,由于这类杂质的化学结构一般与活性成分类似或具渊源关系,故通常称之为有关物质。无机杂质包括使用仪器设备的磨损物和反应过程中由反应物、试剂、催化剂、活性炭等带入的杂质,如氯化物、硫酸盐、铁盐、重金属、砷盐等。残留溶剂是指生产过程中使用的但未能完全除去的有机溶剂,一般具有已知的毒性。

按照杂质性质可分为毒性杂质和信号杂质。信号杂质一般无毒,如氯化物、硫酸盐,但其含量的多少可反映出药物的纯度情况和工艺的正常与否。如果信号杂质含量异常,提示该药物的生产工艺可能出现了问题。毒性杂质如重金属、砷盐、氰化物等,对人体有害,必须加以严格控制。

3.1.4　杂质的限量要求与计算

药物的纯是相对的,不纯则是绝对的。在不影响疗效、不产生毒副作用和保证药物质量的前提下,允许药物中含有一定限量以下的杂质。杂质限量(limit of impurity)就是指药物中所含杂质的最大允许量,需根据杂质的安全性、生产的可行性和产品的稳定性进行综合考虑。通常用百分之几或百万分之几(parts per million, ppm)来表示杂质的限量。

$$杂质限量(\%) = \frac{杂质最大允许量}{供试品量} \times 100\%$$

$$或\ 杂质限量(ppm) = \frac{杂质最大允许量}{供试品量}$$

　　药物中杂质的控制方法包括限量检查法(limit test)和定量测定法两种。限量检查法通常不要求测定杂质的准确含量,只需检查杂质是否超过限量。进行限量检查时,多数采用对照法。即取一定量的被检杂质标准溶液和一定量供试品溶液,同法操作,比较结果,以确定杂质含量是否超过限量。由于所取杂质标准溶液的体积(V)与其浓度(C)的乘积代表了供试品(S)中所含杂质的最大允许量,所以,杂质的限量(L)可以通过以下公式计算得到:

$$杂质限量(L) = \frac{标准溶液的浓度 \times 标准溶液的体积}{供试品量} \times 100\% = \frac{C \times V}{S} \times 100\% \quad (1)$$

　　采用对照法须注意平行操作原则,即供试溶液和杂质标准溶液应在完全相同的条件下检测,如加入试剂的量和次序、反应温度、放置时间等均应相同,并应同步进行,这样检查结果才有可比性。

　　此外,杂质的限量检查还可采用灵敏度法和比较法。灵敏度法是指在供试品溶液中加入一定量的试剂,在一定反应条件下,不得有阳性结果出现,即以该反应的检测灵敏度作为杂质的限量。如氯化钠中钙盐的检查:取本品 2.0g,加水 10mL 使溶解,加氨试液 1mL,摇匀,加草酸铵试液 1mL,5min 内不得发生浑浊。比较法是指取供试品一定量依法检查,测定特定待检杂质的特征参数(如吸光度等)与规定的限量比较,不得更大。如葡萄糖注射液中检查 5-羟甲基糠醛的限量:精密量取本品适量(约相当于葡萄糖 1.0g),置 100mL 量瓶中,加水稀释至刻度,摇匀,照紫外-可见分光光度法,在 284nm 波长处测定,吸光度不得>0.32。

　　杂质限量检查中有时需对所用杂质标准品的取用量(V)、供试品取用量(S)或杂质限量(L)进行计算,根据公式(1),已知其中 3 项,即可计算出任何 1 项的结果。现以下列示例加以说明。

　　示例 1　氯化钠中重金属的检查:取氯化钠 5.0g,加水 20mL 溶解后,加醋酸盐缓冲液(pH3.5)2mL 与水适量使成 25mL,依法检查,含重金属不得过百万分之二。问应取标准铅溶液多少 mL(每 1mL 标准铅溶液相当于 10μg 的 Pb)?

$$V = \frac{L \times S}{C} = \frac{2 \times 10^{-6} \times 5.0}{10 \times 10^{-6}} = 1.0 (mL)$$

　　示例 2　肾上腺素中酮体的检查:取本品,加盐酸溶液(9→2000)制成每 1mL 中含 2.0mg 的溶液,在 310nm 处测定,吸光度不得超过 0.05。已知酮体的 $E_{1cm}^{1\%}$ 为 435,求酮体的限量。

　　该题中首先应求出酮体的限量浓度($c_{酮体}$),然后根据样品浓度($c_{样品}$)计算出酮体的限量:

$$c_{酮体} = \frac{A}{E_{1cm}^{1\%}} \times \frac{1}{100} = \frac{0.05}{435} \times \frac{1}{100} = 1.15 \times 10^{-6} (g/mL)$$

$$L(\%) = \frac{c_{酮体}}{c_{样品}} \times 100\% = \frac{1.15 \times 10^{-6}}{2.0 \times 10^{-3}} \times 100\% = 0.06\%$$

　　示例 3　门冬酰胺中其他氨基酸的检查:取本品,依法制成每 1mL 中含 25mg 的溶液,作为供试品溶液;精密量取 1mL,置 200mL 量瓶中,用水稀释至刻度,作为对照液;另取谷氨酸对照品 25mg,置 10mL 量瓶中,加水适量使溶解,再加供试品溶液 1mL,用水稀释至刻度,作为系统适用性试验溶液。照薄层色谱法试验,吸取上述三种溶液各 5μL,分别点于同一硅胶 G 薄层板上,以冰醋酸-水-正丁醇(1:1:2)为展开剂,展开,晾干,110℃加热 5min,喷以0.2%

茚三酮的正丁醇-2mol/L 醋酸溶液(95∶5)的混合溶液,在 110℃加热至显色。对照溶液应显一个清晰的斑点,系统适用性试验溶液应显两个完全分离的斑点。供试品溶液如显杂质斑点,其颜色与对照溶液的主斑点比较,不得更深。计算其他氨基酸的限量。

$$L(\%) = \frac{c_{杂质}}{c_{样品}} \times 100\% = \frac{25 \times \frac{1}{200}}{25} \times 100\% = 0.5\%$$

在 TLC 检查方法中,如果杂质对照溶液与供试品溶液的点样体积一致,限量计算时就不必考虑体积因素,只要计算两者的浓度比值即可。

3.2　一般杂质的检查方法

3.2.1　氯化物检查法

在药物的生产过程中,常用到盐酸,故药物中极易引入氯化物。氯化物对人体无害,是信号杂质,其量可以反映药物生产过程是否正常,很多药物均检查氯化物。

1. 原理

在硝酸酸性条件下,氯化物与硝酸银反应,生成氯化银白色浑浊,与一定量的标准氯化钠溶液在相同条件下产生的氯化银浑浊程度进行比较,判定供试品中氯化物是否符合限量规定。

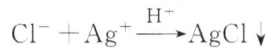

$$Cl^- + Ag^+ \xrightarrow{H^+} AgCl \downarrow$$

2. 方法

取各药品项下规定量的供试品,加水溶解使成 25mL(溶液如显碱性,可滴加硝酸使成中性),再加稀硝酸 10mL;溶液如不澄清,应滤过;置 50mL 纳氏比色管中,加水使成约 40mL,摇匀,即得供试品溶液。另取各药品项下规定量的标准氯化钠溶液(每 1mL 相当于 10μg 的氯离子),置 50mL 纳氏比色管中,加稀硝酸 10mL,加水使成 40mL,摇匀,即得对照溶液。于供试品溶液和对照溶液中分别加入硝酸银试液 1.0mL,用水稀释至 50mL,摇匀,在暗处放置5min,同置黑色背景上,从比色管上方向下观察,比较。

3. 试验条件

氯化物浓度以每 50mL 中含 50～80μg 的 Cl⁻ 为宜,此范围内氯化物所显浑浊度梯度明显,便于比较。在反应液中加稀硝酸可避免碳酸、磷酸、草酸等弱酸与银离子形成银盐沉淀及氧化银沉淀的干扰,且可加速氯化银沉淀的生成并产生较好的乳浊。酸度以 50mL 供试溶液中含稀硝酸 10mL 为宜。

4. 注意事项

(1) 规范操作　氯化物检查中应注意操作顺序,先制成约 40mL 的水溶液,再加入硝酸银试液 1.0mL,以免在较高浓度的氯化物下局部产生浑浊,影响比浊;供试品溶液与对照溶液在加入硝酸银试液后,应立即充分摇匀,防止局部过浓而影响产生的浑浊;并应在暗处放置5min,避免光线直接照射。

(2) 供试品溶液不澄清或带颜色　供试品溶液如不澄清,可预先用含硝酸的水洗净滤纸中的氯化物,再过滤供试品溶液,使其澄清。供试品溶液如带颜色,可采用内消色法解决,取供试品溶液两份,分置于 50mL 纳氏比色管中。一份中加硝酸银试液 1.0mL,摇匀,放置 10min,如显浑浊,反复滤过,至滤液完全澄清,再加入规定量的标准氯化钠溶液与水适量使成 50mL,摇匀,在暗处放置 5min,作为对照溶液;另一份中加硝酸银试液 1.0mL 与水适量使成 50mL,按上述方法与对照溶液比较。

（3）药物对测定有干扰,需经处理后检查　如高锰酸钾的氯化物检查,可先加适量乙醇使高锰酸钾还原褪色后,再依法检查。碘化钠中氯化物检查,需在供试品中加浓过氧化氢溶液与磷酸,加热煮沸至溶液无色后,准确稀释至一定体积,取出适量,再依法检查氯化物。

3.2.2　硫酸盐检查法

1. 原理

在稀盐酸酸性条件下,硫酸盐与氯化钡反应,生成硫酸钡白色浑浊,与一定量标准硫酸钾溶液在相同条件下与氯化钡产生的硫酸钡浑浊进行比较,判定是否符合限量规定。

$$SO_4^{2-} + Ba^{2+} \xrightarrow{H^-} BaSO_4 \downarrow$$

2. 方法

取各药品项下规定量的供试品,加水溶解成约 40mL,置 50mL 纳氏比色管中,加稀盐酸 2mL,摇匀,即得供试品溶液;另取各品种项下规定量的标准硫酸钾溶液（每 1mL 相当于 0.1mg 的硫酸根离子）,置 50mL 纳氏比色管中,加水使成约 40mL,加稀盐酸 2mL,摇匀,即得对照溶液;于供试品溶液和对照溶液中分别加入 25% 氯化钡溶液 5mL,用水稀释至 50mL,摇匀,放置 10min,同置黑色背景下,从比色管上方向下观察,比较两管浊度深浅。

3. 试验条件

硫酸根浓度以每 50mL 中含 0.1～0.5mg 的 SO_4^{2-} 为宜,在此范围内浊度梯度明显。在反应液中加盐酸使成酸性,可防止碳酸钡或磷酸钡等沉淀生成,以 50mL 中含稀盐酸 2mL 为宜。

4. 注意事项

供试品溶液如需过滤,应先用盐酸使成酸性的蒸馏水洗净滤纸中的硫酸盐。供试品溶液如带颜色,可按氯化物检查的方法进行处理。

3.2.3　铁盐检查法

1. 原理

在盐酸酸性溶液中,铁盐与硫氰酸盐作用生成红色可溶性的硫氰酸铁配位离子,与一定量标准铁溶液同法处理后进行比色。

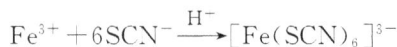

$$Fe^{3+} + 6SCN^- \xrightarrow{H^-} [Fe(SCN)_6]^{3-}$$

2. 方法

取各药品项下规定量的供试品,加水溶解使成 25mL,置于 50mL 纳氏比色管,加稀盐酸 4mL 与过硫酸铵 50mg,加水稀释至约 35mL 后,加 30% 硫氰酸铵溶液 3mL,再加水适量使成 50mL,摇匀,如显色,立即与标准铁溶液（每 1mL 相当于 10μg 的铁）一定量按相同方法制成的对照溶液比较。

3. 试验条件

以每 50mL 溶液中含 10～50μg Fe^{3+} 为宜,在此范围内溶液的色泽梯度明显,易于区别。

反应在酸性条件下进行可防止 Fe^{3+} 水解,以 50mL 溶液中含稀盐酸 4mL 为宜。氧化剂过硫酸铵的作用是氧化供试品中 Fe^{2+} 成 Fe^{3+},同时可防止因光线使产物硫氰酸铁还原或分解褪色。某些药物(如葡萄糖、糊精和硫酸镁等)的铁盐检查中需加硝酸处理,则不再加过硫酸铵,但必须加热煮沸除去氧化氮,因硝酸中可能含亚硝酸,能与硫氰酸根离子作用,生成红色亚硝酰硫氰化物,影响比色。对照溶液的制备也应同法处理。

4. 注意事项

(1) 标准铁溶液　用硫酸铁铵[$FeNH_4(SO_4)_2 \cdot 12H_2O$]配制标准铁溶液,配制时需加入硫酸,以防止铁盐水解,使易于保存。

(2) 反应可逆　铁盐与硫氰酸根离子的反应为可逆反应,加入过量的硫氰酸铵,可以增加生成物的稳定性,提高反应灵敏度,并能消除 Cl^-、PO_4^{3-}、SO_4^{2-}、枸橼酸根离子等与铁盐形成配位化合物而引起的干扰。

(3) 色调不一致或产物颜色浅　若供试液与对照液的色调不一致或产物硫氰酸铁的颜色较浅不便比较时,可利用硫氰酸铁配位离子在正丁醇等有机溶剂中溶解度大的性质,分别将反应液转移至分液漏斗中,加正丁醇或异戊醇萃取,取醇层比色。

(4) 某些环状结构药物的铁盐检查　如盐酸普鲁卡因等,在实验条件下不溶解或对检查有干扰,需经炽灼破坏,使铁盐转变成 Fe_2O_3 留于残渣中,处理后再依法检查。

3.2.4　重金属检查法

重金属是指在实验条件下能与硫代乙酰胺或硫化钠作用显色的金属杂质,如银、铅、汞、铜、镉、铋、锑、锡、砷、锌、钴与镍等。由于在药品生产中遇到铅的机会较多,且铅易积蓄中毒,故以铅标准液为对照,控制重金属限度。《中国药典》附录中收载了三种重金属检查方法。

1. 硫代乙酰胺法(第一法)

(1) 原理　硫代乙酰胺在弱酸性条件下水解,产生的硫化氢与重金属离子生成黄色至棕黑色的硫化物混悬液,与一定量标准铅溶液经同法处理后所呈颜色比较,判定供试品中重金属是否符合限量规定。

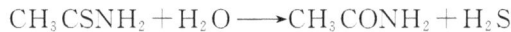

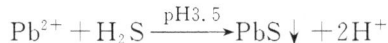

$$CH_3CSNH_2 + H_2O \longrightarrow CH_3CONH_2 + H_2S$$

$$Pb^{2+} + H_2S \xrightarrow{pH3.5} PbS\downarrow + 2H^+$$

(2) 方法　取 25mL 纳氏比色管三支,甲管中加标准铅溶液一定量与醋酸盐缓冲液(pH3.5)2mL 后,加水或各品种项下规定的溶剂稀释成 25mL,乙管中加入按各品种项下规定的方法制成的供试品溶液 25mL,丙管中加入与乙管相同量的供试品,加配制供试品溶液的溶剂适量使溶解,再加入与甲管相同量的标准铅溶液与醋酸盐缓冲液(pH3.5)2mL 后,用溶剂稀释成 25mL;若供试品溶液带颜色,可在甲管中滴加少量的稀焦糖溶液或其他无干扰的有色溶液,使之与乙管、丙管一致;再在甲、乙、丙三管中分别加硫代乙酰胺试液各 2mL,摇匀,放置2min,同置白纸上,自上向下透视,当丙管中显示的颜色不浅于甲管时,乙管中显示的颜色与甲管比较,不得更深。如丙管中显出的颜色浅于甲管,应取样按第二法重新检查。

(3) 试验条件　用硝酸铅配制标准铅贮备液,临用前稀释成每 1mL 相当于 $10\mu g$ 的 Pb^{2+},适宜的比色浓度为每 25mL 溶液中含 $10\sim20\mu g$ 的 Pb^{2+}。

溶液的 pH 值对重金属离子与硫化氢的呈色反应影响较大,在 pH3.0~3.5 时,硫化铅沉淀较完全。若酸度过大,重金属离子与硫化氢呈色变浅,甚至不显色。因此,供试品若用强酸处理,在加入硫代乙酰胺试液前,应先加氨试液至溶液对酚酞指示液显微粉红色,再加 pH3.5 醋酸盐缓冲液调节溶液的酸度。甲管也应取同样量酸碱处理。

本方法中丙管为监控管,它显示的是对照管中标准铅和样品中重金属的总量,如果丙管显色浅于甲管,说明供试品溶液中药物或其他共存物质对重金属离子有封闭作用,使重金属离子不能全部与硫离子作用,导致显色变浅,因此必须采用第二法检查。

(4)注意事项 本法适用于溶于水、稀酸和乙醇的药物,为最常用的重金属检查方法。

供试品如有色,在甲管(对照溶液)中滴加稀焦糖溶液或其他无干扰的有色溶液后,仍不能使颜色一致时,应取样按第二法检查。

供试品中若有高铁盐存在,在弱酸性溶液中将氧化硫化氢析出硫,产生浑浊影响比色,可在甲、乙、丙三管中分别加入相同量的维生素 C 0.5～1.0g,使高铁离子还原为亚铁离子后再检查。

2.炽灼后的硫代乙酰胺法(第二法)

(1)原理 含芳环、杂环药物中的重金属可能与芳环、杂环形成较牢固的价键,需先经炽灼破坏,使有机结合的重金属游离后,再依法检查。本法也适用于难溶于水、稀酸的药物,以及需用第二法检查的药物品种。

(2)方法 取各品种项下规定量的供试品,按炽灼残渣检查法进行炽灼处理,然后取遗留的残渣;或直接取炽灼残渣项下遗留的残渣;如供试品为溶液,则取各品种项下规定量的溶液,蒸发至干,再按上述方法处理后取遗留的残渣,加硝酸 0.5mL,蒸干,至氧化氮蒸气除尽后(或取供试品一定量,缓缓炽灼至完全炭化,放冷,加硫酸 0.5～1.0mL,使恰湿润,用低温加热至硫酸除尽后,加硝酸 0.5mL,蒸干,至氧化氮蒸气除尽后,放冷,在500～600℃炽灼使完全灰化),放冷,加盐酸 2mL,置水浴上蒸干后加水 15mL,滴加氨试液至对酚酞指示液显微粉红色,再加醋酸盐缓冲液(pH3.5)2mL,微热溶解后,移置纳氏比色管中,加水稀释成 25mL,作为乙管。另取配制供试品溶液的试剂,置瓷皿中蒸干后,加醋酸盐缓冲液(pH3.5)2mL 与水 15mL,微热溶解后,移置纳氏比色管中,加标准铅溶液一定量,再用水稀释成 25mL,作为甲管。再在甲、乙两管中分别加硫代乙酰胺试液各 2mL,摇匀,放置 2min,同置于白纸上,自上向下透视,乙管中显出的颜色与甲管比较,不得更深。

(3)注意事项 炽灼温度应控制在500～600℃,若温度过高,将导致重金属损失。炽灼残渣加硝酸加热处理后,必须除尽氧化氮,否则亚硝酸可氧化硫化氢析出硫,影响比色。为消除各种试剂中可能夹杂重金属的影响,在配制对照品溶液时应取同样量试液蒸干后,依法检查。含钠或氟有机物炽灼时会腐蚀瓷坩埚,应改用铂坩埚或石英坩埚。

3.硫化钠法(第三法)

(1)原理 在碱性溶液中,以硫化钠为显色剂,与重金属离子作用生成硫化物混悬液,与一定量标准铅溶液经同法处理后所呈颜色比较,判断供试品中重金属是否符合限量规定。

$$Pb^{2+} + S^{2-} \longrightarrow PbS \downarrow$$

(2)方法 取供试品适量,加氢氧化钠试液 5mL 与水 20mL 溶解后,置纳氏比色管中,加硫化钠试液 5 滴,摇匀,与一定量的标准铅溶液同法处理后的颜色比较,不得更深。

(3)注意事项 硫化钠试液对玻璃有一定的腐蚀性,且久置后会产生絮状物,应临用新制。药物本身能生成不溶性硫化物时,干扰重金属的检查,应作相应处理,如检查葡萄糖酸锑钠中铅盐,本品加水和酒石酸溶解后,加 10％氢氧化钠试液和氰化钾试液,使与锑形成更稳定的配位化合物,再加硫化钠试液时,不致生成有色硫化锑而干扰铅盐检查。

本法适用于溶于碱性水溶液而难溶于稀酸或在稀酸中即生成沉淀的药物。如磺胺类药物、司可巴比妥钠的重金属检查。

除了上述三种方法以外,随着分析技术的发展,电感耦合等离子体质谱法(ICP-MS)在重金属杂质检查中的应用也越来越多。《中国药典》(一部)自 2005 年版起收载了该方法。ICP-MS法是以等离子体为离子源的一种质谱型元素分析方法,主要用于多种元素的同时测定,并可与其他色谱技术联用,进行元素价态分析。本法具有很高的灵敏度,适用于各类药品中从痕量到微量的元素分析,尤其是痕量重金属元素的测定。

3.2.5　砷盐检查法

砷为毒性杂质,应严格控制其限量。《中国药典》采用古蔡氏法和二乙基二硫代氨基甲酸银法检查砷盐。

1. 古蔡(Gutzeit)氏法

(1) 原理　金属锌与酸作用产生新生态的氢,与药物中微量砷盐反应生成具挥发性的砷化氢,遇溴化汞试纸,产生黄色至棕色的砷斑,与同一条件下定量标准砷溶液所生成的砷斑比较,以判定砷盐的限量。

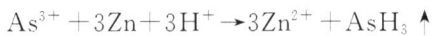

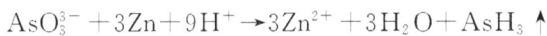

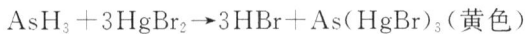

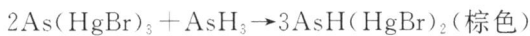

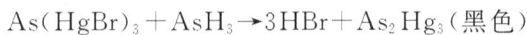

$$As^{3+} + 3Zn + 3H^+ \rightarrow 3Zn^{2+} + AsH_3 \uparrow$$

$$AsO_3^{3-} + 3Zn + 9H^+ \rightarrow 3Zn^{2+} + 3H_2O + AsH_3 \uparrow$$

$$AsH_3 + 3HgBr_2 \rightarrow 3HBr + As(HgBr)_3 (黄色)$$

$$2As(HgBr)_3 + AsH_3 \rightarrow 3AsH(HgBr)_2 (棕色)$$

$$As(HgBr)_3 + AsH_3 \rightarrow 3HBr + As_2Hg_3 (黑色)$$

(2) 方法　检砷装置见图 3-1。测试时,于导气管 C 中装入醋酸铅棉花 60mg(装管高度约 60～80mm),再于旋塞 D 的顶端平面上放一片溴化汞试纸,盖上旋塞 E 并旋紧。

标准砷斑的制备　精密量取标准砷溶液 2mL,置 A 瓶中,加盐酸 5mL 与水 21mL,再加碘化钾试液 5mL 与酸性氯化亚锡试液 5 滴,在室温放置 10min 后,加锌粒 2g,立即将装妥的导气管 C 密塞于 A 瓶上,并将 A 瓶置 25～40℃水浴中,反应 45min,取出溴化汞试纸,即得。

图 3-1　古蔡氏检砷装置(单位:mm)
A. 标准磨口锥形瓶　B. 标准磨口塞
C. 导气管　D. 旋塞　E. 旋塞盖

样品砷斑的制备　取按各品种项下规定方法制成的供试品溶液,置 A 瓶中,照标准砷斑的制备,自“再加碘化钾试液 5mL”起,依法操作。将生成的砷斑与标准砷斑比较,颜色不得更深。

(3) 试验条件

1) 标准砷溶液:用三氧化二砷配制砷贮备液,临用前稀释成每 1mL 相当于 1μg As 的标准溶液。制备标准砷斑时,标准砷溶液的用量影响砷斑的清晰度,《中国药典》规定用 2mL 标

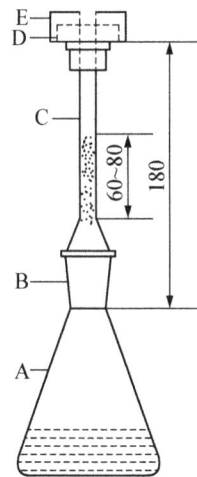

准砷溶液（相当于 $2\mu g$ As）制备，可得清晰砷斑。药物含砷限量不同，可按规定限量改变供试品取用量。

2）碘化钾与氯化亚锡的作用：五价砷在酸性溶液中也能被金属锌还原为砷化氢，但生成砷化氢的速度较三价砷慢，故在反应液中加入碘化钾及氯化亚锡将五价砷还原为三价砷，碘化钾被氧化生成的碘又可被氯化亚锡还原为碘离子，后者与反应中产生的锌离子能形成稳定的配位离子，有利于生成砷化氢的反应不断进行。氯化亚锡还可与锌作用，在锌粒表面形成锌锡齐，起去极化作用，从而使氢气均匀而连续地产生。

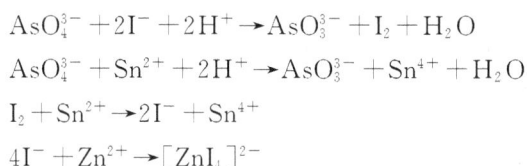

$$AsO_4^{3-} + 2I^- + 2H^+ \rightarrow AsO_3^{3-} + I_2 + H_2O$$
$$AsO_4^{3-} + Sn^{2+} + 2H^+ \rightarrow AsO_3^{3-} + Sn^{4+} + H_2O$$
$$I_2 + Sn^{2+} \rightarrow 2I^- + Sn^{4+}$$
$$4I^- + Zn^{2+} \rightarrow [ZnI_4]^{2-}$$

氯化亚锡与碘化钾还可抑制锑化氢的生成，因自然界中锑与砷常常共存，供试液中可能含有微量锑，在实验条件下产生锑化氢，后者可与溴化汞试纸作用生成锑斑而干扰砷的检查。在试验条件下，氯化亚锡与碘化钾的加入，$100\mu g$ 锑存在也不致干扰测定。

3）醋酸铅棉花的作用：锌粒及供试品中可能含有少量硫化物，在酸性溶液中能产生硫化氢气体，与溴化汞试纸作用，生成硫化汞色斑而干扰试验结果，采用导气管中填装适量醋酸铅棉花以吸收硫化氢来消除干扰。

（4）注意事项

1）严格控制反应条件：反应液的酸度、酸性氯化亚锡试液用量、锌粒的大小与用量及反应温度均可影响氢气产生的速度，也就影响砷化氢的逸出速度，从而影响砷斑的色泽及清晰程度。因此，试验时应控制上述条件。生成的砷斑不稳定，在反应中应保持干燥及避光，并立即与标准砷斑比较。

2）供试品为铁盐：能消耗碘化钾、氯化亚锡等还原剂，影响测定条件，并能氧化砷化氢干扰测定。需先加酸性氯化亚锡试液，将高铁离子还原为低铁离子后再检查。

3）供试品为硫化物、硫代硫酸盐、亚硫酸盐等：在酸性溶液中，这些药物可生成硫化氢或二氧化硫气体，与溴化汞作用生成黑色硫化汞或金属汞，干扰砷斑检查。应先加硝酸处理，使氧化成硫酸盐，消除干扰后再检查。如硫代硫酸钠的砷盐检查。

4）环状结构的药物：因砷与杂环分子可能以共价键结合，需先行有机破坏，否则检出结果偏低或难以检出。常用的有机破坏方法有碱破坏法和酸破坏法。若供试品需经有机破坏后再行检砷，则应取标准砷溶液代替供试品，按该品种项下规定方法同法处理后，依法制备标准砷斑，再与供试品砷斑进行比较。

5）含锑药物：用古蔡氏法检查砷时，锑盐也可被还原为锑化氢，与溴化汞试纸作用，产生灰色锑斑，干扰砷斑的检出。可改用白田道夫（Betterdorff）法检查砷盐。其原理为氯化亚锡在盐酸中将砷盐还原成棕褐色的胶态砷，与一定量标准砷溶液同法处理后进行比较。该法灵敏度较低，加入少量二氯化汞可提高反应灵敏度。如葡萄糖酸锑钠的砷盐检查。

2．Ag(DDC)法

（1）原理　Ag(DDC)的全称为二乙基二硫代氨基甲酸银（silver diethyldithiocarbamate），结构

如下：

$$\begin{array}{c} C_2H_5 \\ \diagdown \\ N-C \\ \diagup \quad \diagdown \\ C_2H_5 \quad\quad S \end{array} \begin{array}{c} S \\ \diagdown \\ \diagup \end{array} Ag$$

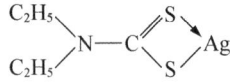

Ag(DDC)法与古蔡氏法相比,主要是显色试剂不同和观测方式不同。用 Ag(DDC)替代溴化汞试纸,生成的砷化氢还原 Ag(DDC),使产生红色胶态银,用目视比色法或在 510nm 波长处测定吸光度进行比较。

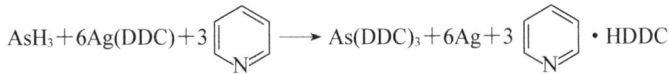

$$AsH_3 + 6Ag(DDC) + 3 \underset{N}{\bigcirc} \longrightarrow As(DDC)_3 + 6Ag + 3 \underset{N}{\bigcirc} \cdot HDDC$$

（2）方法　检砷装置如图 3-2。取一定量的供试品溶液（或标准砷溶液 2.0mL）置于 A 瓶中,加盐酸 5mL 与水 21mL,再加碘化钾试液 5mL 与酸性氯化亚锡试液 5 滴,在室温放置 10min 后,加锌粒 2g,立即将装妥醋酸铅棉花的导气管 C 密塞于 A 瓶和另一端插入盛有 Ag(DDC)溶液 5.0mL 的 D 管中,将 A 瓶置 25～40℃水浴中反应 45min,取出 D 管,添加三氯甲烷至 5.0mL,混匀。将供试品溶液 D 管和对照溶液 D 管同置白色背景上,自管上方向下观察,比较。必要时,可将吸收液分别移至 1cm 吸收池中,以 Ag(DDC)试液为空白,于 510nm 波长处测定吸光度,供试品溶液的吸光度（颜色）不得大于（深于）标准砷对照液的吸光度（颜色）。

（3）注意事项　当供试液中含砷（As）0.75～7.5μg 时显色反应的线性关系良好,在 2h 内稳定,重现性好,该法可测得砷盐含量。

在 Ag(DDC)法中,需要加入一定量的有机碱以中和反应中生成的 HDDC。常用的有机碱有吡啶、三乙胺、麻黄碱等,吡啶最灵敏,但有恶臭。《中国药典》采用含 1.8% 三乙胺和 0.25% Ag(DDC)的三氯甲烷溶液为显色剂,呈色稳定性及试剂稳定性良好,低毒,无臭,与砷化氢产生的颜色在 510nm 的波长处有最大吸收。

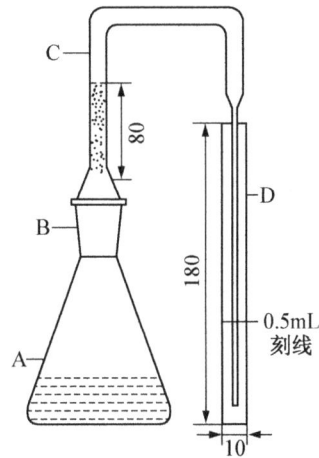

图 3-2　Ag(DDC)法检砷装置（单位：mm）
A. 标准磨口锥形瓶　B. 标准磨口塞
C. 导气管　D. 平底玻璃接收管

3.2.6　干燥失重测定法

干燥失重是指药品在规定条件下干燥后所减失的重量,主要检查药物中的水分及其他挥发性物质。根据减失的重量和取样量,计算供试品的干燥失重,以百分率表示。

$$干燥失重 \% = \frac{称量瓶加样品重 - 恒重后称量瓶加样品重}{干燥前样品重} \times 100\%$$

用于干燥失重的方法,包括常压恒温干燥法、干燥剂干燥法、减压干燥法和热分析法。干燥失重测定中要求恒重操作,包括称量瓶的恒重和供试品干燥后的恒重。恒重是指在规定条件下连续两次干燥后称重的差异在 0.3mg 以下的重量；干燥过程中的第二次及以后各次称重均应在规定条件下继续干燥 1h 后进行。

1. 常压恒温干燥法

该法适用于受热较稳定的药物。将供试品置于相同条件下已干燥至恒重的扁形称量瓶中，在105℃干燥至恒重。为使水分及挥发性物质易于挥散，供试品应平铺于扁形称量瓶中，其厚度不超过5mm（疏松物质厚度不超过10mm），大颗粒结晶药物需先迅速研细。放入烘箱干燥时应将瓶盖半开或取下置称量瓶旁边。取出时，须将称量瓶盖好，置干燥器中放冷后称定重量。

供试品如未达规定的干燥温度即融化时，应先将供试品在低于熔点5～10℃的温度下干燥至大部分水分除去后，再按规定条件干燥。有些药物含有较多结晶水，在105℃不易除去，可提高干燥温度。如磷酸氯喹在105℃下干燥时，失重缓慢，不易恒重，改用120℃干燥，数小时即恒重。某些易吸潮或受热发生相变而达不到恒重的药物，可采用一定温度下干燥一定时间所减失的重量代表干燥失重。如右旋糖酐20，《中国药典》规定在105℃干燥6h后，减失重量不得超过5.0%。膏状供试品应先取一含洗净粗砂粒及一小玻棒的称量瓶于规定条件下干燥至恒重，然后称入一定量的供试品，用玻棒搅匀、干燥，并在干燥过程中搅拌数次，促使水分挥发，直至恒重。

2. 干燥剂干燥法

该法适用于受热分解或易于挥发的供试品。将供试品置于干燥器内，利用干燥器内的干燥剂吸收水分，干燥至恒重。常用的干燥剂有五氧化二磷、硅胶和无水氯化钙等。其中五氧化二磷的吸水效率、吸水容量和吸水速度均较好，但不能重复使用；硅胶多为变色硅胶，干燥时呈蓝色，吸水后转变为淡红色，于105℃下干燥后又可恢复为无水物，具有使用方便、无腐蚀性、可重复使用等优点。

3. 减压干燥法

该法适用于熔点低、受热不稳定及难去除水分的药物。采用减压干燥器（一般为室温）或恒温减压干燥箱，压力应控制在2.67kPa（20mmHg）以下。干燥器中常用的干燥剂为无水氯化钙、硅胶或五氧化二磷；恒温减压干燥箱中常用的干燥剂为五氧化二磷，温度一般为60℃或按各品种项下规定温度。干燥过程中干燥剂应及时更换，始终保持有效状态。

4. 热分析法

热分析法是在程序控制温度下，准确记录物质的理化性质随温度变化的关系，研究其在受热过程中所发生的晶型转变、熔融、蒸发、脱水等物理变化或热分解、氧化等化学变化以及伴随发生的温度、能量或重量改变的方法。在药物分析中常用的热分析方法主要有三种，分别是热重分析法、差热分析法和差示扫描量热法。

（1）热重分析法（thermogravimetric analysis, TGA）　TGA是应用热天平在程序控制温度下，测量物质的质量随温度变化的规律，绘制热重曲线。由于药物在受热过程中发生升华、分解释放出气体或失去结晶水时，被测物的重量就会发生变化，而物相变化时温度基本保持不变，故热重曲线通常呈台阶状（图3-3）。

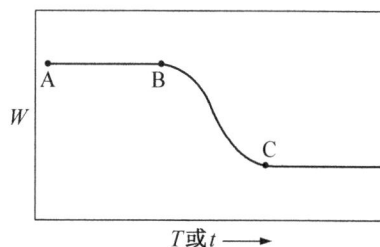

图 3-3　TGA 曲线示意图
线段 AB 为平台区，表示样品质量不变部分，线段 BC 为反应区间，表示失重起始温度至失重终止温度之间的温度差

通过分析热重曲线，可以知道药物随温度所发生的变化，通过计算失重可知在某温度下丢失了何物。通常加热过程中吸附水的失去是一个渐进过程，而结晶水的失去则发生在特定的温度或温度范围，在此温度由于失

重率发生突跃而呈台阶状。因此,可以方便地区分供试品所含水分是吸附水还是结晶水,并根据失重率可以计算出所含结晶水的分子比。

（2）差热分析法（differential thermal analysis,DTA）　DTA 是在程序控制温度下,测量供试品与热惰性参比物质之间的温度差（ΔT）与温度（或时间）关系的一种技术,记录温度对 ΔT 的曲线,如图 3-4 所示。如果被测物质和参比物质的热容大致相同,而被测物质又没有热效应,两者的温度基本相同,此时测到的是一条平滑的直线,称为基线。如果被测物质发生变化,有热效应产生,在差热分析曲线上就有峰出现。试样温度高于参比物质温度时,为放热峰（峰顶朝上）,试样温度低于参比物质温度时,为吸热峰（峰顶朝下）。

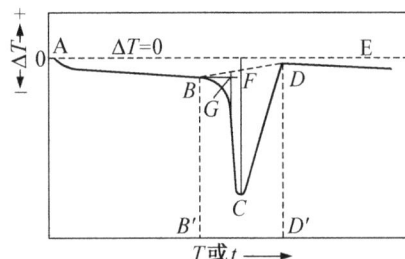

图 3-4　DTA 曲线示意图

DTA 曲线的各种吸热和放热峰的个数、形状、位置与相应的温度可用来定性和检查被测物的纯度。如应用 DTA 和 TGA 法测定盐酸赛庚啶（cyproheptadine hydrochloride）,所得 DTA 和 TGA 曲线如图 3-5 所示。DTA 曲线有 3 个吸热峰:第一个吸热峰（a）峰顶温度为 102℃,第二个尖锐的吸热峰（b）峰顶温度为 261℃,第三个吸热峰（c）峰顶温度为 299℃,以上 3 个峰分别是盐酸赛庚啶的失水、熔融、分解反应。对应的 TGA 曲线有两个失重台阶:第 1 个失重（6.2%）在 75～124℃,与其结构式中含有 $1\frac{1}{2}H_2O$ 相对应;第 2 个失重在 212～314℃,系盐酸赛庚啶的熔融分解反应。

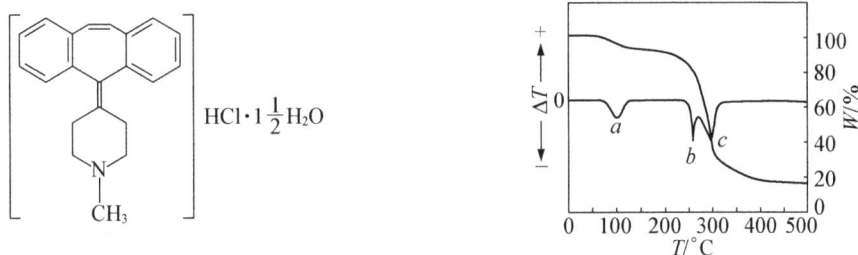

图 3-5　盐酸赛庚啶的 TGA 和 DTA 曲线

a、b、c 分别为失水、熔融、分解反应的吸热峰

（3）差示扫描量热法（differential scanning calorimetry,DSC）　DSC 是在程序控制温度下,测量维持样品与参比物质的温度相同,系统需传输给待测物质和参比物质的能量差随温度（或时间）变化的热分析技术。分析过程中,若供试品发生吸热变化,则温度下降,系统需补充能量使其温度与参比物质相同。反之,样品发生放热反应时,温度升高,系统供给的能量需减少。由于系统供给的能量差相当于供试品发生变化时所吸收或释放的能量,记录这种能量即获得变化所需的热量,因此,DSC 较 DTA 更适用于测量物质在物理变化或化学变化中焓的改变。DSC 曲线与 DTA 曲线极为相似,横坐标也为温度,但纵坐标为热量差（dQ/dT）。

DSC 常用于药物熔点测定、晶型鉴别以及纯度检查。如抗乙型病毒性肝炎药物阿德福韦酯（adefovir dipivoxil）有 A 和 E 两种晶型,具有明显不同的熔点,A 晶型为 100℃,E 晶型为 93℃。可以利用 DSC 进行晶型鉴别、检查及对不同晶型的含量进行分析。如袁钻如等应用 DSC 对阿德福韦酯的晶型进行了研究,阿德福韦酯的结构式和 A、E 两种晶型的 DSC 曲线以及 E 晶型中含有不同量 A 晶型的混合物的 DSC 曲线见图 3-6。

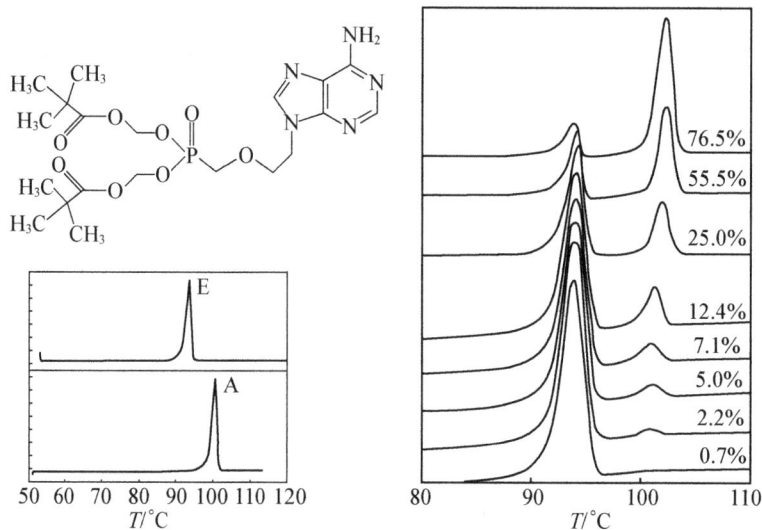

图 3-6 阿德福韦酯结构式和 A、E 两种晶型的 DSC 曲线

热分析的主要发展趋势是联用技术,既可以是热分析技术之间的联用,如 TGA-DTA、TGA-DSC、TGA-DTA/DSC,也可以与其他先进的检测系统及计算机系统联用,实现联用在线分析,扩大分析内容,如 TGA-IR 和 TGA-MS。TGA-IR 可以直接准确地测定样品在受热过程中所发生的各种物理、化学变化,以及在各个失重过程中所生成的分解或降解产物的化学成分,已成为研究各种无机、有机和高分子材料的热稳定性和热分解(降解)过程的重要实验方法。TGA-MS利用质谱具有灵敏度高、响应时间短的突出优点,在反应动力学的研究中,能准确测定物质质量的变化,对反应产物进行定性定量分析,有助更好地建立反应模型,阐述反应机理。

3.2.7 费休氏水分测定法

药物中的水分包括吸附水和结晶水。各国药典收载的测定方法主要有费休氏法和甲苯法,《中国药典》收载的费休氏法有容量滴定法和库仑滴定法,本节主要介绍费休氏容量滴定法。

1. 原理

费休氏(Karl Fischer)水分测定法是利用碘在吡啶和甲醇溶液中氧化二氧化硫时需要一定量水分参与反应的原理来测定水分,根据消耗的碘量计算样品含水量。

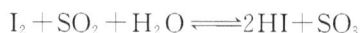

$$I_2 + SO_2 + H_2O \Longleftrightarrow 2HI + SO_3$$

$$供试品中水分的含量(\%) = \frac{(A-B)F}{W} \times 100\%$$

式中 A 为供试品所消耗费休氏试液的体积(mL);B 为空白所消耗费休氏试液的体积(mL);F 为每 1mL 费休氏试液相当于水的重量(mg);W 为供试品的重量(mg)。

上述反应是可逆的,生成的酸性物质需要用适当的碱性物质中和。费休氏试液中的吡啶能定量地吸收 HI 和 SO_3,生成氢碘酸吡啶和硫酸酐吡啶。但硫酸酐吡啶不稳定,能与水发生副反应而干扰测定,溶剂无水甲醇可使其转变为稳定的甲基硫酸氢吡啶,避免副反应的发生。

2. 方法

精密称取供试品适量(约消耗费休氏试液 1～5mL),溶剂为无水甲醇,用水分测定仪直接测定。或精密称取供试品适量,置干燥的具塞玻璃瓶中,加溶剂适量,在不断振摇(或搅拌)下用费休氏试液滴定至溶液由浅黄色变为红棕色,或用永停滴定法指示终点;另做空白试验。

3．注意事项

费休氏试液吸水性强,在配制、标定及滴定中所用仪器均应洁净干燥,试液的配制过程中应防止空气中水分的侵入,进入滴定装置的空气亦应经干燥剂除湿。本液应遮光、密封、阴凉干燥处保存,临用前标定浓度。

3.2.8　炽灼残渣检查法

炽灼残渣(residue on ignition)是指供试品(多为有机药物)经加热灼烧至完全炭化,再加硫酸适量,高温炽灼使完全灰化至恒重后遗留的金属氧化物或其硫酸盐。主要用于控制有机药物或挥发性无机药物中非挥发性无机杂质。

1．方法

取供试品 1.0～2.0g,置一炽灼至恒重的坩埚中,精密称定,缓缓炽灼至完全炭化,放冷至室温;加硫酸 0.5～1mL 使湿润,低温加热至硫酸蒸气除尽后,在 700～800℃ 炽灼使完全灰化,移置干燥器内,放冷至室温,精密称定后,再在 700～800℃ 炽灼至恒重,即得。

$$炽灼残渣 \% = \frac{残渣及坩埚重 - 空坩埚重}{供试品量} \times 100\%$$

2．注意事项

炽灼残渣留作重金属检查时,炽灼温度必须控制在 500～600℃,因为一些重金属在高温下易挥发。炽灼至恒重的第二次称重应在继续炽灼 30min 后进行。含碱金属或氟元素的供试品应使用铂坩埚。

3.2.9　酸碱度检查法

酸碱度检查是为了控制药物中的酸碱性杂质。酸碱性杂质的存在,可能影响药物的疗效或稳定性。因此,对在工艺中使用过酸或碱处理的药物,或对酸碱不稳定的药物,如酯类、酰胺类等,一般需进行酸碱度的检查。凡检查时用碱液进行滴定的或规定的 pH 值＜7.0 的称"酸度";采用酸液进行滴定或规定 pH 值＞7.0 的称"碱度";检查时用酸或碱液分别滴定者或规定的 pH 值在 7.0 上下两侧的称为"酸碱度"。《中国药典》规定,酸碱度检查所用的水应是新沸并放冷至室温的水。酸碱度检查的方法有以下几种。

1．酸碱滴定法

该法是在一定指示剂条件下,用酸或碱滴定液滴定样品中的碱性或酸性杂质,用消耗的滴定液的体积来控制酸碱性杂质量。例如,葡萄糖的酸度检查:取本品 2.0g,加水 20mL 溶解后,加酚酞指示液 3 滴与氢氧化钠滴定液(0.02mol/L)0.20mL,应显粉红色。

2．指示剂法

指示剂法是利用酸碱指示剂在不同 pH 条件下颜色的改变来检查酸碱性杂质的方法。例如,纯化水的酸碱度检查方法:取供试品 10mL,加甲基红指示液 2 滴,不得显红色(pH 值在 4.4 以上);另取 10mL,加溴麝香草酚蓝指示液 5 滴,不得显蓝色(pH 值在 7.6 以下)。

3．pH 值测定法

该法是用酸度计测定一定浓度供试品溶液的 pH 值来控制药物中酸碱性杂质量。以玻璃电极为指示电极、饱和甘汞电极为参比电极,选择适当的标准缓冲液校正仪器。pH 值测定法是《中国药典》中检查酸碱度最常用的方法。例如,依托红霉素中酸碱度的检查方法为:取本品 0.4g,加水 10mL,充分搅拌后,取上清液,依法测定,pH 值应为 5.0～7.2。注射用水、注射用药物均采用酸度计法测定 pH 值。

3.2.10 易炭化物检查法

易炭化物检查是控制药物中遇硫酸易炭化或易氧化而呈色的有机杂质。将一定量的供试品加入硫酸中溶解后,静置,产生的颜色与标准比色液(或用比色用重铬酸钾溶液、比色用硫酸铜溶液或比色用氯化钴溶液配制的对照液)比较,以控制易炭化物限量。

1. 方法

取两支内径、色泽一致的具塞比色管,甲管中加该药品项下规定的对照溶液 5mL;乙管中加无色的硫酸〔含 H_2SO_4 94.5%～95.5%(g/g)〕5mL 后,取规定量的供试品分次缓缓加入乙管中,振摇使溶解。静置 15min 后,将甲乙两管同置白色背景前,平视观察,比较颜色深浅。乙管中所显颜色不得较甲管更深。

2. 注意事项

供试品如为固体,应先研磨成细粉。如药典规定需加热才能溶解时,可取供试品与硫酸混合均匀,加热溶解后,放冷至室温,再移置比色管中。加热条件,应严格按药典规定。

3.2.11 残留溶剂测定法

药物中的残留溶剂是指在原料药或辅料的生产中以及在制剂制备过程中使用的、但在工艺过程中未能完全去除的有机溶剂。按有机溶剂毒性的程度不同分为四类:第一类有机溶剂毒性较大,且具有致癌作用,对环境有害,应尽量避免使用;第二类有机溶剂对人体有一定的毒性,应该限制使用;第三类有机溶剂对人体的健康危害性较小,推荐使用;第四类有机溶剂属于尚无足够毒理学资料的溶剂,对该类溶剂应根据生产工艺的特点,制定相应的限度,使其符合产品规范、GMP 或其他基本的质量要求。

《中国药典》规定残留溶剂的检查方法为气相色谱法。色谱柱(表 3-1)可以为填充柱,也可以为毛细管柱,目前应用较多的为毛细管柱。检测器通常采用火焰离子化检测器(FID),对含卤素的残留溶剂如三氯甲烷等,可以采用电子捕获检测器(ECD)以提高检测灵敏度。

表 3-1 中国药典收载的用于残留溶剂测定的色谱柱

色谱柱类型		固定液/固定相
毛细管柱	非极性	100%的二甲基聚硅氧烷
	弱极性	(5%)苯基-(95%)甲基聚硅氧烷
		(5%)二苯基-(95%)二甲基硅氧烷共聚物
	中极性	(35%)二苯基-(65%)甲基聚硅氧烷
		(50%)二苯基-(50%)二甲基聚硅氧烷
		(35%)二苯基-(65%)二甲基聚硅氧烷
		(14%)氰丙基苯基-(86%)二甲基聚硅氧烷
		(6%)氰丙基苯基-(94%)二甲基聚硅氧烷
	极性	聚乙二醇(PEG-20M)
填充柱		乙二烯苯-乙基乙烯苯型高分子多孔小球或其他适宜的填料

1. 系统适用性试验

（1）用待测物的色谱峰计算，毛细管色谱柱的理论板数一般不低于 5000；填充柱的理论板数一般不低于 1000。

（2）色谱图中，待测物色谱峰与其相邻的色谱峰的分离度应＞1.5。

（3）以内标法测定时，对照品溶液连续进样 5 次，所得待测物与内标物峰面积之比的相对标准偏差（RSD）应不＞5％；若以外标法测定，所得待测物峰面积的相对标准偏差（RSD）应不＞10％。

2. 溶液的制备

（1）供试品溶液的制备　采用顶空进样测定时，精密称取供试品 0.1～1g；通常以水为溶剂；对于非水溶性药物，可采用 N,N-二甲基甲酰胺、二甲基亚砜或其他适宜溶剂。溶液直接进样测定时，精密称取供试品适量，用水或合适的有机溶剂使溶解，根据各品种项下残留溶剂的限度规定配制供试品溶液，其浓度应满足系统定量测定的需要。

（2）对照品溶液的制备　精密称取各品种项下规定检查的有机溶剂适量，采用与制备供试品溶液相同的方法和溶剂制备对照品溶液。如用水作溶剂，应先将待测有机溶剂溶解在 50％二甲基亚砜或 N,N-二甲基甲酰胺溶液中，再用水逐步稀释。若为限度检查，根据残留溶剂的限度规定确定对照品溶液的浓度；若为定量测定，为保证定量结果的准确性，应根据供试品中残留溶剂的实际残留量确定对照品溶液的浓度。通常对照品溶液的色谱峰面积与供试品溶液中对应的残留溶剂的色谱峰面积比值以不超过 2 倍为宜。必要时，应重新调整供试品溶液或对照品溶液的浓度。

3. 测定方法

《中国药典》收载三种测定方法，分别为毛细管柱顶空进样等温法（第一法）、毛细管柱顶空进样系统程序升温法（第二法）和溶液直接进样法（第三法），各法色谱条件、使用范围和测定方法见表 3-2。

表 3-2　残留溶剂测定方法

方　法	适用范围	色谱条件	测定法
第一法	有机溶剂品种不多，且极性差异较小	柱温 40～100℃；载气（N_2）流速 1.0～2.0mL/min；以水为溶剂时，顶空瓶平衡温度 70～85℃，平衡时间 30～60min；进样口温度 200℃；FID 检测器温度 250℃	取对照品溶液和供试品溶液，分别连续进样不少于 2 次，测定待测峰的峰面积
第二法	有机溶剂品种多，且极性差异较大	柱温：一般先在 40℃维持 8min，再以8℃/min 的速度升至 120℃，维持 10min；以 N_2 为载气，流速 2.0mL/min；以水为溶剂时顶空瓶平衡温度 70～85℃，平衡时间 30～60min；进样口温度 200℃；检测器（FID）温度 250℃ 以上条件可根据具体药品的残留溶剂组成进行调整	
第三法		采用填充柱，亦可采用适宜极性的毛细管柱	同上

4. 计算方法

（1）限度检查　以内标法测定时，供试品溶液所得被测溶剂峰面积与内标峰面积之比不得大于对照品溶液的相应比值。以外标法测定时，供试品溶液所得被测溶剂峰面积不得大于对照品溶液的相应峰面积。

（2）定量测定　按内标法或外标法计算各残留溶剂的量。

5．注意事项

（1）顶空条件的选择　应根据供试品中残留溶剂的沸点选择顶空平衡温度。对沸点较高的残留溶剂，通常选择较高的平衡温度，但此时应兼顾供试品的热分解特性，尽量避免供试品产生的挥发性热分解产物对测定的干扰。顶空平衡时间一般为 $30\sim45min$，以保证供试品溶液的气-液两相有足够的时间达到平衡。顶空平衡时间通常不宜过长，如超过 60min，可能引起顶空瓶的气密性变差，导致定量准确性的降低。对照品溶液与供试品溶液必须使用相同的顶空条件。

（2）定量方法的验证　当采用顶空进样时，供试品与对照品处于不完全相同的基质中，故应考虑气液平衡过程中的基质效应。由于标准加入法可以消除供试品溶液基质与对照品溶液基质不同所致的基质效应的影响，故通常采用标准加入法验证定量方法的准确性。当标准加入法与其他定量方法的结果不一致时，应以标准加入法的结果为准。

（3）干扰峰的排除　供试品中的未知杂质或其挥发性热降解物易对残留溶剂的测定产生干扰。干扰作用包括在测定的色谱系统中未知杂质或其挥发性热降解物与待测物的保留值相同（共出峰）；或热降解产物与待测物的结构相同（如甲氧基热裂解产生甲醇）。当测定的残留溶剂超出限度，但未能确定供试品中是否有未知杂质或其挥发性热降解物对测定有干扰作用时，应通过试验排除干扰作用的存在。对第一类干扰作用，通常采用在另一种极性相反的色谱柱系统中对相同样品再进行测定，比较不同色谱系统中测定结果。如两者结果一致，则可以排除测定中有共出峰的干扰；如两者结果不一致，则表明测定中有共出峰的干扰。对第二类干扰作用，通常要通过测定已知不含该溶剂的对照样品来加以判断。

（4）含氮碱性化合物的测定　普通气相色谱仪中的不锈钢管路、进样器的衬管等对有机胺等含氮碱性化合物具有较强的吸附作用，致使其检出灵敏度降低。当采用顶空进行系统测定此类化合物时，应采用惰性的硅钢材料或镍钢材料管路；采用溶液直接进样法测定时，供试品溶液应不呈酸性，以免待测物与酸反应后不易气化。通常采用弱极性的色谱柱或经碱处理过的色谱柱分析含氮碱性化合物，如果采用胺分析专用柱进行分析，效果更好。对不宜采用气相色谱法测定的含氮碱性化合物，如 N-甲基吡咯烷酮等，可采用其他方法如离子色谱法等测定。

（5）顶空平衡温度一般应低于溶解供试品所用溶剂的沸点 $10℃$ 以下，能满足检测灵敏度即可；对于沸点过高的溶剂，如甲酰胺、2-甲氧基乙醇、2-乙氧基乙醇、乙二醇、N-甲基吡咯烷酮等，用顶空进样测定的灵敏度不如直接进样，一般不宜用顶空进样方式测定。

（6）利用校正相对保留时间（RART）只受柱温和固定相性质的影响，以此作为定性分析参数较可靠。应用中通常选用甲烷测定色谱系统的死体积（t_0）：

$$\text{RART} = \frac{t_R - t_0}{t'_R - t_0}$$

式中 t_R 为组分的保留时间；t'_R 为参比物的保留时间。

3.2.12　溶液颜色检查法

溶液颜色检查法是控制药品有色杂质限量的方法。《中国药典》收载了三种检查方法：目视比色法、分光光度法和色差计法。

1. 方法

目视比色法：以比色用重铬酸钾液、比色用硫酸铜液和比色用氯化钴液按规定的比例制备各种色调标准贮备液，然后用水稀释成各种色调色号的标准比色液。将供试品溶液与规定色调和色号的标准比色液进行比较，以判断结果。

分光光度法：取供试品溶液（必要时过滤），在规定波长处测定吸光度，与规定值比较，以判断结果。

色差计法：通过色差计直接测定供试品溶液的透射三刺激值，对其颜色进行定量表述和分析。供试品溶液与标准比色液之间的颜色差异，可以通过分别比较它们与水之间的色差值，也可通过直接比较它们之间的色差值来判定。

2. 注意事项

（1）本法只适用于测定澄清溶液的颜色，如供试品溶液浑浊，则影响颜色测定的结果。

（2）当目视法难以准确判断时，应考虑采用色差计法进行测定与判断。

（3）品种项下规定的"无色"是指供试品溶液的颜色相同于所用溶剂；规定的"几乎无色"是指供试品溶液的颜色浅于用水稀释1倍后的相应色调1号标准比色液。

3.2.13　澄清度检查法

供试品溶液中如果存在细微颗粒，当直射光通过溶液时，可引起光散射和光吸收的现象，致使溶液显浑浊。所以，通过澄清度检查，可在一定程度上反映药品的质量和生产工艺水平，《中国药典》采用比浊法检查供试品溶液的澄清度，以规定级号的浊度标准液为对照，判断供试品溶液的澄清度。

浊度标准液是由一定量硫酸肼和乌洛托品按规定方法配制与稀释而成，利用偏酸性条件下乌洛托品水解产生甲醛，继而甲醛与肼缩合生成白色甲醛腙浑浊。

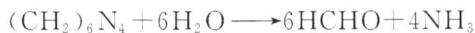

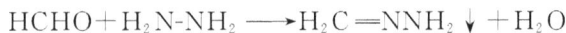

$$(CH_2)_6N_4 + 6H_2O \longrightarrow 6HCHO + 4NH_3$$

$$HCHO + H_2N\text{-}NH_2 \longrightarrow H_2C = NNH_2 \downarrow + H_2O$$

根据稀释程度与产生的浊度深浅，将浊度标准液分成5个级号，分别为0.5、1、2、3、4号。品种项下规定的"澄清"是指供试品溶液的澄清度相同于所用溶剂，或未超过0.5号浊度标准液的浊度。"几乎澄清"是指供试品溶液的浊度介于0.5号至1号浊度标准液的浊度之间。

1. 测定方法

在室温条件下，将一定浓度的供试品溶液与规定级号的等量浊度标准液分别置于配对的比浊用玻璃管（内径15～16mm，平底，具塞，以无色、透明、中性硬质玻璃制成）中，在浊度标准液制备5min后，在暗室内垂直同置于伞棚灯下，照度为1000lx，从水平方向观察、比较，检查溶液的澄清度或其浑浊程度。一般情况下，供试品溶解后应立即检视。

2. 注意事项

供制备注射用原料药通常需要进行溶液澄清度检查。大多数药物的澄清度检查以水为溶剂，但酸、碱或有机溶剂（如甲醇、乙醇、丙酮等）有时也用作溶剂。有机酸的碱金属盐类药物在进行澄清度检查时，要求以新沸过的冷水为溶剂，因为水中二氧化碳会影响溶液的澄清度；当检查后的溶液还用于酸度检查时，也需用新沸过的冷水为溶剂。

3.2.14 制药用水中总有机碳测定法

本法是用于检查制药用水中有机碳总量,进而间接控制水中有机物含量的一种测定方法。制药用水中有机物质一般来自于水源、供水系统(包括净化、贮存和输送系统)以及水系统中菌膜的生长。总有机碳检查也被用于制水系统的流程控制,如监控净化和输水等单元操作的效能。

1. 原理

将水中有机物质分子完全氧化为二氧化碳(CO_2),检测所产生的二氧化碳的量,然后计算出水中有机碳的浓度。

通常采用蔗糖作为易氧化的有机物,1,4-对苯醌作为难氧化的有机物,按规定配制各自的标准溶液,在总有机碳测定仪上分别测定相应的响应值,以考察所采用技术的氧化能力和仪器的系统适用性。

2. 方法

蔗糖对照品溶液的配制:取经105℃干燥至恒重的蔗糖对照品适量,精密称定,加总有机碳检查用水溶解并稀释制成每升中约含1.20mg的溶液(每升含碳0.50mg)。

1,4-对苯醌对照品溶液的配制:取1,4-对苯醌对照品适量,精密称定,加总有机碳检查用水溶解并稀释制成每升中约含0.75mg的溶液(每升含碳0.50mg)。

系统适用性试验:取总有机碳检查用水、蔗糖对照品溶液和1,4-对苯醌对照品溶液分别进样,依次记录仪器总有机碳响应值。按下式计算,仪器的响应效率应为85%～115%。

$$\frac{r_{ss} - r_w}{r_s - r_w} \times 100$$

式中:r_w为总有机碳检查用水的响应值;r_s为蔗糖对照品溶液的响应值;r_{ss}为1,4-对苯醌对照品溶液的响应值。

测定法:取制药用水适量,按仪器规定方法测试。记录仪器的响应值r_u,应不大于$r_s - r_w$(0.50mg/L)。

3. 注意事项

由于有机物的污染和二氧化碳的吸收都会影响测定结果的真实性。所以,测定的各个环节都应注意避免污染。取样时应采用密闭容器,容器顶空应尽量小。取样后,应立即测试。所使用的玻璃器皿必须严格清除有机残留物,并必须用总有机碳检查用水做最后淋洗。

总有机碳检查用水为每升含总有机碳低于0.10mg,电导率低于$1.0\mu S/cm$(25℃)的高纯水。所用总有机碳检查用水与配制对照品溶液及系统适用性试验溶液用水应是同一容器所盛之水。

此外,2010年版《中国药典》增加了制药用水的电导率测定法,用于控制水中电解质总量。因为水的电导率与水的纯度密切相关,水的纯度越高,电导率越小,反之亦然。水中杂质离子、二氧化碳、水的pH和温度均与电导率有关。使用在线或离线电导率仪进行测定,根据药典规定的温度与相应的电导率限度判断制药用水合格与否。

3.3　特殊杂质的检查方法

3.3.1　概　　述

不同的药物,由于其合成工艺、原料和结构性质等不同,在生产和贮藏过程中可能引入的特定杂质,即为特殊杂质。包括可能存在的原料、中间体、降解物、异构体、聚合体、副反应产物和降解产物等。这类杂质中多数是化学结构未知,但与药物成分的分子式类似或具渊源关系,通常称之为有关物质。特殊杂质的检查主要是依据药物与杂质在物理性质或化学性质上的差异来进行的,如吸附或分配性质的差异、对光吸收性质的差异、旋光性质的差异、氧化还原性质的差异、酸碱性质的差异、外观性状的差异等,可分别选择色谱、光谱、旋光、比色、比浊等方法进行检查。

3.3.2　薄层色谱法

薄层色谱(TLC)法具有灵敏、简便、快速、分辨率高、不需要特殊设备等优点,被各国药典广泛用于药物中有关物质的检查。

1. 检查方法

根据对照品的不同,通常有以下几种检查方法:

(1) 杂质对照品法　根据杂质限量,取供试品溶液和一定浓度的杂质对照品溶液,分别点样于同一薄层板上,展开,斑点定位。供试品溶液中如显与对照品溶液相应的杂质斑点,其颜色(或荧光强度)与对照品溶液的主斑点比较,不得更深。

此法适用于已知杂质并能获得杂质对照品的情况。例如,异卡波肼中有关物质的检查:取本品,加甲醇制成每 1mL 中含 50mg 的溶液,作为供试品溶液;另取 5-甲基-3-异噁唑甲酸甲酯对照品 12.5mg,置 50mL 量瓶中,加甲醇溶解并稀释至刻度,摇匀,作为对照品溶液①,取1-苯甲酰-3-甲基-5-氨基吡唑对照品 12.5mg,溶于 50mL 甲醇中,加碳酸钠 1g,振摇 2min,滤过,滤液作为对照品溶液②。照薄层色谱法试验,吸取上述三种溶液各 $20\mu L$,分别点于同一硅胶 GF_{254} 薄层板上,以乙酸乙酯-正庚烷(3:2)为展开剂,展开,晾干,置紫外光灯(254nm)下检视。供试品溶液如显与对照品溶液①相应的杂质斑点,其荧光强度与对照品溶液①的主斑点比较,不得更强(0.5%)。喷以新鲜制备的三氯化铁-铁氰化钾溶液(取 10% 三氯化铁溶液 20mL 与 20% 铁氰化钾溶液 20mL 混合),供试品溶液如显与对照品溶液②相应的杂质斑点,其颜色与对照品溶液②的主斑点比较,不得更深(0.5%)。

(2) 供试品溶液自身稀释对照法　配制一定浓度的供试品溶液,然后将供试品溶液按限量要求稀释至一定浓度作为对照溶液,将两种溶液分别点样于同一薄层板上,展开后,定位。供试品溶液所显杂质斑点不得深于对照溶液所显主斑点颜色。如牛磺酸、法莫替丁中有关物质的检查。

本法适用于杂质的结构不确定或无杂质对照品的情况。虽然不如杂质对照品法准确,但其不需要杂质对照品,还可配制成几种限量的对照溶液进行半定量,方法简便易行,应用极为广泛。但需注意,本法不适用于斑点颜色与主成分斑点颜色不同或显色灵敏度相差较大的杂质的检查。

（3）杂质对照品法与供试品溶液自身稀释对照法并用　当药物中存在多个杂质，既有已知杂质，又有未知杂质时，可采用（1）（2）两法并用。例如，《中国药典》（2005年版）收载的贝诺酯中对乙酰氨基酚和有关物质的检查：取本品，加三氯甲烷–甲醇（9：1）制成每1mL中含40mg的溶液，作为供试品溶液；另精密称取贝诺酯与对乙酰氨基酚适量，各加三氯甲烷–甲醇（9：1）制成每1mL中含贝诺酯0.4mg、80μg，与对乙酰氨基酚80μg的溶液，作为对照溶液①、②、③。照薄层色谱法试验，吸取上述四种溶液各10μL，分别点于同一硅胶GF$_{254}$薄层板上，以二氯甲烷-乙醚-冰醋酸（80：15：4）为展开剂，展开，晾干，置紫外光灯（254nm）下检视。供试品溶液如显杂质斑点，不得多于4个，与对照溶液③相同位置上所显的斑点，不得较对照溶液③主斑点更深；如显其他杂质斑点，高于主斑点的杂质斑点，与对照溶液①所显的主斑点比较，其他杂质斑点与对照溶液②所显的主斑点比较，均不得更深（图3-7）。

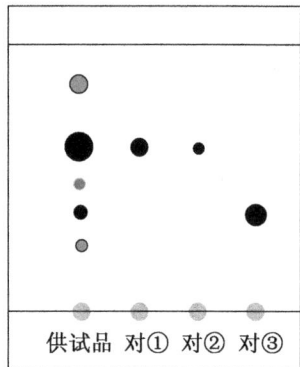

图3-7　贝诺酯中对乙酰氨基酚和有关物质检查的示意图

（4）对照药物法　当无合适的杂质对照品或者杂质斑点颜色与主成分斑点颜色有差异，难以判断限量时，可用母体药物作为对照品。要求该对照药物中所含待检杂质需符合限量要求，且稳定性好。供试品溶液所显主斑点的颜色和位置应与对照品溶液的主斑点相同，供试品溶液所显杂质斑点的个数、大小、颜色均不得超过对照品溶液所显杂质斑点。

（5）此外，尚有以试验条件下显色剂对杂质的检出限来控制杂质的限量。

TLC法检查有关物质时，通常应规定杂质的斑点数和单一杂质量，当采用系列自身稀释对照溶液时，也可规定估计的杂质总量。

2. 系统适用性试验

为保证TLC系统符合要求，需按各品种项下要求对检测方法进行系统适用性试验。包括检测灵敏度、比移值（R_f）和分离效能，均应符合规定。

（1）检测灵敏度　是指杂质检查时，供试品溶液中被测物质能被检出的最低量。一般采用对照溶液稀释若干倍的溶液与供试品溶液和对照溶液在规定的色谱条件下，在同一块薄层板上点样、展开、检视，前者应显示清晰的斑点。

（2）比移值（R_f）　是指从基线至展开斑点中心的距离与从基线至展开剂前沿的距离的比值。可用供试品溶液主斑点与对照品溶液主斑点的比移值进行比较，或用比移值来说明主斑点或杂质斑点的位置。R_f值一般应控制在0.2～0.8之间。

$$R_f = \frac{\text{从基线至展开斑点中心的距离}}{\text{从基线至展开剂前沿的距离}}$$

（3）分离效能　方法选择时，可将杂质对照品用供试品自身稀释对照溶液溶解制成混合对照溶液，也可将杂质对照品用待测组分的对照品溶液溶解制成混合对照溶液，还可采用供试品以适当的降解方法获得的溶液，上述溶液点样展开后的色谱图中，应显示两个清晰分离的斑点。

3.3.3　高效液相色谱法

高效液相色谱法(HPLC)分离效能高、专属性强和检测灵敏高,不仅可以分离,而且可以准确地测定各组分的峰面积,在特殊杂质检查中应用广泛。《中国药典》收载有五种杂质检查方法。

1. 内标法

适用于杂质已知,并有杂质对照品,能够测定杂质校正因子的情况。精密称(量)取杂质对照品和内标物质,分别配成溶液,精密量取各溶液适量,混合,配成校正因子测定液。取一定量注入仪器,记录色谱图。测量杂质对照品和内标物质的峰面积或峰高,按下式计算校正因子(f):

$$校正因子(f) = \frac{A_S/C_S}{A_R/C_R}$$

式中:A_S 为内标物质的峰面积或峰高;A_R 为杂质对照品的峰面积或峰高;C_S 为内标物质的浓度;C_R 为杂质对照品的浓度。

再取含有内标物质的供试品溶液,注入色谱仪,记录色谱图,测量供试品中待测杂质和内标物质的峰面积或峰高,按下式计算含量:

$$含量(c_X) = \frac{A_X}{A'_S/C'_S} \cdot f$$

式中:A_X 为杂质峰面积或峰高;c_X 为杂质的浓度;A'_S 为供试品溶液中内标物质的峰面积或峰高;C'_S 为供试品溶液中内标物质的浓度;f 为校正因子。

2. 外标法

适用于杂质已知,并有杂质对照品的情况。按各品种项下的规定,精密称取杂质对照品和供试品,配制成溶液,分别精密量取一定量,注入色谱仪,记录色谱图,测量杂质对照品溶液和供试品溶液中杂质的峰面积或峰高,按下式计算杂质含量(式中各符号的意义同上):

$$含量(C_X) = \frac{A_X}{A_R}C_R$$

3. 加校正因子的主成分自身对照法

此法适用于杂质已知,但杂质对照品难以获得的药物中杂质量的测定。在建立方法时,需要杂质对照品,并以药物对照品为内标,按上述内标法中校正因子的测定方法求出杂质相对于药物的校正因子。将此校正因子和杂质相对于药物的相对保留时间载入各品种质量标准中。在常规检查时无需杂质对照品,根据供试品色谱图中杂质的相对保留时间定性该杂质,并将所得该杂质的峰面积乘以校正因子,与主成分自身对照液所得主峰面积比较。

测定方法:将供试品溶液稀释成与杂质限量相当的溶液作为对照溶液,进样,调节检测灵敏度,使对照溶液中主成分色谱峰的峰高约为满量程的 $10\% \sim 25\%$ 或其峰面积能准确积分[通常含量低于 0.5% 的杂质,峰面积的相对标准偏差(RSD)应 $<10\%$;含量在 $0.5\% \sim 2\%$ 的杂质,峰面积的 RSD 应 $<5\%$;含量 $>2\%$ 的杂质,峰面积的 RSD 应 $<2\%$]。然后,分别进样供试品溶液和对照溶液,供试品溶液的记录时间应为主成分色谱峰保留时间的 2 倍。计算各杂质峰的相对保留时间,将杂质峰的峰面积乘以相应的校正因子后,与对照溶液中主成分峰面积比较,计算各杂质含量。

该法测定时无需杂质对照品,同时克服了因杂质与药物的色谱响应因子不同而引起的测定误差,方法简便、准确。

4. 不加校正因子的主成分自身对照法

当没有杂质对照品或杂质未知时,可采用不加校正因子的主成分自身对照法。同上述3法,以供试品溶液的稀溶液为对照溶液,调节检测灵敏度后,取供试品溶液和对照溶液分别进样,供试品溶液的记录时间应为主成分色谱峰保留时间的2倍。测量供试品溶液色谱图中各杂质的峰面积,并与对照溶液主成分的峰面积比较,计算杂质含量。

5. 面积归一化法

测量各杂质峰的面积和色谱图上除溶剂峰以外的总色谱峰面积,计算各杂质峰面积及其之和占总峰面积的百分率。由于峰面积归一化法测定误差大,因此,本法通常只能用于粗略考察供试品中的杂质含量,一般不宜用于微量杂质的检查。

在实际应用中可将上述多种方法结合起来使用。如供试品中既有已知杂质,又有未知杂质时,可用内标法或外标法测定已知杂质,用不加校正因子的主成分自身对照法测定未知杂质;也可将加校正因子的主成分自身对照法和不加校正因子的主成分自身对照法结合起来使用。例如,《中国药典》对环丙沙星中有关物质的检查就是结合了外标法、加校正因子的主成分自身对照法和不加校正因子的主成分自身对照法来控制杂质 A、杂质 B、C、D、E 和其他杂质的。

6. 应用示例

(1) 红霉素中红霉素 B、C 组分及有关物质的检查　取本品,用磷酸盐缓冲液(pH7.0)-甲醇(15∶1)溶解并稀释制成每 1mL 中约含 4mg 的溶液,作为供试品溶液;精密量取 5mL,置100mL 量瓶中,用磷酸盐缓冲液(pH7.0)-甲醇(15∶1)稀释至刻度,摇匀,作为对照溶液。照红霉素 A 组分项下的色谱条件,取对照溶液 20μL 注入液相色谱仪,调节检测灵敏度,使主成分色谱峰的峰高约为满量程的 50%,精密量取供试品溶液与对照溶液各 20μL,分别注入液相色谱仪,记录色谱图至主成分峰保留时间的 3.5 倍。红霉素 B 按校正后的峰面积计算(乘以校正因子 0.7)和红霉素 C 峰面积均不得大于对照溶液主峰面积(5.0%)。供试品溶液色谱图中如有其他杂质峰,其中红霉素烯醇醚、杂质 1 按校正后的峰面积计算(分别乘以校正因子0.09、0.15),不得大于对照溶液主峰面积的 0.6 倍 (3.0%);其他单个杂质峰面积不得大于对照溶液主峰面积的 0.6 倍(3.0%);其他各杂质峰面积之和不得大于对照溶液主峰面积(5.0%),供试品溶液色谱图中任何小于对照溶液主峰面积 0.01 倍的峰可忽略不计。

在规定色谱条件下,红霉素 A 及其主要杂质的出峰顺序如下:红霉素 C、红霉素 A、杂质 1、红霉素 B、红霉素烯醇醚。红霉素 A 与红霉素烯醇醚的分离度应＞14.0,红霉素 A 峰的拖尾因子应＜2.0。

(2) 青霉素钠中青霉素聚合物的测定　《中国药典》采用分子排阻色谱法测定,以自身缔合物为对照控制该类高分子杂质的含量。

色谱条件与系统适用性试验:用葡聚糖凝胶 G-10(40～120μm)为填充剂,玻璃柱内径1.0～1.4cm,柱长 30～40cm。流动相 A 为 pH7.0 的 0.1mol/L 磷酸盐缓冲液[0.1mol/L 磷酸氢二钠溶液-0.1mol/L 磷酸二氢钠溶液(61∶39)],流动相 B 为水,流速每分钟 1.5mL,检测波长为 254nm。量取 0.1mg/mL 蓝色葡聚糖 2000 溶液100～200μL,注入液相色谱仪,分别以流动相 A、B 进行测定,记录色谱图。理论板数按蓝色葡聚糖 2000 峰计算均不低于 400,

拖尾因子均应＜2.0。在两种流动相系统中蓝色葡聚糖 2000 峰的保留时间的比值应在 0.93～1.07 之间，对照溶液主峰和供试品溶液中聚合物峰与相应色谱系统中蓝色葡聚糖 2000 峰的保留时间的比值均应在 0.93～1.07 之间。取本品约 0.4g，置 10mL 量瓶中，加 0.05mg/mL 的蓝色葡聚糖 2000 溶液溶解并稀释至刻度，摇匀。量取 100～200μL，注入液相色谱仪，用流动相 A 进行测定，记录色谱图。高聚体的峰高与单体和高聚体之间的谷高比应＞2.0。另以流动相 B 为流动相，精密量取对照溶液 100～200μL，连续进样 5 次，峰面积的相对标准偏差应不大于 5.0％。

对照溶液的制备：取青霉素对照品适量，精密称定，加水溶解并定量稀释制成每 1mL 中约含青霉素 0.1mg 的溶液。

测定法：取本品约 0.4g，精密称定，置 10mL 量瓶中，加水适量使溶解，并用水稀释至刻度，摇匀，立即精密量取 100～200μL，注入液相色谱仪，以流动相 A 为流动相进行测定，记录色谱图。另精密量取对照溶液 100～200μL，注入液相色谱仪，以流动相 B 为流动相进行测定，记录色谱图。按外标法以峰面积计算，含青霉素聚合物以青霉素计不得过 0.08％。

3.3.4　气相色谱法

一些挥发性特殊杂质也可以采用气相色谱法测定。《中国药典》收载四种检查方法：内标法、外标法、面积归一化法和标准溶液加入法。前三种方法与 HPLC 法相同。标准溶液加入法测定供试品中某个杂质含量的方法如下：配制适当浓度的杂质对照品溶液，取一定量，精密加入到供试品溶液中，用外标法或内标法测定杂质含量，再扣除加入的杂质对照品含量，即得供试品溶液中该杂质含量。

也可按公式进行计算，即：

$$\frac{A_{is}}{A_X} = \frac{c_X + \Delta c_X}{c_X}$$

式中 c_X 为供试品中组分 X 的浓度；A_X 为供试品中组分 X 的色谱峰面积；Δc_X 为所加入的已知浓度的待测组分对照品的浓度；A_{is} 为加入对照品后组分 X 的色谱峰面积。故待测组分的浓度 c_X 可通过如下公式计算得到：

$$c_X = \frac{\Delta c_X}{(A_{is}/A_X) - 1}$$

然后再根据样品取样量、稀释倍数计算杂质含量。

应用示例：氯贝丁酯中对氯酚和挥发性杂质的检查。

对氯酚：取本品 10.0g，加氢氧化钠试液 20mL，振摇提取，分取下层液，用水 5mL 振摇洗涤后，留作挥发性物质检查用。上述水洗液并入碱性提取液中，用三氯甲烷振摇洗涤 2 次，每次 5mL，弃去三氯甲烷液，加稀盐酸使成酸性，用三氯甲烷提取 2 次，每次 5mL，合并三氯甲烷提取液，并加三氯甲烷稀释成 10mL，作为供试品溶液；另取 0.0025％对氯酚的三氯甲烷溶液作为对照品溶液。照气相色谱法测定，用 2m 玻璃色谱柱，以甲基硅橡胶（SE-30）为固定液，涂布浓度为 5％，在柱温 160℃测定。对氯酚含量不得超过 0.0025％。

挥发性杂质：采用检查对氯酚的色谱条件。取对氯酚项下经碱液洗涤后的本品适量，经无水硫酸钠干燥，作为供试品；称取适量，用三氯甲烷稀释制成每 1mL 中约含 10mg 的溶液作为预试溶液。取预试溶液适量注入气相色谱仪,调节检测灵敏度或进样量使仪器适合测定;取供试品溶液注入气相色谱仪,记录色谱图至主成分峰保留时间的 2 倍。供试品溶液的色谱图中如有杂质峰,量取各杂质峰面积的和,不得大于总峰面积的千分之五。

3.3.5 毛细管电泳法

毛细管电泳法是指以弹性石英毛细管为分离通道,以高压直流电场为驱动力,依据样品中各组分的淌度(单位电场强度下的迁移速度)和/或分配行为的差异而实现分离的一种分析方法。通过改变操作模式和缓冲液成分,可以对性质不同的各种成分进行有效分离和定量测定。

如盐酸罗哌卡因(ropivacaine hydrochloride)的对映体纯度检查(USP32-NF27):取本品适量,精密称定,加水制成每 1mL 中约含 2mg 的溶液,作为供试品溶液;精密量取适量,加水稀释制成每 1mL 中约含 $10\mu g$ 的溶液,作为灵敏度测试溶液。取盐酸罗哌卡因对照品和 USP 罗哌卡因有关化合物 B 对照品适量,精密称定,加水溶解并定量稀释制成每 1mL 中各含 $15\mu g$ 的混合溶液,作为系统适用性试验溶液。

毛细管电泳条件:熔融石英毛细管柱($50\mu m \times 72cm$);运行缓冲液为约含 13.3mg/mL 的七(2,6-二-o-甲基)-β-环糊精的背景电解质溶液(后者为 pH 约为 3 的 1‰磷酸溶液);紫外检测波长 206nm;系统温度 30℃;毛细管电压为 375V/cm,电流 40~45μA。取灵敏度测试液进样,要求信噪比至少为 10;进样系统适用性试验溶液,罗哌卡因有关化合物 B(R 对映体)和罗哌卡因(S 对映体)的相对迁移时间分别为 0.96 和 1.0,两者分离度不低于 3.7,分析运行时间约 30min。

测定方法:分别进样等体积的运行缓冲液和水,以保证没有干扰峰。取供试品溶液进样,记录电泳图,测量罗哌卡因和其对映体杂质的峰面积,按以下公式计算对映体杂质的含量,不得超过 0.5%。

$$对映体杂质 \% = \frac{r_R / M_R}{r_S / M_S} \times 100\%$$

式中:r_R 为杂质对映体的峰面积;r_S 为罗哌卡因的峰面积;M_R 和 M_S 分别为杂质和罗哌卡因的迁移时间(min)。

又如盐酸头孢吡肟中 N-甲基吡咯烷的检查、抑肽酶中去丙氨酸-去甘氨酸-抑肽酶和去丙氨酸-抑肽酶的检查,《中国药典》采用毛细管电泳法测定。

3.3.6 离子色谱法

2010 年版《中国药典》新增了离子色谱法,主要用于无机阴离子、无机阳离子、有机酸、糖醇类、氨基糖类、氨基酸、蛋白质、糖蛋白等物质的测定。在药物的杂质检查中,离子色谱法可用于药物中无机阴、阳离子的检查及其价态分析,以及水溶性小分子杂质、抗生素中极性杂质等的检查。例如,药用辅料富马酸中特殊杂质马来酸的检查:取本品适量,精密称定,加流动相溶解并定量稀释制成每 1ml 中约含 1.0mg 的溶液,作为供试品溶液;另取马来酸对照品,精密称定,加流动相溶解并定量稀释制成每 1ml 中约含 $1\mu g$ 的溶液,作为对照品溶液。另分别取富马酸与马来酸对照品适量,加流动相溶解并稀释制成每 1ml 中分别含富马酸与马来酸为 $10\mu g$ 与 $5\mu g$ 的系统适用性试验溶液。照高效液相色谱法试验,用磺酸基阳离子交换树脂为填充剂,以 0.0025mol/L 硫酸溶液为流动相,检测波长为 210nm。取系统适用性试验溶液 5μl 注入液相色谱仪,记录色谱图,马来酸峰与富马酸峰的分离度应>2.5。取对照溶液 5μl 注入液相色谱仪,调节检测灵敏度,使马来酸色谱峰的峰高约为满量程的 10%,再精密量取供试品溶液与对照品溶液各 $5\mu l$,分别注入液相色谱仪,供试品溶液的色谱图中如有与马来酸峰保留时间一致的峰,按外标法以峰面积计算,其含量不得过 0.1%。

又如氯膦酸二钠中有关物质(氯离子、亚磷酸、磷酸)的检查、肝素钠及其注射液中有关物质(硫酸皮肤素等)的检查,均采用离子色谱法测定。

3.3.7　紫外-可见分光光度法

当杂质在某一波长处有最大吸收,而药物在此处无吸收时,可以通过控制供试品溶液在此波长处的吸光度来控制杂质的量。如《中国药典》采用紫外分光光度法检查肾上腺素中肾上腺酮的限量,利用肾上腺酮在 310nm 波长处有最大吸收,而肾上腺素在此波长处无吸收的特性进行检查(图 3-8)。方法:取本品,加盐酸溶液(9→2000)制成每 1mL 含 2.0mg 的溶液,照紫外-可见分光光度法,在 310nm 的波长处测定,吸光度不得超过 0.05。

有的杂质紫外吸收光谱与药物的紫外吸收光谱重叠,但可以通过控制供试品溶液在某两个波长处的吸光度比值来控制杂质的量。如碘

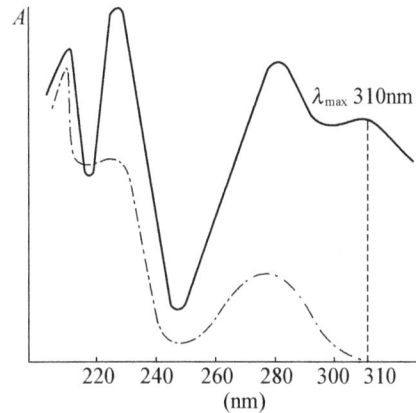

图 3-8　肾上腺酮和肾上腺素的紫外吸收曲线
实线为肾上腺酮的吸收曲线,虚线为肾上腺素的吸收曲线

解磷定注射液中分解产物的检查。碘解磷定在盐酸溶液(9→1000)中于 294nm 波长处有最大吸收,在 262nm 波长处有最小吸收,两波长处的吸光度比值经测定为 3.39。分解产物在 294nm 处无吸收,但在 262nm 波长处有吸收。当有分解产物存在时,供试品在 262nm 处的吸光度将增大,致使两波长处吸光度比值下降。因此,控制该比值即可控制分解产物的含量。方法:取含量测定项下的溶液(避光操作),在 1h 内,照紫外-可见分光光度法,在 294nm 与262nm 的波长处分别测定吸光度,其比值应不小于 3.1。

另外,部分四环素类药物也利用杂质和药物的紫外吸收特性的差异来控制杂质的限量。例如,盐酸美他环素中杂质吸光度的测定:取本品,加 1mol/L 盐酸甲醇溶液(1→100)制成每 1mL 中含 10mg 的溶液,照紫外-可见分光光度法,在 490nm 的波长处测定,吸光度不得超过 0.20。

3.3.8　红外分光光度法

该法在杂质检查中主要用于药物中无效或低效晶型的检查。部分多晶型药物由于其晶型结构不同,一些化学键的键长、键角等会发生不同程度的变化,导致红外吸收光谱中某些特征峰的峰形、频率和强度出现显著差异。根据这些差异,可对其中的低效或无效晶型杂质进行控制。如用本法检查甲苯咪唑中 A 晶型。无效 A 晶型在 $640cm^{-1}$ 处有强吸收,药物 C 晶型在此波长的吸收很弱;而在 $662cm^{-1}$ 处,A 晶型的吸收很弱,C 晶型却有较强吸收。因此,当供试品中含有 A 晶型时,在此两波数处的吸光度比值会发生改变。《中国药典》采用供试品与对照品同法操作,供试品的吸光度比值应小于对照品比值的方法,限制 A 晶型的量。方法为:取供试品与含 10%A 晶型的甲苯咪唑对照品约 25mg,分别用液状石蜡法制备样品后测定红外光

谱。在约 620～803cm^{-1} 处的最小吸收峰间连接一基线,再于约 640cm^{-1} 和 662cm^{-1} 处的最大吸收峰顶处作垂线使之与基线相交,用基线吸光度法求出相应吸收峰的吸光度值。供试品在约 640cm^{-1} 和 662cm^{-1} 处的吸光度之比,不得大于含 A 晶型为 10% 的甲苯咪唑对照品在该波数处的吸光度之比(图 3-9)。

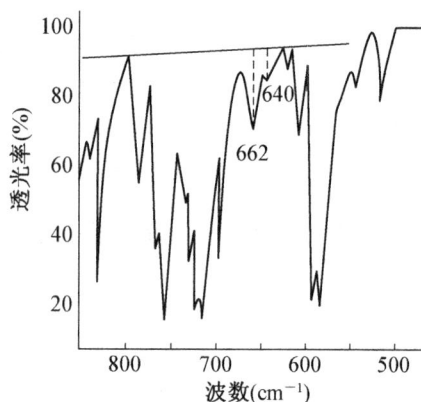

图 3-9　甲苯咪唑中 A 晶型检查的 IR 图谱

3.3.9　原子吸收分光光度法

原子吸收分光光度法主要用于金属元素的测定。杂质检查时,如果供试品先经炽灼灰化,则采用标准对照法测定。如果直接用原子吸收分光光度法测定样品,为了消除基质的影响,常采用标准加入法控制金属杂质的限量:取供试品,按各品种项下的规定,制备供试品溶液;另取等量的供试品,加入限度量的待测元素溶液,制成对照品溶液。若对照品溶液的读数为 a,供试品溶液的读数为 b,则 b 值应 $<(a-b)$ 值。

例如,甲芬那酸中铜的检查方法(标准对照法):取本品 1.0g,置石英坩埚中,加硫酸湿润,炽灼灰化完全后,残渣用 0.1mol/L 硝酸溶液溶解并定量转移至 25mL 量瓶中,稀释至刻度,摇匀,作为供试品溶液;精密量取标准铜溶液(10μg/mL Cu^{2+})1.0mL,置 25mL 量瓶中,加 0.1mol/L 硝酸溶液稀释至刻度,摇匀,作为对照品溶液。取上述两种溶液,照原子吸收分光光度法,在 324.8nm 波长处分别测定。供试品溶液的吸光度不得大于对照品溶液的吸光度(0.001%)。

维生素 C 中铜的检查方法(标准加入法):取本品 2.0g 两份,分别置 25mL 量瓶中,一份中加 0.1mol/L 硝酸溶液溶解并稀释至刻度,摇匀,作为供试品溶液(B);另一份中加标准铜溶液(10μg/mL Cu^{2+})1.0mL,加 0.1mol/L 硝酸溶液溶解并稀释至刻度,摇匀,作为对照溶液(A)。照原子吸收分光光度法,在 324.8nm 波长处分别测定。B 的吸光度值应 $<$ A 与 B 的吸光度差值(0.0005%)。

3.3.10　其他分析法

当杂质与试剂能产生颜色而药物本身与试剂没有反应时,可采用比色法控制杂质的限量,采用目视比色法或用分光光度法测定吸光度值。

利用药物与杂质在挥发性和臭味上的差异,采用适当方法进行检查。如乙醇中杂醇油的检查是利用杂醇油带有异臭味并且挥发性比乙醇弱的特性:取乙醇 10mL,加水 5mL 与甘油 1mL,摇匀后,分次滴加在无臭的滤纸上,使乙醇自然挥散,始终不得发生异臭。而乙醇、苯酚、麻醉乙醚和樟脑等挥发性药物中不挥发物的检查,是将药物在室温或加热挥发后,遗留残渣于一定温度下干燥至恒重,其重量不得超过规定。例如,麻醉乙醚中不挥发物的检查:取本品 50mL,置经 105℃ 恒重的蒸发皿中,自然挥发或微温使挥散后,在 105 ℃ 干燥至恒重,遗留残渣不得超过 1mg(供试品必须符合过氧化物检查项下的规定,才能进行本项试验)。

旋光异构体的检查可以采用手性色谱的方法,也可以采用直接测定旋光度的方法。当药物本身干扰杂质测定时，常采用手性色谱的方法先进行拆分后测定，但手性色谱法操作相对复杂，所需仪器和试剂较为昂贵；如果药物或其他杂质不干扰旋光性杂质的测定，且灵敏度能满足要求，则可以直接采用测定旋光度的方法控制杂质的量。如硫酸阿托品中莨菪碱的检查：取本品，按干燥品计算，加水溶解并制成每 1mL 中含 50mg 的溶液，依法测定，旋光度不得超过 $-0.40°$。

　　一些有机结合的卤素或硫、磷、硒等元素的检查常常需要采用有机破坏后才能被检出。氧瓶燃烧法(oxygen flask combustion method)是一种分解破坏有机物质的快速、简便而有效的方法。将含卤素或硫、磷、硒等元素的有机药物置充满氧气的密闭燃烧瓶内进行燃烧，用剧烈的氧化分解方法使其无机化。燃烧完毕后，药物中的 C、H 元素分别转化成 CO_2 和 H_2O，而待测元素(卤素、硫、磷、硒等)则被游离或转变为离子，被吸收液吸入后转变成稳定态，再用合适的分析方法来检查或测定药物中卤素或硫、磷、硒等元素的含量。

　　仪器装置(图 3-10)：燃烧瓶为磨口硬质、质地均匀的耐压耐高温玻璃或石英锥形瓶，瓶塞应严密、空心，其底部熔封铂丝一根(直径为 1mm)，铂丝下端做成网状或螺旋状，长度约为瓶身长度的 2/3，如图 3-10A。燃烧瓶的容积有三种规格：500mL、1000mL 或 2000mL，根据被燃烧分解样品量的多少，选择合适容积的燃烧瓶，通常取样量为 $10\sim20$mg，选用 500mL 规格燃烧瓶。若取样量增大，可选用大规格的燃烧瓶，其目的是保证有充足的氧使样品燃烧完全，并迅速被吸收液吸收。

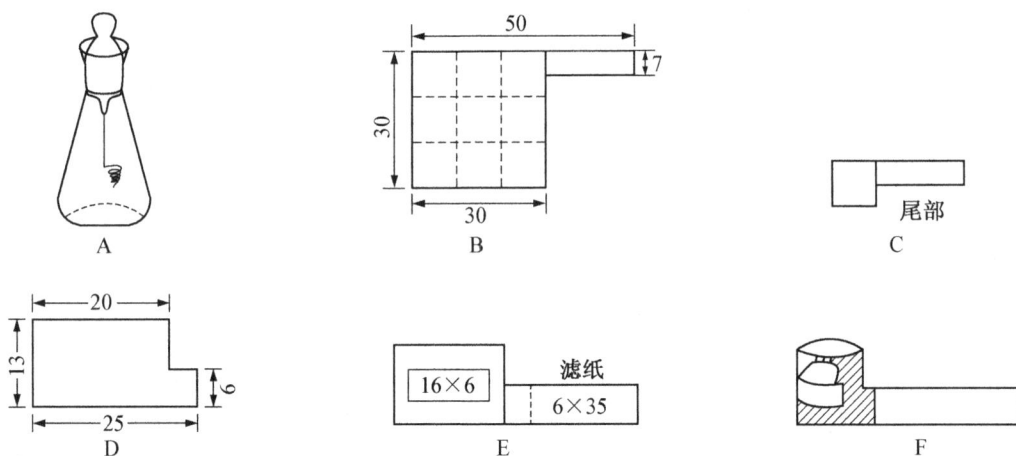

图 3-10　氧瓶燃烧法示意图(单位：mm)

　　样品处理：根据样品的物理状态(固体、液体或软膏)，在燃烧分解前，应经过适当处理，并将其包裹在合适的材料中，以便放入燃烧瓶中进行燃烧。① 固体样品的处理：取样品适量，研细，精密称取一定量，置于剪成一定形状的无灰滤纸(如图 3-10B)中心，按虚线折叠将样品严密包裹(如图 3-10C)。② 液体样品的处理：将液体样品加入到用透明胶纸和无灰滤纸做成的称定重量的纸袋中，密封后，称定重量。纸袋的做法是将透明胶纸剪成规定的大小和形状(如图 3-10D)，中部贴一条 16mm×6mm 的无灰滤纸，并于其突出部分贴一条 6mm×35mm 的无灰滤纸(如图 3-10E)，将透明胶纸对折，粘紧底部和另一边，并使上口敞开(如图 3-10F)，精密称定重量，用滴管将液体样品从上口滴在无灰滤纸条上，立即捏紧粘住上口，再精密称定重量，两次重量之差即为所取液体样品的重量。③ 软膏类样品的处理：

将适量样品置不含被测成分的蜡纸中包裹严密,外层再用无灰滤纸包裹,其包裹方法同固体样品处理方法。

燃烧分解:将含有供试品的纸包或纸袋固定在铂丝下端的网内或螺旋处,使尾部露出。另在燃烧瓶内加入一定量的规定吸收液,并将瓶口用水湿润,小心急速通入氧气约 1min(通气管应接近液面,使瓶内空气排尽),立即用表面皿覆盖瓶口,移置他处;点燃包有供试品的滤纸尾部,斜置着迅速放入燃烧瓶中,按紧瓶塞,用少量水封闭瓶口,待燃烧完毕(应无黑色碎片),充分振摇,使生成的烟雾完全吸入吸收液中,放置 15min,用水少量冲洗瓶塞及铂丝,合并洗液与吸收液。同法另做空白试验。然后按规定的方法进行检查或测定。

操作注意点:操作中应注意安全,切记勿用有机溶剂洗涤燃烧瓶,瓶塞也不能用有机润滑剂涂抹,否则易发生爆炸事故。燃烧操作应在通风柜内进行,最好使用防护装置。选择合适燃烧瓶,包括规格与材质。测定含氟有机药物时,应选用石英燃烧瓶,以避免燃烧分解产生的氟化氢腐蚀玻璃,导致结果偏低。

应用示例:

(1) 米诺地尔中含氯化合物的检查   取本品约 20mg,精密称定,照氧瓶燃烧法进行有机破坏,用 0.1mol/L 氢氧化钠溶液 10mL 作为吸收液,燃烧完毕后,强力振摇数分钟,用少量水冲洗瓶塞及铂丝,洗液并入吸收液中,将吸收液移至 50mL 纳氏比色管中,照氯化物检查法检查,与对照液(与供试品同法操作,但燃烧时滤纸中不含供试品,并加入标准氯化钠溶液 4.0mL)比较,不得更浓(0.2%)。

(2) 醋酸地塞米松中硒的检查   取本品 0.1g,照氧瓶燃烧法,用 1000mL 燃烧瓶,以硝酸溶液(1→30)25mL 为吸收液,进行有机破坏后,将吸收液移置 100mL 烧杯中,用水 15mL 分次冲洗燃烧瓶及铂丝,洗液并入吸收液中。然后将硒对照溶液(含 $5\mu gSe$)与供试品溶液分别用氨试液调节 pH 值至 2.0 ± 0.2 后,转移至分液漏斗中,用水少量分次洗涤烧杯,洗液并入分液漏斗中,使成 60mL,各加盐酸羟胺溶液(1→2)1mL,摇匀后,立即精密加二氨基萘试液 5mL,摇匀,在室温下放置 100min,精密加环己烷 5mL,强烈振摇 2min,静置分层,弃去水层,环己烷层用无水硫酸钠脱水后,照分光光度法,在 378nm 波长处分别测定吸光度。供试品溶液的吸光度不得大于硒对照溶液的吸光度(0.005%)。

本法是利用硒化合物经氧瓶燃烧破坏后,被硝酸溶液吸收转变为硒酸(H_2SeO_4),加盐酸羟胺,使 Se^{6+} 还原为 Se^{4+},在 pH 2.0 条件下与 2,3-二氨基萘试液作用,生成 4,5-苯并硒二唑,在 378nm 波长处有最大吸收,比较供试品溶液与一定量硒对照液的吸光度来控制硒含量。

【参考文献】

[1] 刘文英.药物分析(第 6 版).北京:人民卫生出版社,2007.

[2] 国家药典委员会.中国药典(2010 年版).北京:中国医药科技出版社,2010.

[3] 魏觉珍,陈国玺. 药物热分析图谱.北京:化学工业出版社,2001.

[4] 袁钻如,张爱明,方江邻.差示扫描量热法(DSC)定量测试阿德福韦酯晶型的研究.分析测试技术与仪器,2008,14(2):105.

第4章

药物制剂分析

4.1 概 述

4.1.1 制剂分析的特点

药物制剂除含主药外,还含有各种附加剂,这些附加成分的存在,常常会影响主药的测定,致使制剂分析复杂化。对于复方制剂,除考虑附加成分的干扰及其排除外,还应考虑主成分之间的相互影响。因此,虽然药物制剂具有与原料药相同的质量检验基本程序,但是在鉴别、检查、含量测定方面有其特殊的要求,尤其是方法的选择性显得更为重要。与原料药相比,制剂分析具有如下特点。

1. 鉴别的专属性和灵敏度

制剂的鉴别可以采用原料药的鉴别方法,但是当辅料对主药的鉴别有干扰时,则应采取适当方法提取分离后进行鉴别,或采用具有分离分析功能的色谱技术进行鉴别,如苯甲酸雌二醇采用硫酸显色法、红外光谱法、高效液相法进行鉴别,而苯甲酸雌二醇注射液为其灭菌油溶液,因注射用油对化学法和红外光谱法鉴别有干扰,故选用 TLC 法或高效液相法进行鉴别。又如苯巴比妥的鉴别采用① 硫酸-亚硝酸钠显色法、② 甲醛-硫酸显色法、③ 红外光谱法和④ 丙二酰脲类鉴别反应,而其片剂采用无水乙醇提取主药后,照其鉴别①、④法试验,另加高效液相法鉴别。

2. 杂质检验项目不同

制剂的杂质检查主要是控制制剂生产过程和贮藏过程中产生的杂质。因为制剂通常是由符合药品标准的原料药,按照一定的生产工艺制备而成,所以,在制剂分析中不需要重复原料药的一般杂质检查项目;但一些特殊杂质如降解产物,在制剂过程中易产生的,往往制剂、原料药均要控制。如维生素 C 及其制剂受空气、光线和温度的影响,在贮存期间易变色,且颜色随贮存时间的延长而逐渐加深。因此维生素 C 原料药和其片剂、注射液均要检查溶液的颜色,注射液还要检查 pH 值和细菌内毒素,而原料药中其他检查项目,如铜、铁、炽灼残渣、重金属等,在制剂中不再检查。又如阿司匹林在制剂的制备和贮藏过程中均易产生游离水杨酸,因此,其各种制剂(片、肠溶片、肠溶胶囊、泡腾片、栓)中均要求检查游离水杨酸,且限量(0.3%～3.0%)均比原料药(0.1%)高出许多倍。

3. 制剂的常规检查和特殊检查

药物制剂除需检查有关杂质外,还要进行剂型方面的常规检查,以确保药物制剂的安全性、有效性和均一性。《中国药典》附录"制剂通则"中规定了每种剂型的常规检查项目,如片剂的崩解时限、重量差异,注射剂的装量、可见异物等,相应剂型的药物制剂都需符合有关规定。

一些制剂除常规检查外,尚需进行一些特殊检查。如对于小剂量片剂(或胶囊)等需检查含量均匀度;对一些难溶性的固体制剂需检查溶出度;对某些特殊制剂(缓释、控释、肠溶制剂等)需检查释放度;等等。

4. 含量测定方法、限度要求与表示方法不同

药物的含量测定方法要求准确、简便,测定结果要有良好的重复性和重现性。通常对于化学原料药含量测定方法的选择应强调测定结果的精确性;而对于制剂的含量测定则偏重于方法的选择性。这是因为化学原料药的纯度较高,含量限度要求严格,若方法的精确度较差,就无法以含量测定结果去评价药品质量的优劣;而制剂的含量限度一般要求较宽,但其成分复杂,辅料或制剂中其他共存成分可能干扰测定,故须选择专属性强的方法才能消除这些干扰,准确评价制剂的质量。有些制剂的规格很小,常规的容量分析法不适用,需要灵敏的仪器分析法测定含量。如硫酸阿托品原料采用非水碱量法测定含量,取样量需 0.5g,而其制剂规格小(片剂 0.3mg、注射剂 1mL:0.5mg～1mL:10mg),必须采用灵敏的方法才能准确测定,《中国药典》采用酸性染料比色法测定硫酸阿托品片剂与注射剂含量。

药物制剂的含量测定,多以其标示量为准,检验制剂含量偏离标示量的程度,故制剂的含量测定结果按相当于标示量的百分含量表示。其含量限度要求较宽,通常规定 100%±10% 或 100%±5% 等。而原料药的含量测定结果以百分含量表示,即有效成分的量占总量的百分数,含量限度要求较为严格,一般规定为 99.0%～101.0%。

4.1.2 制剂的含量限度表示方法及含量计算

1. 含量限度表示方法

药物制剂含量限度的制订一般依据制剂的规格、剂型、测定方法、实际生产水平、贮存期间可能产生的偏差或变化等各方面的因素而制订。《中国药典》收载的制剂含量限度表示方法主要有三种形式:

(1) 按相当于标示量的百分含量计算   大多数制剂的含量限度采用此法表示,如对乙酰氨基酚片、注射液、胶囊、颗粒含对乙酰氨基酚应为标示量的 95.0%～105.0%;对乙酰氨基酚咀嚼片、栓、滴剂、凝胶含对乙酰氨基酚应为标示量的 90.0%～110.0%;对乙酰氨基酚泡腾片含对乙酰氨基酚应为标示量的 93.0%～107.0%。

标示量即制剂的规格量、生产时的处方量。生产中应按标示量100%投料,若已知某一成分在生产或贮存期间含量会降低,生产时可适当增加投料量,以保证在有效期(或使用期限)内含量符合规定。

(2) 直接用百分含量规定范围   部分复方制剂的含量限度采用直接百分含量表示。如复方氯化钠注射液,含总氯量应为 0.52%～0.58%(g/mL);含氯化钾应为 0.028%～0.032%(g/mL);含氯化钙应为 0.031%～0.035%(g/mL)。

（3）以重量规定含量范围　部分复方制剂的含量限度采用该法表示。如复方磺胺甲噁唑片，每片含磺胺甲噁唑应为 0.360～0.440g；含甲氧苄啶应为 72.0～88.0mg。复方炔诺酮片，每片含炔诺酮应为 0.54～0.66mg；含炔雌醇应为 31.5～38.5μg。

2. 含量计算方法

（1）容量分析法　根据被测物与滴定剂的作用形式，容量分析法可分为直接滴定法和间接滴定法，后者又可分为剩余滴定法和置换滴定法。直接滴定法和置换滴定法可以根据滴定剂消耗的体积(V)、滴定剂的浓度校正因子($F = \dfrac{c_{\text{实际}}}{c_{\text{理论}}}$)和被测物的滴定度($T$，是指与 1mL 规定浓度的标准溶液所相当的被测物的 mg 数)计算出被测物的量。根据样品取用量(W)，计算样品百分含量。而在剩余滴定法中，第一滴定剂与被测物作用后，剩余的滴定剂用第二滴定剂回滴，通常采用空白试验加以校正，由回滴定中空白试验和样品消耗的滴定剂的体积差($V_0 - V$)求得与被测物作用的第一滴定剂的体积。

$$\text{直接滴定法：} \frac{V \times F \times T}{W} \times 100\% = \text{样品百分含量}$$

$$\text{剩余滴定法：} \frac{(V_0 - V) \times F \times T}{W} \times 100\% = \text{样品百分含量}$$

求得样品百分含量后，再根据平均单剂质量(如固体制剂的平均片重、平均粒重、平均袋重等，液体制剂的每瓶(支)标示装量体积)和标示量，计算制剂中被测物相当于标示量的百分含量。

$$\text{每单元制剂中的含有量} = \frac{V \times F \times T}{W} \times \text{平均单剂质量}$$

$$\text{相当于标示量的百分含量} = \frac{V \times F \times T}{W} \times \frac{\text{平均单剂质量}}{\text{标示量}} \times 100\%$$

（2）光谱法　光谱分析中，常用的定量计算方法有对照品比较法、吸收系数法、标准曲线法等。

1）对照品比较法：分别配制供试品溶液和对照品溶液，对照品溶液中所含被测成分的量应为供试品溶液中被测成分标示量的 100%±10%，所用溶剂也应完全一致，在规定的波长测定供试品溶液和对照品溶液的吸光度后，按下式计算供试溶液中被测物浓度：

$$C_{\text{样}} = \frac{A_{\text{样}}}{A_{\text{对}}} \times C_{\text{对}}$$

该法优点是可以消除仪器、实验室、分析人员、分析时间、环境等因素引起的误差，适用于紫外法、比色法、荧光法等的含量计算。

2）吸收系数法：取供试品溶液，在规定的波长处测定其吸光度，以该品种在规定条件下的吸收系数计算供试溶液中被测物百分浓度：

$$C\% = \frac{A}{E_{1cm}^{1\%} \times L}$$

该法是《中国药典》收载的紫外法测定制剂含量、溶出度、含量均匀度中采用的主要定量方法。方法简便、快速。

3) 标准曲线法(工作曲线法):本法须配制一系列浓度的标准溶液,分别测定它们的吸光度,然后以标准溶液的浓度为横坐标,吸光度为纵坐标,绘制工作曲线,计算回归方程和相关系数。供试品按同样处理,测定吸光度,从工作曲线或回归方程求得供试溶液中被测物浓度。

根据以上方法所得结果,再根据稀释倍数、供试品取样量和制剂规格,求算制剂含量。

$$相当于标示量的百分含量 = \frac{C_样 \times 稀释倍数}{取样量} \times \frac{平均单剂质量}{标示量} \times 100\%$$

(3) 色谱法 由于色谱法的分离分析功能和高专属性、高灵敏度等特点,被各国药典广泛用于各类药物制剂的含量测定,其中高效液相色谱法是使用率最高的一种方法。在一定色谱条件下,某组分的量或浓度,与检测器响应信号(峰面积或峰高)成正比,可采用外标法和内标法进行定量计算。

1) 外标法:此法原理与光谱法中对照品比较法一致,配制对照品溶液和供试品溶液,分别取一定量注入色谱仪,测定对照品和供试品的峰面积或峰高,按下式计算供试溶液中被测物浓度:

$$C_样 = \frac{A_样}{A_对} \times C_对$$

2) 内标法:按各品种项下规定,配制内标溶液和对照品溶液,分别精密量取适量,混合,配成校正因子测定用的对照溶液,取一定量注入仪器,记录色谱图,测量对照品和内标物质的峰面积或峰高,计算校正因子(f)值:

$$f = \frac{A_s/C_s}{A_r/C_r}$$

式中:A_s 和 A_r 分别为内标物质和对照品的峰面积或峰高;C_s 和 C_r 分别为内标物质和对照品的浓度。然后再取按各品种项下方法制备的含有内标物质的供试品溶液,注入仪器,记录色谱图,测量供试品中待测成分和内标物质的峰面积或峰高,按下式计算供试溶液中被测物浓度:

$$C_x = f \times \frac{A_x}{A'_s/C'_s}$$

式中:A_x 和 C_x 分别为样品溶液的峰面积(或峰高)和浓度;A'_s 和 C'_s 分别为样品溶液中内标物质的峰面积(或峰高)和浓度。

由上述方法得到供试品溶液的浓度后,再根据样品的稀释倍数、取样量和规格,计算制剂的含量。

4.2 固体与半固体制剂的分析

常用固体制剂包括片剂、颗粒剂、胶囊剂、栓剂、散剂、丸剂等。固体制剂具有物理、化学稳定性好,生产制造成本较低,服用与携带方便等特点。半固体制剂包括软膏剂、乳膏剂、糊剂、凝胶剂等。本章主要介绍片剂、胶囊剂、颗粒剂、软膏剂、乳膏剂、糊剂的分析特点。

4.2.1 片剂分析

片剂(tablets)是指药物与适宜的辅料混匀压制而成的圆片状或异形片状的固体制剂。片剂以口服普通片为主,另有含片、舌下片、口腔贴片、咀嚼片、分散片、可溶片、泡腾片、阴道片、阴道泡腾片、缓释片、控释片、肠溶片等。

片剂的常规检查项目有重量差异和崩解时限,部分片剂需要进行溶出度、释放度或含量均匀度等特殊试验。另外阴道泡腾片需检查发泡量;分散片需检查分散均匀性;口腔贴片、阴道片、阴道泡腾片和外用可溶片等局部用片剂需检查微生物限度。

重量差异和含量均匀度均为考察制剂均一性的指标,凡检查含量均匀度的制剂一般不再检查重(装)量差异。崩解时限和溶出度、释放度均为考察制剂的崩解、溶出或释放性能,凡检查溶出度、释放度的制剂,一般不再进行崩解时限的检查。

1. 重量差异

重量差异(weight variation)是指以规定称量方法测得的每片重量与平均片重之间的差异程度。在片剂的生产过程中,由于生产设备和工艺、颗粒的均匀度和流动性等影响因素,都会使片剂产生重量差异,而片重差异又会使各片间的主药含量产生差异。因此,重量差异检查是通过控制各片质量的一致性,来控制片剂中药物含量的均匀程度,从而保证用药剂量的准确性。

检查方法:取供试品 20 片,精密称定总重量,求得平均片重后,再分别精密称定每片的重量,计算每片重量与平均片重差异的百分率。

限度规定:《中国药典》对片剂重量差异限度的规定见表 4-1,20 片中超出重量差异限度的不得多于 2 片,并不得有 1 片超过限度 1 倍。糖衣片应在

表 4-1　片剂的重量差异限度

平均片重或标示片重	重量差异限度
<0.30g	±7.5%
≥0.30g	±5%

包衣前检查片芯的重量差异,符合规定后方可包衣,包衣后不再检查重量差异;薄膜衣片应在包薄膜衣后检查重量差异。

凡规定检查含量均匀度的片剂,一般不再进行重量差异检查。

2. 崩解时限

通常,片剂经口服后在胃肠道中首先要经过崩解,药物才能被溶出、为机体吸收而达到治疗目的。如果片剂不能崩解,药物就无法吸收,也就起不到治疗作用。因此药典将"崩解时限"作为片剂的常规检查项目之一。

崩解(disintegration)是指口服固体制剂在规定条件下全部崩解溶散或成碎粒,除不溶性包衣材料或破碎的胶囊壳外,应全部通过筛网。如有少量不能通过筛网,但已软化或轻质上漂且无硬芯者,可作符合规定论。

凡规定检查溶出度、释放度、融变时限或分散均匀性的制剂,不再进行崩解时限检查。《中国药典》收载了片剂、胶囊剂、滴丸剂的崩解时限检查方法,现以片剂为例进行介绍。

检查方法:仪器装置为升降式崩解仪,崩解介质为(37±1)℃的水。取供试品 6 片,分别置崩解仪吊篮的玻璃管中,启动崩解仪进行检查,各片均应在 15min 内全部崩解。如有 1 片不能崩解,应另取 6 片复试,均应符合规定。

各种片剂崩解时限的检查方法及规定并不完全相同,见表 4-2。与其他片剂相比,泡腾片的崩解时限检查法差异较大。另外,阴道片照"融变时限检查法"检查,应符合规定;咀嚼片不进行崩解时限检查。

表 4-2　不同片剂的崩解时限检查

片剂	崩解介质与温度	规　定
普通片	水,(37±1)℃	15min 内应全部崩解
薄膜衣片	盐酸溶液(9→1000),(37±1)℃	30min 内应全部崩解
糖衣片	水,(37±1)℃	1h 内应全部崩解
肠溶衣片	① 先在盐酸溶液(9→1000)中检查 ② 将吊篮取出,用少量水洗涤后,每管加入挡板 1块,再在磷酸盐缓冲液(pH6.8)中检查,(37±1)℃	① 2h 内,每片均不得有裂缝、崩解或软化现象 ② 1h 内应全部崩解
含片	水,(37±1)℃	各片均不应在 10min 内全部崩解或溶化
舌下片	水,(37±1)℃	5min 内应全部崩解并溶化
可溶片	水,15～25℃	3min 内应全部崩解并溶化
结肠定位肠溶片	① 盐酸溶液(9→1000)及 pH6.8 以下的磷酸盐缓冲液 ② pH7.5～8.0 的磷酸盐缓冲液,(37±1)℃	① 均应不释放或不崩解 ② 1h 内应全部释放或崩解,片芯亦应崩解
泡腾片	① 取 1 片,置 200mL 水中检查,(15～25)℃ ② 同法检查 6 片	① 有许多气泡放出,当片剂或碎片周围的气体停止逸出时,片剂应溶解或分散在水中,无聚集的颗粒剩留 ② 各片均应在 5min 内崩解

3. 含量均匀度

含量均匀度(content uniformity)是指小剂量或单剂量的固体制剂、半固体制剂和非均相液体制剂的每片(个)含量符合标示量的程度。在制剂的实际生产中,不可能制造出含量完全相同的单个制剂,尤其是当制剂中药物含量较低时,药物在颗粒中的均匀度就更难以控制,此时仅靠重量差异的检查并不能完全反映药物含量的均匀程度,因此需要进行含量均匀度检查。《中国药典》对需要进行含量均匀度检查的制剂的规定如下:

片剂、硬胶囊剂或注射用无菌粉末,每片(个)标示量不大于 25mg 或主药含量不大于每片(个)重量的 25% 者;内容物非均一溶液的软胶囊、单剂量包装的口服混悬液、透皮贴剂、吸入剂和栓剂,均应检查含量均匀度。复方制剂仅检查符合上述条件的组分。

检查方法:取供试品 10 片(个),照各品种项下规定的方法,分别测定每片(个)以标示量为 100 的相对含量 X,求其均值($\overline{X}$)和标准差(S)以及标示量与均值之差的绝对值 $A(A=|100-\overline{X}|)$。

判定方法:若 $A+1.80S \leqslant 15.0$,则供试品的含量均匀度符合规定;若 $A+S>15.0$,则不符合规定;若 $A+1.80S>15.0$ 且 $A+S \leqslant 15.0$,则应另取 20 片(个)进行复试。根据初、复试结果,计算 30 片(个)的 $\overline{X}$、S 和标示量与均值之差的绝对值 A;若 $A+1.45S \leqslant 15.0$,则供试品的含量均匀度符合规定;若 $A+1.45S>15.0$,则不符合规定。

上述判断式中数字"15.0"为含量均匀度的限量,若供试品项下规定含量均匀度的限度为 ±20% 或其他百分数时,应将 15.0 改为 20.0 或其他相应的数值,但判别式中的系数不变。

单剂量包装的口服混悬液、内充混悬液的软胶囊、胶囊型或泡囊型粉雾剂、单剂量包装的眼用、耳用、鼻用混悬剂、固体或半固体制剂,其限度均应为 ±20%;透皮贴剂、栓剂的限度应为±25％。

含量均匀度检查结果的判定方法分为计数型和计量型,含量评判参考值有以标示量为标准或以平均含量为标准的两种方式。中国药典采用计量型判定法,以标示量为标准,根据每片药物含量的均值与标示量之差(A 值)和含量测定标准差(S)进行判定。

4. 溶出度和释放度

溶出度(dissolution)或释放度(drug release)测定是一种模拟口服制剂在胃肠道中崩解和溶出的体外试验方法,其在一定程度上反映了口服固体制剂的体内生物利用度(bioavailability)情况,是评价口服固体制剂处方和工艺的重要指标。片剂等固体口服制剂服用后,在胃肠道需经过崩解、溶解、吸收等过程,才能产生药效,而药物的吸收一般受溶解速度的影响。因此,对于一些难溶性固体制剂,需要进行溶出度检查。而一些缓释、控释制剂在体内释放是否达到缓释、控释的作用,则需要考察其释放的速度和程度。《中国药典》对溶出度和释放度的定义是:溶出度是指活性药物从片剂、胶囊剂或颗粒剂等制剂在规定条件下溶出的速率和程度。释放度是指药物从缓释制剂、控释制剂、肠溶制剂及透皮贴剂等在规定条件下释放的速率和程度。

(1) 溶出度测定方法　《中国药典》收载三种测定方法:第一法为篮法,第二法为浆法,第三法为小杯法。

1) 篮法:仪器一般配有 6 套以上操作装置,溶出杯为 1000mL 的圆底杯状容器。测定前,应对仪器装置进行必要的调试,使转篮底部距溶出杯的内底部(25±2)mm。量取经脱气处理的溶出介质,置各溶出杯内,实际量取的体积与规定体积的偏差应不超过±1％,待溶出介质温度恒定在(37±0.5)℃后,取供试品 6 片(粒、袋),分别投入 6 个干燥的转篮内,将转篮降入溶出杯中,注意供试品表面上不要有气泡,按各品种项下规定转速启动仪器,计时;至规定的取样时间,吸取溶出液适量(取样位置应在转篮顶端至液面中点,距溶出杯内壁不<10mm 处),立即用适当的微孔滤膜过滤,自取样至过滤应在 30s 内完成。取澄清滤液,照该品种项下规定的方法测定,计算每片(粒、袋)的溶出量。

2) 浆法:以搅拌桨代替转篮。测定时将供试品 6 片(粒、袋),分别投入 6 个溶出杯内,启动搅拌桨,其余操作和要求同转篮法。

3) 小杯法:用 250mL 溶出杯,搅拌桨搅拌。测定前应调试仪器,使桨叶底部距溶出杯的内底部(15±2)mm。量取经脱气处理的溶出介质,置各溶出杯内。取样位置应在桨叶顶端至液面中点,离溶出杯内壁不<6mm 处。其他要求同浆法。

注意事项:

● 溶出度仪的适用性及性能确认试验:应用溶出度标准片对仪器进行性能确认试验,按照标准片说明书操作,试验结果应符合标准片的规定。

● 溶出介质:应新鲜制备,并经过脱气处理。可采用直接煮沸(沸腾 15min);或缓慢搅拌下加热至约 41℃,并在真空下不断搅拌 5min 以上;或抽滤、超声等其他有效的脱气方法。

● 取样和过滤:在到达规定的取样时间时,应在仪器开动情况下取样,实际取样时间与规定时间的差异不得过±2％。吸取溶出液后,应立即用适当的微孔滤膜过滤,自取样至滤过应在 30s 内完成,滤液应澄清。

● 转速与溶出时间:一般转篮法 50～100r/min,浆法 50～75r/min;小杯法 35～50r/min。一点法的取样时间一般设定为溶出最大值减 5％的时间,取样时间一般为 5 的倍数,该时间个位数减 5 的差≥3 时,应向上修约成 5 的倍数。

● 空胶囊的干扰试验:进行胶囊剂溶出度检查时,若胶囊壳对分析有干扰,应取不少于 6 粒胶囊,尽可能除尽内容物,置同一溶出杯内,按该品种项下规定的分析方法测定每个空胶囊的空白值,作必要的校正。若校正值不大于标示量的 2%,可忽略不计;若校正值大于标示量的 25%,试验无效。

结果判断:符合下述条件之一者,可判为符合规定。

● 6 片(粒、袋)中,每片(粒、袋)的溶出量按标示量计算,均不低于规定限度(Q);

● 6 片(粒、袋)中,如有 1~2 片(粒、袋)低于 Q,但不低于 Q-10%,且其平均溶出量不低于 Q;

● 6 片(粒、袋)中,有 1~2 片(粒、袋)低于 Q,其中仅有 1 片(粒、袋)低于 Q-10%,但不低于 Q-20%,且其平均溶出量不低于 Q 时,应另取 6 片(粒、袋)复试。初、复试的 12 片(粒、袋)中有 1~3 片(粒、袋)低于 Q,其中仅有 1 片(粒、袋)低于 Q-10%,但不低于 Q-20%,且其平均溶出量不低于 Q。

以上结果判断中所示的 10%、20% 是指相对于标示量的百分率(%)。

(2) 释放度测定方法　仪器装置同溶出度测定法。《中国药典》收载三种测定方法:第一法用于缓释和控释制剂的测定,第二法用于肠溶制剂的测定,第三法用于透皮贴剂的测定。

第一法:用于缓释和控释制剂的测定。照溶出度测定项下进行,但至少采用三个时间取样,在规定取样时间点,吸取溶液适量,并及时补充同温度同体积的释放介质。按各品种项下规定方法测定,计算出不同取样时间点每片(粒、袋)的释放量和 6 片(粒、袋)的平均释放量。取样的三个时间点中,第一点一般在开始 0.5~2h 内,用于考察药物是否有突释。第二点为中间的取样时间点,用于考察药物的释放特性。最后的取样时间点用于考察制剂释药是否完全,最后一个时间点的累积释放率一般为 75% 以上。

结果判定:符合下述条件之一者,可判为符合规定。

● 6 片(粒、袋)中,每片(粒、袋)在每个时间点测得的释放量按标示量计算,均未超出规定范围。

● 6 片(粒、袋)中,在每个时间点测得的释放量,如有 1~2 片(粒、袋)超出规定范围,但未超出规定范围的 10%,且在每个时间点测得的平均释放量未超出规定范围。

● 6 片(粒、袋)中,在每个时间点测得的释放量,如有 1~2 片(粒、袋)超出规定范围,其中仅有 1 片(粒、袋)超出规定范围的 10%,但未超出规定范围的 20%,且其平均释放量未超出规定范围,应另取 6 片(粒、袋)复试;初、复试的 12 片(粒、袋)中,在每个时间点测得的释放量,如有 1~3 片(粒、袋)超出规定范围,其中仅有 1 片(粒、袋)超出规定范围的 10%,但未超出规定范围的 20%,且其平均释放量未超出规定范围。

第二法:用于肠溶制剂的测定。又分为 1 法和 2 法。两法操作上基本一致,均考察制剂在酸(0.1mol/mL盐酸溶液)和缓冲液(pH6.8 的磷酸盐缓冲液)中的释放量,只是酸性介质的体积和缓冲液配制方法上略有区别。要求在规定的时间内,酸中的释放量应不大于标示量的 10%;缓冲液中的释放量按标示量计算应不低于规定限度 Q 值(一般 Q 为标示量的 70%)。

第三法:用于透皮贴剂的测定。测定时参照"溶出度测定法"中的"浆法",但另用网碟将贴剂固定于两层碟片之间,释放面向上,再将网碟置于烧杯下部,使贴剂与浆底旋转平面平行,两者相距(25±2)mm,开始搅拌,定时取样,取样后补充等体积的空白释放介质。取样方法与结果判定同第一法。

5. 片剂中附加剂对含量测定的干扰及其排除

片剂在制备过程中一般需要加入一些附加剂,如稀释剂、润滑剂、崩解剂等。常用的辅料有淀粉、糊精、乳糖、硬脂酸镁、滑石粉等。这些附加剂的存在有时会影响药物的含量测定,需予以排除。

(1) 糖类　淀粉、糊精、蔗糖、乳糖等是片剂中常用的稀释剂。其中乳糖本身具有还原性,淀粉、糊精、蔗糖水解后均可产生具有还原性的葡萄糖。因此糖类辅料可干扰氧化还原滴定法,特别是使用强氧化剂时干扰更容易发生。在选择含糖类附加剂片剂的含量测定方法时,应避免使用氧化性强的滴定剂。如硫酸亚铁采用高锰酸钾法,而硫酸亚铁片、硫酸亚铁缓释片均采用铈量法测定,因为硫酸铈的氧化能力较高锰酸钾弱,同时其对还原糖等有机物没有作用。也可采用过滤法去除糖类辅料的干扰,如维生素 C 原料采用碘量法,而片剂需先过滤,除去赋形剂后再用碘量法测定。可采用阴性对照试验考察附加剂对测定是否有干扰,若阴性对照消耗滴定剂,表明有干扰,应换用其他测定方法。

(2) 硬脂酸镁类　硬脂酸镁是片剂常用的润滑剂,是以硬脂酸镁和棕榈酸镁为主要成分的混合物,其干扰 EDTA 滴定和非水高氯酸滴定。在 pH10 左右,Mg^{2+} 可以与 EDTA 形成稳定的配位化合物而干扰滴定;在冰醋酸溶液中,硬脂酸镁可消耗高氯酸。为排除干扰,一般采取加掩蔽剂,如酒石酸、草酸等与镁离子络合而消除干扰,或用有机溶剂提取主药等方法。例如硫酸奎宁采用直接非水滴定法,而其片剂则采用碱化后用 $CHCl_3$ 提取,再用 $HClO_4$ 滴定。也可改用其他方法测定含量,如盐酸氯丙嗪采用非水溶液滴定法测定含量,而其片剂则采用紫外分光光度法测定含量。此外,片剂中添加的还有苯甲酸盐、羧甲基纤维素钠、聚乙烯吡咯烷酮等也可消耗高氯酸,使测定结果偏高,应予注意。

(3) 滑石粉等　滑石粉等在水和有机相中均不溶解,使溶液浑浊。当采用紫外—可见分光光度法、旋光法及比色法测定主药含量时会产生干扰。一般采用过滤法或提取分离法排除干扰。

4.2.2　胶囊剂分析

胶囊剂(capsules)是指药物或加有辅料充填于空心胶囊或密封于软质囊材中的固体制剂。分为硬胶囊、软胶囊(胶丸)、缓释胶囊、控释胶囊和肠溶胶囊。胶囊剂与片剂有很多相似的地方,如制剂通则要求检查的项目、辅料成分等。

1. 装量差异

装量差异(weight variation)是指检查各粒胶囊装量的一致性。在生产过程中,由于空胶囊容积、粉末的流动性以及工艺、设备等原因,可能引起胶囊内容物的装量差异。其检查方法如下:

取供试品 20 粒,分别精密称定重量后,倾出内容物(不得损失囊壳),硬胶囊用小刷或其他适宜用具拭净,软胶囊用乙醚等易挥发性溶剂洗净,置通风处使溶剂自然挥尽,再分别精密称定囊壳重量,求出每粒内容物的装量与平均装量。每粒的装量与平均装量相比较,超出装量差异限度(表 4-3)的不得多于 2 粒,并不得有 1 粒超出限度 1 倍。

表 4-3　胶囊剂的装量差异限度

平均装量	装量差异限度
<0.30g	±10%
≥0.30g	±7.5%

2. 其他项目

崩解时限、溶出度或释放度、含量均匀度等检查和要求与片剂相似。凡规定检查含量均匀度的胶囊剂,一般不再进行装量差异的检查。

3. 含量测定

一般取胶囊 20 粒,按装量差异项下方法求出平均装量。将内容物混匀,必要时研细,精密称取适量,依法测定含量,测定结果以相当于标示量的百分含量表示。胶囊剂中的辅料与片剂的辅料相似,辅料产生的干扰及排除方法也与片剂相似。

4.2.3 颗粒剂分析

颗粒剂(granules)是指药物与适宜的辅料制成具有一定粒度的干燥颗粒状制剂。分为可溶性颗粒、混悬颗粒、泡腾颗粒、肠溶颗粒、缓释颗粒和控释颗粒等。颗粒剂的常规检查包括:粒度、干燥失重、溶化性、装量差异或装量;部分颗粒剂需检查含量均匀度、溶出度或有关物质。颗粒剂中的辅料与片剂的辅料相似,辅料产生的干扰及排除方法也与片剂相似。

1. 粒度(granularity)

照粒度和粒度分布测定法(双筛分法)检查:取单剂量包装的颗粒剂 5 袋(瓶)或多剂量包装的颗粒剂 1 袋(瓶)的内容物,称定重量,置于该剂型或品种项下规定的上层(孔径大的)药筛中(下层的筛下配有密合的接收容器),保持水平状态过筛,左右往返,边筛动边拍打 3min。取不能通过大孔径筛和能通过小孔径筛的颗粒与粉末,称定重量,计算其所占比例(%)。

2. 溶化性(dissolubility)

可溶颗粒剂:取供试品 10g,加热水 200mL,搅拌 5min,应全部溶化或轻微浑浊,但不得有异物。

泡腾颗粒剂:取单剂量包装 3 袋,分别置盛有 200mL 水(15~25℃)的烧杯中,应迅速产生气体,并呈泡腾状,5min 内颗粒应完全分散或溶解在水中。

混悬颗粒或规定检查溶出度或释放度的颗粒剂,可不进行溶化性检查。

3. 装量差异

单剂量包装的颗粒剂应作装量差异检查,方法如下:

取供试品 10 袋(瓶),除去包装,分别精密称定每袋(瓶)内容物的重量,求出每袋(瓶)内容物的装量与平均装量,每袋(瓶)装量与平均装量相比较;凡无含量测定的颗粒剂,每袋(瓶)装量应与标示装量比较。超出装量差异限度(表 4-4)的颗粒剂不得多于 2 袋(瓶),并不得有 1 袋(瓶)超出装量差异限度 1 倍。凡规定检查含量均匀度的颗粒剂,一般不再进行装量差异检查。

表 4-4 颗粒剂的装量差异限度

平均装量或标示装量	装量差异限度
≤1.0g	±10%
1.0g 以上~1.5g	±8%
1.5g 以上~6.0g	±7%
>6.0g	±5%

4.2.4 软膏、乳膏、糊剂分析

软膏剂(ointment)是指药物与油脂性或水溶液基质混合制成的均匀的半固体外用制剂。乳膏剂(creams)是指药物溶解或分散于乳状液型基质中形成的均匀的半固体外用制剂。糊剂(pastes)是指大量的固体粉末(一般 25% 以上)均匀分散在适宜基质中组成的半固体外用制剂。

1. 常规检查

三者的常规检查项目有：粒度、装量、无菌和微生物限度检查。

（1）粒度　药物颗粒过大，不仅影响释药特性，而且对皮肤产生刺激，故混悬型软膏剂需检查粒度。方法：取供试品适量，置载玻片上，涂成薄层，薄层面积相当于盖玻片面积，共涂 3 片，照粒度和粒度分布测定法（显微镜法）检查，均不得检出 >180μm 的粒子。

（2）无菌　用于烧伤或严重创伤的软膏剂与乳膏剂，照无菌检查法检查，应符合规定。

2. 基质干扰的排除

软膏剂、乳膏剂和糊剂中含有大量基质，这些基质的存在，往往干扰药物的含量测定，可采取下列方法处理后再进行测定。

（1）液化基质后测定　如硼酸软膏：加甘露醇与新沸过的冷水，水浴上加热，搅拌使硼酸溶解，放冷至室温，用酸碱滴定法测定。

（2）溶解基质后测定　加入有机溶剂使基质溶解后直接测定。如氧化锌软膏：加三氯甲烷，微温，使凡士林融化并溶解，再加 0.5mol/L 硫酸溶液，搅拌使氧化锌溶解，用配位滴定法测定。

（3）滤除基质后测定　取一定量软膏，加入适量溶剂，加热溶解药物并使基质液化，放冷，待基质重新凝固，迅速滤过，取滤液测定药物的含量。如醋酸氟轻松乳膏：以甲醇做溶剂，加热溶解药物，冰浴中冷却后迅速滤过，滤液用 HPLC 法测定。

（4）提取分离后测定　先用有机溶剂将基质溶解，再用适宜溶液提取药物后进行测定。如盐酸金霉素软膏：加石油醚，使基质溶解，用盐酸溶液提取药物，采用 HPLC 法测定。

4.2.5　应用示例——马来酸氯苯那敏片分析

1. 分析方法

【鉴别】

（1）取本品的细粉适量（约相当于马来酸氯苯那敏 8mg），加水 4mL，搅拌，滤过，滤液蒸干，照马来酸氯苯那敏项下的鉴别（1）项试验（与枸橼酸醋酐试液反应），显相同的反应。

（2）取本品的细粉适量（约相当于马来酸氯苯那敏 20mg），加稀硫酸 2mL，搅拌，滤过，滤液滴加高锰酸钾试液，红色即消失。

（3）在含量测定项下记录的色谱图中，供试品溶液两主峰的保留时间应与对照品溶液相应两主峰的保留时间一致。

【检查】

含量均匀度　取本品 1 片，置 25mL（1mg 规格）或 50mL（4mg 规格）量瓶中，加流动相约 20mL，振摇崩散使马来酸氯苯那敏溶解，用流动相稀释至刻度，摇匀，滤过，取续滤液 20μL（1mg 规格）或 10μL（4mg 规格），照含量测定项下的方法测定含量，应符合规定。

溶出度　取本品，照溶出度测定法，以稀盐酸 2.5mL 加水至 250mL 为溶剂，转速为 50r/min，依法操作，经 45min 时，取溶液 10mL 滤过，取续滤液，照紫外-可见分光光度法，在 264nm 波长处测定吸光度，按 $C_{16}H_{19}ClN_2 \cdot C_4H_4O_4$ 的吸收系数（$E_{1cm}^{1\%}$）为 217 计算每片的溶出量。限度为标示量的 75%，应符合规定。

其他　应符合片剂项下有关的各项规定。

【含量测定】　照高效液相色谱法测定。

色谱条件与系统适用性试验 以十八烷基硅烷键合硅胶为填充剂;以磷酸盐缓冲液(取磷酸二氢铵 11.5g,加水适量使溶解,加磷酸 1mL,用水稀释至 1000mL)-乙腈(80:20)为流动相;柱温为 30℃;检测波长为 262nm。出峰顺序依次为马来酸与氯苯那敏,理论板数按氯苯那敏峰计算不低于 4000,氯苯那敏峰与相邻杂质峰的分离度应符合要求。

测定法 取本品 20 片,精密称定,研细,精密称取适量(约相当于马来酸氯苯那敏 4mg),置 50mL 量瓶中,加流动相适量,振摇使马来酸氯苯那敏溶解,用流动相稀释至刻度,摇匀,滤过,精密量取续滤液 10μL 注入液相色谱仪,记录色谱图;另取马来酸氯苯那敏对照品 16mg,精密称定,置 200mL 量瓶中,加流动相溶解并稀释至刻度,摇匀,同法测定。按外标法以氯苯那敏峰面积计算,即得。

2. 讨论

本品鉴别(1)(2)法采用过滤除去辅料的干扰,然后按原料药方法鉴别;由于辅料的影响,片剂不能采用原料药的红外光谱鉴别法,而是改为色谱法鉴别。马来酸氯苯那敏片剂的规格为 1mg、4mg,属于小剂量固体制剂,因此需进行含量均匀度测定,同时考察其溶出度。片剂的含量测定需按规定取一定数量(如 10 片、20 片)的片剂,精密称定重量,计算平均片重,研细,然后按规定精密称取相当于主药一定量的片粉,依法测定。应称取的片粉量可以根据平均片重和片剂规格按下式进行计算:

$$\frac{应取片粉量}{相当于主药的规定量} = \frac{平均片重}{规格}$$

如本例中取"约相当于马来酸氯苯那敏 4mg"的片粉,若规格为 1mg,应称取 4 片重量的片粉。在实际操作中,称取的片粉量应在计算值±10%范围内。

4.3 注射剂与液体制剂的分析

4.3.1 注射剂分析

注射剂(injections)是指药物与适宜的溶剂或分散介质制成的供注入人体内的溶液、乳状液或混悬液及供临用前配制或稀释成溶液或混悬液的粉末或浓溶液的无菌制剂。注射剂可分为注射液、注射用无菌粉末与注射用浓溶液。

1. 注射剂的常规检查

注射剂的常规检查内容有:装量、装量差异、渗透压摩尔浓度、可见异物、不溶性微粒、无菌、细菌内毒素或热原。其中注射液及注射用浓溶液需检查装量;注射用无菌粉末需检查装量差异;溶液型静脉用注射液、注射用无菌粉末及注射用浓溶液需检查不溶性微粒;静脉用注射液需检查细菌内毒素或热原;静脉输液及椎管注射用注射液需检查渗透压摩尔浓度;各种注射剂均要检查可见异物和无菌。

(1) 装量 装量(volume in container)检查的目的是保证单剂量注射液及注射用浓溶液的注射用量不少于标示量。其检查方法如下:根据规定抽取一定数量的注射剂(标示装量≤2mL 者取 5 支;2mL 以上至 50mL 者取 3 支),开启,将内容物分别用相应体积的干燥注射器及注射针头抽尽,然后注入经标化的量入式量筒内(量筒的大小应使待测体积至少占其额定体积的 40%),在室温下检视。测定油溶液或混悬液的装量时,应先加温摇匀,再用干燥注射器及注射针头抽尽后,同前法操作,放冷,检视,每支的装量均不得少于其标示量。

标示量在 50mL 以上的注射剂及注射用浓溶液,照最低装量检查法(容量法)检查,应符合规定(3 个容器的平均装量不少于标示装量,每个容器装量不少于标示装量的 97%,如有 1 个容器装量不符合规定,则另取 3 个复试,应全部符合规定)。平均装量与每个容器装量(按标示装量计算的百分率),取三位有效数字进行结果判断。

(2)装量差异　装量差异是控制注射用无菌粉末各瓶间装量的一致性。方法如下:取供试品 5 瓶(支),除去标签、铝盖,容器外壁用乙醇擦净,干燥,开启时应避免玻璃屑等异物落入容器中,然后分别迅速精密称定,倾出内容物,容器用水或乙醇洗净,在适宜条件下干燥后,再分别精密称定每一容器的重量,求出每瓶(支)的装量与平均装量。每瓶(支)装量与平均装

表 4-5　注射用无菌粉末的装量差异限度	
平均装量	装量差异限度
≤0.05g	±15%
0.05g 以上~0.15g	±10%
0.15g 以上~0.50g	±7%
>0.50g	±5%

量相比较,应符合表 4-5 中的规定,如有 1 瓶(支)不符合规定,应另取 10 瓶(支)复试,应符合规定。

部分注射用无菌粉末需做含量均匀度检查,凡规定检查含量均匀度的注射用无菌粉末,一般不再检查装量差异。

(3)渗透压摩尔浓度　生物膜一般具有半透膜的性质,溶剂通过半透膜由低浓度溶液向高浓度溶液扩散的现象称为渗透,阻止渗透所需施加的压力,即为渗透压。在涉及溶质的扩散或通过生物膜的液体转运等各种生物过程中,渗透压都起着极其重要的作用。溶液的渗透压依赖于溶液中溶质粒子的数量,是溶液的依数性之一,通常以渗透压摩尔浓度(osmolality)来表示,它反映的是溶液中各种溶质对溶液渗透压贡献的总和。在注射剂、眼用液体制剂制备时必须关注其渗透压,对于处方中添加渗透压调节剂的制剂,均应控制其渗透压摩尔浓度。渗透压摩尔浓度的单位以每千克溶剂中溶质的毫渗透压摩尔来表示:

$$毫渗透压摩尔浓度(mOsmol/kg) = \frac{每千克溶剂中溶解溶质的克数}{分子量} \times n \times 1000$$

式中:n 为一个溶质分子溶解或解离时形成的粒子数。在理想溶液中,葡萄糖 $n=1$,氯化钠 $n=2$。0.9% 氯化钠溶液或 5% 葡萄糖溶液的渗透压摩尔浓度与人体血液相当(285～310mOsmol/kg)。渗透压摩尔浓度的测定,通常采用测量溶液的冰点下降来间接测定其渗透压摩尔浓度。

(4)可见异物　可见异物(visible foreign particulates)是指存在于注射剂、眼用液体制剂中,在规定条件下目视可以观测到的不溶性物质,其粒径或长度通常 >50μm。注射剂中若有可见异物,可能引起静脉炎、过敏反应,较大的微粒甚至可能堵塞毛细血管。故注射剂产品在出厂前应采用适宜的方法逐一检查,并同时剔除不合格产品。临用前,也应在自然光下目视检查(避免阳光直射),如有可见异物,不得使用。

可见异物检查法有灯检法和光散射法。一般常用灯检法,灯检法不适用的品种,如用深色透明容器包装或液体色泽较深的品种,选用光散射法检测。当制备注射用无菌粉末和无菌原料药供试品溶液时,或供试品溶液的容器不适于检测(如不透明、不规则形状容器等),需转移至适宜容器中时,均应在 100 级的洁净环境(如层流净化台)中进行。

1) 灯检法：应在暗室中进行。取供试品 20 支(瓶)，除去容器标签，擦净容器外壁，置供试品于灯检仪的遮光板边缘处，在明视距离(指供试品至人眼的清晰观测距离，通常为 25cm)，分别于黑色和白色背景下，手持供试品容器颈部轻轻旋转和翻转容器，使药液中可能存在的可见异物悬浮(但应避免产生气泡)，用眼睛检视，重复 3 次，总时限为 20s。对于用无色透明容器包装的无色供试品溶液，检查时光照度应为 1000～1500lx；用透明塑料容器或棕色透明容器包装的供试品溶液或有色供试品溶液，光照度应为 2000～3000lx；混悬型供试品或乳状液，光照度约为 4000lx。

结果判定：各类注射剂、眼用液体制剂在静置一定时间后轻轻旋转时均不得检出烟雾状微粒柱，且不得检出金属屑、玻璃屑、长度或最大粒径超过 2mm 的纤维和块状物等明显可见异物。微细可见异物(如点状物，2mm 以下的短纤维和块状物等)如有检出，应分别符合药典对不同注射剂的相应规定。例如，溶液型静脉用注射液、注射用浓溶液，20 支(瓶)检查的供试品中，均不得检出明显可见异物；若检出微细可见异物的供试品仅有 1 支(瓶)，应另取 20 支(瓶)同法复试，均不得检出。

2) 光散射法：当一束单色激光照射溶液时，溶液中存在的不溶性物质使入射光发生散射，散射的能量与不溶性物质的大小有关。本方法通过测量溶液中不溶性物质引起的光散射能量，与规定的阈值比较，以检查可见异物。

检查法：取供试品 20 支(瓶)，除去不透明标签，擦净容器外壁，置仪器装置上，根据仪器的使用说明书选择适宜的测定参数，启动仪器，将供试品检测 3 次，记录检测结果。凡仪器判定有 1 次不合格者，须用灯检法作进一步确认。用深色透明容器包装或液体色泽较深的品种、灯检法检查困难的品种，不用灯检法确认。

结果判定：同灯检法。

(5) 无菌　无菌检查(sterility test)应在环境洁净度 10000 级下的局部洁净度 100 级的单向流空气区域内或隔离系统中进行，其全过程必须严格遵守无菌操作，防止微生物污染。检查方法有薄膜过滤法和直接接种法两种方式。

(6) 热原和细菌内毒素　热原(pyrogen)是指由微生物产生的能引起人体体温异常升高的致热物质，主要来源于细菌内毒素。大多数细菌都能产生热原，其中革兰阴性菌是致热能力最强的。细菌内毒素(endotoxin)是革兰阴性菌细胞壁的结构成分，为菌体破解后释放出来的毒性脂多糖，各种细菌的内毒素成分基本相同，致病作用也相似。热原和细菌内毒素均是用来控制药物中引起体温升高的杂质，检查时选择其中一种方法即可。《中国药典》采用鲎试剂法检查细菌内毒素，采用家兔法检查热原的限度。

1) 细菌内毒素检查：利用鲎试剂与细菌内毒素的凝聚反应进行检测，用内毒素单位(EU)表示其量。检查方法分为凝胶法和光度测定法，凝胶法又分为限量试验法和半定量试验法；光度测定法又分为浊度法和显色基质法。当凝胶法和光度测定法的测定结果有矛盾时，一般以凝胶法结果为准。凝胶法的检查方法如下：取装有 0.1mL 鲎试剂的试管 8 支，其中 2 支加入 0.1mL 供试品溶液(A)，2 支加入供试品阳性对照溶液(供试品溶液加内毒素溶液)(B)，2 支加入 0.1mL 内毒素溶液作为阳性对照(C)，2 支加入 0.1mL 细菌内毒素检查用水作为阴性对照(D)。依法操作，观察结果。若管内形成凝胶，且凝胶不变形，不从管壁滑脱者为阳性(＋)，未形成凝胶或形成的凝胶不坚实、变形，并从管壁滑脱者为阴性(－)。上述试管中若 D 平行管均为(－)，B、C 平行管均为(＋)，表明试验有效，否则无效。若 A 平行管均为(－)，判供试品符合规定;若 A 平行管均为(＋),判供试品不符合规定;若 A 平行管中一管为(一),一管为(＋),需进行复试。复试时,溶液 A 需做 4 支平行管。若复试的平行管均为阴性,判供试品符合规定,否则为不符合规定。

2) 热原检查:将一定剂量的供试品静脉注入家兔体内,在规定时间内观察家兔体温升高情况,以判断供试品中热原的限度是否符合要求。取适用的家兔 3 只,测定其正常体温后 15min 以内,自耳静脉缓缓注入规定剂量并温热至约 38℃的供试品溶液,然后每隔 30min 测量其体温 1 次,共测 6 次,以 6 次体温中最高的一次减去正常体温,即为该兔体温的升高温度(℃)。如 3 只家兔中有 1 只体温升高 0.6℃或高于 0.6℃,或 3 只家兔体温升高的总和达 1.3℃或高于 1.3℃,应另取 5 只家兔复试,检查方法同上。当家兔升温为负值时,均以 0℃计。

结果判定:在初试的 3 只家兔中,体温升高均低于 0.6℃,并且 3 只家兔体温升高总和低于 1.3℃;或在复试的 5 只家兔中,体温升高 0.6℃或高于 0.6℃的家兔不超过 1 只,并且初试、复试合并 8 只家兔的体温升高总和为 3.5℃或低于 3.5℃,均判定供试品的热原检查符合规定,否则为不合格。

(7) 不溶性微粒　不溶性微粒(subvisible particulates)检查是指在可见异物检查符合规定后,用以检查静脉用注射剂(溶液型注射液、注射用无菌粉末、注射用浓溶液)及供静脉注射用无菌原料药中不溶性微粒的大小和数量。测定方法有光阻法和显微计数法。一般先采用光阻法,当光阻法测定结果不符合规定或供试品不适于用光阻法测定时,应采用显微计数法测定,并以显微计数法的测定结果作为判定依据。光阻法不适用于黏度过高和易析出结晶的制剂,也不适用于进入传感器时易产生气泡的注射剂。对于黏度过高、采用两种方法都无法直接测定的注射液,可用适宜的溶剂经适当稀释后测定。

1) 光阻法:当液体中的微粒通过一窄小的检测区时,与液体流向垂直的入射光,由于被微粒阻挡而减弱,因此由传感器输出的信号降低,这种信号变化与微粒的截面积大小相关。据此可以检测出微粒的大小和数量。检查时,取供试品,用水将容器外壁洗净,小心翻转 20 次,使溶液混合均匀,立即小心开启容器,先倒出部分供试品溶液冲洗开启口及取样杯,再将供试品溶液倒入取样杯中,静置 2min 或适当时间脱气,置于取样器上。开启搅拌,使溶液混匀(避免气泡产生),依法测定至少 3 次,每次取样应不少于 5mL,记录数据;另取至少 2 个供试品,同法测定。每个供试品第一次数据不计,取后续测定结果的平均值计算。

结果判定:标示装量为 100mL 或 100mL 以上的静脉用注射液,每 1mL 中含 $10\mu m$ 及 $10\mu m$ 以上的微粒不得超过 25 粒,含 $25\mu m$ 及 $25\mu m$ 以上的微粒不得超过 3 粒;标示装量为 100mL 以下的静脉用注射液、静脉注射用无菌粉末、注射用浓溶液及供注射用无菌原料药,每个供试品容器中含 $10\mu m$ 及 $10\mu m$ 以上的微粒不得超过 6000 粒,含 $25\mu m$ 及 $25\mu m$ 以上的微粒不得超过 600 粒。

2) 显微计数法:取供试品,用水将容器外壁洗净,在层流净化台上小心翻转 20 次,使溶液混合均匀,立即小心开启容器,用适宜的方法抽取或量取供试品溶液 25mL,沿滤器内壁缓缓注入经预处理的滤器中。静置 1min,缓缓抽滤至滤膜近干,再用微粒检查用水 25mL,沿滤器内壁缓缓注入,洗涤并抽滤至滤膜近干,然后用平头镊子将滤膜移置平皿上,微启盖子使滤膜适当干燥后,将平皿闭合,置显微镜载物台上,调好入射光,放大 100 倍,进行显微测量,移动坐标轴,分别测定有效过滤面积上最长粒径 $>10\mu m$ 和 $25\mu m$ 的微粒数。另取至少 2 个供试品,同法测定,计算测定结果的平均值。

结果判定：标示装量为 100mL 或 100mL 以上的静脉用注射液，每 1mL 中含 $10\mu m$ 及 $10\mu m$ 以上的微粒不得超过 12 粒，含 $25\mu m$ 及 $25\mu m$ 以上的微粒不得超过 2 粒；标示装量为 100mL 以下的静脉用注射液、静脉注射用无菌粉末、注射用浓溶液及供注射用无菌原料药，每个供试品容器中含 $10\mu m$ 及 $10\mu m$ 以上的微粒不得超过 3000 粒，含 $25\mu m$ 及 $25\mu m$ 以上的微粒不得超过 300 粒。

2. 注射剂中附加剂对含量测定的干扰及其排除

注射剂中常用附加剂有抗氧剂、pH 调节剂、等渗调节剂、增溶剂、抑菌剂等。其中抗氧剂是还原性药物注射剂常需添加的附加剂，如亚硫酸钠、亚硫酸氢钠、焦亚硫酸钠、维生素 C 等是常用的抗氧剂，这些物质均具有较强的还原性，当用氧化还原滴定法测定药物含量时便会产生干扰，使测定结果偏高，故需采用适当措施消除干扰。此外注射用油，如麻油、茶油或核桃油等使溶液浑浊，干扰测定。

（1）含硫抗氧剂　这类抗氧剂主要指亚硫酸钠、亚硫酸氢钠、焦亚硫酸钠等。采用的排除干扰的方法有：① 加入丙酮或甲醛使生成加成物而消除干扰；② 加强酸分解，使产生二氧化硫气体，经加热逸出而消除干扰；③ 加弱氧化剂，如过氧化氢、硝酸等，使氧化成硫酸盐而消除干扰；④ 提取分离，利用药物与抗氧剂的溶解性能不同，采用提取分离后再测定或直接用色谱法测定。

例如，碘量法测定维生素 C 注射液的含量。由于维生素 C 注射液中添加有亚硫酸氢钠作为抗氧剂，也会消耗碘滴定液，使测定结果偏高。故在滴定前，先加入一定量丙酮做掩蔽剂，使与亚硫酸氢钠形成加成物而消除干扰。

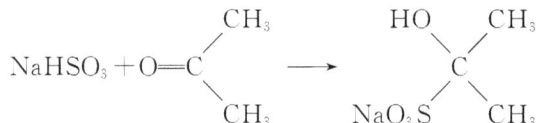

$$NaHSO_3 + O{=}C\!\!<\!\!\begin{array}{c}CH_3\\CH_3\end{array} \longrightarrow \begin{array}{c}HO\\NaO_3S\end{array}\!\!>\!\!C\!\!<\!\!\begin{array}{c}CH_3\\CH_3\end{array}$$

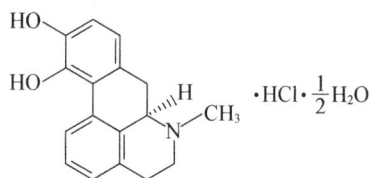

盐酸阿扑吗啡（apomorphine hydrochloride）注射液中添加有焦亚硫酸钠作抗氧剂，采用提取后酸碱滴定法测定含量。方法如下：

精密量取本品适量（约相当于盐酸阿扑吗啡 50mg），置分液漏斗中，用新沸过的冷水稀释使成 25mL，加碳酸氢钠 0.5g，振摇溶解后，用无过氧化物的乙醚振摇提取 5 次，第一次 25mL，以后每次各 15mL，合并乙醚液，用水洗涤 3 次，每次 5mL，合并洗液，用无过氧化物的乙醚 5mL 振摇提取，合并前后两次得到的乙醚液，精密加盐酸滴定液（0.02mol/L）20mL，振摇提取，静置俟分层，分取酸层，乙醚层用水振摇洗涤 2 次，每次 5mL，洗液并入酸液中，加甲基红指示液 1～2 滴，用氢氧化钠滴定液（0.02mol/L）进行滴定。每 1mL 盐酸滴定液（0.02mol/L）相当于 6.256mg 的 $C_{17}H_{17}NO_2 \cdot HCl \cdot 1/2H_2O$。

盐酸阿扑吗啡
(apomorphine hydrochloride)

上述方法中碳酸氢钠为碱化试剂，使阿扑吗啡成游离碱，被有机溶剂乙醚提取，与注射液中水溶性成分分离，然后加入定量过量的盐酸滴定液与阿扑吗啡作用，使成为盐酸阿扑吗啡而溶于水相，与乙醚层分离后，水相中剩余的盐酸滴定液用氢氧化钠滴定液回滴定。

（2）具有紫外吸收的抗氧剂　一些注射液中添加维生素 C 等作为抗氧剂，当采用紫外法测定含量时，由于维生素 C 也有紫外吸收，易造成干扰。此时可根据主药和抗氧剂的紫外吸收光谱的差异,选择抗氧剂无吸收的波长测定主药的含量。如盐酸异丙嗪的紫外吸收光谱有两个吸收峰,分别在 249nm 和 299nm,紫外法测定含量时一般选择具有强吸收的 249nm 处 ($E_{1cm}^{1\%}=910$)进行测定,而其注射液中由于添加了维生素 C,因维生素 C 在 243nm 波长处有最大吸收,干扰盐酸异丙嗪在 249nm 处的测定。《中国药典》(2005 年版)采用在 299nm 波长处测定盐酸异丙嗪注射液的吸光度,按吸收系数($E_{1cm}^{1\%}$)为 108 计算其含量。虽然方法的灵敏度降低了,但消除了维生素 C 的干扰,后者在 299nm 波长处无吸收,不干扰测定。2010 年版《中国药典》则改用 HPLC 法测定盐酸异丙嗪注射剂的含量。

(3) 注射用植物油　许多脂溶性药物(如甾体激素类药物)的注射剂常需配成油溶液。由于注射用油的溶解度等问题,对色谱法、光谱法测定药物含量将产生干扰,并损害色谱柱。一般采取稀释法、萃取法或柱色谱分离法排除干扰。如《中国药典》收载的丙酸睾酮注射液、黄体酮注射液、苯丙酸诺龙注射液、十一酸睾酮注射液等的含量测定,均采用有机溶剂萃取法消除干扰:用内容量移液管精密量取注射液适量,用乙醚溶解药物和注射用油,并稀释至一定体积,然后取适量,在温水浴上挥干乙醚。利用药物易溶于甲醇而注射用油难溶于甲醇的差别,用甲醇提取药物 4 次,使与溶剂油分离。合并甲醇液,并稀释至一定体积后用 HPLC 法测定。又如己酸羟孕酮注射液的含量测定,采用有机溶剂稀释法消除干扰:用内容量移液管精密吸取注射液适量,加甲醇定量稀释制成一定浓度的溶液后,用 HPLC 法测定。

4.3.2　液体制剂的分析

液体制剂(liquid pharmaceutical preparations)是指药物分散在适宜的介质中制成的供内服或外用的液态制剂。根据药物分散情况,液体制剂可分为均相液体制剂和非均相液体制剂两大类;根据分散体系中微粒大小与特征分为溶液剂(均相)、溶胶剂、乳剂和混悬剂(后三者为非均相);根据给药途径和应用方式不同可分为内服液体制剂和外用液体制剂。

内服液体制剂包括酊剂、糖浆剂、口服溶液剂、口服乳剂、口服混悬剂等。酊剂和糖浆剂需检查"装量和微生物限度",酊剂还需检查"甲醇量";口服溶液剂、口服混悬剂和口服乳剂需检查"重量差异、装量、干燥失重、沉降体积比和微生物限度"。

外用液体制剂包括眼、耳、鼻用液体制剂、灌肠剂、冲洗剂、洗剂等。眼用制剂需检查"可见异物、粒度、沉降体积比、金属性异物、重量差异、装量、渗透压摩尔浓度和无菌";耳、鼻用制剂需检查"重量差异、装量、无菌、沉降体积比和微生物限度";灌肠剂、冲洗剂、洗剂需检查"装量、无菌、微生物限度、细菌内毒素或热原"。

以上"干燥失重"用于干混悬剂的检查;"沉降体积比"用于各种混悬剂的检查。沉降体积比(sedimentation rate)是指沉降物的体积与沉降前混悬剂的体积比。其检查方法如下:用具塞量筒量取供试品 50mL,密塞,用力振摇 1min,记下混悬物的开始高度 H_0,静置 3h,记下混悬物的最终高度 H,按下式计算:沉降体积比＝H/H_0。

混悬剂的沉降体积比一般应不低于 0.90;干混悬剂按各品种项下规定的比例加水振摇,应均匀分散,并照上法检查沉降体积比,应符合规定。

4.3.3　应用示例——葡萄糖注射液的分析

1. 方法

【鉴别】取本品,缓缓滴入微温的碱性酒石酸铜试液中,即生成氧化亚铜的红色沉淀。

【检查】pH 值　取本品适量,用水稀释制成含葡萄糖为 5％的溶液,每 100mL 加饱和氯化钾溶液 0.3mL,依法检查 pH 值,应为 3.2 ～6.5。

5-羟甲基糠醛　精密量取本品适量(约相当于葡萄糖 1.0g),置 100mL 量瓶中,加水稀释至刻度,摇匀,照紫外-可见分光光度法,在 284nm 波长处测定,吸光度不得大于 0.32。

重金属　取本品适量(约相当于葡萄糖 3g),必要时,蒸发至约 20mL,放冷,加醋酸盐缓冲液(pH3.5)2mL 与水适量使成 25mL,依法检查,按葡萄糖含量计算,含重金属不得过百万分之五。

无菌　取本品,采用薄膜过滤法,以金黄色葡萄球菌为阳性对照菌,依法检查,应符合规定。

细菌内毒素　取本品,依法检查,每 1mL 中含内毒素量应＜0.50EU。

其他　应符合注射剂项下有关的各项规定。

【含量测定】精密量取本品适量(约相当于葡萄糖 10g),置 100mL 量瓶中,加氨试剂 0.2mL(10％或 10％以下规格的本品可直接取样测定),用水稀释至刻度,摇匀,静置 10min,在 25℃时,依法测定旋光度,与 2.0852 相乘,即得供试量中含有 $C_6H_{12}O_6 \cdot H_2O$ 的重量(g)。

2. 讨论

5-羟甲基糠醛(5-hydroxymethyl furfural,5-HMF)是葡萄糖注射液在放置及加热灭菌过程中的分解产物。其损害人体横纹肌和内脏,并产生有色聚合物导致注射液变色。因此,需严格控制葡萄糖注射液制剂中 5-HMF 的限量。本检查是利用 5-羟甲基糠醛在 284nm 波长处有吸收,而葡萄糖无吸收,将样品配制成一定浓度后,在 284nm 波长处测定吸光度,规定吸光度不得大于 0.32 来控制 5-HMF 的量(何伍等研究证明该吸光度下 5-羟甲基糠醛的限度约为 0.02％)。

采用旋光法测定葡萄糖注射液的含量,根据公式 $[\alpha]_D^t = \dfrac{100\alpha}{lc}$,已知葡萄糖的 $[\alpha]_D^t = +52.75°$,$l=1$dm,故 $c = \dfrac{a \times 100}{52.75 \times 1}$,由于葡萄糖含量通常以含 1 分子结晶水计算,旋光法测得的是无水葡萄糖的浓度,需乘上分子量校正值($\dfrac{C_6H_{12}O_6 \cdot H_2O}{C_6H_{12}O_6}$),因此,$c = \dfrac{a \times 100}{52.75 \times 1} \times \dfrac{198.17}{180.16} = a \times 2.0852$。

供试品溶液配制中加氨试液的作用是促使葡萄糖变旋。因为药用葡萄糖为 D-(＋)-吡喃葡萄糖,有 α-型和 β-型两种互变异构体,两种异构体的比旋度相差甚远。药用葡萄糖为两者的混合物,但在水溶液中逐渐形成如下平衡:

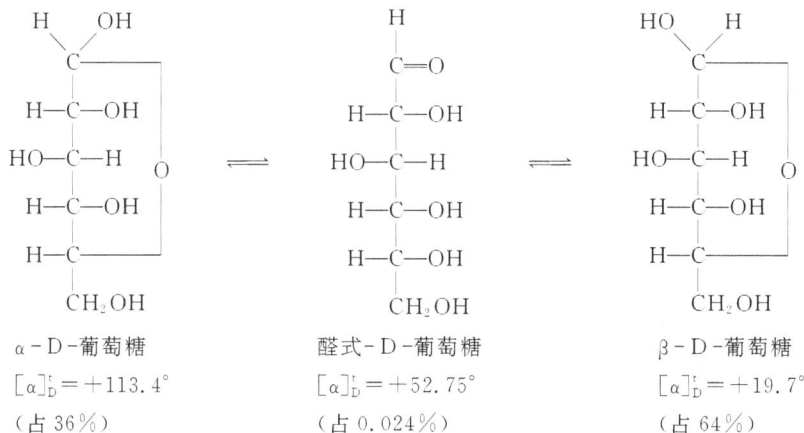

α-D-葡萄糖　　　　　醛式-D-葡萄糖　　　　β-D-葡萄糖
$[\alpha]_D^t = +113.4°$　　　$[\alpha]_D^t = +52.75°$　　　$[\alpha]_D^t = +19.7°$
(占 36％)　　　　　(占 0.024％)　　　　(占 64％)

此时比旋度也趋于恒定,为$+52.5°\sim+53.0°$,这种现象称为变旋(mutarotation)。因此,当测定葡萄糖的旋光度时,首先应使上述反应达到平衡,一般放置至少 6h,若加热、加酸或加弱碱均可加速平衡的到达。

4.4　复方制剂的分析

复方制剂是指含有两种或两种以上药物的制剂。复方制剂的分析不仅要考虑制剂附加剂对测定的影响,同时还要考虑所含有效成分之间的相互影响。复方制剂的分析通常有以下几种情况:① 各有效成分结构和理化性质差异较大,可采取专属的方法,不经分离分别测定各成分的含量,相互间不发生干扰;② 各有效成分之间相互有干扰,需根据它们的理化性质,采取适当的分离处理后,再分别进行测定;③ 采用具有分离分析功能的定量分析方法,如 HPLC法,同时或分别测定各成分的含量。以下介绍一些有代表性的复方制剂的含量测定方法。

4.4.1　选择相对专属的方法,不经分离直接测定

1. 复方氢氧化铝片的含量测定

复方氢氧化铝片的主要成分为氢氧化铝和三硅酸镁。《中国药典》采用 EDTA 滴定法测定两者含量。规定每片含氢氧化铝〔$Al(OH)_3$〕不得少于 0.177g;含三硅酸镁按氧化镁(MgO)计算,不得少于 0.020g。

（1）测定方法

氢氧化铝:取本品 20 片,精密称定,研细,精密称取适量(约相当于 1/4 片),加盐酸 2mL与水 50mL,煮沸,放冷,滤过,残渣用水洗涤;合并滤液与洗液,滴加氨试液至恰析出沉淀,再滴加稀盐酸使沉淀恰溶解,加醋酸-醋酸铵缓冲液(pH6.0)10mL,精密加 EDTA 滴定液(0.05mol/L)25mL,煮沸 10min,放冷,加二甲酚橙指示液 1mL,用锌滴定液(0.05mol/L)滴定至溶液由黄色转变为红色,并将滴定的结果用空白试验校正。每 1mL EDTA 滴定液(0.05mol/L)相当于 3.900mg 的 $Al(OH)_3$。

氧化镁:精密称取上述细粉适量(约相当于 1 片),加盐酸 5mL 与水 50mL,加热煮沸,加甲基红指示液 1 滴,滴加氨试液使溶液由红色变为黄色,再继续煮沸 5min,趁热滤过,滤渣用30mL 2%氯化铵溶液洗涤,合并滤液与洗液,放冷,加氨试液 10mL 与三乙醇胺溶液(1→2)5mL,再加铬黑 T 指示剂少量,用 EDTA 滴定液(0.05mol/L)滴定至溶液显纯蓝色。每 1mLEDTA 滴定液(0.05mol/L)相当于 2.015mg 的 MgO。

（2）讨论　Mg^{2+}-EDTA 与 Al^{3+}-EDTA 配合物的稳定常数有较大差别,通过控制溶液酸度,不经分离分别测定两成分的含量。三硅酸镁为组成不定的含水硅酸镁,以 MgO 计算含量。

Al^{3+} 与 EDTA 的配合反应缓慢,且 Al^{3+} 对指示剂有封闭作用又易水解,故采用返滴定法,加入定量过量的 EDTA 滴定液,煮沸 10min,使反应完全,放冷后,用锌滴定液返滴定过量的 EDTA。在溶液 pH6.0 条件下,Mg^{2+} 不干扰测定。

Mg^{2+} 与 EDTA 的配合反应,采用配位掩蔽法消除 Al^{3+} 的干扰,加入三乙醇胺,在 pH10条件下与 Al^{3+} 形成稳定配合物而消除干扰。

2. 复方氯化钠注射液的含量测定

复方氯化钠注射液主要成分为氯化钠、氯化钾、氯化钙。《中国药典》分别采用银量法、重量法、EDTA 滴定法测定总氯量、氯化钾、氯化钙含量。规定本品含总氯量(Cl)应为 0.52% ～0.58%,含氯化钾(KCl)应为 0.028%～0.032%,含氯化钙(CaCl$_2$ · 2H$_2$O)应为 0.031%～0.035%。

(1)测定方法

总氯量 精密量取本品 10mL,加水 40mL、2%糊精溶液 5mL、2.5%硼砂溶液 2mL 与荧光黄指示液 5～8 滴,用硝酸银滴定液(0.1mol/L)滴定。每 1mL 硝酸银滴定液(0.1mol/L)相当于 3.545mg 的 Cl。

氯化钾 取四苯硼钠滴定液(0.02mol/L)60mL,置烧杯中,加冰醋酸 1mL 与水 25mL,准确加入本品 100mL,置 50～55℃水浴中保温 30min,放冷,再在冰浴中放置 30min,用 105℃ 恒重的 4 号垂熔玻璃坩埚滤过,沉淀用 20mL 澄清的四苯硼钾饱和溶液分 4 次洗涤,再用少量水洗,在 105℃ 干燥至恒重,精密称定,所得沉淀重量与 0.2081 相乘,即得供试量中含有 KCl 的重量。

氯化钙 精密量取本品 100mL,置 200mL 锥形瓶中,加 1mol/L 氢氧化钠溶液 15mL 和羟基萘酚蓝指示液 3mL,用 EDTA 滴定液(0.025mol/L)滴定至溶液由紫红色变为纯蓝色。每 1mL EDTA 滴定液(0.025mol/L)相当于 3.676mg 的 CaCl$_2$ · 2H$_2$O。

(2)讨论 四苯硼钠能与某些金属离子形成低溶解度的白色沉淀,是钾离子等的沉淀剂。0.2081 为换算因素(F):

$$F = \frac{被测物分子量}{沉淀物分子量} = \frac{KCl}{(C_6H_5)_4BK} = \frac{74.55}{358.32} = 0.2081$$

3. 复方炔诺孕酮滴丸的含量测定

复方炔诺孕酮滴丸的主要成分为炔诺孕酮(norgestrel)和炔雌醇(图 4-1),《中国药典》采用乙醇提取主药,使与辅料分离,然后采用比色法分别测定两主成分含量。规定每丸含炔诺孕酮(C$_{21}$H$_{28}$O$_2$)应为 0.270～0.345mg;含炔雌醇(C$_{20}$H$_{24}$O$_2$)应为 27.0～34.5μg。

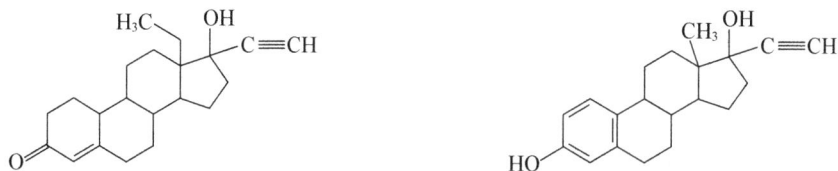

图 4-1 炔诺孕酮(左)和炔雌醇(右)的结构式

测定方法:取本品 10 丸,除去包衣后,置 20mL 量瓶中,加乙醇约 12mL,微温使炔诺孕酮与炔雌醇溶解,放冷,用乙醇稀释至刻度,摇匀,滤过,取续滤液作为供试品溶液。另取炔诺孕酮与炔雌醇对照品适量,精密称定,加乙醇溶解并定量稀释制成每 1mL 中约含炔诺孕酮 0.15mg 与炔雌醇 15μg 的溶液,作为对照品溶液。

炔诺孕酮 精密量取供试品溶液与对照品溶液各 1mL,分置具塞锥形瓶中,各精密加乙醇 3mL 与碱性三硝基苯酚溶液 4mL,密塞,在暗处放置 80min,照紫外-可见分光光度法,在490nm 波长处分别测定吸光度,计算,即得。

炔雌醇　精密量取供试品溶液与对照品溶液各 2mL,分置具塞锥形瓶中,置冰浴中冷却 30s 后,各精密加硫酸-乙醇(4:1)8mL(速度必须一致),边加边振摇,加完后继续冷却 30s,取出,在室温放置 20min,照紫外-可见分光光度法,在 530nm 波长处分别测定吸光度,计算,即得。

4.4.2　经适当分离后分别测定

复方甲苯咪唑片的含量测定:复方甲苯咪唑片的主要成分为甲苯咪唑(mebendazole)和盐酸左旋咪唑(levamisole hydrochloride)(图 4-2)。《中国药典》(2005 年版)采用提取分离后分别测定两主成分含量。

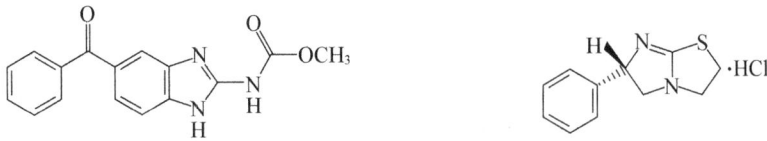

图 4-2　甲苯咪唑(左)和盐酸左旋咪唑(右)的结构式

（1）测定方法

盐酸左旋咪唑　取本品 40 片,精密称定,研细,精密称取适量(约相当于盐酸左旋咪唑 0.4g),置 250mL 具塞锥形瓶中,精密加水 100mL,振摇 25min,使盐酸左旋咪唑溶解,滤过,精密量取续滤液 50mL,置分液漏斗中,加氢氧化钠试液 5mL,摇匀,精密加入三氯甲烷 50mL,振摇提取,静置分层后,分取三氯甲烷液,经干燥滤纸滤过,精密量取续滤液 25mL,加冰醋酸 15mL 与结晶紫指示液 1 滴,用高氯酸滴定液(0.1mol/L)滴定至溶液显蓝色,并将滴定的结果用空白试验校正。每 1mL 高氯酸滴定液(0.1mol/L)相当于 24.08mg 的 $C_{11}H_{12}N_2S \cdot HCl$。

甲苯咪唑　精密称取上述研细的粉末适量(约相当于甲苯咪唑 50mg),置 100mL 量瓶中,加 98% 甲酸 5mL,置水浴上加热 15min 使甲苯咪唑溶解,放冷,加异丙醇稀释至刻度,摇匀,滤过,精密量取续滤液 2mL 于另一 100mL 量瓶中,用异丙醇稀释至刻度,摇匀,照紫外-可见分光光度法,在 312nm 波长处测定吸光度,按 $C_{16}H_{13}N_3O_3$ 的吸收系数($E_{1cm}^{1\%}$)为 495 计算,即得。

（2）讨论　甲苯咪唑和盐酸左旋咪唑均可用非水滴定法测定含量,但两者溶解度有较大差别。甲苯咪唑在水中不溶,在三氯甲烷中极微溶解,在冰醋酸中略溶,在甲酸中易溶;而盐酸左旋咪唑在水中极易溶解。因此,可利用两者的溶解度差异,采取提取分离后分别测定。在盐酸左旋咪唑测定中,取片粉,加水振摇,使盐酸左旋咪唑溶解,过滤,可以除去甲苯咪唑的干扰。然后将滤液碱化,使左旋咪唑游离,用三氯甲烷提取,以高氯酸滴定液滴定。由于盐酸左旋咪唑对甲苯咪唑的非水滴定法有干扰,因此,需利用两者的其他性质差异来消除干扰,甲苯咪唑在 312nm 波长处有最大吸收,而盐酸左旋咪唑在此波长无吸收,不会干扰测定。2010 年版《中国药典》改用 HPLC 法同时测定两者含量。

4.4.3　HPLC 法同时测定各成分的含量

1. 复方磺胺甲噁唑口服混悬液的含量测定

复方磺胺甲噁唑口服混悬液的主要成分为磺胺甲噁唑(sulfamethoxazole,SMZ)与甲氧苄啶

(trimethoprim,TMP)(图 4-3)。《中国药典》采用高效液相色谱法测定两者含量。

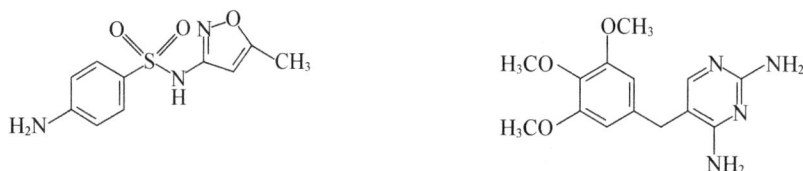

图 4-3　SMZ(左)和 TMP(右)的结构式

（1）色谱条件与系统适用性试验　用十八烷基硅烷键合硅胶为填充剂，以乙腈-水-三乙胺(200∶799∶1)(用氢氧化钠试液或冰醋酸调节 pH 值至 5.9)为流动相；检测波长为 240nm。理论板数按磺胺甲𫫇唑峰计算不低于 4000；磺胺甲𫫇唑峰与甲氧苄啶峰的分离度应符合要求。

（2）测定方法　取本品，摇匀，用内容量移液管精密量取 5mL，置 100mL 量瓶中，用甲醇分次洗涤移液管内壁，洗液并入量瓶中，加甲醇适量，振摇使两主成分溶解并稀释至刻度，摇匀，滤过，精密量取续滤液 2mL，置 50mL(处方 1)或 25mL(处方 2)量瓶中，加流动相稀释至刻度，摇匀，精密量取 20μL，注入液相色谱仪，记录色谱图；另取磺胺甲𫫇唑对照品与甲氧苄啶对照品各适量，精密称定，加甲醇适量溶解后，用流动相定量稀释制成每 1mL 中约含磺胺甲𫫇唑 0.16mg 与甲氧苄啶 32μg 的混合溶液，同法测定。按外标法以峰面积计算，即得。

（3）讨论　《中国药典》规定本品含磺胺甲𫫇唑($C_{10}H_{11}N_3O_3S$)与甲氧苄啶($C_{14}H_{18}N_4O_3$)均应为标示量的 $90.0\% \sim 110.0\%$。含量计算如下：

$$标示量\% = \frac{A_样 \times C_对 \times 100 \times F}{A_对 \times 5 \times 2 \times 规格} \times 100\%$$

式中：F 为样品滤液稀释倍数，其值和式中规格需根据处方而定。处方 1 规格为每 1000mL 含磺胺甲𫫇唑 80g 与甲氧苄啶 16g，$F=50$；处方 2 规格为每 1000mL 含磺胺甲𫫇唑 40g 与甲氧苄啶 8g，$F=25$。

磺胺甲𫫇唑为酸性物质，而甲氧苄啶为碱性物质，在酸性流动相条件下，两者均有较好的色谱行为，TMP 呈解离状态，流出较快；SMZ 呈游离状态，流出较慢。流动相中三乙胺起扫尾剂作用，可消除固定相中游离硅羟基对碱性物质甲氧苄啶的吸附。上述条件下得到的色谱图见图 4-4，制剂中两主成分峰得到完全分离，一次测定同时获得两成分的含量测定结果。

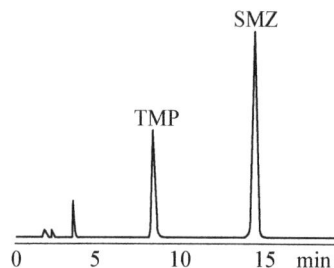

图 4-4　TMP 和 SMZ 的 HPLC 色谱图

2. 复方酮康唑乳膏的含量测定

复方酮康唑乳膏的主要成分有酮康唑、丙酸氯倍他索和硫酸新霉素(图 4-5)，《中国药典》采用高效液相色谱法同时测定酮康唑和丙酸氯倍他索含量；采用微生物法测定硫酸新霉素效价。规定本品含酮康唑($C_{26}H_{28}Cl_2N_4O_4$)应为标示量的 $90.0\% \sim 110.0\%$；丙酸氯倍他索($C_{25}H_{32}ClFO_5$)应为标示量的 $85.0\% \sim 115.0\%$；硫酸新霉素效价应为标示量的 $90.0\% \sim 120.0\%$。

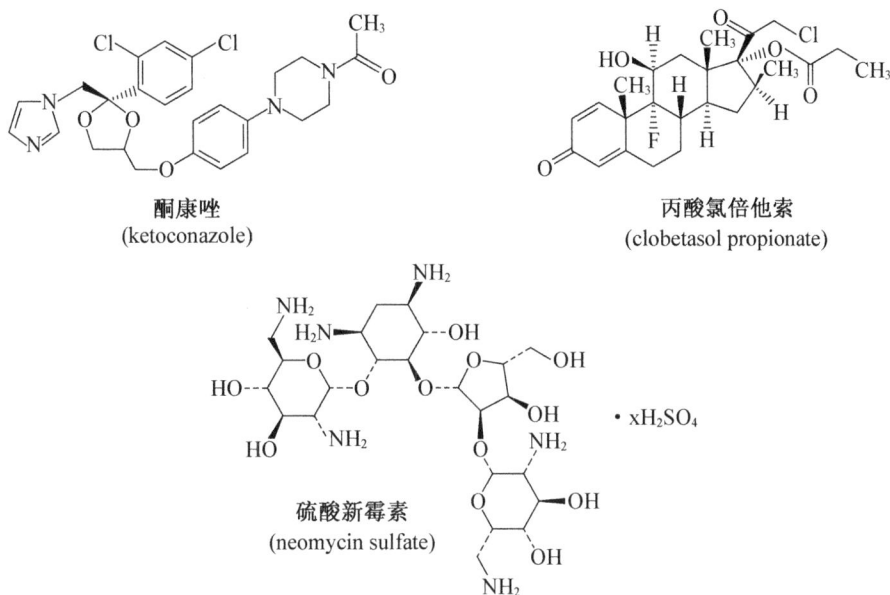

図 4-5　酮康唑、丙酸氯倍他索和硫酸新霉素的结构式

（1）酮康唑、丙酸氯倍他索的测定　色谱条件与系统适用性试验：用十八烷基硅烷键合硅胶为填充剂，以甲醇-水（74∶26）为流动相；检测波长为 239nm。理论板数按酮康唑峰计算不低于 2000，酮康唑峰与丙酸氯倍他索峰的分离度应＞2.0。

测定方法：取本品约 4g，精密称定，加无水乙醇适量，置 80℃ 水浴中使酮康唑与丙酸氯倍他索溶解，加无水乙醇适量移至 50mL 量瓶中，放冷，用无水乙醇稀释至刻度，摇匀，冰浴中冷却 2h，滤过，取续滤液室温放置 15min，精密量取续滤液 10μL，注入液相色谱仪，记录色谱图；另取酮康唑对照品与丙酸氯倍他索对照品适量，精密称定，加无水乙醇溶解并定量稀释制成每 1mL 中约含酮康唑 0.8mg 与丙酸氯倍他索 20μg 的溶液，摇匀，同法测定。按外标法以峰面积计算，即得。

（2）硫酸新霉素的微生物法测定　取本品约 2g，精密称定，置 100mL 具塞锥形瓶中，加石油醚（沸程 90～120℃）50mL，80℃ 水浴加热使基质溶解或分散后，超声处理约 30min，放冷，转移至分液漏斗中，用含 3％氯化钠的磷酸盐缓冲液（pH7.8）提取 4 次，每次 20mL，合并提取液，置 100mL 量瓶中，用上述缓冲液稀释至刻度，摇匀，照抗生素微生物检定法测定。

（3）讨论　张晴等对药典方法进行改进，流动相采用甲醇-0.05mol/L 醋酸铵（用稀醋酸调 pH 至 6.5）（74∶26），并将测得的色谱图与药典法结果进行比较，前者柱效明显高于后者（图 4-6）。比较图 4-6C 和图 4-6D，两种流动相条件下色谱峰差别较大的是酮康唑，无论峰形还是保留时间均有较大变化。分析原因，丙酸氯倍他索为中性脂溶性药物，流动相 pH 对其影响不大。而酮康唑为碱性药物，易被 C_{18} 柱上的游离硅羟基吸附，造成拖尾严重，而在弱酸性流动相中其呈解离状态，不被固定相吸附，流出较快，因此保留时间缩短，且柱效大大提高。

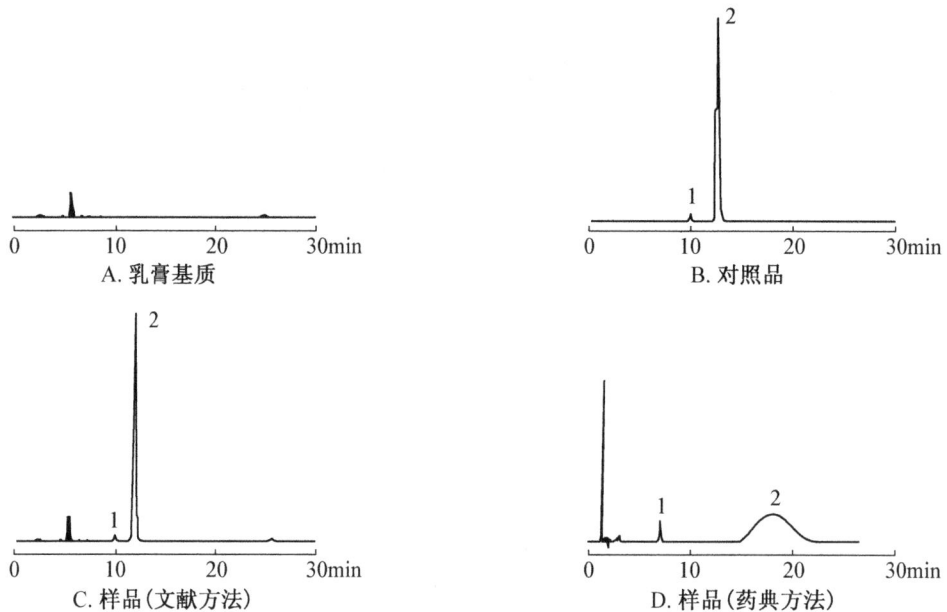

图 4-6　酮康唑和丙酸氯倍他索的 HPLC 色谱图
1. 丙酸氯倍他索　2. 酮康唑

3. 复方对乙酰氨基酚片的含量测定

复方对乙酰氨基酚片为 USP(32)收载的对乙酰氨基酚、阿司匹林、咖啡因片(acetaminophen, aspirin, caffeine tablets)(图 4-7),采用 HPLC 法同时测定三者的含量。

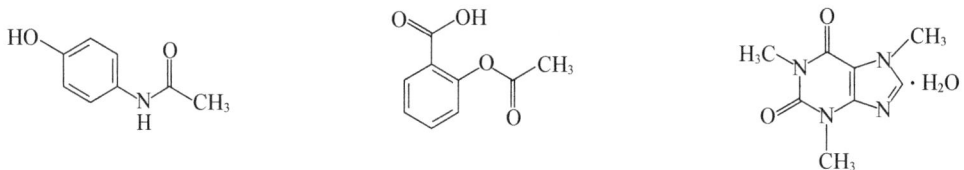

图 4-7　对乙酰氨基酚(左)、阿司匹林(中)、咖啡因(右)的结构式

(1) 色谱条件与系统适用性试验　十八烷基硅烷键合硅胶柱(4.6mm×10cm,5μm),柱温(45±1)℃;流动相为水-甲醇-冰醋酸(69∶28∶3),流速约 2mL/min;检测波长 275nm。各色谱峰拖尾因子不得>1.2;各成分峰和内标峰间的分离度不得<1.4;重复进样相对标准偏差不得>2.0%。

(2) 溶液配制

混合溶剂:甲醇-冰醋酸(95∶5)。

内标溶液:每 1mL 约含 6mg 的苯甲酸-甲醇溶液。

对照品溶液:分别精密称取对乙酰氨基酚、阿司匹林和咖啡因对照品适量,加混合溶剂溶解并稀释至含对乙酰氨基酚 0.25mg/mL,阿司匹林 0.25Jmg/mL(J 为阿司匹林与对乙酰氨基酚标示量的比值),咖啡因 0.25J′mg/mL(J′为咖啡因和对乙酰氨基酚标示量的比值)的溶液,作为标准贮备液。精密量取标准贮备液 20mL 和内标溶液 3mL,同置 50mL 量瓶中,加混合溶剂稀释至刻度,摇匀。使对乙酰氨基酚浓度为 0.1mg/mL,阿司匹林浓度为 0.1 Jmg/mL,咖啡因

浓度为 $0.1J'mg/mL$。

供试品溶液：取不少于 20 片复方对乙酰氨基酚片，精密称定，充分研细，精密称取片粉适量(约相当于 250mg 对乙酰氨基酚)，置 100mL 量瓶中，加混合溶剂 75mL，振摇 30min。加混合溶剂稀释至刻度，摇匀，滤过，精密量取续滤液 2mL，置 50mL 量瓶中，加内标溶液 3mL，加混合溶剂稀释至刻度，摇匀。

(3) 测定方法　分别精密量取对照品溶液和供试品溶液各 $10\mu L$，注入液相色谱仪，记录色谱图。计算各主成分峰相对于内标峰的保留时间：对乙酰氨基酚约为 0.3；咖啡因约为 0.5；阿司匹林约为 0.8；内标苯甲酸为 1.0；降解物水杨酸约为 1.2。测量各峰峰面积，按下式计算所取供试品中各主成分的量(mg)：

$$2500C(R_u/R_s)$$

式中：C 为对照品溶液中待测组分的浓度(mg/mL)；R_u 和 R_s 分别为供试品溶液和对照品溶液中待测定组分与内标峰面积的比值；2500 为稀释体积。

(4) 讨论　USP(32)采用 HPLC 法同时对该片剂进行鉴别、检查(溶出度、含量均匀度、游离水杨酸限度)和含量测定。规定：按含量测定项下方法测定，样品溶液色谱图中主要色谱峰的保留时间应与标准对照液色谱图中对乙酰氨基酚、阿司匹林、咖啡因的色谱峰保留时间一致；溶出度测定采用浆法(100r/min)60min，三者溶出量均不得低于各自标示量的 75%；含量均匀度均应符合要求；游离水杨酸限度为 0.3%；各成分的含量限度均为标示量的 90.0%～110.0%。含量测定中除规定了系统适用性要求外，还规定了色谱柱规格，各成分峰相对保留时间，使分析方法更规范、更严谨。

4.5　新技术制剂的分析

随着药剂学的发展，一些制剂新技术如包合技术、纳米技术、微囊与微球技术、脂质体技术等应运而生，这些新技术是将药物与适宜辅料制成微囊、微球、微小囊泡或包合物等，以改善药物的溶解度、稳定性和生物利用度，降低毒副作用。由于其采用的辅料和制备工艺的不同，对药物制剂的分析提出了新的任务和挑战。本节就一些新技术制剂的分析特点作一介绍。

4.5.1　微囊、微球与脂质体制剂的分析

微囊、微球、脂质体制剂是指药物与适宜的辅料，通过微型包囊技术制得微囊、微球、脂质体，然后再按临床不同给药途径与用途制成的各种制剂。《中国药典》收载了微囊、微球与脂质体制剂的指导原则。

定义：① 微囊是指固态或液态药物被辅料包封成的微小胶囊。通常，粒径在 $1\sim250\mu m$ 之间的称微囊，粒径在 $0.1\sim1\mu m$ 之间的称亚微囊，粒径在 $10\sim100nm$ 之间的称纳米囊。② 微球是指药物溶解或分散在辅料中形成的微小球状实体。通常，粒径在 $1\sim250\mu m$ 之间的称微球，而粒径在 $0.1\sim1\mu m$ 之间的称亚微球，粒径在 $10\sim100nm$ 之间的称纳米球。③ 脂质体是指药物被类脂双分子层包封成的微小囊泡，脂质体有单室与多室之分。小单室脂质体的

粒径在 20~80nm 之间,大单室脂质体的粒径在 0.1~1μm 之间,多室脂质体的粒径在 1~5μm 之间。通常小单室脂质体也可称纳米脂质体。

用于微囊、微球、脂质体制备的辅料通常有三类:① 在体内生物相容和可生物降解的天然材料,有明胶、蛋白质、淀粉、壳聚糖、海藻酸盐、磷脂、胆固醇等。② 半合成材料,分为在体内可生物降解与不可生物降解两类。在体内可生物降解的有氢化大豆磷脂、聚乙二醇二硬脂酰磷脂酰乙醇胺等;不可生物降解的有甲基纤维素、乙基纤维素、羧甲基纤维素盐、羟丙甲纤维素、邻苯二甲酸乙酸纤维素等。③ 合成材料,分为在体内可生物降解与不可生物降解两类。可生物降解材料应用较广的有聚乳酸、聚氨基酸、聚羟基丁酸酯、乙交酯-丙交酯共聚物等;不可生物降解的材料有聚酰胺、聚乙烯醇、丙烯酸树脂、硅橡胶等。此外,在制备微囊、微球、脂质体时,可加入润湿剂、乳化剂、抗氧剂或表面活性剂等。

在进行该类制剂的分析时,应考虑这些辅料性质、药物存在的状态、剂型等因素对测定的影响,若在进行含量测定时,需采用适当方法,使微囊、微球或脂质体膜破裂,被吸附、包入或嵌入的药物从中释放出来,然后再进行测定。并根据制备工艺、制剂特性等制订特殊检测项目。

1. 有害有机溶剂的限量检查

凡生产过程中引入有机溶剂时,应按残留溶剂测定法进行有害有机溶剂的限度检查,残留量应符合规定。凡未规定限度者,可参考 ICH,否则应根据生产工艺制订有害有机溶剂残留量的测定方法与限度。

2. 形态、粒径及其分布

微囊、微球、脂质体的形态,可采用光学显微镜观察,粒径<2μm 的需用扫描或透射电子显微镜观察,均应提供照片。微囊、微球外观应为球形、流动性好的粉末,微囊应为封闭囊状物,微球应为球状实体。测定粒径有多种方法,如光学显微镜法、电感应法、光感应法和激光衍射法等,应提供粒径的平均值及其分布数据或图形(如直方图或分布曲线图)或跨距。测定不少于 500 个粒径,由下式求得算术平均值(d_{av}):

$$d_{av} = \sum (nd) / \sum n = (n_1 d_1 + n_2 d_2 + \cdots + n_n d_n)/(n_1 + n_2 + \cdots + n_n)$$

式中:n_1、$n_2 \cdots n_n$ 为具有粒径 d_1、$d_2 \cdots d_n$ 的粒子数。微囊、微球、脂质体的粒径分布数据,常用各粒径范围内的粒子数或百分率表示;有时也可用跨距表示,跨距愈小分布愈窄,即粒子大小愈均匀。

$$跨距 = (D_{90} - D_{10})/D_{50}$$

式中:D_{10}、D_{50}、D_{90} 分别指粒径累积分布图中 10%、50%、90% 处所对应的粒径。如需作图,将所测得的粒径分布数据,以粒径为横坐标,以频率(每一粒径范围的粒子个数除以粒子总数所得的百分率)为纵坐标,即得粒径分布直方图;以各粒径范围的频率对各粒径范围的平均值可作粒径分布曲线。

3. 载药量或包封率的检查

载药量(drug-loading rate)是指微囊、微球、脂质体中所含药物的重量百分率,即:

$$载药量 = \frac{微囊、微球、脂质体中所含药物重量}{微囊、微球、脂质体的总重量} \times 100\%$$

载药量一般采用溶剂提取法测定。应选择对药物有最大溶出量而对载体材料有最少溶解作用、且本身不干扰测定的溶剂进行提取测定。对于粉末状微囊、微球、脂质体,可仅测定载药量;而对于处于液体介质中的微囊、微球、脂质体,应通过适当方法(如凝胶柱色谱法、离心法或透析法)分离后,分别测定液体介质和微囊、微球、脂质体的含药量,计算其包封率。

包封率(entrapment rate)是指微囊、微球、脂质体内药量占投药量的百分率,可由下式求得:

$$包封率 = \frac{系统中包封的药量}{系统中包封与未包封的总药量} \times 100\%$$

$$= \frac{系统中包封与未包封的总药量 - 液体介质中未包封的药量}{系统中包封与未包封的总药量} \times 100\%$$

要求包封率不得低于 80%。

4. 突释效应或渗漏率的检查

药物在微囊、微球、脂质体中的情况一般有吸附、包入和嵌入三种情况。释药速率(drug release rate)可采用释放度测定法进行测定。在体外释放试验时,表面吸附的药物会快速释放,即为突释效应(burst effects),要求开始 0.5h 内的释放量应低于 40%。若微囊、微球、脂质体产品是分散在液体介质中贮藏,应检查渗漏率,由下式计算:

$$渗漏率 = \frac{产品在贮藏一定时间后渗漏到介质中的药量}{产品在贮藏前包封的药量} \times 100\%$$

5. 脂质体氧化程度的检查

脂质体含有的磷脂容易被氧化,这是脂质体突出的问题。在含有不饱和脂肪酸的脂质混合物中,磷脂的氧化分三个阶段:单个双键的偶合、氧化产物的形成、乙醛的形成及键断裂。因为各阶段产物不同,氧化程度很难用一种试验方法评价,此处以氧化指数为指标。根据氧化偶合后的磷脂在波长 230nm 左右具有紫外吸收峰而有别于未氧化的磷脂,测定脂质体的卵磷脂时,其氧化指数应控制在 0.2 以下。具体方法为:将磷脂溶于无水乙醇配成一定浓度的澄清溶液,分别测定波长 233nm 及 215nm 处的吸光度,由下式计算氧化指数。

$$氧化指数 = A_{233nm}/A_{215nm}$$

不同制剂对粒径有不同的要求,微囊、微球、脂质体制剂应符合有关制剂通则的规定。

4.5.2 包合物制剂的分析

包合物(inclusion complex)是指药物分子被全部或部分包合于另一种分子的空穴结构中而形成的络合物。包合物由主分子(host molecules)和客分子(guest molecules)两部分组成。主分子即包合材料(materials for inclusion complexes),为具有一定空穴结构的药用材料;客分子是小分子药物,被包合在主分子内,形成分子囊(molecule capsule)。药物制剂中常用的包合材料主要为 α、β、γ 三种环糊精(分别由 6、7、8 个葡萄糖组成)以及环糊精分子中羟基上的氢被甲基、乙基、羟丙基或葡糖基等取代的环糊精衍生物。对于包合物的质量评价,通常需采用各种分析方法进行包合物鉴定,并测定其包合率。

1. 包合物鉴定

可根据包合物的性质与结构状态,对比包合物与客分子、环糊精以及环糊精客分子物理混合物的光谱、色谱以及热分析等图谱差异,验证主、客分子是否形成了包合物。常用红外光谱法、核磁共振法、圆二色谱法、薄层色谱法、热分析法、X 射线衍射法、扫描电子显微镜法、相溶解度法等进行测定。

2. 包合率测定

包合率(inclusion rate)是指包合物中被包合的药物量占投药量的百分率。包合率的测定,一般采用的方法是:精密称取一定量包合物,加适当有机溶剂,如乙醇、乙醚等,振摇,使药物从包合物中溶解出来,过滤,取滤液直接测定,或取滤液浓缩至干,再用适当溶剂溶解残渣,定容后测定。按下式计算包合率:

$$包合率 = \frac{包合物质量 \times 包合物中药物含量}{加入的药物质量} \times 100\%$$

4.5.3　纳米制剂的分析

纳米粒(nanoparticles)是由天然或合成的高分子物质组成,粒径在 10~100nm 范围内,药物可以溶解、包裹于其中或吸附在其表面上,分为膜壳药库型的纳米囊(nanocaplsule)和骨架实体型的纳米球(nanosphere)。纳米粒是一种理想的药物载体,可供静脉注射、口服或其他途径给药,在药物制剂中得到广泛的关注。纳米制剂的质量评价目前无正式规定,可参照微囊、微球、脂质体的评价指标进行质量考察。

4.5.4　应用示例——葛根素环糊精包合物的鉴定

宋金春等通过相溶解度法、X 射线衍射法、差示扫描量热法、体外溶出度法,对葛根素环糊精包合物进行鉴定。由透射电镜观察脂质体形态;透析法结合高效液相色谱法测定包封率;动态透析法考察体外释药性质。

(1) X 射线衍射法　Cu 靶/石墨单色器,电压 30 kv,电流 20 mA,扫描速度 0.1°/s,采样时间为 1s,扫描范围 4.8~60°,分别对葛根素、2-羟丙基-β-环糊精(HP-β-CD)、葛根素与 HP-β-CD 的物理混合物、包合物进行粉末射线衍射分析。射线衍射结果见图 4-8,A 为葛根素粉末衍射图谱,有多个特异性结晶峰产生;B 为 HP-β-CD 衍射图谱,射线图无明显的晶型峰产生,说明为无定型粉末;C 为葛根素和 HP-β-CD 的物理混合物衍射图谱,峰形为两种物质的叠加,由于受环糊精量的影响,葛根素峰均有下降,但其特征峰均存在,说明葛根素未被包合,两者仅为物理混合;D 为葛根素 HP-β-CD 包合物衍射图谱,葛根素的特征峰已消失,提示因主客分子之间的相互作用,环糊精分子将葛根素包合,后者的晶型特征消失,形成新的物相。

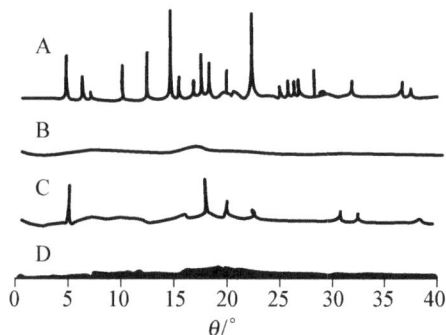

图 4-8　葛根素环糊精包合物 X 射线衍射图谱
A. 葛根素　B. HP-β-CD　C. 葛根素和 HP-β-CD 物理混合物　D. 葛根素 HP-β-CD 包合物

(2) 差热分析　以空坩埚(氧化铝坩埚)为参比,升温速率 10℃/min,扫描范围 50~350℃,分别对葛根素、HP-β-CD、葛根素和 HP-β-CD 混合物、葛根素 HP-β-CD 包合物进行差热分析,结果见图 4-9。曲线 A 表明葛根素的熔点出现在 218℃,且熔融分解;曲线 B 表明 HP-β-CD 属于无定型粉末;曲线 C 中葛根素峰明显降低,但分解峰基本与 A 相似,表明 HP-β-CD 在升温过程中可能包合药物;曲线 D 无明显峰,说明 HP-β-CD 完全包合葛根素,且提高药物耐热分解性能。包合曲线无熔融峰出现,说明葛根素分子有可能进入 HP-β-CD 空腔。

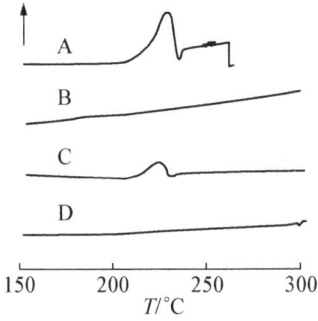

图 4-9　差示热分析图谱
A. 葛根素　B. HP-β-CD
C. 葛根素和 HP-β-CD 物理混合物
D. 葛根素 HP-β-CD 包合物

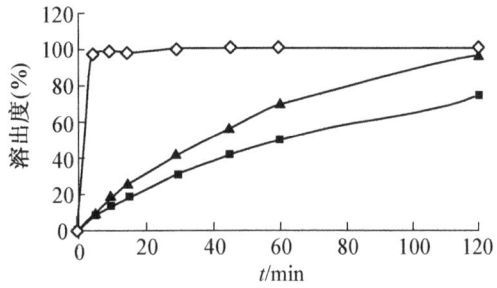

图 4-10　葛根素及包合物的溶出度
◇ 葛根素 HP-β-CD 包合物
▲ 葛根素和 HP-β-CD 物理混合物
■ 葛根素

(3) 溶出度　精密称定葛根素 HP-β-CD 包合物约 40mg(相当于葛根素 8mg),葛根素与 HP-β-CD 1:1 物理混合物以及原药葛根素约 8mg,按溶出度测定法第三法所述方法测定。溶出介质为 pH 7.4 磷酸盐缓冲液 250mL,温度(37.5±0.5)℃,搅拌桨转速 100r/min,在 5、10、15、30、45、60min 时定位取样 5mL(同时补充等量溶出介质),用 0.25μm 微孔滤膜过滤,取续滤液适量以磷酸盐缓冲液稀释,HPLC 法测定,标准曲线法计算累积溶出度。结果见图 4-10,在 120min 内的 7 个时间点,葛根素 HP-β-CD 包合物的累积溶出度均比原药显著增快增多,在 5min 时葛根素 HP-β-CD 包合物的溶出度即已达到最大浓度,约是原料药的 9 倍,而同样比例的葛根素与 HP-β-CD 的物理混合物虽然在一定程度上也能改善葛根素的溶出度,但其效果远不及包合物,证明确实形成了包合物。

(4) 透析法测定包合物脂质体的包封率　移取脂质体 2mL,装入透析袋中,将透析袋浸入 100mL 的透析液中,磁力搅拌透析外液,透析 12h。取透析外液 10μL,HPLC 法测定游离药物浓度,计算游离药物总量 $C_{游}$。另取脂质体 2mL 置于 100mL 量瓶中,直接破膜,流动相定容,测定含药量,计算总药物量 $C_{总}$。

$$包封率 = \left(1 - \frac{C_{游}}{C_{总}}\right) \times 100\%$$

(5) 脂质体的体外释放　取葛根素 HP-β-CD 包合物脂质体 2mL,装入已处理好的透析袋中,将透析袋两端扎紧,置于 100mL pH7.4 磷酸盐缓冲液中,保持漏槽状态,容器口密闭,恒温(37±1)℃,恒速(100r/min)搅拌,于 1、2、4、6、8、10、12、24h 分别取样 1mL,同时补加同体积同温度的释放介质。从所取样品中取 10μL 进样,计算累积释药量。同时移取等量游离葛根素水溶液

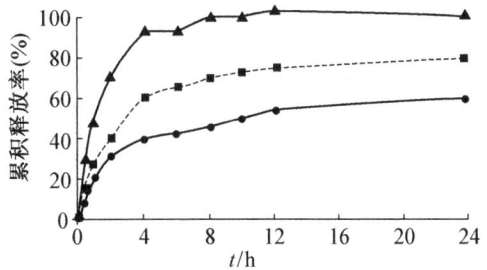

图 4-11　体外累积释放曲线
▲ 游离葛根素水溶液
■ 普通葛根素脂质体
◆ 葛根素 HP-β-CD 包合物脂质体

及普通葛根素脂质体(葛根素未经环糊精包合)于透析袋内同法操作作对照。结果见图 4-11。

游离葛根素溶液在磷酸盐缓冲液中释放较快,4h 累积释放量即达 90％左右,12h 基本透出完全。普通葛根素脂质体溶液释药较为缓慢,24h 累积释药量约为 80％;而葛根素环糊精包合物脂质体溶液释药更为缓慢,24h 累积释药量不到 60％。其整个释药过程可分为两个阶段:前期 0～4h 释药较快,这是由于未包封的游离药物的快速透出。而后期 4～24h 释药趋于平缓,这是因为脂质体对包封的药物起了缓释作用。

血浆对体外药物释放的影响:分别取 2mL 的葛根素环糊精包合物脂质体、普通脂质体,加入新鲜的空白小鼠血浆 0.5mL,混匀后装入透析袋,其他条件和操作方法同上,计算累积释药量。葛根素环糊精包合物脂质体与普通脂质体在血浆中的释放情况见图 4-12。可以看出血浆对普通脂质体的释放影响较大,而包合物脂质体在血浆中的释放与不加血浆时相似。

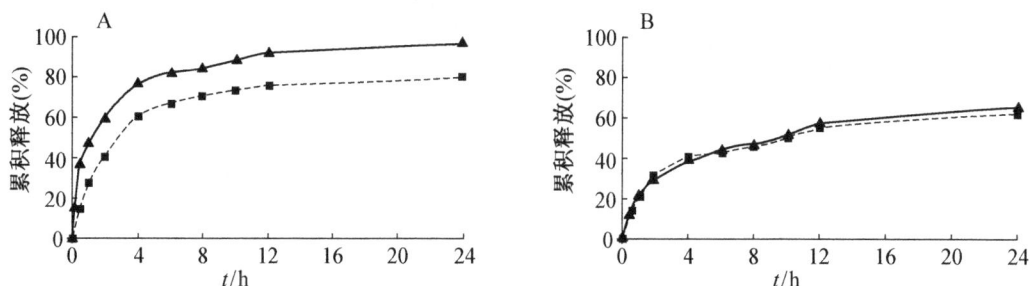

图 4-12 普通脂质体(A)和包合物脂质体(B)的体外累积释放曲线
◆ 加血浆 ■ 不加血浆

包合物脂质体中药物的释放有两种形式:① 药物首先从环糊精空穴中释放出来,再分布到脂质体磷脂膜双层中,然后释放入外介质;② 药物以环糊精包合物形式通过磷脂双层膜释放入外介质。由于药物环糊精包合物的尺寸较大,因而从脂质体中的泄漏较慢。而药物从包合物中解离出来的速度和程度依赖于包合物的平衡常数 K,在 pH7.4 环境下,葛根素环糊精包合物的 K 值为 $202M^{-1}$,具有一定的稳定性($K < 100M^{-1}$ 为弱包合物)。与普通脂质体相比,包合物脂质体有脂质体和环糊精的双重保险作用,使得缓释作用更加明显。

4.6 药用辅料分析

药用辅料是指生产药品和调配处方时使用的赋形剂和附加剂,是除活性成分以外,在安全性方面已进行了合理的评估,且包含在药物制剂中的物质。辅料的质量对药品质量和使用的安全性均有重要影响,为加强药用辅料的生产和使用管理,2010 年版《中国药典》在附录中新增了"药用辅料"项目,对药用辅料的定义、分类和总体要求作了明确规定,使药用辅料的质量得到有效控制。2010 年版《中国药典》在正文第二部分共收载药用辅料 132 种,其中新增 62 种。

1. 药用辅料的分类

药用辅料按来源分为:天然物、半合成物和全合成物;按作用与用途分为:溶剂、抛射剂、增溶剂、助溶剂、乳化剂、着色剂、黏合剂、崩解剂、填充剂、防腐剂、润滑剂、稳定剂、抗氧剂、稀释剂、增塑剂、表面活性剂等;按给药途径分为:口服、注射、黏膜、经皮或局部给药、经鼻或口腔吸入给药等。同一药用辅料可用于不同给药途径的药物制剂,且有不同的作用和用途。

2. 药用辅料的总体要求

生产药品所用的药用辅料必须符合药用要求;用于注射剂的药用辅料应符合注射用质量要求。在制定药用辅料质量标准时既要考虑药用辅料自身的安全性,也要考虑影响制剂的生产、质量、安全性和有效性。其质量标准内容主要包括两个方面:一是与生产工艺及安全性有关的常规试验(性状、鉴别、检查、含量测定等);二是影响制剂性能的功能性试验,如黏度等。

根据不同的生产工艺和用途,药用辅料的残留溶剂、微生物限度或无菌应符合要求;注射用药用辅料的热原或细菌内毒素、无菌等应符合规定。药用辅料的包装上应注明为"药用辅料",且药用辅料的适用范围(给药途径)、包装规格及贮藏要求应在包装上标明。

3. 药用辅料分析举例——乳糖分析

【鉴别】(1)取本品 0.2g,加氢氧化钠试液 5mL,微温,溶液初显黄色,后变为棕红色,再加硫酸铜试液数滴,即析出氧化亚铜的红色沉淀。

(2)在含量测定项下记录的色谱图中,供试品溶液主峰的保留时间应与对照品溶液主峰的保留时间一致。

(3)本品的红外光吸收图谱应与对照的图谱(《光谱集》256 图)一致。

【检查】**酸度**　取本品 1.0g,加水 20mL 溶解后,依法测定,pH 值应为 4.0~7.0。

溶液澄清度与颜色　取本品 1.0g,加沸水 10mL 溶解后,溶液应澄清无色;若显色,与黄色 2 号标准比色液比较,不得更深。

有关物质　取本品适量,加水溶解并稀释制成每 1mL 含 100mg 的溶液,作为供试品溶液;精密量取 1mL,置 100mL 量瓶中,加水稀释至刻度,摇匀,作为对照溶液。照含量测定项下的方法试验,记录色谱图至主成分峰保留时间的 2 倍。供试品溶液的色谱图中除溶剂峰以外,若显杂质峰,各杂质峰面积之和不得大于对照溶液峰面积的 0.5 倍(0.5%)。

杂质吸光度　取本品,精密称定,加温水溶解并定量稀释成每 1mL 中含 100mg 的溶液,照紫外-可见分光光度法,在 400nm 波长处测定吸光度,不得过 0.04。再精密吸取上述溶液 1mL,置 10mL 量瓶中,加水稀释至刻度,照紫外-可见分光光度法,在 210~220nm 的波长范围内测定吸光度,不得过 0.25;在 270~300nm 的波长范围内测定吸光度,不得过 0.07。

蛋白质　取本品 5.0g,加热水 25mL 溶解后,放冷,加硝酸汞试液 0.5mL,5min 内不得生成絮状沉淀。

干燥失重　取本品,置硅胶干燥器内,在 80℃ 减压干燥至恒重,减失重量不得过 1.0%。

水分　取本品,以甲醇-甲酰胺(2:1)为溶剂,照水分测定法测定,含水分应为 4.5%~5.5%。

炽灼残渣　取本品 1.0g,依法检查,遗留残渣不得过 0.1%。

重金属　取本品 3.0g,加温水 20mL 溶解后,再加醋酸盐缓冲液(pH3.5)2mL 与水适量使成 25mL,依法检查,含重金属不得过百万分之五。

砷盐　取炽灼残渣项下残留物,加水 23mL 溶解后,加盐酸 5mL,依法检查,应符合规定(0.0002%)。

微生物限度　取本品,依法检查,每 1g 供试品中除细菌数不得过 1000 个、霉菌和酵母菌数不得过 100 个外,还不得检出大肠埃希菌。

【含量测定】照高效液相色谱法测定。

色谱条件与系统适用性试验 以氨基键合硅胶为填充剂;以乙腈-水(70∶30)为流动相;示差折光检测器检测;柱温为 45℃,检测器温度为 40℃。取乳糖对照品与蔗糖对照品各适量,加水溶解并稀释制成每 1mL 各含 1mg 的溶液,取 10μL,注入液相色谱仪,乳糖峰与蔗糖峰之间的分离度应符合要求,理论板数以乳糖峰计算不得低于 5000。

测定法 取本品适量,精密称定,加水溶解并定量稀释制成每 1mL 约含乳糖 1mg 的溶液,精密量取 10μL,注入液相色谱仪,记录色谱图;另取乳糖对照品适量,同法测定,按外标法以峰面积计算,即得。

【参考文献】

[1] 何伍,凌霄.含葡萄糖注射液中 5-羟甲基糠醛限度的检测方法.中国医药工业杂志,2008,39(1):47.

[2] 张晴,陈蔚东.HPLC 法测定复方酮康唑乳膏中酮康唑和丙酸氯倍他索的含量.中国药事,2006,20(5):299.

[3] 宋金春,陈佳丽,黄岭.葛根素环糊精包合物脂质体的制备及体外性质研究.中国药学杂志,2008,43(23):1792.

[4] 国家药典委员会.中国药典(2010 年版).北京:中国医药科技出版社,2010.

[5] 刘文英.药物分析(第 6 版).北京:人民卫生出版社,2007.

[6] 曾苏.药物分析学.北京:高等教育出版社,2008.

第 5 章

容量法测定药物的含量

5.1 概 述

5.1.1 容量分析法的特点

容量分析法(volumetric analysis)又称滴定分析法(titrimetric analysis),是指将已知浓度的滴定液(titrant)由滴定管滴加到待测药物溶液中,直到所加滴定液与待测药物完全反应,然后根据滴定液的浓度和消耗的体积,按化学计量关系计算出被测药物的含量,是一种经典的分析方法。

当滴定液与被测药物完全反应时,反应达到化学计量点(stoichiometric point),也称理论终点。如何准确确定化学计量点是容量分析的关键。通常是借助指示剂的颜色变化来判断化学计量点。指示剂颜色变化点称为滴定终点,滴定终点与化学计量点不一定恰好符合,两者之差称为滴定误差(titration error)或终点误差(end point error),该误差是容量分析误差之一。为减少滴定误差,需要选择合适的指示剂,使滴定终点尽可能接近化学计量点。

容量分析使用的主要仪器是滴定管、移液管、容量瓶等玻璃仪器。这些玻璃仪器的体积精度均有一定的误差范围,容量越大相对误差越小,为符合容量分析测定误差要求,有时需要校正容量仪器。通常采用重复称量容量仪器按标示体积量入或放出水的质量,并将称得的水的质量除以实验温度时 1mL 水的质量,即为该容量仪器标示刻度的真实体积。

容量分析法操作简单、快速,只需通过滴定和读取滴定液消耗体积即可获得待测药物含量;方法耐用性高,测定结果精确,一般情况下其相对误差不大于 0.2%,而且仪器价廉易得。但容量分析法专属性和灵敏度较差,仅适合于常量分析,主要用于化学原料药的含量测定。

5.1.2 容量分析法的分类

按滴定剂与被测物的反应原理,容量分析方法可分为:酸碱滴定法、氧化还原滴定法、沉淀滴定法、非水溶液滴定法、配位滴定法等。按被测物与滴定剂的作用形式,容量分析方法可分为:直接滴定法和间接滴定法,后者又分为剩余滴定法和置换滴定法。

直接滴定法：凡是能满足滴定分析法对化学反应要求的反应，都可用直接滴定法，即用标准溶液直接滴定待测组分。直接滴定法是滴定分析法中最常用和最基本的滴定方式，简单、快速，引入误差较小。例如，直接酸碱滴定法测定阿司匹林原料药的含量、直接碘量法测定维生素 C 及其制剂的含量。

剩余滴定法（返滴定法）：当滴定反应速度很慢时，反应不能立即完成，可以先在被测物质溶液中加入定量过量的滴定剂，待滴定剂与试样充分反应后，剩余的滴定剂再用另一种滴定溶液回滴定，同法做空白试验。对于难溶于水和与滴定溶液反应慢及滴定时不易选择指示剂的物质均可采用此方法。例如，氢氧化铝及其片剂的含量测定采用剩余 EDTA 滴定法，加定量、过量的 EDTA 滴定液，在加热的情况下与 Al^{3+} 充分反应，再用锌滴定液返滴定剩余的EDTA。

置换滴定法：对于没有确定的化学计量关系的反应，或伴有副反应时，不能采用直接滴定法。可以利用其他化学反应间接进行滴定，即先用试剂与待测组分作用，使其定量地置换出能被直接滴定的另一组分，再用标准溶液滴定。例如，硫代硫酸钠滴定液的标定；葡萄糖酸锑钠采用间接碘量法测定含量。

5.1.3　容量分析法的含量计算

容量分析法中被测物的含量通常以滴定度法进行计算。滴定度（titer，T）是指每一毫升规定浓度的滴定液所相当的被测药物的质量（mg）。根据滴定反应中滴定剂和被测物的摩尔比求得 T。如被测药物分子（A）与滴定液（B）之间的反应如下：

$$a\ \text{A} + b\ \text{B} \rightarrow c\ \text{C} + d\ \text{D}$$

当反应完全时，被测药物的量（W_A）可由下式计算得到：

$$W_A = C_B \times V_B \times \frac{a}{b} \times M_A$$

式中：a 与 b 分别为被测药物与滴定剂进行反应的摩尔数；M_A 为被测药物的摩尔质量（分子量）；C_B 为滴定剂的规定摩尔浓度（mol/L）；V_B 为被测药物消耗的滴定剂体积。当 $V_B = 1\text{mL}$ 时，

$$W_A = T = C_B \times \frac{a}{b} \times M_A$$

1. 直接滴定法

根据供试品的取用量（W）、滴定液消耗的体积（V）和药典中规定的滴定度（T），按下式计算被测药物的百分含量：

$$含量（\%） = \frac{V \times T \times F}{W} \times 100\%$$

式中：F 为滴定液的浓度校正因子，即：

$$F = \frac{实际摩尔浓度}{规定摩尔浓度}$$

这是因为药典给出的滴定度是指在规定浓度下的滴定度，而在实际工作中，所配制的滴定液的摩尔浓度与规定的摩尔浓度不一定恰好一致，故需进行浓度校正。

2. 剩余滴定法

根据供试品的取用量(W)、空白试验和供试品消耗的滴定液体积(V_0 和 V),以及药典中规定的滴定度(T),按下式计算被测药物的百分含量:

$$含量(\%) = \frac{(V_0 - V) \times T \times F}{W} \times 100\%$$

5.2　酸碱滴定法

酸碱滴定法是以质子传递反应为基础的滴定分析方法,包括强酸强碱的滴定、一元弱酸弱碱的滴定和多元酸碱的滴定,是滴定分析中重要的方法之一。常用的滴定剂有盐酸、硫酸、氢氧化钠等,在药物分析中,被测物主要为有机酸碱类药物或它们的盐类,酸碱性相对较弱,因此,需选用合适的指示剂,以减小滴定误差。常用的酸碱指示剂见表 5-1。

根据药物的酸碱性、溶解度、稳定性等性质,选用水或中性乙醇为溶剂,如枸橼酸、乳酸等水溶性强的脂肪酸类药物以水为溶剂;阿司匹林、苯甲酸等芳酸类药物一般以中性乙醇为溶剂。一些弱酸弱碱性药物可在水-醇混合溶剂中进行滴定,如巴比妥类在水-乙醇混合溶剂中可用氢氧化钠滴定液滴定,在该混合溶剂中,有机溶剂不仅增加了药物的溶解度、稳定性,同时可增加滴定突跃范围。对于有机酸的碱金属盐通常采用水-乙醚双相溶剂中用盐酸滴定液滴定,例如苯甲酸钠的含量测定。对于酯结构的药物,可采用加碱水解后用酸回滴的剩余滴定法,如氯贝丁酯、阿司匹林片的含量测定。

表 5-1　几种常用的酸碱指示剂

指示剂	变色范围 (pH)	酸式色	碱式色	pK_{HIn}	浓　度	用量 (滴/10mL 试液)
甲基橙	3.2～4.4	红	黄	3.45	0.1% 的水溶液	1
溴酚蓝	2.8～4.6	黄	蓝绿	4.01	0.05% 的碱性水溶液	1
溴甲酚绿	3.6～5.2	黄	蓝	4.9	0.05% 的碱性水溶液	1
甲基红	4.2～6.3	红	黄	5.1	0.05% 的碱性水溶液	1
中性红	6.8～8.0	红	黄	7.4	0.5% 的水溶液	1
酚红	6.7～8.4	黄	红	8.0	0.1% 的乙醇溶液	1
酚磺酞	6.8～8.4	黄	红	7.9	0.05 的碱性水溶液	1～3
酚酞	8.3～10.0	无	红	9.1	1% 的乙醇溶液	1～3

5.2.1　直接滴定法

一些脂肪酸、氨基酸、芳酸及其酯类药物,如枸橼酸、谷氨酸、阿司匹林、水杨酸、甲芬那酸、苯甲酸、布洛芬、依那普利等,分子中含有游离羧基,呈酸性,可采用碱滴定液直接滴定。

示例 1　阿司匹林含量测定

(1)原理　阿司匹林分子中含有游离羧基(pK_a 3.49),可用碱滴定液直接滴定。其反应原理如下：

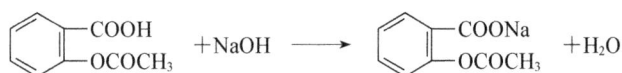

（2）方法　取本品约 0.4g，精密称定，加中性乙醇（对酚酞指示液显中性）20mL 溶解后，加酚酞指示液 3 滴，用氢氧化钠滴定液（0.1mol/L）滴定。每 1mL 的氢氧化钠滴定液（0.1mol/L）相当于 18.02mg 的 $C_9H_8O_4$。

（3）讨论　阿司匹林在水中微溶，在乙醇中易溶，且分子结构中酯键易水解，故采用乙醇为溶剂。同时滴定应在不断振摇下进行，以防止局部碱浓度过大而导致阿司匹林酯键水解。本品为弱酸，用强碱滴定时，化学计量点偏碱性，故指示剂选用在碱性区变色的酚酞。而乙醇对酚酞显酸性，可消耗氢氧化钠滴定液致使测定结果偏高。所以，乙醇在使用之前需用氢氧化钠中和至对酚酞显中性。

本法缺乏专属性，易受阿司匹林的降解产物水杨酸、醋酸，以及其他酸性物质的干扰，因此不适用于水杨酸含量较高的样品以及阿司匹林制剂的含量测定。

根据阿司匹林与氢氧化钠反应摩尔比（$a/b=1/1$）、阿司匹林分子量（$M=180.2$）和氢氧化钠滴定液浓度（0.1mol/L），滴定度为：

$$T= 180.2 \times \frac{1}{1} \times 0.1 = 18.02 (mg)$$

示例 2　甲芬那酸含量测定

（1）原理

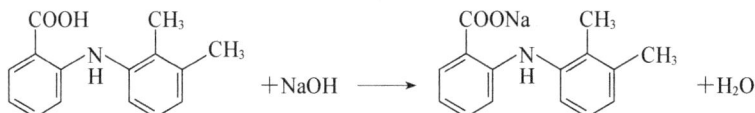

（2）方法　取本品约 0.5g，精密称定，加温热的无水中性乙醇（对酚磺酞指示液呈中性）100mL，振摇使溶解，加酚磺酞指示液 3 滴，用氢氧化钠滴定液（0.1mol/L）滴定。每 1mL 氢氧化钠滴定液（0.1mol/L）相当于 24.13mg 的 $C_{15}H_{15}NO_2$。

（3）讨论　甲芬那酸在乙醇中微溶，在水中不溶，故采用温热的无水乙醇为溶剂。

示例 3　布洛芬含量测定

（1）原理

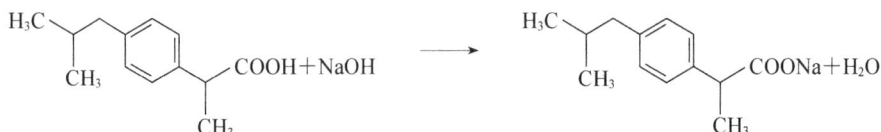

（2）方法　取本品约 0.5g，精密称定，加中性乙醇（对酚酞指示液显中性）50mL 溶解后，加酚酞指示液 3 滴，用氢氧化钠滴定液（0.1mol/L）滴定。每 1mL 氢氧化钠滴定液（0.1mol/L）相当于 20.63mg 的 $C_{13}H_{18}O_2$。

（3）讨论　布洛芬为芳基丙酸衍生物，易溶于乙醇等有机溶剂，难溶于水。与苯甲酸及水杨酸相比，酸性较弱，但仍然可以在中性乙醇中用氢氧化钠液直接滴定。

示例 4　马来酸依那普利含量测定

（1）原理

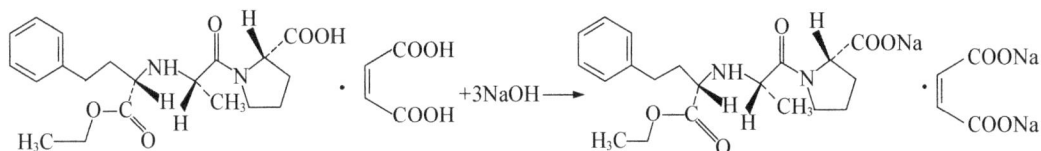

（2）方法　精密称取本品 0.100g，加新沸过的冷水（无二氧化碳）溶解并稀释至 30mL，用氢氧化钠滴定液（0.1mol/L）滴定，电位法指示终点，滴定至滴定曲线第二个拐点。每 1mL 的氢氧化钠滴定液（0.1mol/L）相当于 16.42mg 的 $C_{20}H_{28}N_2O_5 \cdot C_4H_4O_4$。

（3）讨论　本法为 BP（2010）方法。依那普利为脯氨酸衍生物，具有两性，临床应用为其马来酸盐形式。马来酸依那普利在甲醇中易溶，在水中略溶，在乙醇中微溶；其结构中的羧基具有中等酸性，可在水溶液或醇-水混合溶液中以标准碱液直接滴定。在本滴定反应中，马来酸依那普利（$M=492.5$）分子结构中的 1 个羧基和酸根马来酸分子中的 2 个羧基消耗 3mol碱，故其与滴定剂的摩尔比（a/b）=1/3，滴定度为：

$$T= 492.5 \times \frac{1}{3} \times 0.1 = 16.42 \text{(mg)}$$

也可利用依那普利结构中仲胺氮的弱碱性，在非水溶液中用高氯酸滴定液直接滴定，如《中国药典》方法。

5.2.2　两步滴定法

一些含酯结构的药物在合成或贮存过程中可能引入酸性杂质，或在制剂过程中为增加稳定性，加入了少量酒石酸或枸橼酸等作稳定剂。因此，不能采用直接滴定法测定药物含量。为消除这些酸性物质的干扰，可采用两步滴定法。即首先用碱滴定液中和供试品中共存的各种游离酸，再按照"水解后剩余滴定法"测定含酯结构的药物。如阿司匹林片剂、氯贝丁酯的含量测定。

示例 1　阿司匹林片的含量测定［Ch.P.（2005 年版）方法］

（1）原理

第一步：中和各种游离酸

阿司匹林：

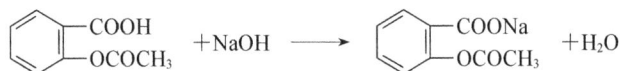

水杨酸：

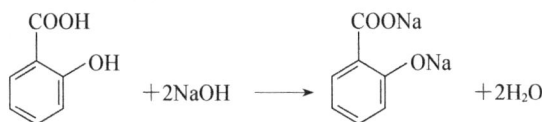

醋酸：

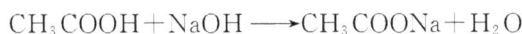

枸橼酸：

$$
\begin{array}{ccc}
\mathrm{CH_2COOH} & & \mathrm{CH_2COONa} \\
| & & | \\
\mathrm{HO-C-COOH} \;+3\mathrm{NaOH}\longrightarrow & \mathrm{HO-C-COONa} \;+3\mathrm{H_2O} \\
| & & | \\
\mathrm{CH_2COOH} & & \mathrm{CH_2COONa}
\end{array}
$$

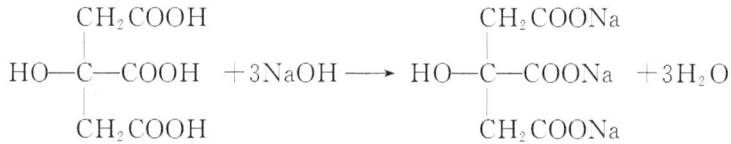

第二步：水解和测定

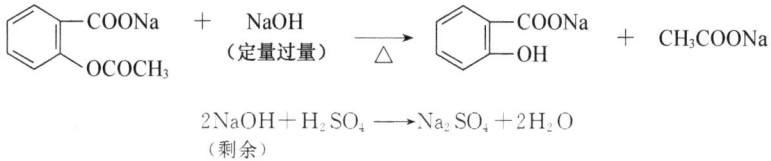

$$2\mathrm{NaOH}+\mathrm{H_2SO_4}\longrightarrow \mathrm{Na_2SO_4}+2\mathrm{H_2O}$$
（剩余）

（2）方法　取本品 10 片，精密称定，研细，精密称取细粉适量（约相当于阿司匹林 0.3g），置锥形瓶中，加中性乙醇（对酚酞指示液显中性）20mL，振摇，使阿司匹林溶解，加酚酞指示液 3 滴，滴加氢氧化钠滴定液（0.1mol/L）至溶液显粉红色。再精密加氢氧化钠滴定液（0.1mol/L）40mL，置水浴上加热 15min 并时时振摇，迅速放冷至室温，用硫酸滴定液（0.05mol/L）滴定，并将滴定的结果用空白试验校正。每 1mL 氢氧化钠滴定液（0.1mol/L）相当于 18.02mg 的 $C_9H_8O_4$。

（3）讨论　第一步中和时以溶液出现粉红色 30s 不退即可，消耗的氢氧化钠不必计量。再精密加入 40mL 氢氧化钠滴定液，水浴加热 15min 以上并时时振摇，保证水解完全。第二步为水解后剩余滴定法，在剩余滴定法中常需同时进行空白试验，其目的有二：一是因碱液在受热时极易吸收空气中 CO_2，用酸回滴时使测定结果偏低，故需在相同条件下作空白试验校正；二是用第二种滴定液（硫酸滴定液）标定第一种滴定液（氢氧化钠滴定液），这样就无需标定氢氧化钠溶液，简化了操作和计算。

供试品中阿司匹林的含量由水解时消耗的碱量计算。由于第一步中和时，阿司匹林结构中的游离羧基已成了钠盐，故在第二步水解过程中，1 分子阿司匹林仅消耗 1 分子氢氧化钠，反应摩尔比（a/b）为 1/1，已知氢氧化钠滴定液浓度为 0.1mol/L，阿司匹林的分子量为 180.16，故滴定度为：

$$T=0.1\times\frac{1}{1}\times180.16=18.02\,(\mathrm{mg})$$

片剂的含量为：

$$标示量(\%)=\frac{(V_0-V)\times F\times T\times\overline{W}}{W\times 标示量}\times100\%$$

式中：V_0 为空白试验时消耗硫酸滴定液的体积（mL）；V 为样品测定时消耗硫酸滴定液的体积（mL）；F 为硫酸滴定液的浓度校正因数；T 为滴定度；W 为供试品片粉的称取量（g）；$\overline{W}$ 为供试品的平均片重（g）；标示量即片剂的规格量。

2010 年版《中国药典》对阿司匹林制剂均采用了高效液相色谱法测定含量。

示例 2　氯贝丁酯含量测定

（1）原理

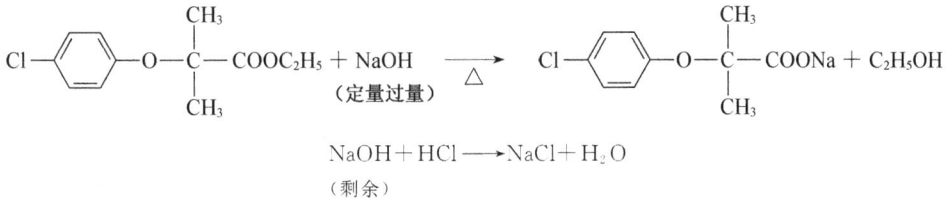

$$NaOH + HCl \longrightarrow NaCl + H_2O$$
（剩余）

（2）方法　取本品 2g，精密称定，置锥形瓶中，加中性乙醇（对酚酞指示液显中性）10mL 与酚酞指示液数滴，滴加氢氧化钠滴定液（0.1mol/L）至显粉红色，再精密加氢氧化钠滴定液（0.5mol/L）20mL，加热回流 1h 至油珠完全消失，放冷，用新沸过的冷水洗涤冷凝管，洗液并入锥形瓶中，加酚酞指示液数滴，用盐酸滴定液（0.5mol/L）滴定，并将滴定结果用空白试验校正。每 1mL 氢氧化钠滴定液（0.5mol/L）相当于 121.4mg 的 $C_{12}H_{15}ClO_3$。

（3）讨论　第一步中和时针对的是酸性杂质，消耗的氢氧化钠量较少，故采用较稀的碱滴定液；而在第二步水解时，采用了较浓的碱滴定液，并采用了加热回流 1h，以保证水解完全。

5.3　氧化还原滴定法

氧化还原滴定法（oxidation-reduction titration）是以氧化还原反应为基础的滴定分析方法。获得电子的物质叫氧化剂，失去电子的物质叫还原剂，一个反应中氧化剂和还原剂的得失电子数必然相等。物质得失电子的能力与其氧化还原电子对的电位高低有关，电位越高，其氧化态越易得到电子，是较强的氧化剂；电位越低，则其还原态越易失去电子，是较强的还原剂。因此，一种氧化剂可以氧化电位较它低的还原剂，一种还原剂可以还原电位较它高的氧化剂。

氧化还原反应往往分步进行，机理比较复杂，速度慢且常伴有副反应。因此，在进行氧化还原滴定时，必须注意控制反应条件，加快反应速度，防止副反应的发生，从而满足滴定分析的要求。按照所用滴定剂的不同，可分为碘量法、溴量法、溴酸钾法、铈量法、重氮化法等。

5.3.1　碘量法

碘量法（iodometric titration）是以碘为氧化剂或以碘化物为还原剂进行滴定的方法，通常以淀粉为指示剂。根据滴定方式不同，分为直接碘量法和间接碘量法，后者又分为剩余碘量法和置换碘量法。

1. 直接碘量法

直接碘量法（碘滴定法）是以 I_2 溶液作为滴定剂，直接滴定还原性物质的方法。反应在酸性、中性或弱碱性溶液中进行，适用于具有较强还原性的药物。如《中国药典》收载的维生素 C、乙酰半胱氨酸、二巯丙醇、安乃近、硫代硫酸钠等及其制剂均采用该法测定含量。

示例 1　维生素 C 的含量测定

（1）原理

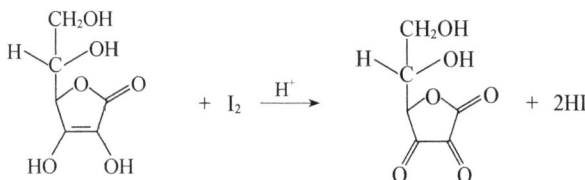

（2）方法　取本品约 0.2g，精密称定，加新沸过的冷水 100mL 与稀醋酸 10mL 使溶解，加淀粉指示液 1mL，立即用碘滴定法（0.05mol/L）滴定，至溶液显蓝色并在 30s 内不褪。每 1mL 碘滴定液（0.05mol/L）相当于 8.806mg 的 $C_6H_8O_6$。

（3）讨论　维生素 C 是强还原剂，在空气中易被氧化，加新沸过的冷水的目的是除去水中溶解氧。滴定在弱酸性溶液中进行，也是为了减慢维生素 C 在空气中的氧化速度，因为维生素 C 在酸性溶液中相对稳定，但加稀醋酸后仍然须立即滴定。本法也用于维生素 C 片剂、泡腾片、颗粒剂及注射液的含量测定。但制剂中辅料对测定有干扰，滴定前须进行必要的处理，如片剂溶解后应过滤，取续滤液测定；注射液测定前加丙酮，以消除注射液中抗氧化剂对测定的干扰。

根据反应式，1 分子维生素 C 与 1 分子碘等当量，维生素 C 的分子量为 176.13，则滴定度为：

$$T = 176.13 \times \frac{1}{1} \times 0.05 = 8.806 (\text{mg})$$

2. 剩余碘量法

某些还原性物质可与定量过量的 I_2 滴定液反应，待反应完全后，用硫代硫酸钠（$Na_2S_2O_3$）滴定液滴定剩余的 I_2，从而求得待测组分的含量。反应式如下：

$$\text{强还原性物质} \quad + \quad \underset{(\text{定量过量})}{I_2} \quad \longrightarrow \quad 2I^-$$

$$\underset{(\text{剩余})}{I_2} \quad + \quad 2S_2O_3{}^{2-} \longrightarrow S_4O_6{}^{2-} + \quad 2I^-$$

本方法中的淀粉指示剂必须在滴定近终点（溶液显淡黄色）时加入。这是因为滴定开始时测定液中有大量的碘存在，而碘易被吸附在淀粉表面，使终点颜色变化不敏锐。

应用剩余碘量法时，一般都在与样品完全相同条件下做空白试验，这样既可以免除仪器、试剂误差，还可以从空白和样品回滴定消耗的硫代硫酸钠滴定液体积差求得被测物含量，而无须预先知道 I_2 滴定液的准确浓度。《中国药典》收载的盐酸半胱氨酸、右旋糖酐 20（40、70）葡萄糖注射液等均采用该法测定含量。

示例 2　右旋糖酐 20 葡萄糖注射液中葡萄糖的含量测定

（1）原理

$$I_2 + 2NaOH \Longrightarrow NaIO + NaI + H_2O$$

$$
\begin{array}{c}
\text{CHO} \\
\text{H—C—OH} \\
\text{HO—C—H} \\
\text{H—C—OH} \\
\text{H—C—OH} \\
\text{CH}_2\text{OH}
\end{array}
+ NaIO + NaOH \Longrightarrow
\begin{array}{c}
\text{COONa} \\
\text{H—C—OH} \\
\text{HO—C—H} \\
\text{H—C—OH} \\
\text{H—C—OH} \\
\text{CH}_2\text{OH}
\end{array}
+ NaI + H_2O
$$

$$\underset{(\text{剩余})}{I_2} + 2S_2O_3{}^{2-} \longrightarrow S_4O_6{}^{2-} + 2I^-$$

（2）方法　精密量取本品 2mL，置碘瓶中，精密加碘滴定液（0.05mol/L）25mL，边振摇边滴加氢氧化钠滴定液（0.1mol/L）50mL，在暗处放置 30min，加稀硫酸 5mL，用硫代硫酸钠滴定液（0.1mol/L）滴定，至近终点时，加淀粉指示液 2mL，继续滴定至蓝色消失，并将滴定结果用 0.12g(6％规格)或 0.20g(10％规格)的右旋糖酐 20 作空白试验校正。每 1mL 碘滴定液 (0.05mol/L)相当于 9.909mg 的 $C_6H_{12}O_6 \cdot H_2O$。

(3) 讨论　葡萄糖分子中的醛基有还原性,能在碱性条件下被碘氧化成羧基。剩余的碘 (I_2) 用 $Na_2S_2O_3$ 滴定液滴定,反应过程如下:

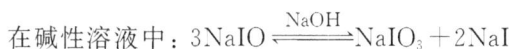

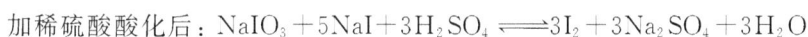

在碱性溶液中: $3NaIO \xrightarrow{NaOH} NaIO_3 + 2NaI$

加稀硫酸酸化后: $NaIO_3 + 5NaI + 3H_2SO_4 \rightleftharpoons 3I_2 + 3Na_2SO_4 + 3H_2O$

以上滴定反应中,1mol I_2 产生 1mol NaIO,1mol NaIO 与 1mol 葡萄糖反应,而 1mol I_2 与 2mol 硫代硫酸钠相当,根据葡萄糖的分子量($C_6H_{12}O_6 \cdot H_2O = 198.17$)和滴定液浓度,滴定度为:

$$T = 198.17 \times \frac{1}{1} \times 0.05 = 9.909(mg)(以\ I_2\ 计)$$

或

$$T = 198.17 \times \frac{1}{2} \times 0.1 = 9.909(mg)(以硫代硫酸钠计)$$

供试品中葡萄糖含量按标示量计为:

$$标示量\% = \frac{(V_0 - V) \times T \times F}{2 \times 1000 \times 标示量} \times 100\%$$

3. 置换碘量法

本法是利用 I^- 的还原性测定氧化性物质。将氧化性物质与过量 KI 反应,使定量析出 I_2, 再用 $Na_2S_2O_3$ 滴定液滴定置换出的 I_2,从而求得待测组分的含量。

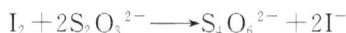

$$氧化性物质 + 2I^- \longrightarrow I_2$$
$$I_2 + 2S_2O_3{}^{2-} \longrightarrow S_4O_6{}^{2-} + 2I^-$$

本方法中的淀粉指示剂也应在滴定近终点(溶液显淡黄色)时加入。《中国药典》采用该法测定过氧苯甲酰及其制剂、葡萄糖酸锑钠及其制剂、二硫化硒等的含量。

示例 3　过氧苯甲酰的含量测定

(1) 原理

$$I_2 + 2S_2O_3{}^{2-} \longrightarrow S_4O_6{}^{2-} + 2I^-$$

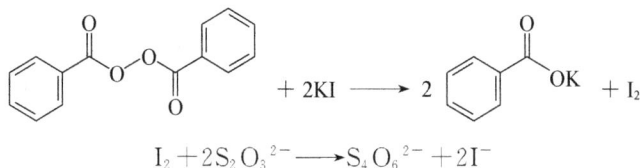

(2) 方法　取本品 0.25g,精密称定,置 250mL 碘瓶中,加丙酮 30mL,振摇使溶解,加碘化钾 试液 5mL,密塞,摇匀,置暗处 15min,用硫代硫酸钠滴定液(0.1mol/L)滴定至无色,并将滴定结 果用空白试验校正。每 1mL 硫代硫酸钠滴定液(0.1mol/L)相当于 12.11mg 的 $C_{14}H_{10}O_4$。

(3) 讨论　过氧苯甲酰乳膏和凝胶均采用此法测定含量。过氧苯甲酰在水中难溶,在丙 酮中易溶,故以丙酮溶解样品。为消除滴定反应中其他氧化性物质对碘化钾的氧化作用,须做 一空白试验校正,过氧苯甲酰消耗的滴定液体积由($V - V_0$)求得。1 分子过氧苯甲酰置换出

1 分子碘，1 分子碘(I_2)消耗 2 分子硫代硫酸钠，过氧苯甲酰的分子量为 242.23，故滴定度为：

$$T=242.23\times\frac{1}{2}\times0.1=12.11(\mathrm{mg})$$

本品为含水过氧苯甲酰，无水过氧苯甲酰应为 70.0%～77.0%，含水不得少于 20.0%（费休氏法测定）。无水过氧苯甲酰的含量计算如下：

$$含量\%=\frac{(V-V_0)\times T\times F}{W}\times100\%$$

5.3.2　溴量法

溴量法(bromine titration)主要用于能与溴发生取代反应、氧化反应或加成反应的芳香胺类、酚类、肼类及含双键的有机药物等。药物分子的苯环上含有羟基或氨基时，使其邻位和对位的氢较活泼，从而容易发生溴代反应，如盐酸去氧肾上腺素、重酒石酸间羟胺。大多数的溴代反应能定量进行，而且反应迅速。含有双键的药物，双键易被打开，可与溴发生定量加成反应，如司可巴比妥、依他尼酸。一些还原性药物如盐酸肼屈嗪，可与溴起氧化还原反应。

由于溴滴定液易挥发和浓度不稳定而难于操作，通常采用剩余滴定法，利用溴酸钾和溴化钾在酸性溶液中能立即反应生成溴的性质，配制一定比例的溴酸钾和溴化钾的混合溶液代替溴液。滴定时将过量、定量的该混合液加到含被测物的酸性溶液中，溴酸钾和溴化钾立即反应生成溴，与被测物作用，再向溶液中加入过量的碘化钾，与剩余的溴作用，置换出化学计量的碘，用硫代硫酸钠滴定，同时做空白试验。根据空白与供试液消耗的硫代硫酸钠的体积差计算被测物含量。

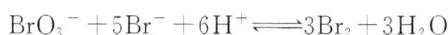

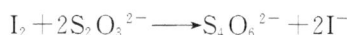

$$BrO_3^-+5Br^-+6H^+\Longleftrightarrow3Br_2+3H_2O$$

$$Br_2+2I^-\Longleftrightarrow I_2+2Br^-$$

$$I_2+2S_2O_3^{2-}\longrightarrow S_4O_6^{2-}+2I^-$$

因此，溴量法的实质是一种利用元素溴的化学反应和置换碘量法相结合的滴定法。

示例 1　司可巴比妥钠的含量测定

（1）原理

$$Br_2+2KI\longrightarrow2KBr+I_2$$

$$I_2+2Na_2S_2O_3\longrightarrow2NaI+Na_2S_4O_6$$

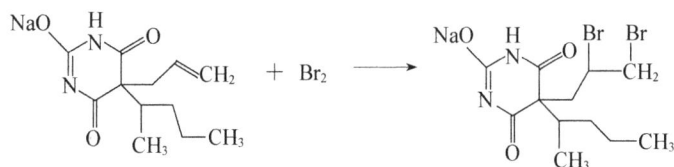

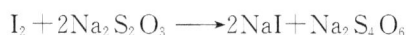

（2）方法　取本品约 0.1g，精密称定，置 250mL 碘瓶中，加水 10mL，振摇使溶解，精密加入溴滴定液(0.05mol/L)25mL，再加盐酸 5mL，立即密塞并振荡 1min，在暗处静置 15min 后，注意微开瓶塞，加入碘化钾试液 10mL，立即密塞，摇匀后，用硫代硫酸钠滴定液(0.1mol/L)滴定，至近终点时，加淀粉指示液，继续滴定至蓝色消失，并将滴定结果用空白试液校正。每 1mL 溴滴定液(0.05mol/L)相当于 13.01mg 的 $C_{12}H_{17}N_2NaO_3$。

（3）讨论　司可巴比妥钠分子结构中 5 位取代基中含有不饱和双键（丙烯基），可与溴发生加成反应。本法操作简单、专属性强，针对结构中的双键特征，可与其他巴比妥类药物相区别。司可巴比妥钠胶囊也采用此法测定含量。每 1 分子司可巴比妥钠消耗 1 分子 Br_2，司可巴比妥钠的分子量为 260.27，故滴定度为：

$$T = 260.27 \times \frac{1}{1} \times 0.05 = 13.01 (mg)$$

示例 2　盐酸去氧肾上腺素的含量测定

（1）原理

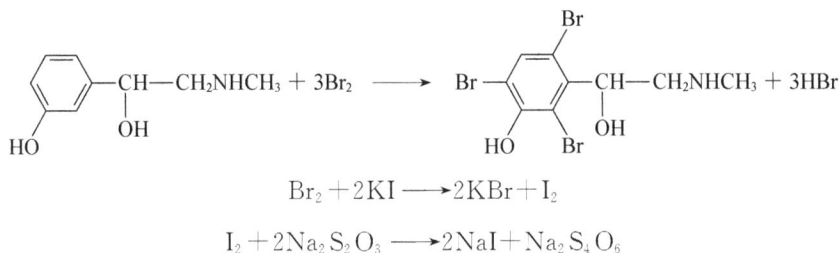

$$Br_2 + 2KI \longrightarrow 2KBr + I_2$$

$$I_2 + 2Na_2S_2O_3 \longrightarrow 2NaI + Na_2S_4O_6$$

（2）方法　取本品约 0.1g，精密称定，置碘瓶中，加水 20mL 使溶解，精密加溴滴定液（0.05mol/L）50mL，再加盐酸 5mL，立即密塞，放置 15min 并时时振摇，注意微开瓶塞，加入碘化钾试液 10mL，立即密塞，摇匀后，用硫代硫酸钠滴定液（0.1mol/L）滴定，至近终点时，加淀粉指示液，继续滴定至蓝色消失，并将滴定结果用空白试液校正。每 1mL 溴滴定液（0.05mol/L）相当于 3.395mg 的 $C_9H_{13}NO_2 \cdot HCl$。

（3）讨论　盐酸去氧肾上腺素具酚结构，在酚羟基的邻对位上取代了 3 个溴，同时有 3 分子的 HBr 生成，故 1 分子盐酸去氧肾上腺素需 3 分子 Br_2 与其反应，盐酸去氧肾上腺素的分子量为 203.67，则其滴定度为：

$$T = 203.67 \times \frac{1}{3} \times 0.05 = 3.395 (mg)$$

示例 3　盐酸肼屈嗪的含量测定

（1）原理

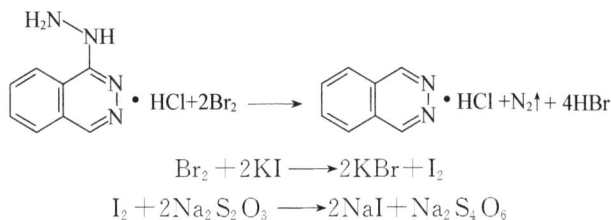

$$Br_2 + 2KI \longrightarrow 2KBr + I_2$$

$$I_2 + 2Na_2S_2O_3 \longrightarrow 2NaI + Na_2S_4O_6$$

（2）方法　取本品约 0.2g，精密称定，置 100mL 量瓶中，加水溶解并稀释至刻度，摇匀，精密量取 25mL，置碘瓶中，精密加溴滴定液（0.05mol/L）25mL，加盐酸 5mL，立即密塞，摇匀，在暗处放置 15min，小心微启瓶塞，加碘化钾试液 7mL，立即密塞，摇匀，用硫代硫酸钠滴定液（0.1mol/L）滴定，至近终点时，加淀粉指示液 2mL，继续滴定至蓝色消失，并将滴定结果用空白试验校正。每 1mL 溴滴定液（0.05mol/L）相当于 4.916mg 的 $C_8H_8N_4 \cdot HCl$。

（3）讨论　盐酸肼屈嗪结构中的肼基具有还原性，可被溴氧化生成 N_2，1 个肼基失去 4 个电子,而 1 分子 Br$_2$ 得到 2 个电子,形成 2 个 HBr,故 1 分子盐酸肼屈嗪需 2 分子 Br$_2$ 与其等当量反应,根据盐酸肼屈嗪的分子量 196.64,可以求得滴定度为:

$$T = 196.64 \times \frac{1}{2} \times 0.05 = 4.916 (\text{mg})$$

5.3.3 溴酸钾法和碘酸钾法

1. 溴酸钾法

溴酸钾法(potassium bromate method)是以 KBrO$_3$ 为滴定剂的氧化还原滴定法。KBrO$_3$ 是强氧化剂,反应在酸性溶液中进行,以甲基橙或甲基红为指示剂。化学计量点后,稍过量的 KBrO$_3$ 与 Br$^-$ 作用生成 Br$_2$,将指示剂氧化破坏而褪色。由于指示剂的褪色反应是不可逆的,故在滴定过程中应充分振摇,以免 KBrO$_3$ 局部过浓而使指示剂过早地被破坏,导致终点提前。适宜的做法是在指示剂退色时再补加一滴指示剂以确证终点的到达。《中国药典》收载的注射用异烟肼、羧甲司坦片及颗粒、双嘧达莫等采用本法测定含量。

示例 1 注射用异烟肼的含量测定

(1)原理

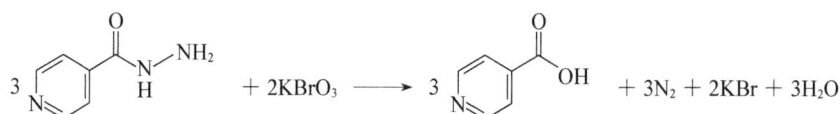

(2)方法 取装量差异项下的内容物,混合均匀,精密称取约 0.2g,置 100mL 量瓶中,加水使溶解并稀释至刻度,摇匀,精密量取 25mL,加水 50mL、盐酸 20mL 与甲基橙指示液 1 滴,用溴酸钾滴定液(0.01667mol/L)缓缓滴定(温度保持在 18~25℃)至粉红色消失。每 1mL 溴酸钾滴定液(0.01667mol/L)相当于 3.429mg 的 C$_6$H$_7$N$_3$O。

(3)讨论 异烟肼为吡啶类药物,其吡啶环上取代的酰肼基具有强还原性,在酸性溶液中可以用溴酸钾滴定。根据反应原理,1 分子异烟肼失去 4 个电子,而 1 分子溴酸钾得到 6 个电子,因此,反应的化学计量摩尔比 $a/b = 3/2$,异烟肼分子量为 137.14,故滴定度为:

$$T = 137.14 \times \frac{3}{2} \times 0.01667 = 3.429 (\text{mg})$$

2. 碘酸钾法

碘酸钾法(potassium iodate method)是以 KIO$_3$ 为滴定液的氧化还原法,反应在酸性溶液中进行。KIO$_3$ 稳定,在 105℃ 干燥恒重后可直接配制滴定液。《中国药典》对卡托普利等采用碘酸钾法测定含量。

示例 2 卡托普利的含量测定

(1)原理

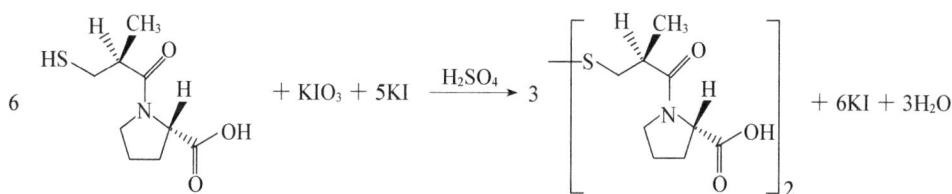

（2）方法　取本品约 0.3g，精密称定，加水 100mL，振摇使溶解，加稀硫酸 10mL，再加碘化钾 1.0g 与淀粉指示液 2mL，用碘酸钾滴定液（0.01667mol/L）滴定，至溶液显微蓝色（保持 30s 不褪色），并将滴定结果用空白试验校正，每 1mL 碘酸钾滴定液（0.01667mol/L）相当于 21.73mg$C_9H_{15}NO_3S$。

（3）讨论　卡托普利分子结构中含有巯基，极易被氧化成二硫化物，可用溴酸钾法滴定。在酸性溶液中，过量 1 滴的碘酸钾与溶液中碘化钾生成碘，遇淀粉显蓝色而指示终点。每 1 分子卡托普利失去 1 个电子，而 1 分子碘酸钾得到 6 个电子，形成碘化钾，根据碘酸钾浓度（0.01667mol/L）和卡托普利的分子量（217.29），其滴定度为：

$$T = 217.29 \times \frac{6}{1} \times 0.01667 = 21.73 \text{（mg）}$$

5.3.4　铈量法

铈量法也称硫酸铈法（cerium sulphate method），是以 $Ce(SO_4)_2$ 为滴定液的氧化还原滴定法。$Ce(SO_4)_2$ 是一种强氧化剂，在酸度较低时 Ce^{4+} 易水解，故本法在强酸性条件下滴定。常用邻二氮菲指示剂，终点时，微过量的 Ce^{4+} 将指示液中的 Fe^{2+} 氧化成 Fe^{3+}，使橙红色配合物离子转化为浅蓝色或无色的配合物离子，以指示终点的到达。二氢吡啶类、吩噻嗪类药物可用铈量法测定含量。

示例 1　硝苯地平的含量测定

（1）原理

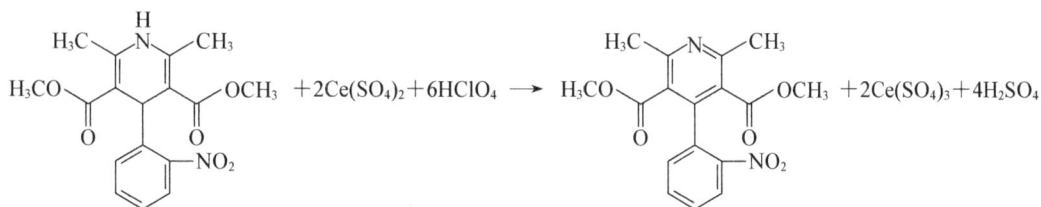

（2）方法　取本品约 0.4g，精密称定，加无水乙醇 50mL，微温使溶解，加高氯酸溶液（取 70%高氯酸 8.5mL，加水至 100mL）50mL、邻二氮菲指示液 3 滴，立即用硫酸铈滴定液（0.1mol/L）滴定，至近终点时，在水浴中加热至 50℃ 左右，继续缓缓滴定至橙红色消失，并将滴定结果用空白试液校正。每 1mL 硫酸铈滴定液（0.1mol/L）相当于 17.32mg 的 $C_{17}H_{18}N_2O_6$。

（3）讨论　除硝苯地平外，《中国药典》对尼莫地平、尼索地平、尼群地平、非洛地平均采用本法测定含量。每分子二氢吡啶类药物在该滴定反应中失去 2 个电子，其与硫酸铈的化学计量摩尔比为 1∶2。

示例 2　吩噻嗪类药物的含量测定

（1）原理　吩噻嗪类药物具有硫氮杂蒽母核，母核上硫原子易被氧化。用硫酸铈滴定时，先失去一个电子形成一种红色的自由基，达到化学计量点时，溶液中的全部吩噻嗪类药物均失去两个电子，而红色消褪，借以用药物自身颜色变化指示终点。此法也可用电位法或永停法指示终点。现以盐酸氯丙嗪为例，说明滴定反应原理与测定方法。

（红色）　　　　　　　　　（无色）

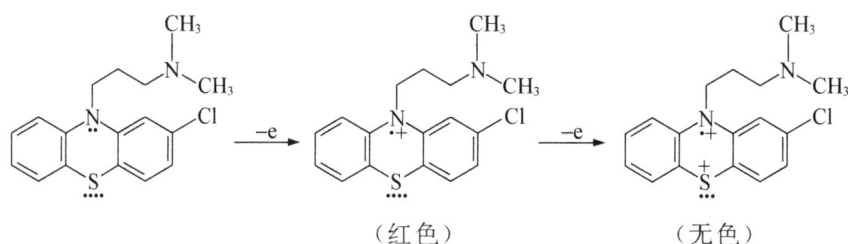

（2）方法　取本品约 0.2g，精密称定，加水 20mL 与稀硫酸（约 1mol/L）10mL，溶解，立即用硫酸铈滴定液（0.1mol/L）滴定至形成的红色消失，即得。每 1mL 硫酸铈滴定液（0.1mol/L）相当于 17.77mg 的 $C_{17}H_{19}ClN_2S \cdot HCl$。

（3）讨论　硫酸铈作为滴定剂具有较高的氧化电位、为一价还原、对吩噻嗪环上取代基没有副反应等特点，因此该法专属性比较强。在适宜酸度条件下，咖啡因、苯丙胺、可待因、巴比妥酸衍生物，片剂辅料等均不产生干扰。该法既可用于原料，也可以用于片剂的含量测定。

1 分子盐酸氯丙嗪失去 2 个电子，消耗 2 分子硫酸铈，根据盐酸氯丙嗪分子量（355.33）和硫酸铈滴定液浓度（0.1mol/L），计算滴定度：

$$T = 355.33 \times \frac{1}{2} \times 0.1 = 17.77(\text{mg})$$

5.3.5　亚硝酸钠滴定法

亚硝酸钠滴定法是利用亚硝酸钠滴定液在酸性溶液中与芳伯氨基化合物发生重氮化反应，定量生成重氮盐来测定药物含量的方法，也称重氮化滴定法（diazotization titration）。具有芳伯氨基或潜在芳伯氨基的药物，如磺胺类、对氨基苯甲酸酯类、芳酰胺类、苯并二氮杂䓬类、对氨基水杨酸等，均可在酸性溶液中用亚硝酸钠直接滴定或水解后滴定。各类代表性药物的结构见表 5-2。

表 5-2　具有芳伯氨基或潜在芳伯氨基的代表性药物的结构

药物名称	结构类型与滴定方法	药物结构式
磺胺嘧啶 （sulfadiazine）	游离芳伯氨基，直接滴定	
磺胺甲噁唑 （sulfamethoxazole）	同上	
盐酸普鲁卡因 （procaine hydrochloride）	同上	

续表

药物名称	结构类型与滴定方法	药物结构式
苯佐卡因 （benzocaine）	同上	
对氨基水杨酸钠 （sodium aminosalicylate）	同上	
对乙酰氨基酚 （paracetamol）	潜在芳伯氨基， 酰胺键水解后再滴定	
醋氨苯砜 （acedapsone）	同上	
氯氮䓬 （chlordiazepoxide）	潜在芳伯氨基， 七元环水解后再滴定	
奥沙西泮 （oxazepam）	同上	
氯硝西泮 （clonazepam）	同上	

1. 基本原理

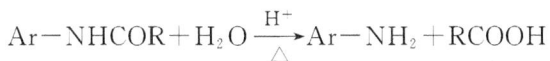

$$Ar-NHCOR+H_2O \xrightarrow[\triangle]{H^+} Ar-NH_2+RCOOH$$

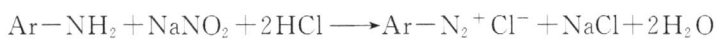

$$Ar-NH_2+NaNO_2+2HCl \longrightarrow Ar-N_2^+Cl^-+NaCl+2H_2O$$

2. 测定条件

重氮法反应为分子反应,反应速度慢,且受多种因素的影响。亚硝酸钠滴定液及反应生成的重氮盐也不稳定,因此在测定中应注意以下一些条件。

(1) 加入适量溴化钾加快反应速度　重氮化反应速度在不同酸中不同,即:氢溴酸>盐酸>硝酸、硫酸,由于氢溴酸昂贵,故多用盐酸。为加快反应速度,往往加入适量溴化钾。根据重氮化反应历程:

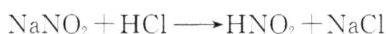

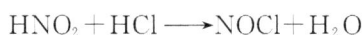

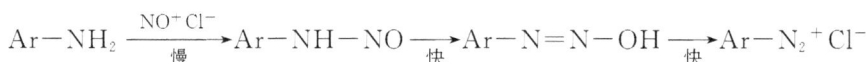

$$NaNO_2 + HCl \longrightarrow HNO_2 + NaCl$$

$$HNO_2 + HCl \longrightarrow NOCl + H_2O$$

$$Ar-NH_2 \xrightarrow[慢]{NO^+Cl^-} Ar-NH-NO \xrightarrow{快} Ar-N=N-OH \xrightarrow{快} Ar-N_2^+Cl^-$$

可知整个反应的速度取决于第一步,而第一步反应的快慢与芳伯氨基的游离程度和 NO^+ 浓度密切相关。若芳伯氨基的碱性较弱,则在一定强度酸性溶液中成盐的比例较小,即游离芳伯氨基多,重氮化反应速度就快;反之,则游离的芳伯氨基较少,重氮化反应速度就慢。若在测定液中加入适量溴化钾,则溴化钾与盐酸作用产生溴化氢,后者与亚硝酸作用生成 NOBr:

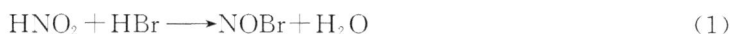

$$HNO_2 + HBr \longrightarrow NOBr + H_2O \tag{1}$$

比较测定液中不加溴化钾时,溶液中仅有盐酸,则只生成 NOCl:

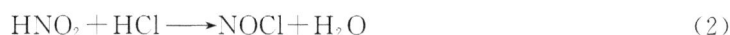

$$HNO_2 + HCl \longrightarrow NOCl + H_2O \tag{2}$$

由于平衡常数(1)式比(2)式约大 300 倍,即生成的 NOBr 量大得多,也就是在供试液中 NO^+ 的浓度大得多,从而加速了重氮化反应。

(2) 盐酸的作用与用量　重氮化反应在盐酸中较快,同时胺类药物的盐酸盐溶解度较大。按照重氮化反应的计量关系式,芳伯氨与盐酸的摩尔比为 1:2,而实际测定时盐酸的用量要大得多,这是因为加过量的盐酸有利于:① 重氮化反应速度加快;② 重氮盐在酸性溶液中稳定;③ 防止生成偶氮氨基化合物。如果增加反应液酸度,将使下列生成偶氮氨基化合物的副反应向左进行,这样就避免了偶氮氨基化合物的生成。

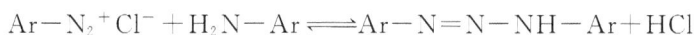

$$Ar-N_2^+Cl^- + H_2N-Ar \Longleftrightarrow Ar-N=N-NH-Ar + HCl$$

但若酸度过大,则又可阻碍芳伯氨基的游离,反而影响重氮化反应速度。在太浓的盐酸中还可使亚硝酸分解。所以,加入盐酸的量一般按芳胺类药物与酸的摩尔比约为 1:2.5~6。

(3) 反应温度　重氮化速度与温度成正比,但是生成的重氮盐又随温度升高而加速分解:

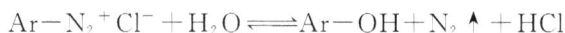

$$Ar-N_2^+Cl^- + H_2O \Longleftrightarrow Ar-OH + N_2\uparrow + HCl$$

通常温度升高 10℃,重氮化反应速度加快 2.5 倍,但同时重氮盐分解的速度也相应加速 2 倍;所以滴定宜在低温进行。但温度低反应太慢,经试验,可在室温 10~30℃下进行,其中 15℃ 以下结果较准确。

(4) 滴定速度　重氮化反应速度较慢,故滴定速度不宜太快。为了避免滴定过程中亚硝酸挥发和分解,滴定时宜将滴定管尖端插入液面下 2/3 处,一次将大部分亚硝酸钠滴定液在搅拌条件下迅速加入,使其尽快反应。然后将滴定管尖端提出液面,用少量水淋洗尖端,再缓缓滴定。尤其是在近终点时,因尚未反应的芳伯氨基药物的浓度极稀,须在最后一滴加入后,搅拌1～5min,再确定终点是否真正到达。这样可以缩短滴定时间,也不影响结果。

3.指示终点的方法

亚硝酸钠滴定法指示终点的方法有永停法、电位法、外指示剂法和内指示剂法,《中国药典》采用永停法,《美国药典》采用电位法。永停法为电流滴定法,根据电流变化曲线可分为三种类型:① 滴定剂为可逆电对,被测物为不可逆电对;② 滴定剂为不可逆电对,被测物为可逆电对;③ 滴定剂和被测物均为可逆电对。亚硝酸钠法属于第①种类型。终点前溶液中无可逆电对存在,故检流计指针处在零电流位置。终点时,过量1滴的亚硝酸钠滴定剂在两电极上发生电解反应而产生电流,使检流计指针突然偏转不再回到零位而指示终点。两电极上的电解反应如下:

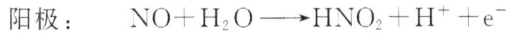

$$阳极: \quad NO + H_2O \longrightarrow HNO_2 + H^+ + e^-$$

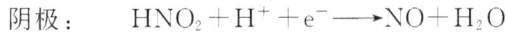

$$阴极: \quad HNO_2 + H^+ + e^- \longrightarrow NO + H_2O$$

5.4　银量法

银量法是以硝酸银为滴定剂的沉淀反应。根据确定等当点所用的指示剂不同,银量法可分为:铬酸钾指示剂法,铁铵矾指示剂法,吸附指示剂法和电位滴定法。按滴定情况不同,分为直接滴定法和间接滴定法,直接滴定法是在中性或弱酸性溶液中用$AgNO_3$滴定液直接滴定被测物;间接滴定法是先加定量过量的$AgNO_3$滴定液于被测物中,然后用NH_4SCN或$KSCN$滴定液回滴剩余的硝酸银。本法主要用于能与Ag^+或SCN^-形成沉淀的药物,如巴比妥类药物、茶碱类药物、氯化钠、氯化钾、二巯基丁二酸钠等。现以巴比妥类药物为例,说明银量法的应用。

在合适的碱性溶液中,巴比妥类药物可与某些重金属离子(Ag^+、Cu^{2+}、Co^{2+}、Hg^{2+})反应形成白色或有色沉淀,其中与硝酸银的反应被利用来测定巴比妥类药物的含量。《中国药典》采用银量法测定苯巴比妥及其钠盐、异戊巴比妥及其钠盐的含量。

巴比妥类药物具有丙二酰脲结构,分子结构中的酰亚胺基团在碳酸钠溶液中生成钠盐而溶解,用硝酸银滴定液滴定时,巴比妥类药物首先形成可溶性的一银盐,当被测物全部形成一银盐后,稍过量的银离子就与巴比妥类药物形成难溶性的二银盐沉淀,使溶液变浑浊,以此指示滴定终点。

示例1　异戊巴比妥片的含量测定

(1)原理

终点前:

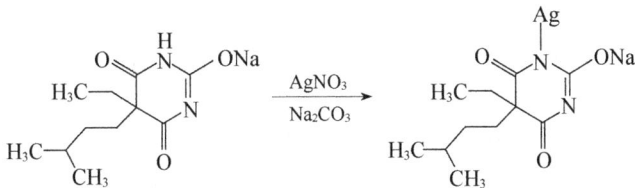

终点时：

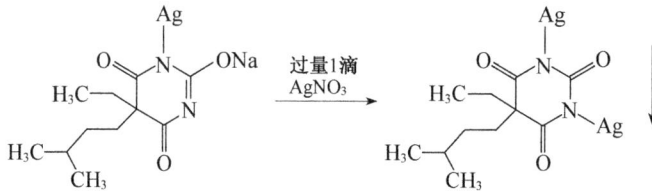

（2）方法　取本品 20 片，精密称定，研细，精密称取适量（约相当于异戊巴比妥 0.2g），加甲醇 40mL 使异戊巴比妥溶解，再加新制的 3％无水碳酸钠溶液 15mL，照电位滴定法，用硝酸银滴定液（0.1mol/L）滴定。每 1mL 硝酸银滴定液（0.1mol/L）相当于 22.63mg 的 $C_{11}H_{18}N_2O_3$。

（3）讨论　无水碳酸钠溶液需临用新配，若久置可吸收空气中二氧化碳，产生碳酸氢钠，导致巴比妥类药物含量下降，银电极在临用前需用硝酸浸洗 1～2min，再用水淋洗干净后使用。

异戊巴比妥与硝酸银反应的摩尔比为 1∶1，其含量按标示量计为：

$$标示量\% = \frac{V \times T \times F}{W} \times \frac{平均片重}{标示量} \times 100\%$$

本法操作简便，专属性强，巴比妥类药物的分解产物或其他一些可能存在的杂质不与硝酸银反应。但本法受温度影响较大，且以溶液出现浑浊指示终点，难于准确判断。为了克服滴定过程中温度变化的影响和改善终点的观察，历版药典对测定方法进行不断修订。曾采用一定浓度的丙酮为溶剂来克服温度变化的影响，但未解决终点观察问题，结果不够满意。1985 年版《中国药典》改用甲醇为溶剂，并采用银-玻璃电极系统电位法指示终点，使本法获得明显改进，由此一直沿用至今。

5.5　配位滴定法

配位滴定法（complexometry）是以配位反应为基础的滴定分析法，主要用于金属盐的测定，如含 Mg、Ca、Al、Zn 或 Bi 药物的含量测定。滴定剂乙二胺四醋酸二钠（Na_2EDTA）与各种金属离子（钠、钾离子除外）在合适的 pH 条件下形成 1∶1 的稳定配合物：

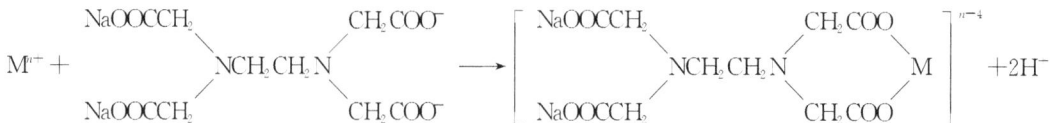

影响配位滴定的因素主要有：配合物形成平衡常数和配合物形成速度，前者主要受溶液 pH 值影响。为使滴定反应进行完全，平衡常数必须足够大，因此需要用缓冲液控制溶液 pH，不同的金属离子测定时有不同的 pH 要求。

配位滴定中所用指示剂称为金属指示剂，本身也是一种配合剂。在滴定条件下，指示剂与少量被测金属离子形成配合物，待滴定终点时，过量 1 滴的 EDTA 滴定液置换出指示剂-金属配合物中的指示剂，导致颜色变化。

对于配合物形成速度慢的金属离子可采用剩余滴定法，如铝盐的测定，加过量定量的

EDTA 滴定液与铝盐反应,经煮沸 10min 后用锌滴定液回滴剩余的 EDTA 滴定液。

示例 1　硫酸镁的含量测定

（1）原理

滴定前：

$$Mg^{2+} + HIn^{2-} \Longrightarrow MgIn^- + H^+$$

蓝色　　　　酒红色

滴定时：

$$Mg^{2+} + H_2Y^{2-} \Longrightarrow MgY^{2-} + 2H^+$$

终点时：

$$MgIn^- + H_2Y^{2-} \Longrightarrow MgY^{2-} + HIn^{2-} + H^+$$

酒红色　　　　　　　　　　　蓝色

（2）方法　　取硫酸镁约 0.25g,精密称定,加水 30mL 溶解后,加氨-氯化铵缓冲液（pH10.0）10mL 与铬黑 T 指示剂少许,用乙二胺四醋酸二钠滴定液（0.05mL/L）滴定至溶液由紫红色转变为纯蓝色。每 1mL 乙二胺四醋酸二钠滴定液（0.05mL/L）相当于 6.018mg 的 $MgSO_4$。

5.6　非水溶液滴定法

在非水溶液中进行的滴定分析法称为非水溶液滴定法（nonaqueous titrations）。包括非水酸碱滴定法,非水氧化还原滴定法、非水配位滴定法及非水沉淀滴定法等,在药物分析中最常用的是非水酸碱滴定法。

非水酸碱滴定法分为非水酸量法和非水碱量法。非水碱量法是以冰醋酸（或其他溶剂）为溶剂,高氯酸为滴定液,结晶紫等为指示剂,测定弱碱性物质及其盐类的分析方法;非水酸量法是以甲醇钠为滴定液,麝香草酚蓝等为指示剂,二甲基甲酰胺等为溶剂,滴定弱酸性物质及其盐类的分析方法。其中非水碱量法是《中国药典》收载品种中应用最为广泛的一种方法,主要用于测定有机碱及其氢卤酸盐、磷酸盐、硫酸盐或有机酸盐,以及有机酸碱金属盐类原料药物的含量。

5.6.1　基本原理

非水介质中酸碱滴定,主要以质子理论为基础,凡能放出质子的物质是酸,能接受质子的物质是碱。在非水溶液中,游离的质子（H^+）不能单独存在,而是与溶剂分子结合成溶剂合质子,酸碱中和反应的实质是质子的转移,而质子转移是通过溶剂合质子实现的。溶剂对酸碱的强度影响很大,非水溶液中的酸碱滴定就是利用这个原理,使原来在水溶液中不能滴定的某些弱酸弱碱,经选择适当溶剂,增强其酸碱性后,便可以进行滴定。

1. 溶剂的分类

非水滴定中的常用溶剂可分为质子溶剂和非质子溶剂。能给出质子或接受质子的溶剂,称为质子溶剂(protonic solvent)。根据其接受质子能力的大小,又可分为酸性溶剂(acid solvent),如冰醋酸;碱性溶剂(basic solvent),如乙二胺;两性溶剂(amphoteric solvent),如醇类。分子中无转移性质子的溶剂称为非质子溶剂(aprotic solvent),这类溶剂只起分散和稀释溶质的作用,如苯、三氯甲烷、二氧六环。在实际应用中也可采用质子性溶剂和非质子性溶剂混合使用,以提高溶解能力,增大滴定突跃,使指示剂变色敏锐,如冰醋酸-三氯甲烷。

2. 溶剂的性质

当溶质溶于给定的溶剂中,其酸碱性将受到溶剂的离解程度、溶剂的酸碱性及溶剂的极性等因素的影响。因此,了解溶剂的性质有利于选择适当的溶剂,达到增大滴定突跃和区分酸碱强度的目的。

(1)溶剂的离解性　常用的非水溶剂中,只有惰性溶剂不能离解,其他溶剂均有不同程度的离解。在一定温度下,各溶剂具有不同的自身离解常数。溶剂自身离解常数 K_S 值的大小对滴定突跃范围具有一定的影响,K_S 值越大,滴定突跃范围越大,终点越敏锐,准确度就越高。

(2)溶剂的酸碱性　溶剂的酸碱性对溶质的酸碱强度有很大的影响。物质的酸碱强度不仅与物质本身接受或给出质子的能力大小有关,而且还与溶剂给出或接受质子能力有关。如弱酸性物质溶于碱性溶剂可增强其相对酸度;弱碱性物质溶于酸性溶剂可增强其相对碱度。

(3)溶剂的极性　电解质溶解在溶剂中,会受到溶剂分子的作用而使电解质的离子之间相互吸引力减弱,这种吸引力减弱的程度越大,离解越容易发生。溶剂的介电常数越大,溶剂的极性越强,离子间的吸引力越小,越容易使溶质离解。同一溶质,在其他性质相同而介电常数不同的溶剂中,由于离解难易不同而表现出不同的酸(碱)度。

(4)均化效应和区分效应　将不同强度的酸碱均化到同一强度水平的效应称为均化效应(leveling effect),具有均化效应的溶剂为均化性溶剂(leveling solvent)。如在水溶液中,$HClO_4$、H_2SO_4、HCl 和 HNO_3 都是强酸,无法区分其强弱,因为水把以上各种不同强度的酸均化到相同强度的 H_3O^+ 水平,结果使它们的酸强度都相等。而在冰醋酸介质中,由于 HAc 的碱性比水弱,上述四种酸不能全部将其质子转移给 HAc,产生了程度上的差别,酸强度依次为 $HClO_4(K_a = 1.6 \times 10^{-6}) > HCl(K_a = 1.6 \times 10^{-9}) > H_2SO_4(K_a = 6.3 \times 10^{-9}) > HNO_3$ $(K_a = 4.0 \times 10^{-10})$。这种能区分酸或碱强弱的效应称为区分效应(differenitiating effect),具有区分效应的溶剂称为区分性溶剂(differentiating solvent)。显然,冰醋酸是四种酸的区分性溶剂。

3. 溶剂的选择

在非水滴定中,溶剂的选择十分重要。在选择溶剂时首先要考虑的是溶剂的酸碱性,例如,对于碱性药物,常选择酸性溶剂:冰醋酸、冰醋酸-醋酐、醋酐等,也可在冰醋酸中加入不同量甲酸以增大突跃范围;而对于酸性药物,常选择二甲基甲酰胺为溶剂,以增加被测物的酸性。此外,选择溶剂时还应考虑溶剂的纯度、挥发性;对被测物和滴定产物的溶解能力;以及含水量,必要时应采用精制等方法除去水分。

5.6.2　应用范围

具有碱性基团的化合物,如胺类、氨基酸类、含氮杂环类、生物碱类以及它们的盐类,有机酸的碱金属盐类等,大多可用高氯酸滴定液进行滴定。弱酸性药物,如羧酸类、酚类、含酰亚胺基或磺酰胺基等酸性基团的药物可用甲醇钠、氢氧化四丁基铵等滴定液滴定。表5-3、表5-4

分别为《中国药典》收载的采用非水碱量法和非水酸量法测定含量的代表性药物。

表 5-3　非水碱量法测定含量的代表性药物

类别	名称与结构式	非水溶剂	滴定剂	指示剂	a/b
生物碱类	硫酸阿托品（atropine sulfate） 	冰醋酸与醋酐	HClO₄	结晶紫	1/1
	硫酸奎宁（quinine sulfate） 	冰醋酸与醋酐	HClO₄	结晶紫	1/3
	马来酸麦角新碱（ergometrine maleate） 	冰醋酸	HClO₄	结晶紫	1/1
	磷酸可待因（codeine phosphate） 	冰醋酸	HClO₄	结晶紫	1/1
	氢溴酸山莨菪碱（anisodamine hydrobromide） 	冰醋酸与醋酸汞	HClO₄	结晶紫	1/1

类　别	名称与结构式	非水溶剂	滴定剂	指示剂	a/b
有机酸盐	枸橼酸钾（potassium citrate） 	冰醋酸与醋酐	$HClO_4$	结晶紫	1/3
	苯甲酸钠（sodium benzoate） 	冰醋酸	$HClO_4$	结晶紫	1/1
	乳酸钠（sodium lactate）溶液 	冰醋酸与醋酐	$HClO_4$	结晶紫	1/1
胺类	马来酸依那普利（enalapril maleate） 	冰醋酸与无水二氧六环	$HClO_4$	结晶紫	1/1
	肾上腺素（epinephrine） 	冰醋酸	$HClO_4$	结晶紫	1/1
	硫酸沙丁胺醇（salbutamol salfate） 	冰醋酸与醋酐	$HClO_4$	结晶紫	1/1
含氮杂环类	地西泮（diazepam） 	冰醋酸与醋酐	$HClO_4$	结晶紫	1/1
	奋乃静（perphenazine） 	冰醋酸	$HClO_4$	结晶紫	1/2

续表

类　别	名称与结构式	非水溶剂	滴定剂	指示剂	a/b
含氮杂环类	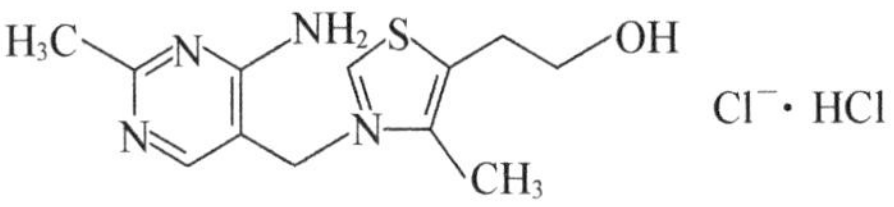 维生素 B₁（vitamin B₁）	冰醋酸	HClO₄	电位法指示终点	1/2
	尼可刹米（nikethamide） 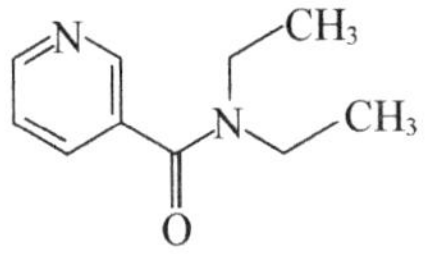	冰醋酸	HClO₄	结晶紫	1/1
氨基酸类	左旋多巴（levodopa） 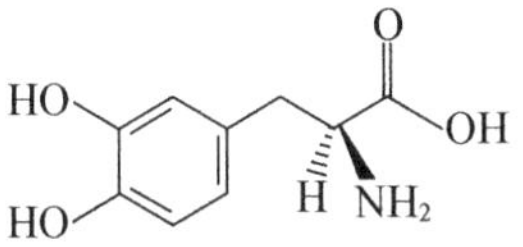	无水甲酸与冰醋酸	HClO₄	结晶紫	1/1
	组氨酸（histidine） 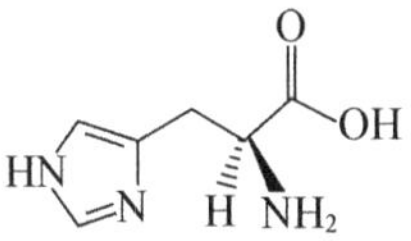	无水甲酸与冰醋酸	HClO₄	电位法指示终点	1/1
	异亮氨酸（isoleucine） 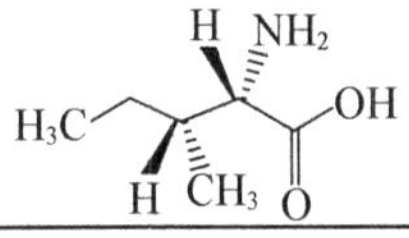	无水甲酸与冰醋酸	HClO₄	电位法指示终点	1/1

表 5-4　非水酸量法测定含量的代表性药物

类　别	名称与结构式	非水溶剂	滴定剂	指示剂	a/b
有机酸	异维 A 酸（isotretinoin） 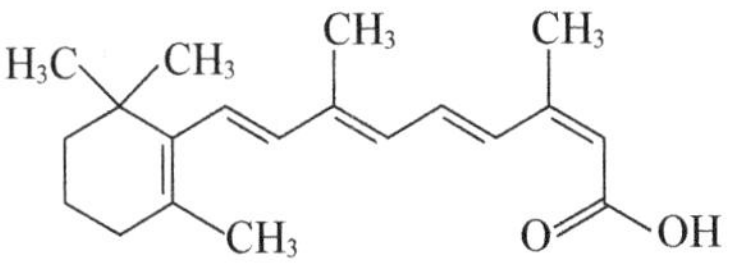	丙酮	氢氧化四丁基铵	电位法指示终点	1/1
酰亚胺	乙琥胺（ethosuximide） 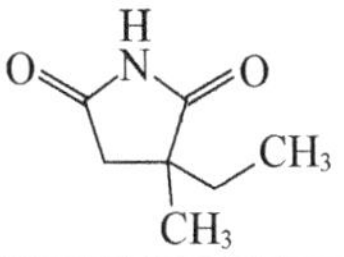	二甲基甲酰胺	甲醇钠	偶氮紫	1/1
酚类	环吡酮胺（ciclopirox olamine） 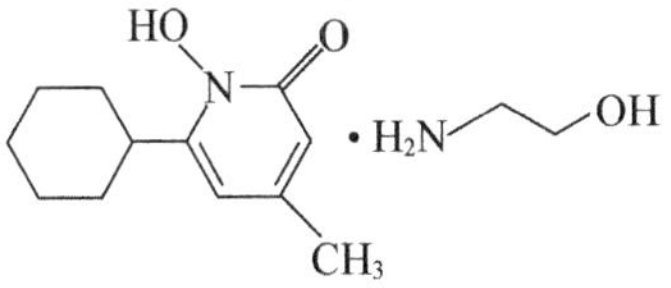	二甲基甲酰胺	甲醇锂	麝香草酚蓝	1/1

续表

类 别	名称与结构式	非水溶剂	滴定剂	指示剂	a/b
酚类	氯硝柳胺（niclosamide）	二甲基甲酰胺	甲醇钠	电位法	1/1
磺酰胺	磺胺异噁唑（sulfafurazole）	二甲基甲酰胺	甲醇钠	偶氮紫	1/1

5.6.3　测定方法

第一法（非水碱量法）：精密称取供试品适量[约消耗高氯酸滴定液（0.1mol/L）8mL]，加冰醋酸 10～30mL 使溶解，加各药品项下规定的指示液 1～2 滴，用高氯酸滴定液（0.1mol/L）滴定。终点颜色应以电位滴定时的突跃点为准，并将滴定的结果用空白试验校正。

第二法（非水酸量法）：精密称取供试品适量[约消耗碱滴定液（0.1mol/L）8mL]，加各品种项下规定的溶剂使溶解，再加规定的指示液 1～2 滴，用规定的碱滴定液（0.1mol/L）滴定。终点颜色应以电位滴定时的突跃点为准，并将滴定的结果用空白试验校正。

5.6.4　影响因素

1. 不同酸根的影响

很大一部分碱性药物在临床上应用的是它们的有机酸或无机酸盐形式，在与高氯酸的滴定反应中，这些酸根因酸性强弱的不同或其他一些性质将对非水滴定造成一定影响。在常用的非水溶剂——冰醋酸介质中，各种酸的酸性强度依次为：高氯酸＞氢溴酸＞硫酸＞盐酸＞硝酸＞磷酸＞各种有机酸。可见无机强酸——氢卤酸、硫酸在非水介质中的酸性较强，当高氯酸滴定碱性药物的盐类时，其滴定反应的实质是强酸置换弱酸的过程，若被置换的酸太强，将使滴定反应不能进行到底。因此需要采取适当措施来消除这些酸根的干扰。

（1）氢卤酸根　与碱性药物成盐的氢卤酸主要是盐酸、氢溴酸，它们在非水溶液中的酸性较强，影响指示剂终点观察。一般采取的处理方法是：改用电位法或在滴定前向被测溶液中加入一定量醋酸汞-冰醋酸溶液，使之形成在醋酸中难解离的卤化汞沉淀而消除干扰：

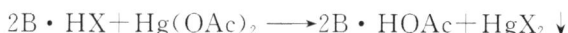

$$2B \cdot HX + Hg(OAc)_2 \longrightarrow 2B \cdot HOAc + HgX_2 \downarrow$$

加入的醋酸汞必须足量，一般以其理论量的 1～3 倍为宜，若量不足，将使测定结果偏低。但对于易乙酰化的药物必须严格控制醋酸汞的用量，以防止氨基被乙酰化。因乙酰化物碱性很弱，使滴定不能顺利进行，而影响滴定结果。

（2）硫酸根　硫酸为二元酸，在水溶液中能发生二级电离，生成 SO_4^{2-}。但在冰醋酸介质中主要离解为 HSO_4^-，其二级电离很弱，不足以构成对高氯酸滴定的影响；而硫酸与有机碱成盐时一般摩尔比为 1:2，如硫酸阿托品、硫酸奎宁、硫酸沙丁胺醇等。因此，在冰醋酸介质中，

有机碱的硫酸盐只能被置换出一个氢,滴定反应的结果是生成有机碱的高氯酸盐和硫酸氢盐:

$$(BH^+)_2 \cdot SO_4^{2-} + HClO_4 \longrightarrow BH^+ \cdot ClO_4^- + BH^+ \cdot HSO_4^-$$

因此,有机碱的硫酸盐在非水滴定时无需特殊处理,可直接滴定。但采用冰醋酸作为溶剂时,目视终点的灵敏度较差,即使以电位法指示终点,电位突跃也不够明显。故一般采用冰醋酸-醋酐混合溶剂,或以醋酐代替冰醋酸来改进滴定终点的灵敏度。

（3）硝酸根　硝酸在非水溶剂中酸性较弱,不会影响滴定反应,但其具有氧化性,可氧化指示剂使其变色或褪色而影响终点观察,故采用电位法指示终点。

（4）磷酸和有机酸　在冰醋酸介质中,磷酸和有机酸的酸性弱,不影响滴定反应的定量完成,因此,无需任何处理,可以直接滴定。

2. 温度影响

温度对非水介质的影响较大,如在非水碱量法中最常用的溶剂冰醋酸,其凝点为 15.6℃,当室温低于 15.6℃ 时,滴定液就会凝结在滴定管中,因此滴定温度应控制在 20℃ 以上。冰醋酸的膨胀系数较大,温度改变 1℃,体积就有 0.11% 的变化。所以当滴定时温度与标定时温度不同时,滴定液的浓度就会发生变化。《中国药典》规定:滴定温度与标定温度相差在 10℃ 以上时应重新标定;滴定温度与标定温度相差在 ±10℃ 以内时,可根据下式将滴定液浓度加以校正:

$$N_1 = \frac{N_0}{1 + 0.0011(t_1 - t_0)}$$

式中:N_1 和 t_1 分别为滴定时滴定液浓度和温度;N_0 和 t_0 分别为标定时滴定液浓度和温度;0.0011 为冰醋酸体积膨胀系数。

3. 水分和非水溶剂的挥发性

非水滴定反应体系中不应有水分,因为水既是质子的受体,又是质子的供体,可与弱酸弱碱发生竞争,影响终点判断。因此应采取适当措施,除去滴定剂、溶剂、仪器中的水分。非水溶剂多具挥发性,尤其是非水酸量法中所用滴定液为甲醇钠、甲醇锂,易吸收大气中的二氧化碳和水蒸气,滴定和贮存过程中应特别注意防止这些影响。《中国药典》规定甲醇钠、甲醇锂滴定液应置密闭的附有滴定装置的容器内,避免与空气中的二氧化碳及湿气接触,每次临用前均应重新标定。

5.6.5　终点确定方法

1. 电位法

电位法是容量分析中用以确定终点或选择核对指示剂变色域的方法。在被测溶液中插入合适的指示电极和参比电极组成原电池,根据 Nernst 方程式,指示电极的电位值随着滴定剂的加入将发生相应的变化,在化学计量点附近,过量 1 滴的滴定剂将引起电位突跃。通过测量原电池的电动势变化,记录滴定过程中电动势变化曲线,用图解法和二阶微商内插法确定滴定终点。

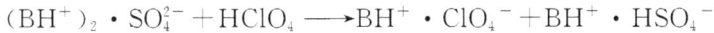

$$V_e = V_1 + \Delta V \frac{0 - (+\Delta^2 E/\Delta V^2)}{-\Delta^2 E/\Delta V^2 - (+\Delta^2 E/\Delta V^2)}$$

式中：V_e 为等当点体积，$(+\Delta^2E/\Delta V^2)$ 和 $(-\Delta^2E/\Delta V^2)$ 分别为二级微商零前后的二级微商值，V_1 为二级微商值（$+\Delta^2E/\Delta V^2$）时滴定液体积，V_2 为二级微商值（$-\Delta^2E/\Delta V^2$）时滴定液体积，ΔV 为（V_2-V_1）。

若为指示剂变色域的选择核对，滴定前应加入指示剂，观察终点前至终点后的颜色变化，从而选定该被测物在滴定终点时的指示剂颜色。在非水酸碱滴定中，以玻璃电极为指示电极、饱和甘汞电极为参比电极（饱和甘汞电极套管内装氯化钾的饱和无水甲醇溶液）。

与指示剂法相比，电位法具有终点判定客观、准确度高、不受目视观察的主观影响等优点。其不仅适合于无色溶液的滴定，也适合于混浊溶液、有色溶液的滴定，并可用于热力学常数的测定，如弱酸、弱碱的解离常数，配合物稳定常数等测定。滴定操作和终点确定易自动化。

2. 指示剂法

在非水酸碱滴定中，常用的指示剂有结晶紫、橙黄Ⅳ、麝香草酚兰、偶氮紫、喹哪啶红等。其中结晶紫是用高氯酸滴定碱性物质时最常用的指示剂，其分子中的氮原子能键合多个质子而表现为多元碱，在不同 pH 中显示不同的颜色变化。在滴定中，随着溶液酸度的增加，结晶紫由碱式色（紫色）变到蓝紫、蓝、蓝绿、绿、黄绿，最后转变为酸式色（黄色）。在滴定不同强度的碱性药物时终点颜色不同，滴定碱性较强的药物时，终点颜色以蓝色或蓝绿色为主，滴定碱性较弱的药物时，一般以绿色为终点，滴定更弱的碱性药物时，终点颜色为黄色。在确定指示剂的终点颜色变化时应以电位法为对照。

5.6.6　应用示例

示例 1　硫酸奎宁的含量测定

（1）原理　奎宁属于喹啉类生物碱类药物，为二元碱，结构中包括喹核碱和喹啉环，其中喹核碱的碱性较强，可与硫酸生成盐；而喹啉环的碱性较弱，不能与硫酸成盐，而保持游离状态。在非水酸性溶剂中，喹核碱及喹啉环上氮原子的相对碱性均较强，可与强酸成盐，当用高氯酸直接滴定硫酸奎宁时，反应式如下：

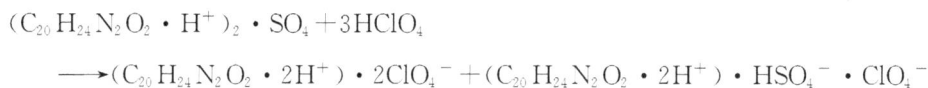

$$(C_{20}H_{24}N_2O_2 \cdot H^+)_2 \cdot SO_4 + 3HClO_4$$
$$\longrightarrow (C_{20}H_{24}N_2O_2 \cdot 2H^+) \cdot 2ClO_4^- + (C_{20}H_{24}N_2O_2 \cdot 2H^+) \cdot HSO_4^- \cdot ClO_4^-$$

（2）方法　取本品约 0.2g，精密称定，加冰醋酸 10mL 溶解后，加醋酐 5mL 与结晶紫指示液 1～2 滴，用高氯酸滴定液（0.1mol/L）滴定至溶液显蓝绿色，并将滴定的结果用空白试验校正。每 1mL 的高氯酸滴定液（0.1mol/L）相当于 24.90mg 的 $(C_{20}H_{24}N_2O_2)_2 \cdot H_2SO_4$。

（3）讨论　《中国药典》对硫酸奎宁原料药采用高氯酸直接滴定法，其分子中 4 个碱性氮原子与 3 分子高氯酸和 1 分子硫酸成盐，故硫酸奎宁与高氯酸反应的化学计量摩尔比为 1：3。而对于硫酸奎宁片则采用在碱性条件下用三氯甲烷提取奎宁后再用高氯酸滴定，排除了硫酸根的影响，故硫酸奎宁与高氯酸反应的化学计量摩尔比为 1：4。

示例 2　硫酸阿托品的含量测定

（1）原理　阿托品属于托烷类生物碱，是由莨菪烷衍生的氨基醇与相应的有机酸缩合而成的酯，易水解，生成莨菪醇和莨菪酸。用高氯酸直接滴定时的反应如下：

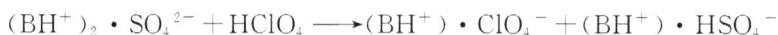

$$(BH^+)_2 \cdot SO_4^{2-} + HClO_4 \longrightarrow (BH^+) \cdot ClO_4^- + (BH^+) \cdot HSO_4^-$$

（2）方法　取本品约 0.5g，精密称定，加冰醋酸与醋酐各 10mL 溶解后，加结晶紫指示液

1～2 滴,用高氯酸滴定液(0.1mol/L)滴定至溶液显纯蓝色,并将滴定的结果用空白试验校正。每 1mL 的高氯酸滴定液(0.1mol/L)相当于 67.68mg 的 $(C_{17}H_{23}NO_3)_2 \cdot H_2SO_4$。

(3) 讨论　硫酸阿托品为一元碱,其分子结构中的五元脂环氮原子具有较强的碱性,2 分子阿托品与 1 分子硫酸成盐,当高氯酸直接滴定时,两者的化学计量摩尔比为 1:1。

本法的样品取用量较大,仅适用于硫酸阿托品原料药的测定。硫酸阿托品片的规格量很小(0.3mg),不宜采用本法测定,《中国药典》选用灵敏度高的酸性染料比色法测定硫酸阿托品片剂的含量。

示例 3　马来酸依那普利的含量测定

(1) 原理　马来酸依那普利为苯丙胺类药物,利用结构中仲胺氮的弱碱性,在非水溶液中可用高氯酸直接滴定。

(2) 方法　取本品约 0.4g,精密称定,加冰醋酸 15mL 与无水二氧六环(取二氧六环 500mL,加入经干燥的 4A 分子筛 10g,放置过夜,即得)5mL,微温使溶解,加结晶紫指示液 1 滴,用高氯酸滴定液(0.1mol/L)滴定至溶液显纯蓝色,并将滴定的结果用空白试验校正。每 1mL 高氯酸滴定液(0.1mol/L)相当于 49.25mg 的 $C_{20}H_{28}N_2O_5 \cdot C_4H_4O_4$。

(3) 讨论　马来酸依那普利为脯氨酸衍生物,具有氨基酸的一些性质。本法是利用其分子结构中仲胺氮的碱性,采用非水溶液中用高氯酸滴定,滴定反应的化学计量摩尔比为 1:1。也可利用马来酸依那普利分子结构中的羧基,在水溶液中用氢氧化钠直接滴定(见本章 5.2 节酸碱滴定法)。

示例 4　异维 A 酸的含量测定

(1) 原理

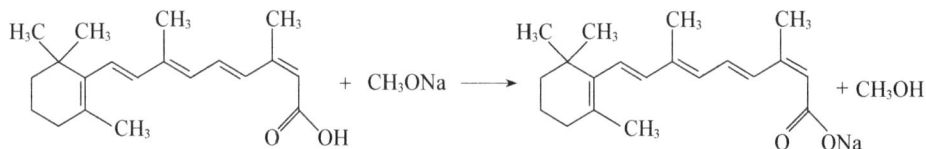

(2) 方法　取本品约 0.2g,精密称定,加丙酮 70mL 溶解后,照电位滴定法,用氢氧化四丁基铵滴定液(0.1mol/L)滴定,并将滴定的结果用空白试验校正。每 1mL 氢氧化四丁基铵滴定液(0.1mol/L)相当于 30.04mg 的 $C_{20}H_{28}O_2$。

示例 5　磺胺异噁唑的含量测定

(1) 原理

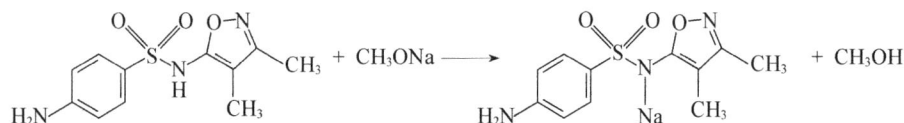

(2) 方法　取本品约 0.5g,精密称定,加二甲基甲酰胺 40mL 使溶解,加偶氮紫指示液 3 滴,用甲醇钠滴定液(0.1mol/L)滴定至溶液恰显蓝色,并将滴定的结果用空白试验校正。每 1mL 甲醇钠滴定液(0.1mol/L)相当于 26.73mg 的 $C_{11}H_{13}N_3O_3S$。

(3) 讨论　磺胺类药物的含量测定大多利用分子结构中的芳伯氨基,采用亚硝酸钠滴定法。也可利用其分子结构中磺酰氨基(—SO_2NH—)的酸性,在非水溶剂二甲基甲酰胺中,用甲醇钠滴定。非水滴定法终点明显,结果准确,但滴定剂甲醇钠的配制复杂,且不及亚硝酸钠滴定液稳定。磺胺异𫫇唑按一般重氮化法滴定时,与亚硝酸钠不能定量反应,1分子磺胺异𫫇唑消耗亚硝酸钠多于1分子,因磺酰氨基上的仲胺有干扰,若将其乙酰化,则可与亚硝酸钠定量反应。故《中国药典》对磺胺异𫫇唑及其片剂采用非水酸量法测定含量,被测物与滴定剂的反应摩尔比为1:1。

【参考文献】

[1] 刘文英.药物分析(第6版).北京:人民卫生出版社,2007.

[2] 曾苏.药物分析学.北京:高等教育出版社,2008.

[3] 国家药典委员会.《中国药典》(2010年版).北京:中国医药科技出版社,2010.

第6章

光谱法测定药物的含量

光谱法包括吸收光谱法(如紫外-可见光谱)、发射光谱法(如荧光光谱)和散射光谱法(如拉曼光谱)三大类,在药物分析中广为应用。《中国药典》收载的用于药物含量测定的光谱分析法包括:紫外-可见分光光度法、荧光分析法、原子吸收分光光度法、核磁共振波谱法和拉曼光谱法等。其中紫外-可见分光光度法是药物制剂含量、含量均匀度及溶出度测定中应用最为广泛的一种分析技术。

6.1 紫外-可见分光光度法

6.1.1 概 述

紫外-可见分光光度法是通过测定被测物质在特定波长处的吸光度,利用其百分吸收系数($E_{1cm}^{1\%}$)或比较其对照品同法条件下的测定结果而计算含量的一种方法。

1. 基本原理

单色光辐射穿过被测物质溶液时,在一定的浓度范围内被该物质吸收的量与该物质的浓度和液层的厚度(光路长度)成正比,其关系如下式:

$$A = \lg(1/T) = ECL$$

式中: A 为吸光度; T 为透光率; E 为吸收系数,有两种表示方法:摩尔吸收系数 ε 和百分吸收系数 $E_{1cm}^{1\%}$,后者为 Ch. P. 所采用,其物理意义是:在一定条件(波长、溶剂、温度)下,当溶液浓度为 1%(g/mL),液层厚度为 1cm 时的吸光度数值; C 为 100mL 溶液中所含被测物质按干燥品或无水物计算的重量(g); L 为液层厚度(cm)。

物质对光的选择性吸收波长以及相应的吸收系数是该物质的物理常数。当已知某纯物质在一定条件下的吸收系数后,就可用同样条件测定该供试品溶液的吸光度,由上式计算出供试品中该物质的含量。

在可见光区,一些本身对光没有吸收的物质,可在一定条件下加入显色剂或经过适当处理使其显色后再测定,此法称为比色法。通常采用对照法或标准曲线法定量。

2．仪器的校正和检定

（1）波长校正　紫外-可见分光光度法常用的波长范围包括紫外光区（200～400nm）和可见光区（400～760nm）。由于环境因素对机械部分的影响，仪器的波长经常会略有变动，因此除应定期对所用的仪器进行全面校正检定外，还应于测定前校正测定波长。波长的校正常用汞灯中的较强谱线，如 237.83nm、253.65nm、275.28nm、296.73nm、313.16nm、334.15nm、365.02nm 等，或用仪器中氘灯的 486.02nm 与 656.10nm 谱线进行校正。近年来常用高氯酸钬溶液校正双光束仪器，以 10％高氯酸为溶剂，配制含 4％氧化钬的溶液，该溶液在 278.10nm、333.44nm、361.31nm、416.28nm、451.30nm、485.29nm、536.64nm、640.52nm 等波长处有最大吸收。

仪器波长的允许误差为：紫外光区±1nm；500nm 附近±2nm。

（2）吸光度的准确度检定　用 0.006％重铬酸钾的硫酸溶液进行检定。取在 120℃干燥至恒重的基准重铬酸钾约 60mg，精密称定，用 0.005mol/L 硫酸溶液溶解并稀释至 1000mL，在规定的波长处测定并计算其吸收系数，并与规定的吸收系数比较，应符合表 6-1 中的规定。

表 6-1　紫外-可见分光光度仪的吸光度准确度检定

波长/（nm）	235（最小）	257（最大）	313（最小）	350（最大）
规定的 $E_{1cm}^{1\%}$ 值	124.5	144.0	48.6	106.6
许可的 $E_{1cm}^{1\%}$ 值范围	123.0～126.0	142.8～146.2	47.0～50.3	105.5～108.5

（3）杂散光的检查　采用碘化钠和亚硝酸钠溶液，按表 6-2 所列的试剂和浓度，配制成水溶液，置 1cm 石英吸收池中，在规定的波长处测定透光率，应符合表中的规定值。

表 6-2　紫外-可见分光光度仪的杂散光检查

试剂	浓度（％，g/mL）	测定波长（nm）	透光率（％）
碘化钠	1.00	220	＜0.8
亚硝酸钠	5.00	340	＜0.8

3．对溶剂的要求

含有杂原子的有机溶剂，通常具有很强的末端吸收。当作为溶剂使用时，它们的使用范围均不能小于截止使用波长。如甲醇、乙醇的截止使用波长为 205nm。另外，当溶剂不纯时，也可能增加干扰吸收。因此，在测定供试品前，应先检查所用的溶剂在供试品所用的波长附近是否符合要求，即将溶剂置 1cm 石英吸收池中，以空气为空白（即空白光路中不置任何物质）测定其吸光度。在不同波长范围，溶剂和吸收池的吸光度必须符合表 6-3 中规定。

表 6-3　对溶剂的要求

波长范围（nm）	对溶剂的吸光度要求
220～240	≤0.40
241～250	≤0.20
251～300	≤0.10
300nm 以上	≤0.05

4．测定方法

测定时，一般应以配制供试品溶液的同批溶剂为空白对照，采用 1cm 的石英吸收池，在规定的吸收峰波长±2nm 以内测试几个点的吸光度，或由仪器在规定波长附近自动扫描测定，以核对供试品的吸收峰波长位置是否正确。除另有规定外,吸收峰波长应在该品种项下规定的波长±2nm 以内,并以吸光度最大的波长作为测定波长。

　　供试品溶液的吸光度读数以控制在 0.3~0.7 之间为宜。仪器的狭缝宽度的选择,应以减小狭缝宽度时供试品的吸光度不再增大为准。由于吸收池和溶剂本身可能有空白吸收,因此测定供试品的吸光度后应减去空白读数,或由仪器自动扣除空白读数后再计算含量。当溶液的 pH 值对测定结果有影响时,应将供试品溶液的 pH 值和对照品溶液的 pH 值调成一致。含量测定方法一般有以下几种。

　　(1) 对照品比较法　分别配制供试品溶液和对照品溶液,对照品溶液中所含被测成分的量应为供试品溶液中被测成分规定量的 100%±10%,所用溶剂也应完全一致,在规定的波长处测定供试品溶液和对照品溶液的吸光度后,按下式计算供试品中被测溶液的浓度:

$$C_x = (A_x/A_r)C_r$$

式中:C_x 为供试品溶液的浓度;A_x 为供试品溶液的吸光度;C_r 为对照品溶液的浓度;A_r 为对照品溶液的吸光度。

　　(2) 吸收系数法　配制供试品溶液,在规定的波长处测定其吸光度,再以该品种在规定条件下的吸收系数($E_{1cm}^{1\%}$),按 $C(\%) = \dfrac{A}{E_{1cm}^{1\%} \times L}$ 计算含量。用本法测定时,吸收系数通常要求 >100,并注意仪器的校正和检定。本法广泛应用于制剂的含量测定、溶出度和含量均匀度的检查。

　　(3) 计算分光光度法　计算分光光度法有多种,如双波长法、维生素 A 的三点校正法、解联立方程法等,使用时均应按各品种项下规定的方法进行。当在吸收曲线的陡然上升或下降的部位测定吸光度时,波长的微小变化可能对测定结果造成显著影响,故对照品和供试品的测试条件应尽可能一致。计算分光光度法一般不宜用于含量测定。

　　(4) 比色法　供试品本身在紫外-可见区没有强吸收,或在紫外区虽有吸收但为了避免干扰或提高灵敏度,可加入适当的显色剂显色后测定,称为比色法。

6.1.2　紫外分光光度法在药物含量测定中的应用

1. 巴比妥类药物的含量测定

　　巴比妥类药物具有丙二酰脲结构(图 6-1),在酸性介质中几乎不电离,无明显的紫外吸收,但在碱性介质中电离为具有紫外吸收特征的结构,如图 6-1 所示。在 pH10 的碱性溶液中,5,5-二取代和 1,5,5-三取代巴比妥类药物发生一级电离,形成共轭体系结构,在 240nm 波长处有最大吸收峰;在 pH13 的强碱性溶液中 5,5-二取代巴比妥类药物发生二级电离,引起共轭体系延长,导致吸收峰红移至 255nm;1,5,5-三取代巴比妥类药物因 1 位取代基的存在,不发生二级电离,最大吸收波长仍位于 240nm。硫代巴比妥类药物在酸性或碱性溶液中均有较明显的紫外吸收。因此,可利用巴比妥类药物的上述性质,采用紫外分光光度法测定其含量。一些巴比妥类药物紫外吸收的有关数据见表 6-4。

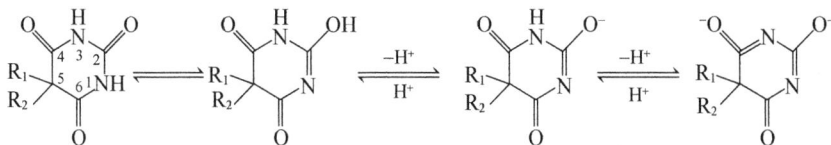

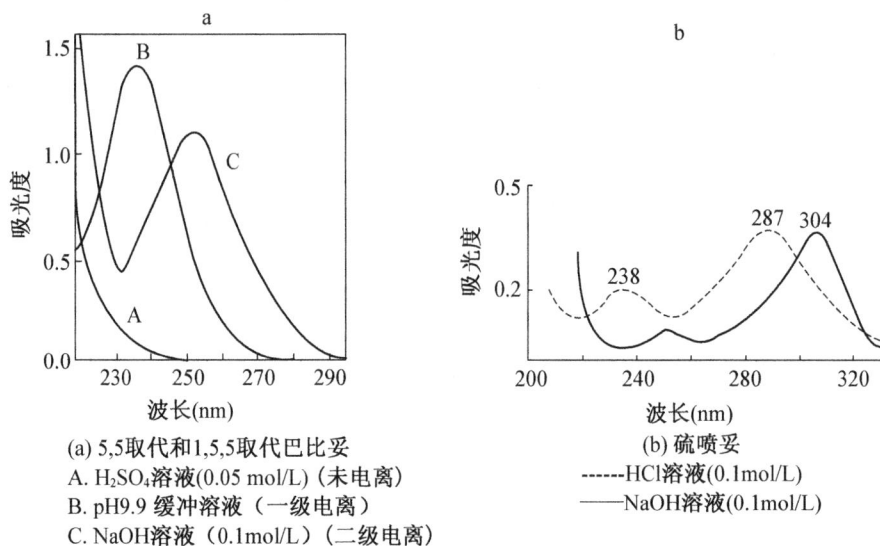

图 6-1　巴比妥类药物的紫外吸收光谱

表 6-4　一些巴比妥类药物紫外吸收的有关数据

药 名	λ_{max} (nm)	$E_{1cm}^{1\%}$	溶 剂
巴比妥	240	538	pH9.4 硼酸盐缓冲液
苯巴比妥	253	320	NaOH 液(0.1mol/L)
戊巴比妥	240	310	pH9.4 硼酸盐缓冲液
异戊巴比妥	238	440	pH9.4 硼酸盐缓冲液
司可巴比妥	240	330	pH9.4 硼酸盐缓冲液
硫喷妥	305	930	pH9.4 硼酸盐缓冲液

示例 1　直接紫外分光光度法测定注射用硫喷妥钠的含量

（1）测定方法　取装量差异项下的内容物，混合均匀，精密称取适量（约相当于硫喷妥钠0.25g），置500mL量瓶中，加水使硫喷妥钠溶解并稀释至刻度，摇匀，精密量取适量，用0.4%氢氧化钠溶液定量稀释制成每1mL中约含5μg的溶液；另取硫喷妥对照品适量，精密称定，用0.4%氢氧化钠溶液溶解并定量稀释制成每1mL中约含5μg的溶液。照分光光度法，在304nm波长处测定供试品溶液和对照品溶液的吸光度。根据每支的平均装量计算。每1mg硫喷妥相当于1.091mg的$C_{11}H_{17}N_2NaO_2S$。

（2）供试品中硫喷妥钠的量按下式计算：

$$硫喷妥钠(mg) = 1.091 \times C_s \times \frac{A_u}{A_s} \times D \times 10^{-3}$$

式中：A_u、A_s分别为供试品溶液和对照品溶液的吸光度；C_s为对照品溶液的浓度（μg/mL）；1.091为硫喷妥钠与硫喷妥的分子量比值；D为供试品稀释倍数。

$$硫喷妥钠标示量\% = \frac{硫喷妥钠量(mg) \times 平均装量}{供试品取用量(mg) \times 规格} \times 100\%$$

（3）讨论　本法为《中国药典》采用的方法。注射用硫喷妥钠为硫喷妥钠 100 份与无水碳酸钠 6 份混合的灭菌粉末，临床应用主要有两种规格：0.5g 和 1g。按平均装量计算，含硫喷妥钠（$C_{11}H_{17}N_2NaO_2S$）应为标示量的 93.0%～107.0%。本法采用对照品比较法计算所取供试品中硫喷妥钠的量（mg），式中稀释倍数 $D=50000$（$0.25g \to 5\mu g$）。

2. 对乙酰氨基酚的含量测定

解热镇痛药对乙酰氨基酚系苯胺的酰基衍生物，具有芳酰氨基结构。可利用其在醇-水溶液中或氢氧化钠溶液中的紫外吸收特征进行含量测定。

《中国药典》以 0.4% 氢氧化钠溶液为溶剂，测定其在 257nm 波长处的吸光度，采用百分吸收系数（$E_{1cm}^{1\%}$）法计算含量。

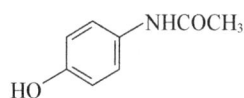

对乙酰氨基酚
（paracetamol）

示例 2　对乙酰氨基酚原料药的含量测定

（1）测定方法　取本品约 40mg，精密称定，置 250mL 量瓶中，加 0.4% 氢氧化钠溶液 50mL 溶解后，加水至刻度，摇匀，精密量取 5mL，置 100mL 量瓶中，加 0.4% 氢氧化钠溶液 10mL，加水至刻度，摇匀，照紫外-可见分光光度法，在 257nm 波长处测定吸光度，按 $C_8H_9NO_2$ 的吸收系数（$E_{1cm}^{1\%}$）为 715 计算，即得。

（2）计算　本品按干燥品计算，含 $C_8H_9NO_2$ 应为 98.0%～102.0%。

$$对乙酰氨基酚\% = \frac{A}{E_{1cm}^{1\%} \times L \times 100} \times \frac{D}{W} \times 100\%$$

式中：L 为液层厚度（cm），即比色皿直径 1cm；D 为供试品稀释倍数（$250 \times 100/5 = 5000$）；W 为供试品取样量（g）。

（3）讨论　本法不仅用于对乙酰氨基酚原料药的含量测定，也用于其片剂、咀嚼片、栓剂、胶囊剂、颗粒剂的含量测定。USP(32)采用甲醇-水混合溶剂，于 244nm 波长处测定吸光度，采用对照品比较法测定其含量。比较《中国药典》与 USP 的测定方法，可见不同溶剂对供试品吸收光谱的影响。因此，含量测定时必须严格按照规定方法配制溶液，以得到准确的测定结果。

3. 维生素 A 的含量测定

维生素 A 为一种不饱和脂肪醇，具有一个共轭多烯醇侧链的环己烯结构，易被氧化，具有多种立体异构体。天然维生素 A 主要来自于鱼肝油，多以各种酯类混合物的形式存在，主要为醋酸酯和棕榈酸酯；还含有去氢维生素 A（A_2）、去水维生素 A（A_3），活性均较维生素 A 低。目前主要采用人工合成方法制取。《中国药典》收载的维生素 A（vitamin A）是指人工合成的维生素 A 醋酸酯结晶加精制植物油制成的油溶液。

维生素 A 在 325～328nm 的波长范围内有最大吸收，可用于鉴别和含量测定。但由于维生素 A 原料中常混有其他杂质，包括各种异构体、氧化降解产物、合成中间体、副产物等，且维生素 A 制剂中含有稀释用油。这些物质在紫外光区也有吸收，以致不能采用直接分光光度法测定含量。为了消除非维生素 A 物质的无关吸收所引起的误差，采用"三点校正法"测定。即在规定条件下测定各波长处的吸光度，并采用三点校正公式对实际样品测得的吸光度进行校正，然后进行含量计算。这样可消除无关吸收的干扰，求得维生素 A 的真实含量。

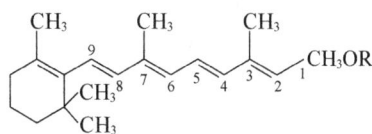

维生素 A
（vitamin A）

（1）三点校正法的建立　本法原理主要基于以下两

点：① 假设杂质的吸收在310～340nm的波长范围内呈一条直线，且随波长的增大吸光度下降。② 物质对光吸收呈加和性。即在某一样品的吸收曲线上，各波长处的吸光度是维生素 A 与杂质吸光度的代数和，因而吸收曲线也是两者吸收的叠加。选择合适的测定波长是本法建立的关键，三点波长选择的原则是：一点选择在维生素 A 的最大吸收波长处（即 λ_1）；其他两点分别选择在 λ_1 的两侧（λ_2 和 λ_3）。λ_2 和 λ_3 的选择方法有等波长差法和等吸收比法。

等波长差法是使 $\lambda_3 - \lambda_1 = \lambda_1 - \lambda_2$。如测定维生素 A 醋酸酯时，$\lambda_1 = 328\text{nm}$，$\lambda_2 = 316\text{nm}$，$\lambda_3 = 340\text{nm}$，$\Delta\lambda = 12\text{nm}$。通过数学方法，获得校正公式（1）：

$$A_{328(\text{校正})} = 3.52(2A_{328} - A_{316} - A_{340})$$

等吸收比法是使 $A_{\lambda_2} = A_{\lambda_3} = 6/7\,A_{\lambda_1}$，如测定维生素 A 醇时，$\lambda_1 = 325\text{nm}$，$\lambda_2 = 310\text{nm}$，$\lambda_3 = 334\text{nm}$。310nm 和 334nm 波长处的吸光度是 325nm 吸光度的 6/7。通过几何学方法，获得校正公式（2）：

$$A_{325(\text{校正})} = 6.815A_{325} - 2.555A_{310} - 4.260A_{334}$$

（2）测定方法　《中国药典》二部附录维生素 A 测定法项下收载有"第一法"和"第二法"两种方法。其中第一法为紫外三点校正法，又分为直接测定法和皂化提取后测定法。根据供试品中干扰杂质的多少，选择合适的方法。

直接测定法：适用于纯度高的维生素 A 醋酸酯。其方法是：取维生素 A 醋酸酯适量，精密称定，加环己烷制成每 1mL 中含 9～15 单位的溶液。然后在 300nm、316nm、328nm、340nm 和 360nm 五个波长处分别测定吸光度，确定最大吸收波长；计算各波长下的吸光度与 328nm 波长下的吸光度比值（A_i/A_{328}），与药典规定值（表 6-5）进行比较。根据测定结果选择 A_{328} 或 $A_{328(\text{校正})}$ 或改用皂化法。

表 6-5　《中国药典》规定的不同波长下的吸光度比值（A_i/A_{328}）

波长/nm	吸光度比值
300	0.555
316	0.907
328	1.000
340	0.811
360	0.299

如果最大吸收波长在 326～329nm 之间，且所测得各波长吸光度比值与表 6-5 中规定值的差未超过 ±0.02 时，则不用校正公式，直接取最大波长处（328nm）测得的吸光度 A_{328} 求算供试品的 $E_{1\text{cm}}^{1\%}$ 值。

如果有 1 个或数个值与表 6-5 中规定值的差超过 ±0.02 时，则用校正公式（1）计算 $A_{328(\text{校正})}$ 值。若 $\dfrac{A_{328(\text{校正})} - A_{328}}{A_{328}} \times 100\%$ 所得的数值在 ±3.0% 以内，则不用校正值，而仍用 A_{328} 值计算供试品的 $E_{1\text{cm}}^{1\%}$ 值。

若 $\dfrac{A_{328(\text{校正})} - A_{328}}{A_{328}} \times 100\%$ 所得的数值在 $-15\% \sim -3\%$ 之间，则需用校正公式计算 $A_{328(\text{校正})}$ 值，然后再求出供试品的 $E_{1\text{cm}}^{1\%}$ 值。

若 $\dfrac{A_{328(\text{校正})} - A_{328}}{A_{328}} \times 100\%$ 所得的数值 $< -15\%$ 或 $> +3\%$，或者最大吸收波长不在 326～329nm 之间，则不能用直接法测定，而应改用皂化法测定含量。

根据 $A = E_{1\text{cm}}^{1\%} \cdot C \cdot L$，求得供试品的 $E_{1\text{cm}}^{1\%}$ 值后须换算成效价（IU/g），即每克供试品中所含维生素 A 的国际单位数（IU/g）：

$$IU/g = E_{1cm}^{1\%} \times 1900$$

式中：1900 为单位换算因子，其意义见表 6-6。

制剂中维生素 A 醋酸酯占标示量的百分含量可由下式求得：

$$维生素 A 相当于标示量(\%) = \frac{A \times D \times 1900 \times \overline{W}}{W \times 100 \times L \times 标示量} \times 100\%$$

式中：A 为直接测得的 A_{328} 或校正后的 $A_{328(校正)}$；D 为供试品的稀释倍数；1900 为维生素 A 醋酸酯在环己烷溶液中的效价换算因子；$\overline{W}$ 为胶丸的平均内容物重量；W 为称取的内容物重量（即供试品取用量）；L 为比色池厚度(cm)；标示量为处方中规定的每粒胶丸中含有维生素 A 醋酸酯的国际单位数。

表 6-6　维生素 A 在不同溶剂中的紫外吸收特性与效价换算

溶　剂	维生素 A 醋酸酯(1g 纯品＝2907000IU)			维生素 A 醇(1g 纯品＝3330000IU)		
	λ_{max}(nm)	$E_{1cm}^{1\%}$	换算因子	λ_{max}(nm)	$E_{1cm}^{1\%}$	换算因子
环己烷	328	1530	1900	326.5	1755	1900
异丙醇	325	1600	1830	325	1820	1830

注：$1IU = 0.344\mu g$ 全反式维生素 A 醋酸酯或 $0.300\mu g$ 全反式维生素 A 醇。

$$换算因子 = \frac{效价(IU/g)}{E_{1cm}^{1\%}(\lambda_{max})}$$

皂化法：适用于维生素 A 醇的测定。其方法是：精密称取一定量供试品，加氢氧化钾乙醇溶液后煮沸回流，得到的皂化液再经乙醚提取、洗涤、滤过、浓缩和干燥等处理，最后用异丙醇溶解残渣并稀释成每 1mL 中含维生素 A 为 9～15 单位的溶液，在 300nm、310nm、325nm、334nm 波长处测定吸光度，并确定最大吸收波长。如果最大吸收波长在 323～327nm 之间，而且 A_{300}/A_{325} 的比值不超过 0.73，按校正公式(2)计算 $A_{325校正}$ 值。

若校正吸光度在未校正吸光度的 97%～103% 之间，则仍以未校正吸光度(A_{325})代入 $E_{1cm}^{1\%} = \dfrac{A}{C \cdot L}$ 式，求算供试品的 $E_{1cm}^{1\%}$ 值，计算含量。

如果最大吸收波长不在 323～327nm 之间或 A_{300}/A_{325} 的比值超过 0.73 时，表示供试品中杂质含量过高，应采用色谱法将皂化后溶液进一步纯化后再进行测定。

（3）讨论　USP(32)对维生素 A 采用紫外三点校正皂化法测定外，还收载了正相 HPLC 法，以氨丙基硅烷键合硅胶为填充剂(L8 柱)，正己烷为流动相，325nm 检测波长，测定维生素 A 含量。2010 年版《中国药典》增加了正相 HPLC 法，作为测定维生素 A 含量的第二法。以硅胶为填充剂，正己烷-异丙醇(997∶3)为流动相，检测波长 325nm，外标法计算维生素 A 含量。

维生素 A 在空气、光线下易被氧化，测定应在半暗室中尽快进行。

4. 吩噻嗪类药物的含量测定

吩噻嗪类药物为苯并噻嗪的衍生物，母核硫氮杂蒽为共轭三环 π 系统，在紫外光区 205nm、254nm、300nm 附近有三个吸收峰值，最强峰在 254nm 附近，2 位和 10 位上取代基不同，可引起最大吸收峰位移。利用本类药物的紫外吸收特征可进行含量测定。《中国药典》对本类药物的制剂多采用紫外分光光度法测定含量，一般以最强峰(254nm 附近)为测定波长，但当制剂中辅料对测定有干扰时,则可选用300nm附近的波长进行测定。也可采用计算光谱法,如双波长法、导数光谱法消除干扰。

示例3 萃取-双波长分光光度法测定盐酸三氟拉嗪注射液含量

(1)原理 盐酸三氟拉嗪在255nm和278nm的吸收有较大差异,而其氧化物在该两个波长处具有等吸收,故可测定该两个波长下注射液的吸光度,求得两波长处吸光度差值($\Delta A_{样}$),以对照品在同法条件下测得的吸光度差值($\Delta A_{对}$)为对照,计算注射液中盐酸三氟拉嗪含量。

(2)测定方法 精密量取本品适量(约相当于盐酸三氟拉嗪20mg),置250mL分液漏斗中,加入2mol/L硫酸10mL,用四氯化碳提取3次,每次25mL,弃去四氯化碳层。余下水层加氨水10mL,用环己烷提取5次,每次40mL;合并环己烷层,用0.1mol/L盐酸溶液提取5次,每次50mL,合并水层置500mL量瓶中,加0.1mol/L盐酸溶液稀释至刻度,混匀。量取该溶液25mL至100mL量瓶中,加0.1mol/L盐酸溶液稀释至刻度,混匀,作为供试品溶液。另取盐酸三氟拉嗪对照品,加0.1mol/L盐酸溶液配制成浓度约为12μg/mL的对照品溶液。以0.1mol/L盐酸溶液为空白溶剂,同时测定供试品溶液和对照品溶液在255nm和278nm处的吸光度,按下式计算每1mL注射液中三氟拉嗪的含量(mg):

$$\frac{(A_{255}-A_{278})_u \times 2C}{(A_{255}-A_{278})_s \times V} \times \frac{407.51}{480.43}$$

式中:407.51和480.43分别为三氟拉嗪和盐酸三氟拉嗪的分子量;C为对照品溶液的浓度(μg/mL);V为所取的注射液体积(mL);下标u和s分别表示供试品溶液和对照品溶液;2为稀释倍数和浓度换算的乘积($500 \times \frac{100}{25} \times 10^{-3} = 2$)。

(3)讨论 本法为USP(32)收载的方法。吩噻嗪药物母核硫原子易被氧化成砜、亚砜,干扰直接紫外法含量测定,萃取法也不能消除其影响,采取双波长法可消除氧化物的干扰。USP(32)对盐酸三氟拉嗪注射液、盐酸氯丙嗪注射液等均采用萃取-双波长法测定含量。

示例4 二阶导数分光光度法测定盐酸氟奋乃静片含量

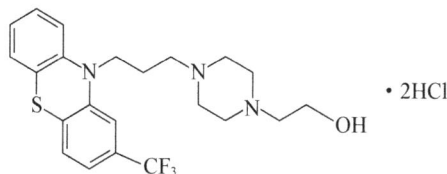

盐酸氟奋乃静(fluphenazine hydrochloride)

(1)原理 利用吩噻嗪类药物特征吸收光谱与干扰物吸收光谱的差异,采用二阶导数光谱法消除干扰。根据非线性干扰,可近似地用二次曲线表示:$A = ECL + t + \mu\lambda + \omega\lambda^2$,对公式二次求导,使干扰吸收由随波长变化($t + \mu\lambda + \omega\lambda^2$)变为常数($\omega$),消除了干扰。

(2)测定方法 避光操作。取本品10片,置1000mL量瓶中,加盐酸溶液(0.1mol/L)20mL,超声振荡使分散,加盐酸-乙醇溶液(取80%乙醇溶液990mL,加1mol/L盐酸溶液10mL,摇匀)600mL,振摇20min,用盐酸-乙醇溶液稀释至刻度,摇匀,滤过,取续滤液,作为供试液。另精密称取盐酸氟奋乃静对照品适量,加盐酸-乙醇溶液制成每1mL中含10μg的溶液,作为对照液。分别取供试液和对照液,照紫外-可见分光光度法,在230～300nm波长范围内记录二阶导数吸收光谱,量取266nm与258nm波长处的峰-谷振幅值(D),计算含量。

（3）讨论　本法为 BP(2010)收载的方法。盐酸氟奋乃静片剂的规格为 2mg/片，含量应为标示量的 90.0%～110.0%。根据供试液和对照液的峰-谷振幅值(D)，片剂中盐酸氟奋乃静的含量可由下式计算得到：

$$盐酸氟奋乃静相当于标示量(\%)=\frac{D_{样}\times C_{对}\times F}{D_{对}\times 10^{3}\times 规格}\times 100\%$$

式中：$D_{样}$ 和 $D_{对}$ 分别为供试液和对照液的峰-谷振幅值；$C_{对}$ 为对照液的浓度($\mu g/mL$)；F 为供试品稀释倍数($1000/10=100$)。

利用导数光谱法消除干扰，可不经提取分离等繁杂的处理方法，测定方法简单、快速。

6.1.3　比色法及其应用

药物含量测定中常用的比色法包括酸性染料比色法、四氮唑盐比色法、异烟肼比色法、Kober 反应、重氮化-偶合比色法以及钯离子比色法等。这些比色法分别适用于不同结构类型的药物，其中酸性染料比色法可用于一些紫外吸收弱的有机碱性（生物碱）药物制剂的含量或含量均匀度的测定，如托烷类制剂硫酸阿托品片、氢溴酸东莨菪碱片及一些中药材和中成药中生物碱成分等。比色法曾经广泛用于甾体激素类药物的含量测定，目前多数药物已改用高效液相色谱法测定，但仍有少数药物特别是药物制剂采用比色法测定含量，如异烟肼比色法用于甾体激素类药物的测定，四氮唑盐比色法用于肾上腺皮质激素类药物的测定，Kober 反应用于雌性激素类药物的测定。此外，重氮化-偶合比色法可测定含芳伯氨基药物的含量，钯离子比色法常用于吩噻嗪类药物制剂的测定。

用比色法测定时，由于显色时影响因素较多，应取供试品和对照品同时操作，即用对照品比较法测定。并以试剂为空白，即用同体积的溶剂代替对照品或供试品溶液，然后依次加入等量的试剂，并用同样方法处理。

当吸光度和浓度关系不呈良好线性时，应取数份梯度量的对照品溶液，用溶剂补充至同一体积，显色后测定各份溶液的吸光度，然后以吸光度与相应的浓度绘制标准曲线，再根据供试品的吸光度在标准曲线上查得其相应浓度，并求出其含量。

1. 酸性染料比色法

酸性染料比色法是利用碱性药物，在一定的 pH 条件下，可与某些酸性染料结合显色，而用分光光度法测定药物含量的方法。该法样品用量少，灵敏度高；特别适用于少量供试品、尤其是小剂量药物制剂的定量分析；具有一定的专属性和准确度。

（1）基本原理　在适当 pH 的水溶液中，碱性药物(B)可与氢离子结合成阳离子(BH^{+})，而一些酸性染料，如溴甲酚绿、溴麝香草酚蓝、溴酚蓝等，可解离成阴离子(In^{-})；两种离子定量地结合，即生成具有吸收光谱明显红移的有色离子对($BH^{+}In^{-}$)，可以定量地被有机溶剂萃取，在特定波长处测定有机相中有色离子对的吸光度，即可进行碱性药物的含量测定。也可将呈色的有机相经碱化（如加入醇制氢氧化钠），使与有机碱结合的酸性染料释放出来，测定其吸光度，再计算出碱性药物的含量。

（2）影响因素　① 水相 pH。过低或过高均不利于离子对的形成，须选择一个最佳 pH 值，使有机碱药物和酸性染料分别全部以 BH^{+} 和 In^{-} 状态存在，这是酸性染料比色法至关重要的实验条件。其选择方法一般根据有机药物和酸性染料的 pK 值以及两相中分配系数而定。② 酸性染料的种类。选择的酸性染料应该能够与有机碱性药物定量地结合，而且生成的离子对在有机相中的溶解度大,同时要求生成的离子对在其最大吸收波长处有较高的吸光度。酸性染料的浓度,一般认为对测定结果影响不大,只要有足够量即可。③ 有机溶剂的种类与性质。应选择对离子对萃取效率高、能与离子对形成氢键、不与或极少与水混溶的有机溶剂作为萃取溶剂。常用的有机溶剂有三氯甲烷、二氯甲烷等。④ 有机相中的水分及酸性染料中的有色杂质。水相中有过量的酸性染料,若带入有机相,则影响测定的准确性,水分的混入还可能使有机相浑浊,干扰测定。在萃取过程中,应严格防止水分混入有机相中。一般多采用加入脱水剂,或经干燥滤纸过滤的方法,除去混入的少量水分。对于酸性染料中的有色杂质,可采取将缓冲液与酸性染料的混合液先用所选用的有机溶剂萃取,使有色杂质溶于有机相而被除去,然后将提取后的缓冲液与酸性染料的混合液加入到供试品溶液中。

(3) 应用示例——硫酸阿托品片的含量测定

取本品 20 片(规格 0.3mg),精密称定,研细,精密称取适量(约相当于硫酸阿托品 2.5mg),置 50mL 量瓶中,加水振摇使硫酸阿托品溶解并稀释至刻度,用干燥滤纸滤过,收集续滤液,作为供试品溶液。另取硫酸阿托品对照品约 25mg,精密称定,置 25mL 量瓶中,加水溶解并稀释至刻度,摇匀,精密量取 5mL,置 100mL 量瓶中,用水稀释至刻度,摇匀,作为对照品溶液。

精密量取对照品溶液与供试品溶液各 2mL,分别置预先精密加入三氯甲烷 10mL 的分液漏斗中,各加溴甲酚绿溶液(取溴甲酚绿 50mg 与邻苯二甲酸氢钾 1.021g,加 0.2mol/L 氢氧化钠溶液 6.0mL 使溶解,再用水稀释至 100mL,摇匀,必要时滤过)2.0mL,振摇提取 2min 后,静置使分层,分取澄清的三氯甲烷液,在 420nm 波长处分别测定吸光度,计算,并将结果与 1.027 相乘,即得供试量中含有 $(C_{17}H_{23}NO_3)_2 \cdot H_2SO_4 \cdot H_2O$ 的重量。1.027 为含水硫酸阿托品与无水硫酸阿托品的分子量比值(694.84/676.82＝1.027)。

2. 四氮唑比色法

肾上腺皮质激素类药物的 C_{17}-α-醇酮基($-CO-CH_2OH$)具有还原性,可以还原四氮唑盐成有色甲腙(formazan),此显色反应可用于皮质激素类药物的含量测定。常用四氮唑盐有两种:① 2,3,5-三苯基氯化四氮唑(2,3,5-triphenyltetrazolium chlorid,TTC),其还原产物为不溶于水的深红色三苯甲腙,最大吸收波长在 480～490nm,也称红四氮唑(red tetrazoline)。② 蓝四氮唑,即 3,3'-二甲氧苯基-双-4,4'-(3,5-二苯基)氯化四氮唑 $\big\{$ 3,3'-dianisole-bis [4,4'-(3,5-diphenyl) tetrazolium chlorid] $\big\}$,也称蓝四氮唑(blue tetrazoline,BT),其还原产物为暗蓝色的双甲腙,最大吸收波长在 525nm 左右。TTC 和 BT 的结构式如下:

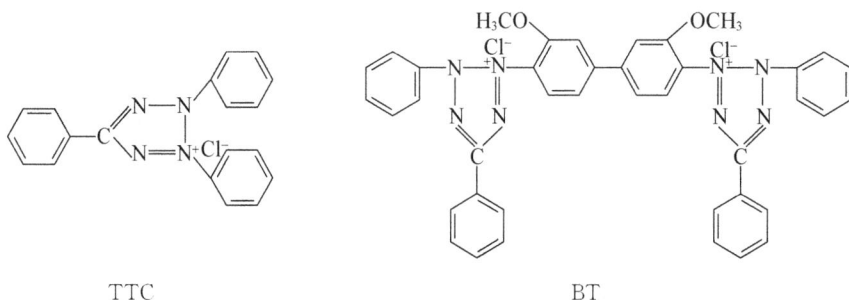

TTC   BT

（1）反应原理 在强碱性溶液中,四氮唑盐与肾上腺皮质激素药物反应,开环形成有色甲䐴,其颜色随所用的试剂和条件的不同而不同。以 TTC 为例,反应如下:

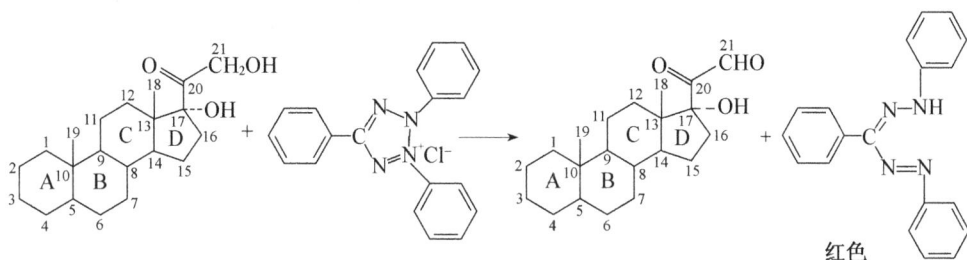

（2）影响因素 药物的结构、溶剂、水分、碱的种类、反应温度和时间、空气中的氧等,对甲䐴形成的速度、呈色强度和稳定性均有影响。① 药物结构。C_{11}-酮基取代的甾体反应速度快于 C_{11}-羟基取代的甾体;C_{21}-羟基酯化后其反应速度减慢,当酯化的基团为三甲基醋酸酯、磷酸酯或琥珀酸酯时,反应速度更慢,难以定量。② 溶剂与水分。一般采用无水乙醇作溶剂,最好为无醛乙醇,因为醛具一定还原性,会使吸收度增高而干扰测定。反应液中含水量大时会使呈色速度减慢,通常含水量不超过 5% 时对结果影响甚微。③ 碱性试剂。使用氢氧化四甲基铵能得到满意结果。但有研究指出,当皮质激素和氢氧化四甲基铵长时间（24h）接触后,皮质激素有部分分解。因此,以先加四氮唑盐溶液再加碱液为好。④ 空气中光、氧。反应产物对光敏感,必须用避光容器并置于暗处显色,同时在达到最大呈色时间后,应立即测定吸光度。TTC 形成的甲䐴对空气中的氧敏感,氧能明显影响颜色强度和稳定性。⑤ 反应温度和时间。呈色反应速度随温度增高而加快。一般在室温或 30℃ 恒温条件下显色,结果的重现性较好。《中国药典》收载的方法中,反应条件为 25℃ 暗处放置40~45min。

（3）应用示例——醋酸氢化可的松片的含量测定

醋酸氢化可的松为肾上腺皮质激素类药物,结构中具有 C_{17}-α-醇酮基（C_{21}-醇羟基被酯化）,可与四氮唑盐反应,产生红色,于 485nm 波长处测定吸光度,采用对照品比较法计算含量。

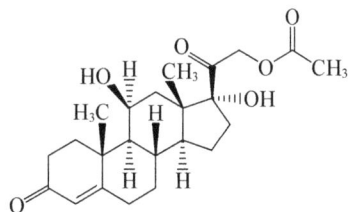

醋酸氢化可的松
（hydrocortisone acetate）

1）测定方法:取本品 20 片,精密称定,研细,精密称取适量（约相当于醋酸氢化可的松 20mg）,置 200mL 量瓶中,加无水乙醇适量,振摇使醋酸氢化可的松溶解,并用无水乙醇稀释至刻度,摇匀,过滤,取续滤液,作为供试品溶液;另取醋酸氢化可的松对照品约 20mg,精密称定,置 200mL 量瓶中,加无水乙醇适量,振摇使溶解并稀释至刻度,摇匀,作为对照品溶液。精密量取供试品溶液与对照品溶液各 1mL,分别置干燥具塞试管中,各精密加无水乙醇 9mL 与氯化三苯四氮唑试液 1mL,摇匀,再各精密加氢氧化四甲基铵试液 1mL,摇匀,在 25℃ 暗处放置40~45min,于 485nm 波长处分别测定吸光度,计算,即得。

2）计算:

$$标示量(\%) = \frac{A_x \times C_r \times 平均片重}{A_r \times W \times 标示量} \times 100\%$$

式中：A_x 和 A_r 分别为供试品溶液和对照品溶液的吸光度；C_r 为对照品的取样量（mg）；W 为片粉取样量（g）；标示量为 20mg。

3）讨论：四氮唑比色法是甾体激素类药物含量测定方法中继 HPLC 法、紫外法后应用较多的一种方法。《中国药典》收载的氢化可的松乳膏、醋酸去氧皮质酮、醋酸可的松眼膏、醋酸地塞米松注射液、醋酸泼尼松眼膏、醋酸泼尼松龙乳膏、醋酸氢化可的松片剂均采用该法测定含量。

3. 异烟肼比色法

（1）基本原理　甾体激素类药物结构中的 C_3-酮基在酸性条件下与羰基试剂异烟肼缩合，形成黄色的异烟腙，在 420nm 波长附近具有最大吸收。反应如下：

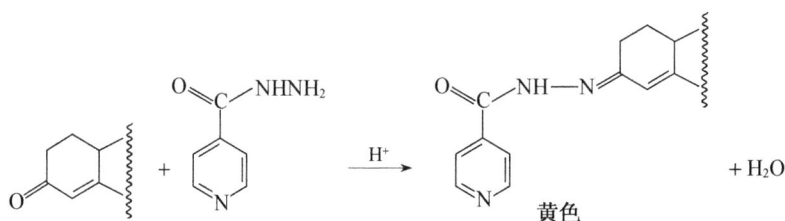

甾体激素类药物结构中其他位置的酮基，如 C_{20}-酮、C_{17}-酮也可与之形成腙化合物，但反应条件不同。Δ^4-3-酮基在室温下不到 1h 即可定量完成与异烟肼的反应，而其他位置的酮基需长时间放置或加热后方可反应完全。因此，在一定条件下，该反应为 Δ^4-3-酮基团所特有。

（2）影响因素　溶剂、酸的种类和浓度、水分、温度、光线和氧等影响比色反应。① 溶剂的选择。需要考虑异烟肼盐酸盐、注射用油等的溶解度，以及显色强度、稳定性等因素。经研究，应用无水乙醇或无水甲醇作溶剂能得到满意的结果。在无水甲醇中试剂的稳定性较好，呈色强度也比在乙醇中高，但对植物油的溶解度较乙醇小。② 酸的种类和浓度。显色反应须在酸性条件下进行，所用的酸可以是盐酸、硫酸或醋酸，其中盐酸最常用。当盐酸与异烟肼的摩尔比为 2：1 时可获得最大的吸光度。③ 水分、温度、光线和氧的影响。羰基与肼的缩合反应为可逆反应，水分可促使反应逆转，当溶剂中含水量增高时，吸收度随之降低；温度升高，反应速度加快；在具塞玻璃容器（如量瓶）中进行反应，不致使溶剂挥发及吸收水分情况下，光与氧对反应的影响不大。

（3）应用　异烟肼比色法目前应用较少，多改为 HPLC 法测定，《中国药典》收载的甾体激素类药物已不再使用这一方法测定含量。

4. Kober 反应比色法

Kober 反应是指雌激素与硫酸-乙醇的呈色反应。反应分两步：首先雌激素与硫酸-乙醇共热产生黄色，在 465nm 处有最大吸收。然后加水或稀硫酸稀释，重新加热产生桃红色，在 515nm 处有最大吸收，该波长用作比色测定波长。Kober 反应的机理可能是由雌激素分子的质子化、重排、氧化形成共轭系统发色团之故。由于反应为非化学计量反应，影响因素较多，目前该法基本已被 HPLC 等法取代，《中国药典》收载的甾体激素类药物除个别复方制剂中雌激素的测定外，已不再使用这一方法进行含量测定。

5. 钯离子比色法

（1）原理　在 pH 2±0.1 的缓冲溶液中，吩噻嗪类药物分子结构中的二价硫可与金属钯离子形成红色的配位化合物,在 500nm 波长处有最大吸收,而其氧化产物砜和亚砜则无此反应,方法专属性强。因此,钯离子比色法可选择性地消除吩噻嗪类药物中氧化物的干扰,准确地测定未被氧化药物的含量。如 USP(32)采用此法测定奋乃静注射液、糖浆及片剂的含量。

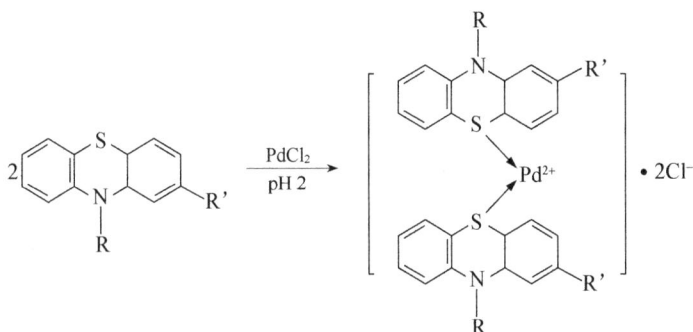

(2)应用示例——钯离子比色法测定奋乃静片的含量

1)方法:

盐酸-乙醇试液的配制:取乙醇 500mL,加水 300mL,加盐酸 10mL,加水至 1000mL,摇匀。

氯化钯试液的配制:取氯化钯 100mg,置 100mL 棕色量瓶中,加盐酸 1mL 和水 50mL,沸水浴加热使溶解,冷却后,加水稀释至刻度,摇匀,30d 内使用。临用前,取 50mL,置 500mL 量瓶中,加盐酸 4mL、无水醋酸钠 4.1g,用水稀释至刻度,摇匀。

对照品溶液的制备:精密称取奋乃静对照品适量,加盐酸-乙醇溶液制成每 1mL 中约含 $160\mu g$ 的溶液。

供试品溶液的制备:取本品 20 片,精密称定,研细;精密称取本品粉末适量(约相当于奋乃静 4mg)置具塞玻璃锥形瓶中,精密加入盐酸-乙醇溶液 25mL,振摇 30min,取部分混合液离心,取上清液作为供试品溶液。

测定法:精密量取供试品溶液 10mL,与氯化钯溶液 15.0mL,混合均匀,必要时滤过,以试剂作空白,照紫外-可见分光光度法,在 480nm 波长处测定吸光度;对照品溶液同法测定,计算,即得。

2)计算:

$$所取供试品中奋乃静的含量(mg)=0.025C(A_u/A_s)$$

式中:C 为对照品溶液的浓度;A_u、A_s 分别为供试品溶液和对照品溶液的吸光度;0.025 为样品稀释倍数和浓度单位换算的乘积(25/1000)。

3)讨论:本法为 USP(32)收载的方法。钯离子显色反应 10min 即可完全,与吩噻嗪类药物形成的配合物在 500nm 附近有最大吸收,且该最大吸收波长随药物不同而不同:如氯丙嗪为 545nm,异丙嗪为 525nm,本例中奋乃静为 480nm,显色可稳定 2h 左右。氯化钯比色液适宜的浓度范围为 $50\sim250\mu g/mL$,制备中加盐酸和无水醋酸钠是为了提供 pH 2 ± 0.1 的缓冲环境。

6.2 荧光分析法

6.2.1 基本原理与测定方法

荧光分光光度法是利用某些物质受紫外光或可见光照射激发后能发射出比激发光波长较长的荧光,当激发光强度、波长、所用溶剂及温度等条件固定时,物质在一定浓度范围内,其发射光强度与溶液中该物质的浓度成正比关系,可以用作定量分析。荧光分析法的检测灵敏度较紫外分光光度法和比色法高,一般可达 $10^{-12} \sim 10^{-10}$ g/mL。《中国药典》规定所用的仪器为荧光计或荧光分光光度计,按各药品项下的规定,选定激发光波长和发射光波长,并配制对照品溶液和供试品溶液。

由于不易测定绝对荧光强度,故荧光分光光度法都是在一定条件下,用对照品溶液测定荧光强度与浓度的线性范围后,再在每次测定前,用一定浓度的对照品溶液校正仪器的灵敏度;然后在相同的条件下,分别读取对照品溶液及其试剂空白的荧光读数与供试品溶液及其试剂空白的荧光读数,用下式计算供试品浓度:

$$C_x = \frac{R_x - R_{xb}}{R_r - R_{rb}} \times C_r$$

式中:C_x 为供试品溶液的浓度;C_r 为对照品溶液的浓度;R_x 为供试品溶液的荧光读数;R_{xb} 为供试品溶液试剂空白的荧光读数;R_r 为对照品溶液的荧光读数;R_{rb} 为对照品溶液试剂空白的荧光读数。

由于荧光分析法中的浓度与读数的线性范围较窄,故 $(R_x - R_{xb})/(R_r - R_{rb})$ 应在0.50~2.0范围内,否则,应调节溶液浓度后再测定,或改用标准曲线法。

6.2.2 影响荧光测定的因素

1. 溶液的浓度要求

供试品溶液浓度若太浓,会有"自熄灭"作用,同时由于在液面附近溶液会吸收激发光,使发射光强度下降。因此,导致发射光强度与浓度不成正比,故荧光分析法应在低浓度溶液中进行。

2. 溶剂、器皿、温度、氧、pH 等因素的影响

荧光分析法因灵敏度高,故干扰因素也多。溶剂不纯会带入较大误差,应先作空白检查,必要时,应用玻璃磨口蒸馏器蒸馏后再用。溶液中的悬浮物对光有散射作用,必要时,应用垂熔玻璃滤器滤过或用离心法除去。所用的玻璃仪器与测定池等也必须保持高度洁净。温度对荧光强度有较大的影响,测定时应控制温度一致。溶液中的溶氧有降低荧光的作用,必要时可在测定前通入惰性气体除氧。同时需注意溶液的 pH 值和试剂、玻璃仪器的纯度等对荧光强度的影响。

3. 易被光分解的品种的测定

对易被光分解或弛像时间较长的药物,可选择一种激发光和发射光波长与之近似而对光稳定的物质配成适当浓度的溶液,作为基准溶液。如蓝色荧光可用硫酸奎宁的稀硫酸溶液,黄绿色荧光可用荧光素钠水溶液,红色荧光可用罗丹明 B 水溶液等。在测定供试品溶液时用基

准溶液代替对照品溶液校正仪器的灵敏度,避免因激发光多次照射而影响荧光强度。

6.2.3 应用示例

《中国药典》(2005 年版)对洋地黄毒苷片的含量、地高辛片的溶出度等采用荧光法测定。两者为甾体强心苷类药物,C_{17} 上连有五元不饱和内酯环,结构如下:

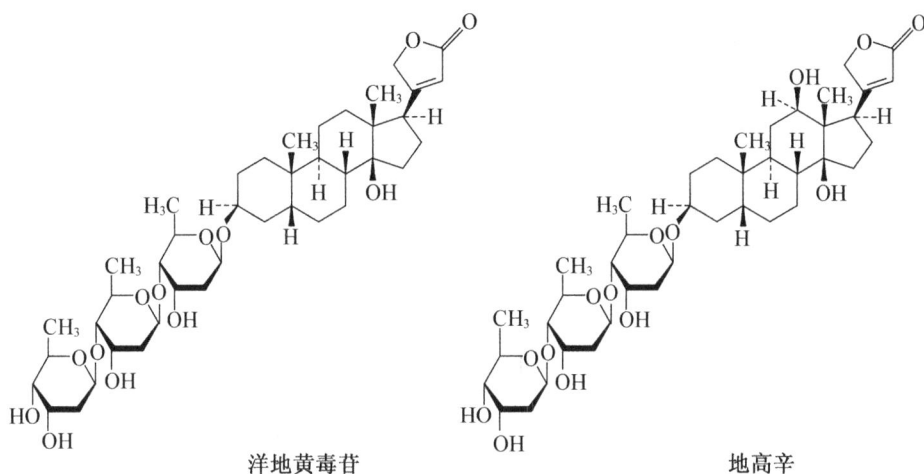

洋地黄毒苷　　　　　　　　　　　　地高辛

维生素 C 与过氧化氢和盐酸等试剂可使洋地黄毒苷或地高辛产生荧光,利用此性质可以采用荧光法测定两者的含量。现以洋地黄毒苷片的含量测定为例介绍测定方法。

(1) 溶液配制　取洋地黄毒苷片 20 片,精密称定,研细,精密称取适量(约相当于洋地黄毒苷 0.4mg),置 100mL 量瓶中,加甲醇-水(1∶1)约 60mL,振摇 1h,使洋地黄毒苷溶解,加甲醇-水(1∶1)稀释至刻度,摇匀,经滤膜(孔径不得 >0.8μm)滤过,取续滤液作为供试品溶液。另精密称取洋地黄毒苷对照品适量,加甲醇-水(1∶1)溶解并定量稀释制成 1mL 中约含 4μg 的溶液,作为对照品溶液。

(2) 测定方法　精密量取供试品溶液与对照品溶液各 1mL,分别置 10mL 量瓶中,依次各加 0.1% 抗坏血酸的甲醇溶液 3mL 与 0.009mol/L 过氧化氢溶液(用前应精密标定)0.2mL,每加入一种试液后立即摇匀,再加盐酸稀释至刻度,摇匀,准确放置半小时,照荧光分析法测定,在激发光波长 400nm 与发射光波长 565nm 处测定荧光强度,计算,即得。

(3) 讨论　本品规格为 0.1mg,含洋地黄毒苷应为标示量的 90.0%～110.0%,含量计算如下:

$$相当于标示量\% = \frac{R_x - R_{xb}}{R_r - R_{rb}} \times C_r \times \frac{100}{取样量} \times \frac{平均片重}{标示量} \times 100\%$$

6.3 原子吸收分光光度法

6.3.1 基本原理

原子吸收分光光度法主要用于呈原子状态的金属元素和部分非金属元素的分析。待测元素灯发出的特征谱线通过供试品经原子化产生的原子蒸气时，被蒸气中待测元素的基态原子所吸收，通过测定辐射光强度减弱的程度，求出供试品中待测元素的含量。其遵循分光光度法的吸收定律，通常由比较对照品溶液和供试品溶液的吸光度，求得供试品中待测元素的含量。

6.3.2 原子吸收分光光度计

原子吸收分光光度计由光源、原子化器、单色器、背景校正系统、自动进样系统和检测系统等组成（图 6-2）。

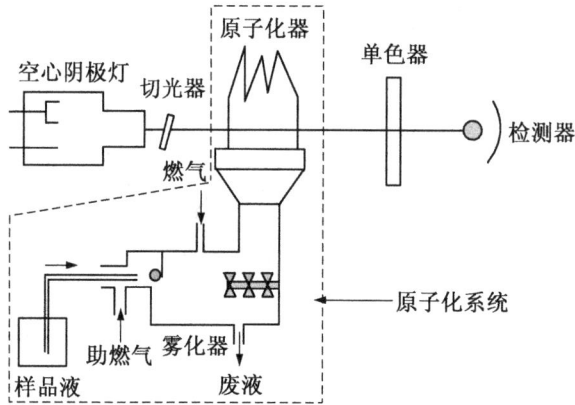

图 6-2 原子吸收分光光度计结构示意图

（1）光源 常用待测元素作为阴极的空心阴极灯（hollow cathode lamp，图 6-3）为光源。测定不同的元素需要选用不同的空心阴极灯。如汞灯、铁灯、铜灯、锌灯等。

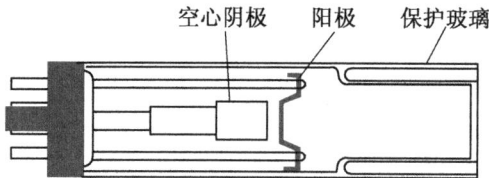

图 6-3 空心阴极灯示意图

（2）原子化器 原子化器的功能是通过一定的处理使待测元素形成基态原子。主要有四种类型：火焰原子化器、石墨炉原子化器、氢化物发生原子化器（用于砷、硒、锡、锑等元素测定）及冷蒸气发生原子化器（专门用于汞的测定）。

（3）单色器与检测系统 单色器的功能是从光源发射的电磁辐射中分离出所需要的电磁辐射，波长范围一般为 $190.0\sim900.0$ nm。检测系统由检测器、信号处理器和指示记录器组成，应能及时跟踪吸收信号的急速变化，具有较高的灵敏度和较好的稳定性。

（4）背景校正系统 背景干扰是原子吸收测定中的常见现象。背景吸收通常来源于样品中的共存组分及其在原子化过程中形成的次生分子或原子的热发射、光吸收和光散射等。这些干扰在仪器设计时应设法予以克服。常用的背景校正法有以下四种：连续光源（在紫外区通常用氘灯）、塞曼效应、自吸效应、非吸收线。具体方法应按各品种项下的测定谱线和狭缝、改变火焰温度、加入络合剂或释放剂、采用标准加入法等方法消除干扰；在石墨炉原子吸收测定中可采用选择适宜的背景校正系统、加入适宜的基体改进剂等方法消除干扰。

6.3.3　测定法

《中国药典》收载了两种测定方法：标准曲线法和标准加入法。

1. 标准曲线法

标准曲线法，即第一法。制备含待测元素的对照品系列溶液至少 3 份，分别加入各品种项下制备供试品溶液的相应试剂，同时以相应试剂制备空白对照溶液。然后依次测定空白对照溶液和各浓度对照品溶液的吸光度，记录读数。以每一浓度 3 次吸光度读数的平均值为纵坐标、相应浓度为横坐标，绘制标准曲线。按各品种项下的规定制备供试品溶液，使待测元素的估计浓度在标准曲线浓度范围内，测定吸光度，取 3 次读数的平均值，从标准曲线上查得相应的浓度，计算元素的含量。

2. 标准加入法

标准加入法，即第二法。取同体积按各品种项下规定制备的供试品溶液 4 份，分别置 4 个同体积的量瓶中，除①号量瓶外，其他量瓶分别精密加入不同浓度的待测元素对照品溶液，分别用去离子水稀释至刻度，制成从零开始递增的一系列溶液。按上述标准曲线法测定吸光度，记录读数；将吸光度读数与相应的待测元素加入量作图，延长此直线至与含量轴的延长线相交，此交点与原点间的距离即相当于供试品溶液取用量中待测元素的量（图 6-4）。再以此计算供试品中待测元素的含量。此法仅适用于第一法标准曲线呈线性并通过原点的情况。

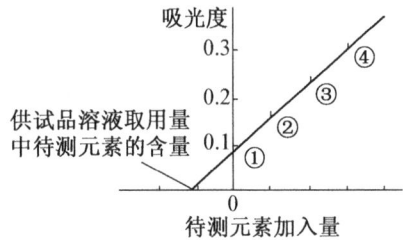

图 6-4　标准加入法曲线图

6.3.4　应用示例

《中国药典》收载的氯化钾缓释片的含量测定方法如下。

（1）溶液制备　取本品 20 片，用水洗去包衣，用滤纸吸去残余的水，晾干，并于硅胶干燥器中干燥 24h，精密称定，研细，精密称取适量（约相当于氯化钾 0.5g），置 500mL 量瓶中，加水适量，超声处理 5min 使氯化钾溶解，放冷至室温，加水稀释至刻度，摇匀，过滤，取续滤液 5mL，置 100mL 量瓶中，加盐酸溶液（2.7→100）稀释至刻度，摇匀，作为供试品溶液。另取经 105℃干燥 2h 的氯化钾对照品 0.25g，精密称定，置 250mL 量瓶中，加水溶解并稀释至刻度，摇匀，精密量取 5mL，置 100mL 量瓶中，加盐酸溶液（2.7→100）稀释至刻度，摇匀，作为对照品溶液。

（2）测定方法　精密量取对照品溶液 2.0mL、3.0mL、4.0mL、5.0mL 及 6.0mL，分别置 100mL 量瓶中，各加 20%氯化钠溶液 2.0mL，加盐酸溶液（2.7→100）稀释至刻度，摇匀；另精密量取供试品溶液 2mL，置 50mL 量瓶中，加 20%氯化钠溶液 1.0mL，加盐酸溶液（2.7→100）至刻度，摇匀。取上述各溶液，照原子吸收分光光度法（第一法）测定，以 20%氯化钠溶液 2.0mL 用盐酸溶液（2.7→100）稀释至 100mL 为空白，在 766.5nm 波长处测定，计算，即得。本品含氯化钾（KCl）应为标示量的 93.0%～107.0%。

6.4　核磁共振波谱法

6.4.1　基本原理

核磁共振波谱法(nuclear magnetic resonance spectroscopy，NMR)是一种基于原子核特性的分析方法，原子核在外磁场中吸收了与其分子能级相对应的能量差而产生共振信号。核磁共振波谱图通过化学位移值、谱峰多重性、偶合常数值、谱峰相对强度和在各种二维谱及多维谱中呈现的相关峰，提供分子中原子的连接方式、空间的相对取向等定性的结构信息。

1. 化学位移

在核磁共振波谱中，一个信号的位置可描述为它与另一参照物信号的偏离程度，称为化学位移，这是核磁共振谱的定性参数。采用位移常数 δ 来表示化学位移：

$$\delta = \frac{(\upsilon_s - \upsilon_r)}{\upsilon_o} + \delta_r$$

式中：υ_s 为样品中磁核的共振频率(MHz)；υ_r 为参照物中磁核的共振频率(MHz)；υ_o 为仪器的输出频率(MHz)；δ_r 为参照物的化学位移值。也可用氘代溶剂中残留的质子信号作为化学位移参考值。常用的化学位移参照物是四甲基硅烷(TMS)，其优点是化学惰性；单峰；信号处在高场，与绝大部分样品信号之间不会互相重叠干扰；沸点很低，有利于样品回收。而对于水溶性样品，常用 3-三甲基硅基丙酸钠-d_4(TSP)或 2,2-二甲基-2-硅戊基-5-磺酸钠(DSS)为参照物，其化学位移值非常接近于零。DSS 的缺点是其三个亚甲基质子有时会干扰被测样品信号，适于用作外参考。

2. 偶合常数

化学位移仅表示了磁核的电子环境，即核外电子云对核产生的屏蔽作用，未涉及同一分子中磁核间的相互作用。这种磁核间的相互作用很小，对化学位移没有影响，但对谱峰的形状有着重要影响。这种磁核之间的相互干扰称为自旋—自旋偶合，由自旋偶合产生的多重谱峰现象称为自旋裂分，裂分间距(Hz)称为偶合常数 J，偶合常数与外磁场强度无关。偶合也可发生在氢核与其他核(自然量子数 $I \neq 0$)之间，如 ^{19}F、^{13}C 和 ^{31}P 等。

3. 谱峰强度

核磁共振信号的另一个特征是它的强度，可用于核磁共振定量分析。在合适的实验条件下，谱峰面积或强度正比于引起此信号的质子数，因此可用于测定同一样品中不同质子或其他核的相对比例，以及在加入内标后进行定量分析。

在常规的药物分析中，应用最多的是 ^1H(质子)核磁共振波谱；^{19}F 核磁共振波谱用于含氟化合物的分析；^{13}C 核磁共振波谱主要用于结构分析。

6.4.2　仪器与溶剂

1. 核磁共振波谱仪

目前最常用的核磁共振波谱仪是脉冲傅里叶变换(PFT)波谱仪(图 6-5)。其包含超导磁体、射频脉冲发射系统、核磁信号接收系统和用于数据采集、储存、处理以及质谱仪控制的计算机系统。在脉冲核磁共振波谱仪上,一个覆盖所有共振核的射频能量的脉冲将同时激发所有的核,当被激发的核回到低能态时产生一个自由感应衰减(FID)信号,它包含所有的时间域信息,经模数转换后通过计算机进行傅里叶变换得到频(率)谱。

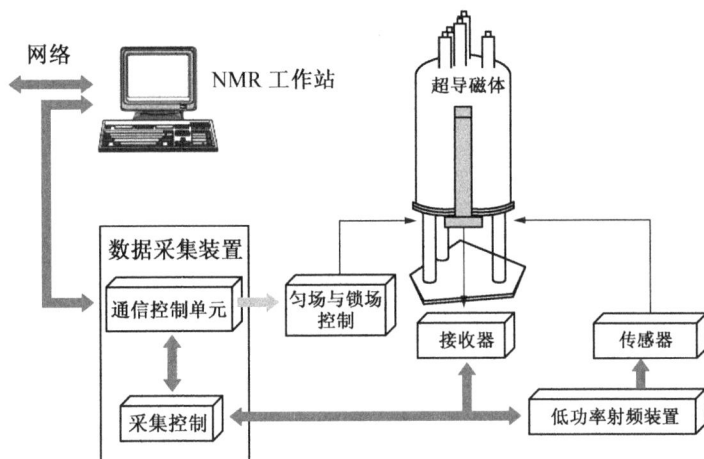

图 6-5　核磁共振波谱仪示意图

2. 溶剂的选择

测定前,须选择适当的溶剂将供试品制成溶液。合适的溶剂除了对样品有较好的溶解度外,其残留的质子信号峰应不干扰所分析样品的信号峰。尽可能使用高氘代度、高纯度的溶剂,并注意氘原子对其他原子信号产生裂分。常用的核磁共振波谱测定用氘代溶剂及其残留质子信号的化学位移见表 6-7。

表 6-7　氢谱测定中常用的溶剂

溶剂	残留质子信号, δ(ppm)	可能残留的水峰, δ(ppm)[*]
$CDCl_3$	7.26	1.56
CD_3OD	3.31	4.87
$(CD_3)_2CO$	2.05	2.84
DMSO-d_6	2.50	3.33
CD_3CN	1.94	2.13
C_6D_6	7.16	—
D_2O	—	4.79
二氧六环-d_8	3.55	—
CD_3CO_2D	2.05,8.5[*]	—
CF_3CO_2D	12.5[*]	—
C_5D_5N	7.18,7.55,8.70	4.80
DMF-d_7	2.77,2.93,8.05	—

[*] 活泼质子的化学位移值是可变的,取决于温度和溶质的变化。

适用于氢谱(^{1}H-NMR)的溶剂同样也适用于氟谱(^{19}F-NMR),如 $CDCl_3$、CD_3OD、D_2O、

DMSO-d_6、DMF-d_7、酸和碱等,不含氟的溶剂均可。

6.4.3 定量分析

对于核磁共振的定量分析,实验参数的正确设置非常重要。为保证每个峰的积分面积与质子数成正比,必须保证驰豫时间足够长,使所有激发核都能完全驰豫。与其他核相比,^{1}H 核磁共振波谱更适用于定量分析。在合适的实验条件下,两个信号的积分面积(或强度)正比于产生这些信号的质子数:

$$A_1/A_2 = N_1/N_2$$

式中:A_1、A_2 为相应信号的积分面积(或强度);N_1、N_2 为相应信号的总质子数。如果两个信号来源于同一分子中不同的官能团,上式可简化为:

$$A_1/A_2 = n_1/n_2$$

式中:n_1、n_2 分别为相应官能团中的质子数。如果两个信号来源于不同的化合物,则:

$$\frac{A_1}{A_2} = \frac{n_1 m_1}{n_2 m_2} = \frac{n_1 W_1/M_1}{n_2 W_2/M_2}$$

式中:m_1、m_2 分别为化合物 1 和化合物 2 的分子个数;W_1、W_2 分别为其质量;M_1、M_2 分别为其分子量。

由上述可知,核磁共振波谱定量分析可采用绝对定量和相对定量两种模式。

1. 绝对定量模式

绝对定量模式系指将精密称定重量的样品和内标混合配制溶液,测定,通过比较样品特征峰的峰面积与内标峰的峰面积计算样品的含量(纯度)。方法是:分别取供试品和内标适量(按各品种项下的规定),精密称定,置同一具塞玻璃离心管中,精密加入溶剂适量,振摇使完全溶解,加化学位移参照物适量,振摇使溶解,摇匀,即得。然后将适量供试品溶液转移至核磁管中,正确设置仪器参数,调整核磁管转速使旋转边峰不干扰待测信号,记录图谱。用积分法分别测定各品种项下规定的特征峰面积及内标峰面积,重复测定不少于 5 次,取平均值,由下式计算供试品的量 W_u:

$$W_u = W_s \times \frac{A_u}{A_s} \times \frac{E_u}{E_s}$$

式中:W_s 为内标物的重量;A_u 和 A_s 分别为供试品特征峰和内标峰的平均峰面积;E_u 和 E_s 分别为供试品和内标物的质子当量(以分子量除以特征峰的质子数计算得到)。

在绝对定量模式中,合适的内标应满足如下要求:有合适的特征参考峰,最好是适宜宽度的单峰;内标物的特征参考峰与样品峰分离;能溶于分析溶剂中;其质子是等权重的;内标物的分子量与特征参考峰质子数之比合理;不与待测样品相互作用;等等。常用的内标物有:1,2,4,5-四氯苯、1,4-二硝基苯、对苯二酚、对苯二酸、苯甲酸苄酯、顺丁烯二酸等。

2. 相对定量模式

主要用于测定样品中杂质的相对含量(或混合物中各成分相对含量)。溶剂、化学位移参照物、供试品溶液制备以及测定方法——按各品种项下的规定并参照"绝对定量模式"项下。由下式计算供试品中各组分的摩尔百分比:

$$\frac{A_1/n_1}{A_1/n_1 + A_2/n_2} \times 100\%$$

式中：A_1、A_2 分别为各品种项下所规定的各特征基团共振峰的平均峰面积；n_1、n_2 分别为各特征基团的质子数。

6.4.4　应用示例

胡敏等用核磁共振波谱法测定药物基准物质的绝对含量，探讨在新药基准物质的确定过程中，利用核磁共振法测定药物绝对含量的可行性。

（1）方法与结果　以环丙沙星、安妥沙星、卡德沙星、加替沙星、左氧氟沙星、氧氟沙星、诺氟沙星、依诺沙星和洛美沙星 9 种喹诺酮类抗生素化学对照品为例，采用重水、氘代二甲基亚砜或氢氧化钠的重水溶液为溶剂，对苯二酚或顺丁烯二酸为内标，用喹诺酮母核上的质子峰进行定量，以内标法和外标法计算含量，核磁共振法测定结果与各对照品标签示值的误差约为 1%，内标法和外标法的计算结果一致（表 6-8 和表 6-9）。

表 6-8　内标法计算结果

| 化合物 | C2-H | | C5-H | | C8-H | | 平均值（%） | 标示量（%） | 差别（%） |
	化学位移	含量(%)	化学位移	含量(%)	化学位移	含量(%)			
环丙沙星	8.5(a)	85.8	7.4(d)	85.6	7.3(d)	86.2	85.9	84.2	1.7
安妥沙星	8.3(a)	90.0					90.0	89.8	0.2
卡德沙星	8.8(a)	81.4	7.5(d)	81.3			81.4	81.3	0.1
加替沙星	8.5(a)	—	7.7(d)	96.6			96.6	96.9	0.3
左氧氟沙星	8.6(a)	96.0	7.5(d)	95.5			95.8	97.1	1.3
氧氟沙星	8.3(a)	99.3	7.5(d)	99.2			99.2	99.5	0.3
诺氟沙星	8.3(a)	99.2	7.8(d)	99.3	6.9(d)	99.1	99.2	98.9	0.3
伊诺沙星	8.3(a)	90.2	7.8(d)	90.4			90.3	91.1	0.8
洛美沙星	8.3(a)	89.9	7.7(d)	89.0			89.4	90.0	0.6

表 6-9　外标法计算结果

| 外标 | 含量（%） | | | | | | | | |
	环丙沙星	安妥沙星	卡德沙星	加替沙星	左氧氟沙星	氧氟沙星	诺氟沙星	依诺沙星	洛美沙星
环丙沙星		89.1	80.3						
安妥沙星	84.6		80.6						
卡德沙星	85.3	89.7							
加替沙星					95.8				
左氧氟沙星				98.2					
氧氟沙星							99.3	90.9	89.2
诺氟沙星						99.1		90.3	88.8
依诺沙星						100.0	99.8		89.6
洛美沙星						100.4	100.2	91.5	

（2）讨论　实验对溶剂、内标和外标、定量峰等进行了考察与选择。

1）溶剂的选择：根据喹诺酮抗生素的溶解性选择溶剂。对溶解于水的样品首选重水为溶剂；不溶于水的样品选用氘代二甲基亚砜为溶剂；如果样品在上述两种溶剂中均不溶解，则选用氢氧化钠的重水溶液为溶剂。测定时，样品内标和外标均采用相同的溶剂溶解；只要溶剂峰不干扰测定，可选用普通的试剂以降低实验成本。各样品测定时采用的溶剂见表 6-10。

2）内标和外标的选择：内标应具有较高的纯度，含有多个质子，并在 NMR 图谱中表现为尖锐单峰，吸收峰与所测的样品峰之间应避免干扰。当采用重水和氘代二甲基亚砜作溶剂时，选用对苯二酚为内标，用 4 个芳香质子单峰来进行定量计算；采用氢氧化钠的重水溶液作溶剂时，由于对苯二酚与氢氧化钠发生氧化反应，故改用顺丁烯二酸为内标，选用 2 个烯质子的单峰来进行定量计算（表 6-10）。外标则选用含量已知的供试品对照品或含量已知的相同母核的同类化合物。

表 6-10　喹诺酮抗生素的 ^{1}H-NMR 含量测定方法

化合物	组成	溶剂	内标	内标化学位移
环丙沙星	$C_{17}H_{18}FN_3O_3 \cdot HCl$	D_2O	对苯二酚	6.8(s)
安妥沙星	$C_{18}H_{21}FN_4O_4 \cdot HCl$	D_2O	对苯二酚	6.8(s)
卡德沙星	$C_{19}H_{20}F_3N_3O_3 \cdot C_3H_6O_3$	D_2O	对苯二酚	6.8(s)
加替沙星	$C_{19}H_{22}FN_3O_4$	$DMSO-d_6$	对苯二酚	6.5(s)
左氧氟沙星	$C_{18}H_{20}FN_3O_4$	$DMSO-d_6$	对苯二酚	6.5(s)
氧氟沙星	$C_{18}H_{20}FN_3O_4$	0.3 mol/L　NaOH	顺丁烯二酸	6.0(s)
诺氟沙星	$C_{16}H_{18}FN_3O_3$	0.3 mol/L　NaOH	顺丁烯二酸	6.0(s)
依诺沙星	$C_{15}H_{17}FN_4O_3 \cdot 3/2\,H_2O$	0.3 mol/L　NaOH	顺丁烯二酸	6.0(s)
洛美沙星	$C_{17}H_{19}F_2N_3O_3 \cdot HCl$	0.3 mol/L　NaOH	顺丁烯二酸	6.0(s)

3）定量峰的选择：采用 NMR 进行定量时应首先对样品的各个质子峰进行归属，明确每个质子峰所对应的质子数，首选含多个氢质子的单峰用于定量。喹诺酮抗生素喹啉羧酸母核和 1,8-萘啶羧酸母核上与 2、5、8 位碳相连的质子峰，其化学位移值一般都在 7 以上，偶合裂分简单，并均以单峰或双峰的形式存在，不受其他质子峰的干扰，故可用于定量测定喹诺酮抗生素。

4）含量计算方法：NMR 常用的计算方法有内标法和外标法。内标法为 NMR 定量分析最常用的方法。由于 NMR 无法测定质子共振峰的绝对峰面积，只能测定各个峰的相对峰面积比，故不管是内标法测定还是外标法测定，都需在样品溶液中加入一定量的内标物质。内标法通过内标的相对峰面积与样品指定质子共振峰的相对峰面积计算含量；外标法则通过样品与内标和外标与内标的相对峰面积比计算含量。早期文献报道的 NMR 含量测定误差多在 2%～3%，随着傅里叶变换强磁场核磁共振仪的普及，测定的分辨率及灵敏度均大为提高，选择合适的条件可提高测定精度和方法的专属性。由表 6-8 和表 6-9 可知，NMR 定量的诸多喹诺酮抗生素对照品的含量与各对照品标签示值的误差一般不超过 1%，只有环丙沙星和左氧氟沙星的误差略大（<2%），提示对喹诺酮抗生素，NMR 定量和目前测量对照品时采用的定

量方法的结果基本一致。由于 NMR 氢谱的核磁欧氏效应(nuclear overhauser effect,NOE)与碳谱相比可以忽略,故实验误差可能为实验操作(如称样、稀释、图谱采集、积分等)中引入的随机误差,或内标含量值不准而引入的系统误差。结果表明:采用 NMR 法测定基准物质的绝对含量不失为一种准确的测定方法。

6.5　拉曼光谱法

6.5.1　概　述

拉曼光谱法(Raman spectrometry)是建立在拉曼散射效应基础上的光谱分析法。当一束平行单色光照射在透明样品溶液上,其中一部分光被吸收,一部分光透过溶液,还有一小部分光由于光子与物质分子的相互碰撞,使光子的运动方向发生改变而向不同方向散射,这种光称为散射光(scattering light)。光子与物质分子的碰撞有两种形式:弹性碰撞和非弹性碰撞。在弹性碰撞中没有能量交换,光子仅改变运动方向,由此产生的散射光称为瑞利(Rayleigh)散射光,其波长与入射光波长相同。而在非弹性碰撞中,光子不仅改变运动方向,而且和物质分子间有能量交换,由此产生的散射光称为拉曼(Raman)散射光,相应的谱线称为拉曼散射线(简称拉曼线),其波长比入射光波长或长或短。

图 6-6 显示了瑞利散射和拉曼散射产生的原理:当处于电子基态某一振动能级(如基态 $\nu=0$,能量 E_0)的分子接受入射光子的能量后跃迁到受激虚态,受激虚态很不稳定,很快(10^{-8} s)返回到原来的能级($\nu=0$),并以光子的形式释放出吸收的能量,这就是瑞利散射。如果受激分子不是返回原来所在的振动能级,而是跃迁到电子基态的其他振动能级,并以光子的形式释放能量,这就是拉曼散射。拉曼散射有两种情况:一种情况是受激分子跃迁到比原来所在能级高的振动能级上(如激发前能级为 $\nu=0$,返回时 $\nu=1$),由此产生的拉曼线称为斯托克斯线(Stokes line),其频率低于入射光的频率;另一种情况是受激分子跃迁到比原来所在能级低的振动能级上(如激发前能级为 $\nu=1$,返回时 $\nu=0$),由此产生的拉曼线称为反斯托克斯线(anti-Stokes line),其频率高于入射光的频率。根据玻耳兹曼分布可知,常温下绝大多数分子处于电子基态的最低振动能级($\nu=0$),所以 Stokes 线比反 Stokes 线强得多。但随着温度的升高,Stokes 线的强度降低,反 Stokes 线的强度升高。

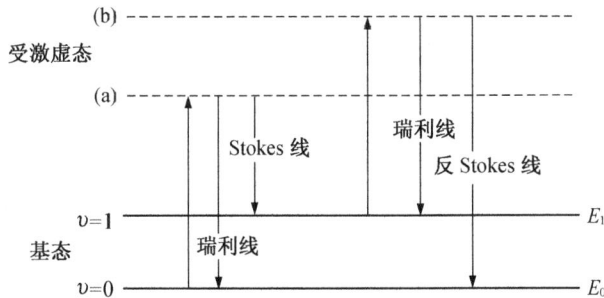

图 6-6　瑞利散射和拉曼散射的产生原理

　　拉曼光谱法是研究化合物分子受光照射后所产生的散射，散射光与入射光能级差和化合物振动频率、转动频率的关系的一种分析方法。与红外光谱类似，拉曼光谱是一种振动光谱技术，因此与红外和近红外光谱法相关联。所不同的是，红外光谱与分子振动时偶极矩变化相关，而拉曼效应则是分子键极化率改变的结果，被测量的是非弹性的散射辐射。此外，两者对不同官能团的相对响应灵敏度也不同，拉曼光谱对非极性化学键（如 C-C 单键或多键）更灵敏，因此，对于有较强红外吸收的水（H_2O），则是一种弱拉曼散射剂，可用作拉曼光谱测定的良好溶剂。

　　拉曼光谱有多种技术，除常规拉曼光谱外，尚有共振拉曼光谱（resonance Raman spectrometry，RRS）、表面增强拉曼光谱（surface enhanced Raman spectrometry，SERS）、拉曼旋光（Raman optical activity，ROA）、相关-反斯托克拉曼光谱（coherent anti-Stokes Raman spectroscopy，CARS）、拉曼增益或减失光谱（Raman gain or loss spectroscopy）以及超拉曼光谱（hyper-Raman spectroscopy）等。在药物分析中应用相对较多的是共振拉曼光谱和表面增强拉曼光谱法，这些特殊的拉曼技术，可以使谱带强度增加 $10^3 \sim 10^6$ 倍，使痕量物质的结构研究成为可能。

　　拉曼光谱图是以散射强度（或称为拉曼散射光子数）对拉曼位移（入射光频率和拉曼散射光频率的差值称为拉曼位移）作图，横轴为拉曼位移（cm^{-1}）或波数（cm^{-1}）；纵轴为拉曼散射光强度。散射光强度与分子的极化率、入射光强度、样品浓度等因素有关。分子的极化率越高，拉曼散射光越强。当入射光强度等一定时，拉曼谱线强度与样品浓度有关，据此可进行定量分析。拉曼谱图的解析与红外吸收光谱法相同，这是由于官能团或化学键的拉曼组分特定价键的位移频率位置与它们在红外光谱中的吸收频率波数一致，所以谱图的解析也与红外吸收光谱相同。然而，通常在拉曼光谱中呈现的强谱带在红外光谱中却成为弱谱带甚至不出现，反之亦然。所以，这就是两种光谱技术常互为补充的原因。

　　拉曼光谱的优点在于它的快速、准确；测量时通常不破坏样品，样品制备简单，甚至不需要制备样品；可以有效地和光纤联用。拉曼光谱的获得可以采用下述任一物质态：结晶、无定型、液体、气体或等离子体。液体能够在玻璃管或石英管中直接测量；无定型和微晶固体也可充填入玻璃管或石英管中直接测定。此外，可直接在水溶液中获得分子的振动光谱信息，这是红外光谱无可比拟的。为了获得较大的拉曼散射光强度，通常使照射在样品上的入射光与所检测的拉曼散射光之间的夹角为 $0°,90°$ 和 $180°$。

6.5.2　定量分析

　　拉曼谱带的强度与待测物浓度成正比关系，公式如下：

$$I_V = KLCI_0$$

式中：I_V 是给定波长处的峰强；K 代表仪器和样品的参数；L 是光路长度；C 是样品中特定组分的摩尔浓度；I_0 是激光强度。实际工作中，光路长度被更准确地描述为样品体积，这是一种描述激光聚焦和采集光学的仪器变量。在上述等式中，峰强与样品浓度直接相关。这种关系是大多数拉曼定量应用的基础。

　　考虑到拉曼信号绝对强度的波动，使用内标是最普通和有效地减少可变性的方法，由于内标和样品处于完全相同的实验条件下，一些影响因素可以相互抵消。采用内标法定量时，在激光照射下,加入的内标也产生拉曼光谱,选择其一条合适的拉曼谱带作为参比谱带,将样品的分析谱带强度与内标的参比谱带强度进行比较(通常比较谱带的面积或高度)。

影响定量测定的因素主要是样品所含杂质引发的荧光干扰。在拉曼光谱中,荧光对定量的影响主要为基线的偏离和信噪比下降,由于拉曼散射信号强度较弱,即使是极少量杂质的荧光也可以显著干扰拉曼信号的检测。为消除或减弱荧光的干扰,可通过使用更长的波长,例如近红外区的激发光;也可以通过其他方式,如应用共振拉曼或表面增强拉曼光谱法,来增强拉曼谱线的强度。

6.5.3　应用示例

王玉等研究了维生素 A 酸在银溶胶液中的表面增强拉曼散射光谱。将水中不溶的药物维生素 A 酸(VAA)溶于三氯甲烷中,然后与银溶胶液混合,振摇,取静置分层后的上层溶胶液测定表面增强拉曼光谱,三氯甲烷在银溶胶中无表面增强效应,不干扰维生素 A 酸的测定。与固体粉末拉曼光谱相比较,对光谱峰归属进行解释。通过分析 C ═O 伸缩振动带和 ν(COO)振动峰明显增强的现象,讨论了维生素 A 酸分子在银颗粒表面可能的吸附取向,并推断维生素 A 酸在银表面的吸附发生在 COO⁻ 基团。

维生素 A 酸用 HPLC 级色谱纯三氯甲烷溶解,密闭保存在容量瓶中。进行表面增强拉曼光谱测定时,取一定浓度的该溶液与银溶胶液按 1∶1 体积比相混合,振摇 3 min,静置分层,取上层溶胶液以注射器注入熔点测定毛细管中,再置拉曼光谱仪上,于 90°处测定表面增强拉曼光谱,并与用样品纯品固体粉末测得的普通拉曼光谱进行比较。图 6-7 是维生素 A 酸的银溶胶表面增强拉曼光谱和固体粉末普通拉曼光谱,可见,各峰在 2000~200cm⁻¹ 范围内有很强的对应性。普通拉曼光谱在 1574cm⁻¹ 处出现的峰,归属于 ν(COO)振动,在表面增强拉曼光谱中,位移至 1583cm⁻¹。属于 ν(C—O)振动的峰,在普通和表面增强拉曼光谱中,分别于 1169cm⁻¹ 和 1019cm⁻¹,1162cm⁻¹ 和 1018cm⁻¹ 处出现。不过,两者还是有一定差异,在表面增强拉曼光谱中出现了一些普通拉曼光谱中所没有的峰,增强了信息量,如在普通拉曼光谱中观察不到的 C ═O 伸缩振动带,这表明维生素 A 酸可能是通过 COO⁻ 吸附在银表面上。

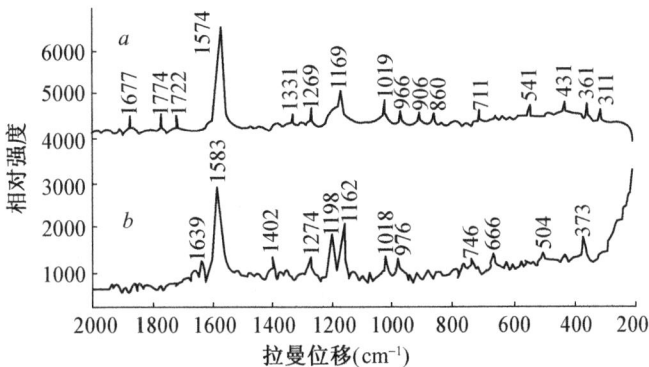

图 6-7　维生素 A 酸的固体粉末普通拉曼光谱(a)和银溶胶表面增强拉曼光谱(b)

以维生素 A 酸表面增强拉曼光谱在 1583cm⁻¹ 处的峰强度对浓度进行线性回归,求得线性回归方程 $Y=1.0\times10^8X+955.85$,在 $1.0\times10^{-6}\sim5.0\times10^{-5}$ mol/L 范围呈良好的线性关系,检测限为 1.0×10^{-7} mol/L。

6.6 电感耦合等离子体原子发射光谱法

6.6.1 基本原理

电感耦合等离子体原子发射光谱法(ICP-AES)是以等离子体为激发光源的原子发射光谱分析方法。其基本原理是:样品由载气(氩气)引入雾化系统进行雾化后,以气溶胶形式进入等离子体的中心通道,在高温和惰性气氛中被充分蒸发、原子化、电离和激发,使所含元素发射各自的特征谱线。根据各元素特征谱线的存在与否,鉴别样品中是否含有某种元素(定性分析);由特征谱线的强度测定样品中相应元素的含量(定量分析)。

本法可进行多元素的同时测定,适用于各类药品中从痕量到常量的元素分析,尤其适用于矿物类中药、营养补充剂等药品中的元素定性定量测定。

6.6.2 电感耦合等离子体原子发射光谱仪

电感耦合等离子体原子发射光谱仪由样品引入系统、电感耦合等离子体(ICP)光源、色散系统、检测系统等构成,并配有计算机控制及数据处理系统、冷却系统、气体控制系统等(见图6-8)。

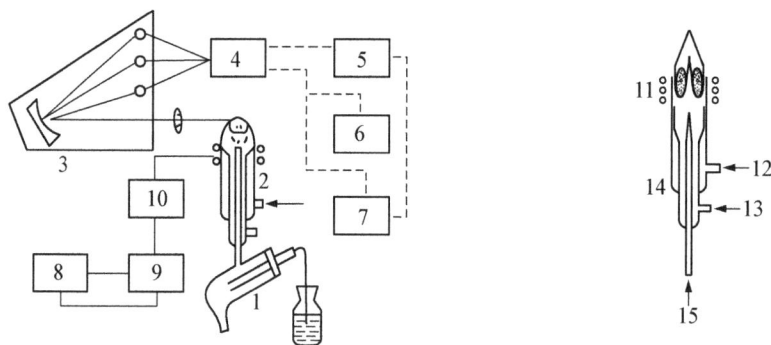

图 6-8 电感等离子体发射光谱仪(左)和焰炬(右)示意图

1.进样器 2.ICP焰炬 3.分光器 4.光电转换及测量部件 5.微型计算机 6.记录仪
7.打印机 8.高频电源 9.功率探测器 10.高频整流器 11.感应圈 12.冷却器 13.辅助气 14.炬管 15.试样载气

(1)样品引入系统 按样品状态不同可以分为液体或固体进样,通常采用液体进样方式。样品引入系统由两个主要部分组成:样品提升部分和雾化部分。样品提升部分一般为蠕动泵,也可使用自提升雾化器。雾化部分包括雾化器和雾化室,常用的溶液型雾化器有同心雾化器、交叉型雾化器等;常见的雾化室有双通路型和旋流型。样品以泵入方式或自提升方式进入雾化器后,在载气作用下形成小雾滴并进入雾化室,大雾滴碰到雾化室壁后被排除,只有小雾滴可进入等离子体源。实际应用中宜根据样品基质、待测元素、灵敏度等因素选择合适的雾化器和雾化室。

(2)电感耦合等离子体(ICP)光源 根据光路采光方向,可分为水平观察ICP源和垂直观察ICP源;双向观察ICP光源可实现垂直/水平双向观察。电感耦合等离子体光源的"点燃",

需具备持续稳定的纯氩气流、炬管、感应圈、高频发生器、冷却系统等条件(见图 6-9)。实际应用中宜根据样品基质、待测元素、波长、灵敏度等因素选择合适的观察方式。

（3）色散系统　通常采用光栅或棱镜与光栅的组合,光源发出的复合光经色散系统分解成按波长顺序排列的谱线,形成光谱。

（4）检测系统　多为光电转换器,它是利用光电效应将不同波长光的辐射能转化成电信号。常见的光电转换器有光电倍增管和固态成像系统两类,固态成像系统具有多谱线同时检测能力,检测速度快,动态线性范围宽,灵敏度高等特点。

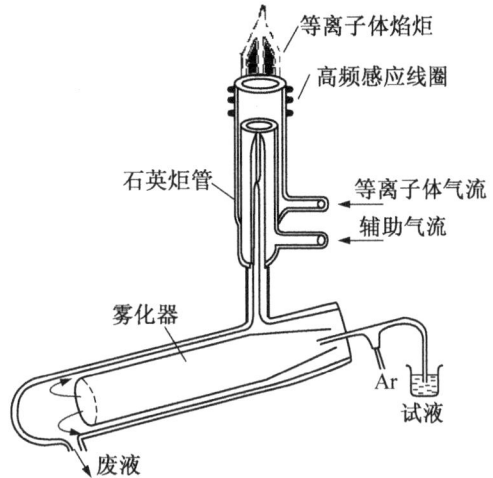

图 6-9　电感耦合等离子体焰炬示意图

（5）冷却和气体控制系统　冷却系统包括排风系统和循环水系统,其功能主要是有效地排出仪器内部的热量。循环水温度和排风口温度应控制在仪器要求范围内。气体控制系统须稳定正常地运行,氩气的纯度应不小于 99.99%。

6.6.3　定量分析

1. 供试品溶液的制备

所用试剂一般是酸类,包括硝酸、盐酸、过氧化氢、高氯酸、硫酸、氢氟酸,以及混合酸如王水等,纯度应不低于优级纯。其中硝酸引起的干扰最小,是供试品溶液制备的首选酸。试验用水应为去离子水(电导率应<0.056μS/cm)。供试品溶液制备时应同时制备试剂空白,标准溶液的介质和酸度应与供试品溶液保持一致。

对于液体样品,可根据样品的基质、有机物含量和待测元素含量等情况,选用直接分析、稀释或浓缩后分析、消化处理后分析等不同的测定方式。对于固体样品,一般称取 0.1～3g 样品,结合实验室条件以及样品基质类型选用合适的消解方法。消解方法有微波消解法(首选方法)、敞口容器消解法和密闭容器消解法,样品消解后根据待测元素含量定容至适当体积后即可进行测定。

2. 测定法

《中国药典》收载了两种测定方法:标准曲线法和标准加入法。

（1）标准曲线法　在选定的分析条件下,测定不少于三个不同浓度的待测元素的标准系列溶液(标准溶液的介质和酸度应与供试品溶液一致),以分析线的响应值为纵坐标,浓度为横坐标,绘制标准曲线,计算回归方程。一般要求相关系数应不低于 0.99。然后测定供试品溶液,从标准曲线或回归方程中查得相应的浓度,计算样品中各待测元素的含量。在同样的分析条件下进行空白试验,根据仪器说明书的要求扣除空白干扰。

如果采用内标校正的标准曲线法,则具体做法如下:在每个样品(包括标准溶液、供试品溶液和试剂空白)中添加相同浓度的内标(ISTD)元素,以标准溶液待测元素分析线的响应值与内标元素参比线响应值的比值为纵坐标,浓度为横坐标,绘制标准曲线,计算回归方程。利用供试品中待测元素分析线的响应值和内标元素参比线响应值的比值,从标准曲线或回归方程中查得相应的浓度,计算样品中含待测元素的含量。

(2) 标准加入法 取同体积的供试品溶液 4 份,分别置 4 个同体积的量瓶中,除第 1 个量瓶外,在其他 3 个量瓶中分别精密加入不同浓度的待测元素标准溶液,分别稀释至刻度,摇匀,制成系列待测溶液。在选定的分析条件下分别测定,以分析线的响应值为纵坐标,待测元素加入量为横坐标,绘制标准曲线,将标准曲线延长交于横坐标,交点与原点的距离所对应的量,即为供试品取用量中待测元素的量,再以此计算供试品中待测元素的含量。

3. 干扰和校正

电感耦合等离子体原子发射光谱法测定中通常存在的干扰大致可分为两类:一类是光谱干扰,主要包括连续背景干扰和谱线重叠干扰;另一类是非光谱干扰,主要包括化学干扰、电离干扰、物理干扰等。因此,除应选择适宜的分析谱线外,即选择干扰少、灵敏度高的谱线;同时,干扰的消除和校正也是必需的,通常可采用空白校正、稀释校正、内标校正、背景扣除校正、干扰系数校正、标准加入等方法。

【参考文献】

[1] 国家药典委员会.中国药典(2010 年版).北京:中国医药科技出版社,2010.

[2] 刘文英.药物分析(第 6 版).北京:人民卫生出版社,2007.

[3] 胡敏,胡昌勤,刘文英.核磁共振波谱法测定药物基准物质的绝对含量.分析化学,2004,32(4):451.

[4] 王玉,Li Ying-sing,张正行,等.维生素 A 酸在银溶胶液中的表面增强拉曼散射光谱.光谱学与光谱分析,2004,24(11):1376.

第 7 章

色谱法测定药物的含量

色谱法(chromatography)又称层析法,是一种分离分析方法。根据待测组分间的吸附、分配、分子大小或电荷大小等性能的差异,在相对运动的两相系统中的差速迁移而使混合物达到分离,进而对待测组分进行定性定量分析。

色谱法按分离原理可分为:吸附色谱法、分配色谱法、离子交换色谱法与排阻色谱法等;按分离方法又可分为:纸色谱法、薄层色谱法、柱色谱法、气相色谱法与高效液相色谱法等。由于色谱法具有专属性强、灵敏度高的特点,被各国药典广泛用于定性定量分析,其中使用最为广泛的色谱法是高效液相色谱法。

7.1 高效液相色谱法

7.1.1 概 述

高效液相色谱法(high performance liquid chromatography,HPLC)是目前各国药典中应用最为广泛的一种色谱方法。它是利用高压输液泵将规定的流动相泵入装有填充剂的色谱柱进行分离测定的色谱方法。注入的供试品,由流动相带入色谱柱中,供试品中的各组分在固定相和流动相之间经过连续多次的分配,依据不同组分在两相之间各种作用力的差异而被分离,并依次进入检测器,通过记录色谱信号和数据处理,得到分析结果。本法具有分离性能高、分析速度快的特点,适用于多组分样品的定性定量分析。

高效液相色谱法除包括吸附、分配、离子交换和分子排阻四种基本类型色谱法外,还包括手性色谱法、亲和色谱法、胶束色谱法、电色谱法以及新近发展起来的超高效液相色谱法等。目前在药物分析领域中应用最广的是液-液分配色谱法,根据固定相和流动相的极性大小,又可分为正相色谱法(normal phase-high performance liquid chromatography,NP-HPLC)和反相色谱法(reverse phase-high performance liquid chromatography,RP-HPLC)。其中反相色谱法又可根据流动相中添加剂的不同派生出反相离子抑制色谱法和反相离子对色谱法。

目前,高效液相色谱法中采用的固定相多为化学键合相,即是将有机基团通过化学反应共价键合到载体(硅胶)表面而构成的固定相,以化学键合相为固定相的色谱法称为化学键合相色谱法。化学键合相广泛用于反相色谱法、正相色谱法、离子色谱法等。

1. 正相高效液相色谱法

NP-HPLC 是一种固定相极性大于流动相极性的色谱方法，如硅胶固定相，氰基（—CN）、氨基（—NH$_2$）或二羟基等键合在硅胶表面的键合固定相，流动相的基本组成为烷烃加适量极性调整剂如醇等。在 NP-HPLC 分析中，极性弱的组分在强极性固定相中的保留弱先出峰，而极性强的组分在强极性固定相中的保留强后出峰。NP-HPLC 主要用于分离溶于有机溶剂的极性至中等极性的分子型化合物。如在《中国药典》二部中维生素 K$_1$ 的含量测定，采用硅胶为填充剂，以石油醚（60～90℃）-正戊醇（2000∶2.5）为流动相，内标法测定含量。又如维生素 A、维生素 D 的含量测定也是采用 NP-HPLC 法。

2. 反相高效液相色谱法

RP-HPLC 是一种流动相极性大于固定相极性的色谱方法，以烷基硅烷键合硅胶为固定相，如十八烷基硅烷键合硅胶（octadecyl silane，ODS，即 C$_{18}$）、辛烷基键合硅胶（C$_8$）等，其中最常用的是 ODS 柱。流动相的基本组成为甲醇-水、乙腈-水、四氢呋喃-水等。在 RP-HPLC 分析中，极性强的组分在弱极性固定相中的保留弱先出峰，而极性弱的组分在弱极性固定相中的保留强后出峰。适用于大多数非极性、弱极性药物的分离分析。例如《中国药典》二部收载的甾体激素类药物的含量测定，多以 C$_{18}$ 为分析柱；甲醇-水或乙腈-水为流动相。

3. 反相离子抑制色谱法

当被测物为有机弱酸或弱碱时，单纯以甲醇-水或乙腈-水为流动相有时不能获得满意的分离结果，需要在流动相中添加少量弱酸、弱碱或缓冲溶液，调节流动相 pH，抑制有机弱酸、弱碱的离解，增加被测物与固定相的疏水缔合作用，以达到分离的目的，或改善色谱峰拖尾等现象，以获得高的柱效和分离度。这种方法称为反相离子抑制色谱法（reversed-phase ion suppression chromatography，RP-ISC），主要适用于 pK$_a$ 3～7 的弱酸及 pK$_b$ 7～8 的弱碱或两性化合物。该法使用中应注意流动相的 pH 值不能超过键合相的允许范围。

在实际工作中，RP-ISC 和 RP-HPLC 法没有严格的区别。有时药物以游离状态存在时保留时间过长，为获得合适的保留时间，在不影响分离效果的情况下，调整流动相 pH，使被测物呈离子状态，如碱性药物常常采用酸性流动相。总之，对于弱酸、弱碱类药物的分离分析，为达到高的分离效率和合适的保留时间，在甲醇-水或乙腈-水等基本组成的流动相中添加少量弱酸、弱碱以改善被测物的色谱行为是常采用的措施。

在流动相中添加的弱酸通常为醋酸、磷酸、甲酸、枸橼酸、三氟乙酸等；添加的弱碱通常为二乙胺、三乙胺等；以及醋酸、磷酸的缓冲盐。如《中国药典》收载的 β-内酰胺类、大环内酯类和四环素类抗生素；含氮杂环类；胺类；酸类等药物及其制剂的 HPLC 法含量测定，流动相中多添加了上述弱酸、弱碱或缓冲液。

4. 反相离子对色谱法

当被测物极性大、酸碱性强，采用离子抑制色谱法不能有效抑制这些酸碱性物质的解离时，可采用反相离子对色谱法（reversed-phase ion pair chromatography，RP-IPC）。在流动相中添加一定量的离子对试剂（待测组分的反离子），在合适的 pH 条件下，与呈离解状态的被测组分作用，生成脂溶性的中性离子对结合物，增大了被测物在非极性固定相中的分配系数，从而改善分离效果。

常用的离子对试剂有两类：一类为烷基磺酸盐或烷基硫酸盐（如戊烷磺酸钠、庚烷磺酸钠等),适用于碱类或带正电荷物质的分离;另一类为季铵盐(如四丁基磷酸铵、四丁基溴化铵、四乙基氯化铵、四甲基氢氧化铵等),适用于酸类或带负电荷物质的分离。流动相中离子对试剂的种类和浓度;缓冲盐的种类、浓度和 pH 值;以及有机修饰剂等是影响离子对色谱分离的主要因素,需通过试验进行选择。一般离子对试剂的烷基链越长,形成的离子对分配系数越大,反相色谱保留越强;流动相离子强度(缓冲盐浓度)和有机修饰剂浓度(甲醇、乙腈比例)可调节离子对的保留值;离子对试剂的浓度和流动相 pH 值是离子对形成的关键。由于离子对的形成依赖于样品组分的离解程度,因而当样品组分与离子对试剂全部离子化时,最有利于离子对的形成。

离子对色谱法适用范围广,不仅用于有机强酸、强碱,也适用于有机弱酸、弱碱,有机酸碱类混合物、两性物质、解离与非解离药物的混合物的分离分析。例如《中国药典》对普鲁卡因青霉素、注射用普鲁卡因青霉素、重酒石酸去甲肾上腺素注射液、阿片及其粉剂、片剂和酊剂、盐酸可乐定片、注射液及滴眼液、头孢地尼及其胶囊等采用反相离子对色谱法测定含量。

7.1.2　对仪器的一般要求

高效液相色谱仪由输液泵、进样器、色谱柱、检测器和色谱数据处理系统组成。仪器应定期检定并符合有关规定,对仪器的一般要求如下。

1. 色谱柱

反相色谱系统使用非极性填充剂,常用的色谱柱填充剂为化学键合硅胶,表 7-1 列出了《中国药典》收载的常用色谱柱填充剂。填充剂的性能(如载体形状、粒径、孔径、键合基团的表面覆盖度、含碳量和键合类型等)以及色谱柱的填充技术,直接影响待测物的保留行为和分离效果。对于分子量<2000 的化合物分析,适合孔径在 15nm 以下的填料;对于分子量>2000 的化合物分析,则应选择孔径在 30nm 以上的填料。

以硅胶为载体的键合固定相的使用温度一般不超过 40℃,如为了改善分离需要提高温度时,也不宜超过 60℃。

流动相的 pH 值对固定相填充剂有很大影响。对以硅胶为载体的一般键合固定相的填充剂应使用 pH2～8 的流动相。当流动相 pH>8 时,可使载体硅胶溶解,应选用耐碱的填充剂,如采用高纯硅胶为载体并具有高表面覆盖度的键合硅胶填充剂、包覆聚合物填充剂、有机-无机杂化填充剂或非硅胶基键合填充剂等;当流动相 pH<2 时,与硅胶相连的化学键合相易水解脱落,应选用耐酸的填充剂,如具有大体积侧链能产生空间位阻保护作用的二异丙基或二异丁基取代十八烷基硅烷键合硅胶、有机-无机杂化填充剂等。

表 7-1　常用色谱柱填充剂

方法	填充剂
反相色谱法	使用非极性填充剂,以十八烷基硅烷键合硅胶最为常用,辛基硅烷键合硅胶和其他类型的硅烷键合硅胶(如氰基硅烷键合硅胶和氨基键合相等)也有使用
正相色谱法	使用极性填充剂,常用的填充剂有硅胶等
离子交换色谱法	离子交换填充剂
分子排阻色谱法	凝胶或高分子多孔微球等填充剂
手性色谱法	手性填充剂

2. 检测器

HPLC 法中应用的检测器包括紫外检测器(ultraviolet detector，UVD)、二极管阵列检测器(diode array detector，DAD)、荧光检测器(fluorophotometric detector，FD)、电化学检测器(electrochemical detector，ECD)、示差折光检测器(differential refractive index detector，DRID)、蒸发光散射检测器(evaporative light scattering detector，ELSD)和质谱检测器(mass spectrometric detector，MSD)等，各种检测器的特点和适用范围见表 7-2。

表 7-2   HPLC 法中应用的检测器

检测器	特点	应用
UVD	为选择性检测器，其响应值不仅与待测溶液的浓度有关，还与化合物的结构有关；检测器的响应值与待测溶液的浓度在一定范围内呈线性关系；线性范围宽、噪音低、对流速和温度的波动不敏感，适用于梯度洗脱及制备色谱，是药物分析中最常用的检测器	主要用于具有紫外吸收的物质。所用流动相应符合《中国药典》中紫外-可见分光光度法项下对溶剂的相关规定，其截止波长必须小于检测波长，并选用色谱级有机溶剂
DAD	为选择性检测器，除具有与 UVD 相同的特点外，并可同时记录待测物在规定波长范围内的吸收光谱，故可用于待测物的光谱鉴定和色谱峰的纯度检查	同 UVD
FD	为选择性检测器，其响应值与待测溶液的浓度、化合物的结构有关；检测器的响应值与待测溶液的浓度在一定范围内呈线性关系；灵敏度高、选择性好，是微量组分和体内药物分析常用的检测器之一	用于具有天然荧光或通过衍生化方法能产生荧光的物质的分离分析
ECD	为选择性检测器，其响应值与待测溶液的浓度、化合物的结构有关；检测器的响应值与待测溶液的浓度在一定范围内呈线性关系；灵敏度很高，尤其适用于痕量组分分析；但干扰因素多，对温度和流速的变化比较敏感；所用流动相必须能导电(一般需在流动相中添加缓冲盐)	凡具有氧化还原活性的物质或经过衍生化后具有氧化还原活性的物质均能被检测
DRID	为通用型检测器，对所有的化合物均有响应；灵敏度低、受环境温度、流量及流动相组成等波动的影响大，一般不能用于梯度洗脱；检测器的响应值与待测溶液的浓度在一定范围内呈线性关系	适用于无紫外吸收化合物的分析，如糖类等分析
ELSD	为通用型检测器，对所有的化合物有几乎相同的响应(响应值仅与待测物的质量有关)；响应值与待测溶液的浓度通常不呈线性关系，而是呈指数关系。必要时须对响应值进行数学转换，一般进行对数转换后计算；灵敏度相对较低，特别是具有紫外吸收的组分，其灵敏度比紫外检测器约低一个数量级。流动相必须是挥发性的，不能用非挥发性的缓冲盐及表面活性剂	主要用于挥发性低于流动相的组分，如糖类、氨基糖苷类、皂苷类及甾体等无紫外吸收或紫外末端吸收的化合物的检测
MSD	适用范围宽；检测灵敏度高，选择性好；能同时给出组分的结构信息；但响应信号受离子化效率限制，样品基质对响应值有影响；流动相中不允许含有非挥发性盐类	适用于微量及痕量组分的定性定量分析；药物代谢物分析和结构鉴别等

3. 流动相

反相色谱系统的流动相首选甲醇-水系统，如果检测波长在紫外末端，则首选乙腈-水系统。对于十八烷基硅烷键合硅胶为固定相的反相色谱系统，流动相中有机溶剂的比例通常应不低于 5％，否则将导致组分保留值变化，造成色谱系统不稳定，这是因为 C_{18} 链在水相环境中不易保持伸展状态之故。同时流动相中应尽可能少用缓冲盐，如有必要，尽量选用低浓度缓冲液。

4．注意事项

药典收载的各品种项下规定的色谱条件中，固定相种类、流动相组成、检测器类型不得改变。为达到药典规定的系统适用性试验要求，可适当改变色谱柱内径、长度、载体粒度、流动相流速、混合流动相各组分的比例、柱温、进样量或检测器的灵敏度等。但调整流动相组分比例时，以组分比例较低者（≤50％）相对于自身的改变量不超过±30％，且相对于总量的改变量不超过±10％为限，如 30％相对改变量的数值超过总量的 10％时，则改变量以总量的±10％为限。

7.1.3　系统适用性试验

在各国药典中，均规定有色谱系统的适用性试验。其通常包括理论板数、分离度、重复性和拖尾因子等四个参数。其中，分离度和重复性尤为重要。在对样品进行分析测定前，应用规定的对照品进行色谱系统适用性试验，符合要求后方可进行样品测定。如达不到要求，应对色谱分离条件作适当的调整。

1．理论板数

理论板数（n）用于评价色谱柱的分离效能。在规定的色谱条件下，注入供试品溶液或各品种项下规定的内标物质溶液，记录色谱图，量出供试品主成分峰或内标物质峰的保留时间（t_R）和峰宽（W）或半高峰宽（$W_{h/2}$），按以下公式计算色谱柱的理论板数（注意 t_R 和 W 或 $W_{h/2}$ 应取相同单位）：

$$n=16(t_R/W)^2 \text{ 或 } n=5.54(t_R/W_{h/2})^2$$

由于不同物质在同一色谱柱上的色谱行为不同，计算 n 时应指明测定物质。当测定结果有异议时，应以峰宽（W）计算结果为准。

2．分离度

分离度（R）用于评价待测组分与相邻共存物或难分离物质之间的分离程度，是衡量色谱系统效能的关键指标。可以通过测定待测物质与已知杂质的分离度，也可以通过测定待测组分与某一添加的指标性成分（内标物质或其他难分离物质）的分离度，还可以将供试品用适当的方法降解，通过测定待测组分与某一降解产物的分离度，对建立的色谱系统进行评价与控制。

定性定量分析时均要求待测峰与其他峰、内标峰或特定的杂质对照峰之间有较好的分离度。一般要求待测组分与相邻共存物之间的 R 应＞1.5。分离度的计算如下[当测定结果有异议时，应以峰宽（W）计算结果为准]：

$$R = \frac{2(t_{R_2} - t_{R_1})}{W_1 + W_2} \text{ 或 } R = \frac{2(t_{R_2} - t_{R_1})}{1.70(W_{1,h/2} + W_{2,h/2})}$$

式中：t_R、W、$W_{h/2}$ 的意义同上，这些参数的下标 1、2 代表相邻前后两峰（图 7-1）。

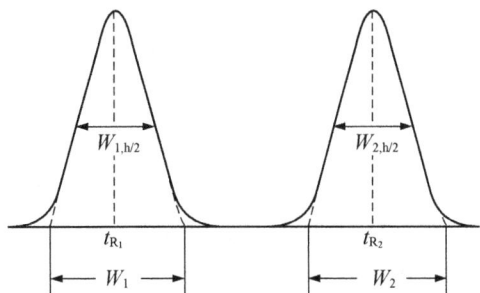

图 7-1　色谱参数测量示意图

3. 重复性

重复性用于评价连续进样中,色谱系统响应值的重复性能。① 采用外标法时,取各品种项下的对照品溶液,连续进样 5 次,计算其峰面积测量值的相对标准偏差应不大于 2.0%。② 采用内标法时,按各品种校正因子测定项下规定,配制相当于 80%、100% 和 120% 的对照品溶液,加入规定量的内标溶液,配成 3 种不同浓度的溶液,分别至少进样 2 次,计算平均校正因子,其相对标准偏差应不大于 2.0%。

4. 拖尾因子

拖尾因子(T)用于评价色谱峰的对称性。为保证分离效果和测量精度,应检查待测峰的拖尾因子是否符合各品种项下规定。拖尾因子计算公式为:

$$T = \frac{W_{0.05h}}{2d_1}$$

式中:$W_{0.05h}$ 为 5% 峰高处的峰宽;d_1 为峰顶点至峰前沿之间的距离(图 7-2)。峰高法定量时 T 应在 $0.95\sim1.05$ 之间;峰面积法测定时,若拖尾严重,将影响峰面积的准确测量。必要时,可根据情况对拖尾因子作出规定。

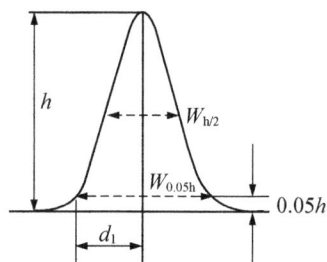

图 7-2　色谱峰拖尾因子测量示意图

7.1.4　测定方法

用于药物含量测定的方法主要有内标法和外标法。

1. 内标法

按各品种项下规定,精密称(量)取对照品和内标物质,分别配成溶液,精密量取各溶液一定量,混合,稀释至规定浓度,作为校正因子测定用的对照溶液。然后取被测物适量,精密称定,配成样品溶液,再精密量取一定量样品溶液和内标溶液,混合,稀释至一定体积,作为供试品溶液。分别取对照溶液和供试品溶液一定量,注入高效液相色谱仪,记录色谱图,测量峰面积。根据对照溶液色谱图中对照品和内标物质的峰面积或峰高,按下式计算校正因子(f):

$$f = \frac{A_s/C_s}{A_r/C_r}$$

式中:A_s 和 C_s 分别为内标物质的峰面积(或峰高)和浓度;A_r 和 C_r 分别为对照品的峰面积(或峰高)和浓度。根据供试品溶液色谱图中待测成分和内标物质的峰面积或峰高,按下式计算供试品溶液中待测成分的浓度(C_x):

$$C_x = f \times \frac{A_x}{A'_s/C'_s}$$

式中:A_x 和 C_x 分别为供试品溶液中待测成分峰面积(或峰高)和浓度;A'_s 和 C'_s 分别为供试品溶液中内标物质的峰面积(或峰高)和浓度;f 为校正因子。

2. 外标法

按各品种项下规定,精密称(量)取对照品和供试品,配制成溶液,分别精密吸取一定量,注入高效液相色谱仪,记录色谱图,测量对照品溶液和供试品溶液中待测成分的峰面积(或峰高），按下式计算供试品溶液中待测成分的浓度(C_x)：

$$C_x = C_r \frac{A_x}{A_r}$$

式中各符号的意义同上。

7.1.5　应用示例

示例 1　高效液相色谱法测定炔诺孕酮的含量

（1）色谱条件与系统适用性试验　用十八烷基硅烷键合硅胶为填充剂；以乙腈-水（70∶30）为流动相；检测波长为 240nm。理论板数按炔诺孕酮峰计算不低于 2000，炔诺孕酮峰和内标物质峰的分离度应符合要求。

（2）测定方法　取醋酸甲地孕酮，加乙腈溶解并稀释制成每 1mL 中约含 1mg 的溶液，作为内标溶液。另取本品约 7.5mg，精密称定，置 50mL 量瓶中，加流动相溶解并稀释至刻度，摇匀，作为供试品溶液。精密量取供试品溶液与内标溶液各 2mL，混合均匀，取 20μL 注入液相色谱仪，记录色谱图；另取炔诺孕酮对照品，同法测定。按内标法以峰面积计算，即得。规定含炔诺孕酮（$C_{21}H_{28}O_2$）应为 97.0%～103.0%。

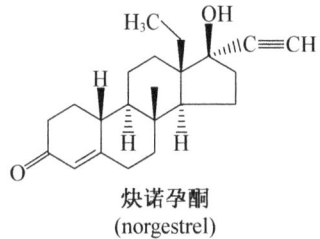

炔诺孕酮
(norgestrel)

（3）讨论　甾体激素类药物多由其他甾体化合物经结构改造而来，易引入中间体、副产物等杂质，利用高效液相色谱法测定含量可以有效地排除这些有关物质的干扰。炔诺孕酮属于甾体激素类药物中的孕激素类，结构中有 Δ^4-3-酮基的共轭系统，在紫外区有吸收，故可使用紫外检测器，检测波长为 240nm。

炔诺孕酮含量计算公式如下：

$$含量(\%) = f \times \frac{A_x \times C'_s \times D}{A'_s \times W} \times 100\%$$

式中：A_x 为炔诺孕酮的峰面积；A'_s 为内标物的峰面积；C'_s 为内标物的浓度（mg/mL）；D 为稀释倍数；f 为校正因子；W 为供试品的称样量（mg）。

示例 2　高效液相色谱法测定青霉素钠的含量

（1）色谱条件与系统适用性试验　用十八烷基硅烷键合硅胶为填充剂；以流动相 A-流动相 B（70∶30）为流动相；检测波长为 225nm。取青霉素系统适用性对照品适量，加水制成每 1mL 中约含 1mg 的溶液，取 20μL 注入液相色谱仪，记录的色谱图应与标准图谱一致。

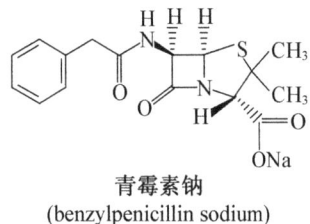

青霉素钠
(benzylpenicillin sodium)

（2）测定方法　取本品适量，精密称定，加水溶解并定量稀释制成每 1mL 中约含 1mg 的溶液，精密量取 20μL 注入液相色谱仪，记录色谱图；另取青霉素对照品适量，同法测定。按外标法以峰面积计算，其结果乘以 1.0658，即为供试品中青霉素钠（$C_{16}H_{17}N_2NaO_4S$）的含量。按干燥品计算，含青霉素钠不得少于 96.0%。

（3）讨论　青霉素钠为 β-内酰胺类抗生素，该类抗生素分子结构中的游离羧基具有相当强的酸性,pK_a值多在 2.5～2.8 之间,采用酸性流动相可以抑制其羧基的解离,获得较好的分离结果。本法中流动相 A 为 0.5mol/L 磷酸二氢钾溶液(用磷酸调节 pH 值至 3.5)-甲醇-水(10∶30∶60);流动相 B 为 0.5mol/L 磷酸二氢钾溶液(用磷酸调节 pH 值至 3.5)-甲醇-水(10∶50∶40)。

青霉素钠的含量计算公式为:

$$含量 = \frac{A_x \times W_r \times 1.0658}{A_r \times W_x \times (1 - 水分\%)} \times 100\%$$

式中:A_x 为供试品溶液中青霉素的峰面积;A_r 为对照品溶液中青霉素的峰面积;W_r 为对照品的称样量(mg);W_x 为供试品的称样量(mg);1.0658 为青霉素钠的分子量(356.38)与青霉素分子量(334.39)的比值,由于使用的对照品是青霉素,而含量是以青霉素钠计算的,故需要乘上分子量校正因子 1.0658。

示例 3 高效液相色谱法测定阿司匹林泡腾片的含量

(1) 色谱条件与系统适用性试验 用十八烷基硅烷键合硅胶为填充剂;以乙腈-四氢呋喃-冰醋酸-水(20∶5∶5∶70)为流动相;检测波长为 276nm。理论板数按阿司匹林峰计算不低于 3000。阿司匹林峰与水杨酸峰之间的分离度应符合要求。

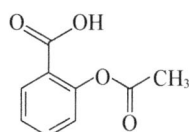
阿司匹林
(aspirin)

(2) 测定方法 取本品 10 片,精密称定,研细,精密称取适量(约相当于阿司匹林 10mg),至 100mL 量瓶中,加 1%冰醋酸的甲醇溶液强力振摇使溶解,并用 1%冰醋酸的甲醇溶液稀释至刻度,摇匀,滤膜滤过,精密量取续滤液 10μL,注入液相色谱仪,记录色谱图;另取阿司匹林对照品适量,精密称定,加 1%冰醋酸的甲醇溶液振摇使溶解并制成每 1mL 中约含 0.1mg 的溶液,同法测定,按外标法以峰面积计算,即得。本品含阿司匹林($C_9H_8O_4$)应为标示量的 90.0%～110.0%。

(3) 讨论 阿司匹林属于芳酸类药物,结构中含游离羧基,具酸性(pK_a=3.49)。使用酸性流动相,可抑制阿司匹林分子中的羧基解离,获得好的分离。

《中国药典》对阿司匹林原料含量采用酸碱滴定法;对片剂、肠溶片、肠溶胶囊、泡腾片、栓剂均采用 HPLC 法,并统一了各种制剂使用的固定相、流动相、检测波长和含量计算方法。阿司匹林易水解产生水杨酸,在原料和各种制剂标准中均规定"游离水杨酸"的检查,该特殊杂质具有更强的酸性,在阿司匹林的检测波长下有吸收,产生干扰峰,因此色谱系统适用性试验中均规定阿司匹林峰与水杨酸峰的分离度要求。

示例 4 高效液相色谱法测定注射用普鲁卡因青霉素的含量

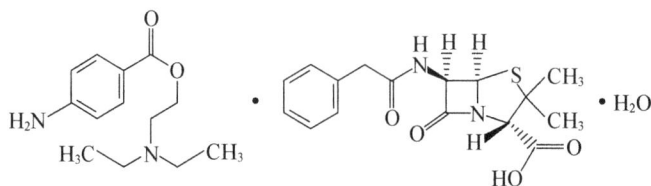
普鲁卡因青霉素
(procaine benzylpenicillin)

普鲁卡因青霉素为青霉素的有机碱盐,采用离子对高效液相色谱法可同时测定注射用普鲁卡因青霉素中的普鲁卡因和青霉素的含量。

（1）色谱条件与系统适用性试验　用十八烷基硅烷键合硅胶为填充剂,以缓冲液(取磷酸二氢钾 14g 和 40％氢氧化四丁基铵溶液 6.5g 溶解于约 700mL 水中,用 1mol/L 氢氧化钾溶液调节 pH 至 7.0,用水稀释至 1000mL,混匀)-水-乙腈(52∶23∶25),并用 1mol/L 氢氧化钾溶液或 10％稀磷酸溶液调节 pH 值至 7.5±0.05 为流动相,检测波长为 235nm。取青霉素 V 钾对照品适量,用流动相溶解并稀释成每 1mL 中含青霉素 V 钾 2.4mg 的溶液,将此溶液与对照品溶液以 1∶3 体积比混合,取 10μL 注入液相色谱仪,青霉素峰和青霉素 V 钾峰的分离度应＞2.0。

（2）测定方法　取装量差异项下的内容物,精密称取适量(相当于普鲁卡因青霉素 70mg),置 50mL 量瓶中,加流动相约 30mL,超声使溶解后,用流动相稀释至刻度,摇匀,精密量取 10μL,注入液相色谱仪,记录色谱图;另取青霉素对照品和盐酸普鲁卡因对照品适量,用流动相溶解并稀释制成每 1mL 中分别约含青霉素 0.8mg 和普鲁卡因 0.54mg 的溶液,同法测定。按外标法以峰面积计算供试品中普鲁卡因($C_{13}H_{20}N_2O_2$)和青霉素($C_{16}H_{18}N_2O_4S$)的含量。每 1mg 的青霉素相当于 1780 青霉素单位。

（3）讨论　本品为有机酸与有机碱组成的盐,调节流动相 pH 值,使其中一个组分成分子状态,而另一组分成解离状态,选择合适的反离子,可同时测定两者的含量。本法以氢氧化四丁基铵为离子对试剂,在 pH7.5 的磷酸盐缓冲液中,青霉素分子中的羧基解离成阴离子,与加入的反离子(四丁基铵阳离子)形成离子对,从而增大其在固定相中的分配系数,改善分离效果。同时,在弱碱性流动相条件下,普鲁卡因呈游离状态,在反相色谱柱上有一定保留,可以获得较好的色谱分离。

本品为普鲁卡因青霉素与青霉素钠(钾)加适宜的悬浮剂与缓冲剂制成的无菌粉末。按无水物计算,含普鲁卡因应为 29.1％~35.6％,含青霉素应为 59.0％~66.3％,每 1mg 含青霉素应为 1050~1180 单位;按平均装量计算,含青霉素应为标示量的 95.0％~105.0％。

按无水物计算,普鲁卡因或青霉素的含量计算公式如下:

$$普鲁卡因或青霉素的含量(\%) = \frac{A_x \times C_r \times 50}{A_r \times W_x(1-水分\%)} \times 100\%$$

式中:A_x 为供试品溶液中青霉素(或普鲁卡因)的峰面积;A_r 为对照品溶液中青霉素(或普鲁卡因)的峰面积;C_r 为对照品溶液中青霉素(或普鲁卡因)的浓度(mg/mL);W_x 为供试品的称样量(mg)。

按平均装量计算青霉素相当于标示量的百分含量的计算公式如下:

$$相当于标示量的百分含量(\%) = \frac{A_x \times C_r \times U \times 50}{A_r \times W_x(1-水分\%)} \times \frac{平均装量}{标示量} \times 100\%$$

式中:U 为青霉素对照品的效价单位(U/mg);平均装量(mg);标示量即规格(U);其他符号意义同上。

示例 5　高效液相色谱法测定重酒石酸去甲肾上腺素注射液的含量

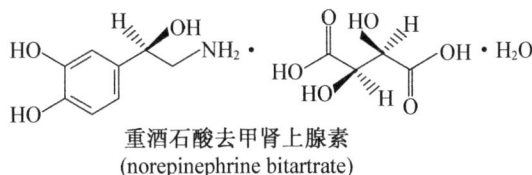

重酒石酸去甲肾上腺素
(norepinephrine bitartrate)

重酒石酸去甲肾上腺素属于芳烃胺类药物,其结构中的烃氨基侧链显碱性,可与各种酸成盐。《中国药典》对重酒石酸去甲肾上腺素原料采用非水碱量法测定含量,其注射液因含有大量溶剂水及辅料干扰非水测定,而选用离子对高效液相色谱法测定含量。

(1) 色谱条件与系统适用性试验 用十八烷基硅烷键合硅胶为填充剂,以 0.14％庚烷磺酸钠溶液-甲醇(65：35)(用磷酸调节 pH 值至 3.0±0.1)为流动相,检测波长为 280nm。理论板数按去甲肾上腺素峰计算不低于 3000。

(2) 测定方法 精密量取本品适量(约相当于重酒石酸去甲肾上腺素 4mg),置 25mL 量瓶中,加 4％醋酸溶液稀释至刻度,摇匀,精密量取 20μL 注入液相色谱仪,记录色谱图;另取重酒石酸去甲肾上腺素对照品适量,精密称定,加 4％醋酸溶液制成每 1mL 中含 0.16mg 的溶液,同法测定。按外标法以峰面积计算,即得。

(3) 讨论 去甲肾上腺素为弱碱性物质,故选庚烷磺酸钠为离子对试剂,在 pH3.0 条件下,去甲肾上腺素分子中的烃氨基解离成阳离子,与加入的反离子(庚烷磺酸基阴离子)形成离子对,增加了其在固定相中的分配系数,获得好的分离效果。

本品为重酒石酸去甲肾上腺素加氯化钠适量使成等渗的灭菌水溶液。含重酒石酸去甲肾上腺素($C_8H_{11}NO_3 \cdot C_4H_6O_6 \cdot H_2O$)应为标示量的 90.0％～115.0％。含量计算公式如下:

$$相当于标示量的百分含量(\%) = \frac{A_x \times C_r \times 25}{A_r \times V_x \times 标示量} \times 100\%$$

式中:A_x 和 A_r 分别为供试品溶液和对照品溶液中重酒石酸去甲肾上腺素的峰面积;C_r 为对照品溶液中重酒石酸去甲肾上腺素的浓度(mg/mL);V_x 为注射液取样体积(mL);标示量(mg/mL)。

示例 6 高效液相色谱法测定硫酸庆大霉素中庆大霉素 C 组分的含量

(1) 色谱条件与系统适用性试验 用十八烷基硅烷键合硅胶为填充剂(pH 值范围 0.8～8.0);以 0.2mol/L 三氟醋酸-甲醇(92：8)为流动相;流速每分钟 0.6mL;用蒸发光散射检测器检测(参考条件:漂移管温度 110℃,载气流量为每分钟 2.8L)。分别称取庆大霉素和小诺霉素标准品各适量,用流动相制成每 1mL 中分别含 1.0mg 和 0.2mg 的混合溶液,取 20μL 注入液相色谱仪,记录色谱图。C 组分的出峰顺序从第二个主峰计,依次为:庆大霉素 C_{1a}、C_2、小诺霉素、C_{2a}、C_1,小诺霉素和 C_2、C_{2a} 峰之间的分离度均应符合要求,连续进样数次,小诺霉素峰面积的相对标准偏差应不＞2.0％。

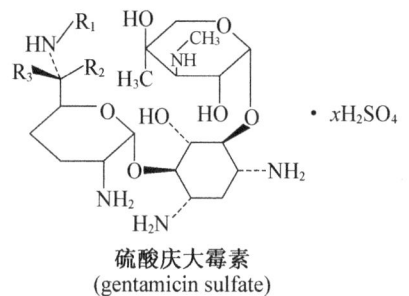

硫酸庆大霉素
(gentamicin sulfate)

(2) 测定方法 取庆大霉素标准品适量,精密称定,用流动相制成每 1mL 中约含庆大霉素 1.0mg、2.5mg 和 5mg 的溶液作为标准品溶液①、②、③。取上述三种溶液各 20μL,分别注入液相色谱仪,记录色谱图,计算标准品溶液各组分浓度的对数值与相应的峰面积对数值的线性回归方程,相关系数(r)应不＜0.99;另取本品适量,精密称定,用流动相制成每 1mL 中约含庆大霉素 2.5mg 的溶液,同法测定,用庆大霉素各组分的线性回归方程分别计算供试品中对应组分的量(X_{c_x}),并根据所得的各组分的量(X_{c_x})按下面公式计算出各组分的含量。

$$C_x(\%) = \frac{X_{C_x}}{X_{C_{1a}} + X_{C_2} + X_{C_{2a}} + X_{C_1}} \times 100\%$$

式中：C_x 为庆大霉素各组分的含量；C_1 应为 $25\% \sim 50\%$，C_{1a} 应为 $15\% \sim 40\%$，$C_2 + C_{2a}$ 应为 $20\% \sim 50\%$。

（3）讨论 氨基糖苷类抗生素多为同系物组成的混合物，同系物的效价、毒性各不相同，为保证药品的质量，必须控制各组分的相对含量。Ch. P.、USP 和 BP 均采用高效液相色谱法测定庆大霉素 C 各组分的含量，但检测方法不同。庆大霉素为强极性和水溶性物质，无紫外吸收。USP(32)利用庆大霉素 C 组分结构中的氨基与邻苯二醛、巯基醋酸在 pH10.4 的硼酸盐缓冲液中反应，生成 1-烷基-2-烷基硫代异吲哚衍生物，在 330nm 波长处有强吸收，采用反相离子对色谱法，以庚烷磺酸钠为离子对试剂，紫外检测器检测，测定庆大霉素 C 组分含量。BP(2010)以苯乙烯-二乙烯基苯共聚物为固定相，辛烷磺酸钠为离子对试剂，电化学检测器检测，归一化法测定庆大霉素 C_1、C_{1a}、C_2、C_{2a} 和 C_{2b} 的含量。Ch. P. 采用蒸发光散射检测器检测，测定庆大霉素 C 组分含量。由于蒸发光散射检测器的响应值与被测物浓度不呈线性关系，故需进行数学转换，将标准品溶液浓度 $C(mg/mL)$ 的对数值与相应的主峰面积 A 的对数值进行回归，求得回归方程：$\lg A = b \cdot \lg C + a$，供试品中各组分的量（$X_{C_x}$）由下式求得：

$$X_{C_x}(mg/mL) = antilg\left(\frac{\lg A_x - a}{b}\right)$$

Ch. P. 对硫酸小诺霉素中小诺霉素组分及硫酸依替米星、硫酸卡那霉素等氨基糖苷类抗生素的含量也采用本法测定。

7.2 气相色谱法

7.2.1 概 述

气相色谱法（gas chromatography，GC）是指采用气体为流动相（载气）的色谱方法。物质或其衍生物气化后，被载气带入色谱柱进行分离，各组分在气-液两相中进行分配，先后进入检测器而被检测。

GC 法具有操作简便、分离效能高、方法灵敏、分析速度快等优点。但要求待分析样品具有挥发性和热稳定性，这使 GC 法的应用受到了限制。虽然可以通过化学衍生化法解决样品不具有挥发性和热稳定性的问题，但在药物的含量测定中应用较少。GC 法主要用于中药挥发油成分分析；残留溶剂检查和水分测定；等等。

7.2.2 对仪器的一般要求

气相色谱仪由载气源、进样部分、色谱柱、柱温箱、检测器和数据处理系统组成。

1. 载气源

气相色谱法的流动相为气体，称为载气（carrier gas），如氦气、氮气和氢气均可用作载气。

载气由高压钢瓶或高纯度气体发生器提供,经过适当的减压、除湿和纯化后,以一定流速经过进样器和色谱柱。载气的选择应根据供试品的性质和检测器种类,其中最常用的载气是氮气,其具有安全、廉价、适用范围广的特点。但其热导系数与大多数有机化合物相近,使用热导检测器时灵敏度低,故而很少使用。载气的流速是色谱分离的主要因素之一,需根据色谱柱类型、被测物性质和分离情况进行选择,一般填充柱的载气流速宜控制在 $30\sim60\text{mL/min}$,毛细管柱的载气流速一般在 $1\sim10\text{mL/min}$。

2. 进样部分

进样部分包括进样方式和气化室,其作用是将样品导入、气化,并使其有效地进入色谱柱。进样方式一般可采用溶液直接进样、自动进样或顶空进样(headspace sampling,HS)。溶液直接进样采用微量注射器、微量进样阀或有分流装置的气化室进样,进样口温度应高于柱温 $30\sim50℃$。一般,填充柱进样量不超过数微升;采用毛细管柱时,一般应分流以免过载。顶空进样是将固态或液态的供试品制成供试液后,置于封闭的小瓶中,在恒温控制的加热室中加热至供试品中挥发性组分在液态和气态之间达成平衡后,由进样器自动吸取一定体积的顶空气体注入色谱柱中,气体进样体积一般为 1mL。顶空进样适用于固体和液体供试品中挥发性组分的分离测定。

3. 色谱柱

气相色谱法的色谱柱有填充柱(packed column)和毛细管柱(capillary column),两者在外观、尺寸、材质、柱制备等方面有很大差别(表7-3)。新柱或长期未用的柱,无论是填充柱还是毛细管柱,使用前须老化处理,待基线稳定后再进行样品分析测定。

表 7-3　气相色谱柱

类别	填充柱	毛细管柱
柱材质	不锈钢或玻璃	玻璃或石英
内径	$2\sim4\text{mm}$	一般为 0.25mm、0.32mm 或 0.53mm
柱长	$2\sim4\text{m}$	$5\sim60\text{m}$
固定相	为吸附剂、高分子多孔小球或涂渍固定液的载体。粒径为 $0.18\sim0.25\text{mm}$、$0.15\sim0.18\text{mm}$ 或 $0.125\sim0.15\text{mm}$。常用载体为经酸洗并硅烷化处理的硅藻土或高分子多孔小球。常用固定液有甲基聚硅氧烷、聚乙二醇等。如 SE-30、OV-17、PEG-20M 等	内壁或载体经涂渍或交联固定液。固定液膜厚 $0.1\sim5.0\mu\text{m}$,常用的固定液有甲基聚硅氧烷、不同比例组成的苯基甲基聚硅氧烷、聚乙二醇等。如 HP-1、HP-5、HP-624、HP-innowax、HP-FFAP 等

4. 柱温箱

由于柱温箱温度的波动会影响色谱分析结果的重现性,因此柱温箱控温精度应在 $\pm1℃$,且温度波动小于每小时 $0.1℃$。温度控制系统分为恒温和程序升温两种。柱温直接影响分离效能和分析速度,是实验条件选择的要素之一,应根据被测物沸点、极性大小选择合适的柱温,对于多组分混合物或沸点相差较大的组分可采用程序升温的方法。

5. 检测器

适合气相色谱法的检测器有火焰离子化检测器(flame-ionization detector,FID)、热导检测器(thermal conductivity detector,TCD)、氮磷检测器(nitrogen-phosphorous detector,

NPD)、火焰光度检测器(flame-photometer detector，FPD)、电子捕获检测器(electron-capture detector，ECD)、质谱检测器(mass spectrometric detector，MSD)等。各种检测器特点和应用范围见表 7-4。

表 7-4　气相色谱的检测器

检测器	特点和应用	注意事项
FID	以氢气为燃气、空气为助燃气，利用有机物在氢火焰的作用下化学电离而形成离子流，测定离子流强度进行检测。具有灵敏度高、响应快、噪音小、线性范围宽等优点，但检测时样品被破坏。主要用于含碳化合物的测定，对大多数有机化合物有高的灵敏度，适合痕量有机物的分析。FID 是 GC 法测定中应用最广的一种检测器	使用火焰离子化检测器时，检测器温度一般应高于柱温，并不得低于 150℃，以免水汽凝结，通常为 250～350℃。FID 为质量型检测器，峰高与载气流速呈正比，一般宜采用峰面积定量
TCD	利用组分与载气之间热导率差异来检测组分的浓度变化。其结构简单、样品不被破坏，但灵敏度较低。在药物分析中主要用于水分测定	TCD 为浓度型检测器，峰面积与载气流速呈反比，若用峰面积定量，需严格保持载气恒速
NPD	离子源为加热的碱金属盐片或碱玻璃珠。对含氮、磷有机物特别敏感，灵敏度分别较 FID 高 50 倍、500 倍，具有较宽的线性范围	氢气流速宜控制在 3～4mL/min，否则，噪音增大。应避免使用氯仿作样品溶剂，因氯仿能溶解检测器的碱盐。不适合与涂有含卤素、磷或氮的固定液的色谱柱配合使用
FPD	对含磷、硫元素的化合物灵敏度高。在富氢火焰中，含硫或磷化合物燃烧生成化学发光物质，产生特征波长的光，通过测定特征波长光强度，计算含硫或磷化合物的量	保证燃烧火焰是富氢火焰，否则，不会产生特征光谱或灵敏度低
ECD	是一种高选择性、高灵敏度的检测器，仅适用于含有强电负性元素（如卤素、硝基、氰基、羰基）的化合物的测定	载气中若含有少量水、氧、电负性杂质会使检测器灵敏度降低。应使用高纯氮(≥99.999%)为载气
MSD	可给出供试品中某个成分的分子量和结构信息，用于复杂体系或混合物中化合物的鉴定和含量测定	应以氦气为载气

6. 注意事项

药典收载的各品种项下规定的色谱条件，除检测器种类、固定液品种及特殊指定的色谱柱材料不得改变外，其余如色谱柱内径、长度、载体牌号、粒度、固定液涂布浓度、载气流速、柱温、进样量、检测器的灵敏度等，均可适当改变，以适应具体品种并符合系统适用性试验的要求。一般色谱图约于 30min 内记录完毕。

7.2.3　系统适用性试验与测定方法

GC 法的系统适用性试验要求同高效液相色谱法。含量测定方法主要有内标法、外标法和标准溶液加入法。其中前两种方法的原理、操作方法、含量计算等具体内容同高效液相色谱法。当采用手工进样时，由于留针时间、进样技术和室温等对进样量的影响，使进样量不易精确控制，故最好采用内标法定量；采用自动进样器进样时，由于进样重复性的提高，在保证进样误差的前提下，也可采用外标法定量。本节主要介绍标准溶液加入法。

方法：精密称(量)取待测组分对照品适量，配制成适当浓度的对照品溶液。另取待测样品适量，精密称定，配制成适当浓度的供试品溶液。精密量取供试品溶液两等份，于一份中精密加入一定量对照品溶液，稀释成一定体积，作为对照品测定液；另一份稀释至同样体积，作为供试品测定液，用外标法或内标法测定待测组分含量。按下述公式计算供试品中待测组分的浓度(加入对照品溶液前后校正因子应相同)：

$$\frac{A_{is}}{A_x} = \frac{c_x + \Delta c_x}{c_x}, \qquad\qquad c_x = \frac{\Delta c_x}{(A_{is}/A_x) - 1}$$

式中：c_x 为供试品中组分 x 的浓度；A_x 为供试品中组分 x 的色谱峰面积；Δc_x 为所加入的已知浓度的待测组分对照的浓度；A_{is} 为加入对照品后组分 x 的色谱峰面积。

标准溶液加入法可消除样品溶液的基质影响，当采用顶空进样技术时，由于供试品和对照品处于不完全相同的基质中，故可采用标准溶液加入法以消除基质效应的影响；当标准溶液加入法与其他定量方法结果不一致时，应以标准加入法结果为准。

7.2.4　应用示例

示例 7　气相色谱法测定维生素 E 的含量

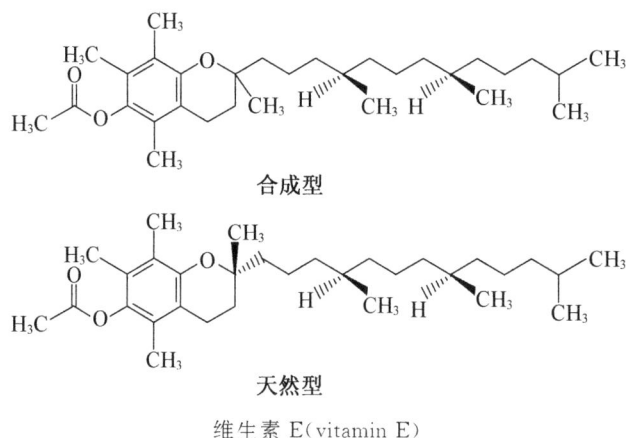

合成型

天然型

维生素 E(vitamin E)

(1) 色谱条件与系统适用性试验　以硅酮(OV－17)为固定液、涂布浓度为 2％的填充柱，或用 100％二甲基聚硅氧烷为固定液的毛细管柱；柱温 265℃。理论板数按维生素 E 峰计算不得低于 500(填充柱)或 5000(毛细管柱)，维生素 E 峰与内标物质峰的分离度应符合要求。

(2) 测定方法　取正三十二烷适量，加正己烷溶解并稀释成每 1mL 中含 1.0mg 的溶液，作为内标溶液。另取维生素 E 对照品约 20mg，精密称定，置棕色具塞瓶中，精密加内标溶液 10mL，密塞，振摇使溶解，取 1～3μL 注入气相色谱仪，计算校正因子。另取本品约 20mg，精密称定，置棕色具塞瓶中，精密加内标溶液 10mL，密塞，振摇使溶解，取 1～3μL 注入气相色谱仪，测定，计算，即得。

(3) 讨论　维生素 E 为 α-生育酚及其各种酯类，属于脂溶性维生素，有天然品和合成品之分，天然品为右旋体(d-α 型)，合成品为消旋体(dl-α 型)。维生素 E 有 α、β、γ、δ 等多种异构体，其中 α-异构体是活性最高的。利用气相色谱法具有高度选择性，可分离维生素 E 及其异构体,选择性地测定维生素 E 含量。《中国药典》对维生素 E 原料及其制剂均采用本法测定含量。USP、BP 也采用 GC 法测定维生素 E 含量。

7.3　毛细管电泳法

7.3.1　概述

毛细管电泳法(capillary electrophoresis,CE)又称高效毛细管电泳(high performance capillary electrophoresis,HPCE),是指以弹性石英毛细管为分离通道,以高压直流电场为驱动力,依据供试品中各组分的淌度(单位电场强度下的迁移速度)和(或)分配行为的差异而实现供试品中各组分分离的一种分析方法。该法是近年来发展起来的一种高效、快速的分离分析方法,已被《中国药典》收载,在药物分析中有着重要的应用与发展前景。

CE 法属液相分离技术,有多重分离模式,在选择性上与 HPLC 法具有互补性,但两者遵循不同的分离机理。与 HPLC 法相比,CE 具有下列特点(表 7-5)。

表 7-5　HPLC 法与 CE 法比较

参数	HPLC 法	CE 法
柱效	每米理论板数为几千至几万	每米理论板数为几十万,高者可达几百万乃至几千万
分离速度	几分钟至几十分钟内可完成一个试样的分析	几十秒钟至几分钟内可完成一个试样的分析
试样消耗	进样量为微升级(10^{-6} L)	进样量为纳升级(10^{-9} L),仅为 HPLC 法的几百分之一
流动相消耗	消耗量大	只需几毫升
灵敏度	高	低
精密度	高	低
应用	有效分离分析性质不同的各种组分,可以是不挥发性化合物、极性化合物和大分子化合物(包括蛋白质、多肽、多糖、多聚物等),分析范围广,而且多不需衍生化步骤	通过改变操作模式和缓冲溶液的成分,可以对性质不同的各种对象进行有效地分离分析,如有机化合物、无机离子、中性分子、手性化合物、蛋白质和多肽、DNA 和核酸片段等

1. 基本原理

在一定的电场强度作用下,电解质溶液中的带电粒子会以不同速度向与其所带电荷相反的方向迁移,产生电泳流。毛细管电泳通常采用的是石英毛细管柱,当毛细管内充满缓冲溶液时,毛细管内壁上的硅羟基发生解离,释放氢离子至溶液中,使管壁内表面带负电,并与溶液形成双电层。在高电压作用下,双电层中的水合阳离子整体朝负极方向移动,产生电渗流。

在操作缓冲溶液中,带电粒子在毛细管内的运动速度等于电泳流速度(v_{ep})和电渗流速度(v_{eo})的矢量和,即

$$v = v_{eo} + v_{ep} = (\mu_{eo} + \mu_{ep})E$$

式中,E 为电场强度;μ 为淌度。电渗速度通常大于电泳速度,因此,电泳时各组分即便是阴离

子也会从毛细管阳极端流向阴极端。出峰顺序是:正离子的运动方向和电渗流一致,故最先流出;中性粒子的电泳流速度为"零",其移动速度相当于电渗流速度;而负离子的运动方向和电渗流方向相反,但因电渗流速度一般都大于电泳流速度,它将在中性粒子之后流出。从而依据各种粒子移动速度不同而实现分离。

2. 分离模式

毛细管电泳的分离模式有毛细管区带电泳(capillary zone electrophoresis,CZE)、毛细管凝胶电泳(capillary gel electrophoresis,CGE)、毛细管等速电泳(capillary isotachphoresis,CITP)、毛细管等电聚焦电泳(capillary isoelecatric focusing,CIEF)、胶束电动毛细管色谱(micellar electrokinetic capillary chromatography,MEKC 或 MECC)和毛细管电色谱(capillary electrochromatography,CEC)。各种分离模式与使用范围见表7-6。

表 7-6　毛细管电泳的分离模式

分离模式	方法	分离依据和应用
CZE	将待分析溶液引入毛细管进样一端,施加直流电压后,各组分按各自的电泳流和电渗流的矢量和流向毛细管出口端,按阳离子、中性粒子和阴离子及其电荷大小的顺序通过检测器(中性组分彼此不能分离)	分离依据——自由溶液的淌度,该法是毛细管电泳中最基本、应用最广泛的一种分离模式,主要分离以离子状态存在的样品
CGE	在毛细管中装入单体和引发剂引发聚合反应生成凝胶,也可利用聚合物溶液,如葡聚糖等的筛分作用进行分析,称为毛细管无胶筛分。有时将它们统称为毛细管筛分电泳,再进一步细分为凝胶电泳和无胶筛分两类	分离依据——分子大小,主要用于分析蛋白质、DNA 等生物大分子
CITP	采用前导电解质和尾随电解质。在毛细管中充入前导电解质后,进样,电极槽中换用尾随电解质进行电泳分析。带不同电荷的组分迁移至各个狭窄的区带,然后依次通过检测器	分离依据——移动界面,用于可解离的或离子化合物、手性化合物及蛋白质、多肽等
CIEF	将毛细管内壁涂覆聚合物减小电渗流,再将供试品和两性电解质混合进样,两个电极槽中分别加入酸液和碱液,施加电压后毛细管中的操作电解质溶液逐渐形成 pH 梯度,各溶质在毛细管中迁移至各自的等电点(pI)时变为中性,形成聚焦的区带,而后用压力或改变检测器末端电极槽储液的 pH 值的方法使溶质通过检测器	分离依据——等电点,主要用于蛋白质、多肽等分析
MEKC 或 MECC	当操作缓冲液中加入大于其临界胶束浓度的离子型表面活性剂时,表面活性剂就聚集形成胶束,其亲水端朝外、疏水非极性核朝内,溶质则在水和胶束两相间分配,各溶质因分配系数存在差别而被分离。如常用的阴离子表面活性剂十二烷基硫酸钠,亲水性强的组分不能进入胶束,随操作缓冲液流过检测器(容量因子 $k'=0$);疏水性强的组分则进入胶相,随胶束最后到达检测器($k'=\infty$)	分离依据——样品与胶束之间的疏水性/离子性相互作用,用于中性或强疏水性化合物、核酸、多环芳烃、结构相似的肽段等。该法既可分离中性物质又能分离带电组分,在药物分析中应用较广
CEC	将细粒径固定相填充到毛细管中或在毛细管内壁涂覆固定相,以电渗流驱动操作缓冲液(有时再加辅助压力)进行分离	分离依据——样品与固定相间的相互作用,应用范围同 HPLC 法

在毛细管电泳中,电渗流的大小与操作缓冲液 pH 值和添加的有机改性剂有关,降低缓冲液 pH 值会降低内壁硅羟基解离度,减小电渗流;有机添加剂的加入有时会抑制内壁硅羟基的解离,减小电渗流。因此,调节溶液 pH 值、添加合适的有机改性剂可改善某些组分的分离效果。操作缓冲液中加入各种添加剂可获得多种分离效果,如加入环糊精、衍生化环糊精、冠醚、

血清蛋白、多糖、胆酸盐或某些抗生素等,可拆分手性化合物。

7.3.2 对仪器的一般要求

毛细管电泳仪的主要部件包括毛细管、直流高压电源、电极和电极槽、进样系统、检测系统、数据处理系统等部分(见图 7-3)。

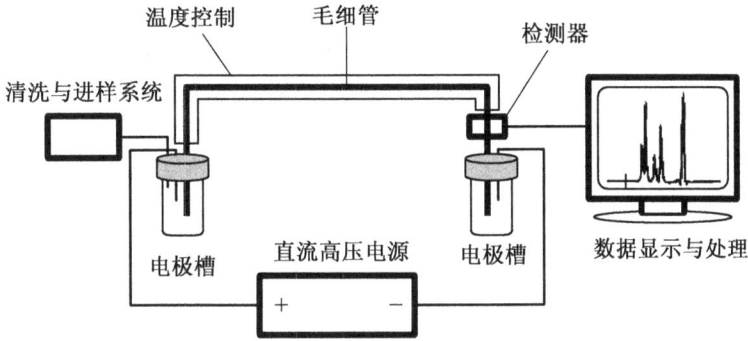

图 7-3 毛细管电泳仪基本结构

毛细管电泳仪各部件的性能要求如下。

1. 毛细管及温度控制系统

常用内径为 $50\mu m$ 和 $75\mu m$ 的弹性石英毛细管,细内径毛细管分离效果好,焦耳热小,可施加较高的电压。毛细管长度称为总长度,可根据分离度要求,选用 $20\sim100cm$ 长度。由进样端至检测器之间的长度称为毛细管的有效长度,对于柱上检测,有效长度一般较总长度短 $5\sim20cm$;对于柱后检测器(如质谱),有效长度等于总长度。通常将毛细管盘放在管架上,控制在一定温度下操作,以控制焦耳热。常用温控系统有液体恒温和空气恒温两种方式。

2. 电路系统

CE 的电路系统包括直流高压电源、电极、电极槽和电解质缓冲液等。高压电源一般采用 $0\sim30kV$(或相近)可调节直流电源,可供应约 $300\mu A$ 电流,具有稳压和稳流两种方式。两个电极槽里放入操作缓冲液,分别插入毛细管的进口端和出口端以及铂电极;铂电极连接至直流高压电源,正负极可切换。多种型号的仪器将试样瓶同时用作电极槽。

操作缓冲液的黏度和电导度,对测定的重复性起关键作用。

3. 冲洗与进样系统

每次进样之前毛细管要用不同的溶液冲洗。进样方法有压力(加压)进样、负压(减压)进样、虹吸进样和电动(电迁移)进样等。进样时通过控制压力或电压及时间来控制进样量。

4. 检测与数据处理系统

毛细管电泳的检测器有紫外检测器、激光诱导荧光检测器、电化学检测器和质谱检测器等。其中,紫外检测器应用最广,包括单波长、程序波长和二极管阵列检测器。对光无吸收(或无荧光)的溶质的检测,可采用间接测定法,即在操作缓冲液中加入对光有吸收(或荧光)的添加剂,在溶质到达检测窗口时出现反方向峰(即倒峰)。

毛细管电泳采用柱上检测,其透光窗口直接开在毛细管上,将毛细管接近出口端的外层聚合物剥去约 2mm 长的一段,使石英管壁裸露,两侧各放一个石英聚光球,使光源聚焦在毛细管上,透过毛细管到达光电池。

毛细管电泳仪的数据处理系统与一般色谱数据处理系统基本相同。

7.3.3 系统适用性试验和测定方法

毛细管电泳法的系统适用性试验项目与方法、色谱参数的计算和方法评价要求均与高效液相色谱法或气相色谱法相同,如重复性(相对标准偏差,RSD)、容量因子(k')、理论板数(n)、分离度(R)、拖尾因子(T)、线性范围、检测限(LOD)和定量限(LOQ)等。

在 CE 中,峰高定量的效果不如峰面积好,因为峰高对电泳条件的变化更为敏感,其重现性和线性范围均不如峰面积。含量测定方法与高效液相色谱法相同,主要为外标法和内标法,其中内标法可以更好地排除一些系统因素的干扰。

7.3.4 应用示例

示例 8 高效毛细管电泳法测定注射用水溶性维生素的含量

维生素 B_1(VB_1)、维生素 B_6(VB_6)、维生素 B_{12}(VB_{12})、维生素 C(VC)、烟酰胺、叶酸、D-生物素、核黄素磷酸钠、泛酸钠均为水溶性的维生素,是维持人体生长和代谢所必需的一类重要的物质。多种水溶性维生素的分离测定,在药品及食品分析中具有重要价值。施卉等人采用胶束电泳毛细管色谱法,成功分离分析了注射用水溶性维生素制剂中 VB_1、VB_{12}、VB_6、VC、烟酰胺、叶酸、D-生物素、核黄素磷酸钠、泛酸钠 9 种成分。方法如下。

(1)仪器与电泳条件 美国 Beckman-Coulter 公司 P/ACE™ MDQ System 毛细管电泳仪,未涂层熔融石英毛细管($67cm \times 50\mu m$,有效长度 55cm)。运行缓冲液为 50mmol/L SDS-50mmol/L 的硼酸钠(pH8.33),检测波长 214nm;压力进样($6.89kPa \times 10s$);运行电压 15.0kV;毛细管柱温 25℃。每天分析之前,分别依次用 1mol/L 氢氧化钠溶液、高纯水、运行缓冲液冲洗 5min、10min、10min;每次分析之间,分别用 0.1mol/L 氢氧化钠溶液、高纯水、运行缓冲液冲洗毛细管 3min、5min、5min。

(2)测定方法 取约 1.5g 的内容物,精密称定,置于 10mL 量瓶中,用水冲洗瓶内壁,洗液与样品合并,加水溶解并稀释至刻度,混匀。用 $0.22\mu m$ 微孔滤膜过滤后,在上述电泳条件下进样,记录维生素 B_{12} 和 D-生物素的峰面积。另精密量取上述样品溶液 1.0mL,置于 100mL 量瓶中,加水稀释至刻度,摇匀,同法测定,记录 VB_1、VB_6、VC、烟酰胺、叶酸、核黄素磷酸钠、泛酸钠的峰面积,按外标法计算样品含量。

(3)测定结果 注射用水溶性维生素制剂中 9 种成分的毛细管电泳图见图 7-4。测得各种成分按标示量计算的百分含量(%)在 97.5±0.9 到 103.8±0.7 之间($n=3$)。

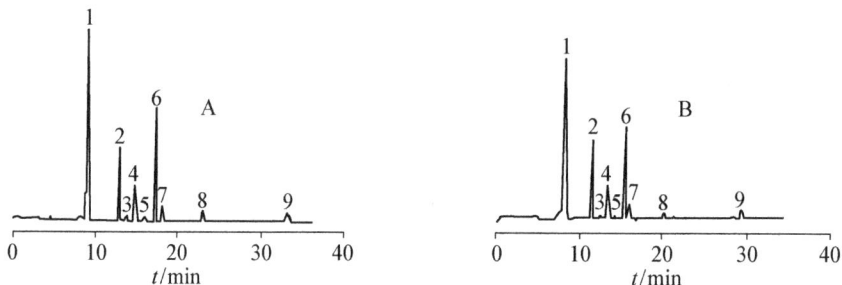

图 7-4 9 种维生素的混合对照品溶液(A)及注射用水溶性维生素制剂(B)的毛细管电泳图
1.烟酰胺 2.VB_6 3.D-生物素 4.核黄素磷酸钠 5.VB_{12} 6.VC 7.泛酸钠 8.叶酸 9.VB_1

（4）讨论　关于水溶性维生素的分析，文献报道的 HPLC 多采用离子对试剂作为流动相，但由于离子对价格较高，尤其是使用后对色谱柱及泵的损害较大，而采用甲醇/缓冲溶液体系，反相 HPLC 梯度洗脱多种水溶性维生素，也存在有机溶剂用量大、分析时间长等缺点。本实验采用高效毛细管电泳分析法测定多种维生素，不需要任何添加剂和有机相，就将注射用水溶性维生素中的 9 成分同时分离与测定，方法简便、准确，可用于含多种维生素的药品、饮料等样品的质量控制及检测。

7.4　分子排阻色谱法

7.4.1　概　述

分子排阻色谱法（molecular-exclusion chromatography，MEC）也称空间排阻色谱法（steric exclusion chromatography，SEC），是根据待测组分的分子大小进行分离的一种液相色谱技术。常用于蛋白质与多肽的测定、生物大分子聚合物的测定以及药物中高分子杂质的测定。

分子排阻色谱法的分离原理为凝胶色谱柱的分子筛机制。色谱柱多以亲水硅胶、凝胶或经修饰凝胶如葡聚糖凝胶（sephadex）和聚丙烯酰胺凝胶（sepharose）等为填充剂，这些填充剂表面分布着不同尺寸的孔径，药物分子进入色谱柱后，它们中的不同组分按其分子大小进入相应的孔径内。大于所有孔径的分子不能进入填充剂颗粒内部，在色谱过程中不被保留，最先被流动相洗脱至柱外，表现为保留时间短；小于所有孔径的分子能自由进入填充剂表面的所有孔径，在色谱柱中滞留时间较长，表现为保留时间长；其余分子则按分子大小依次被洗脱。为进行有效分离，应选用与供试品分子大小相适应的色谱柱填充剂。

7.4.2　仪器与系统适用性试验

分子排阻色谱法中使用的泵有常压、中压和高压三种类型，进样器和检测器同高效液相色谱法。在药物分析中尤其是分子量或分子量分布的测定，通常采用高效分子排阻色谱法（high performance size exclusion chromatography，HPSEC）。主要以水溶液或缓冲液为流动相，也可适量加入有机溶剂，但一般不超过 30%，流动相的 pH 值（一般为 2～8）不宜超出填充剂的耐受力，流速宜控制在 0.5～1.0mL/min。

HPSEC 的系统适用性试验内容与方法，一般情况下同高效液相色谱法。但在高分子杂质检查时，某些药物分子的单体与其二聚体不能达到基线分离时，其分离度（R）按下列公式计算，一般 R 应＞2.0。

$$R = \frac{二聚体的峰高}{单体与二聚体之间的谷高}$$

7.4.3　测定方法

1. 分子量测定方法

分子量测定方法一般用于蛋白质、多肽的测定。选用与供试品分子大小相适宜的色谱柱和适宜分子量范围的对照品,除另有规定外,对照品与供试品均需使用二硫苏糖醇(DTT)和十二烷基硫酸钠(SDS)处理,以打开分子内和分子间的二硫键,并使分子的构型与构象趋于一致,经处理的蛋白质和多肽分子通常以线性形式分离。以对照品分子量(M_w)的对数值与相应的保留时间(t_R)制得标准曲线,求得线性回归方程 $lgM_w = a + bt_R$,将供试品的保留时间代入回归方程,计算其分子量或亚基的分子量。

2. 生物大分子聚合物分子量与分子量分布的测定方法

生物大分子聚合物如多糖、多聚核苷酸和胶原蛋白等具有分子大小不一的特点,故生物大分子聚合物分子量与分子量分布是控制该类产品的关键指标。在测定生物大分子聚合物分子量与分子量分布时,选用与供试品分子结构与性质相同或相似的对照品十分重要。

采用分子量对照品和适宜的 GPC 凝胶色谱工作软件,以对照品重均分子量(M_w)的对数值对相应的保留时间(t_R)制得标准曲线,求得线性回归方程 $lgM_w = a + bt_R$,供试品采用适宜的 GPC 软件处理结果,并按下列公式计算出供试品的分子量与分子量分布。

$$M_n = \sum RI_i / \sum (RI_i / M_i)$$

$$M_w = \sum (RI_i M_i) / \sum RI_i$$

$$D = M_w / M_n$$

式中:M_n 为数均分子量;M_w 为重均分子量;D 为分布系数;RI_i 为供试品在保留时间 i 时的峰高;M_i 为供试品在保留时间 i 时的分子量。

3. 高分子杂质测定方法

高分子杂质是指药物在生产或贮存过程中产生的高分子聚合物或在生产过程中未除尽的可能引起过敏反应的高分子物质。定量方法有:① 主成分自身对照法;② 面积归一化法;③ 限量法;④ 自身对照外标法。以上①、②法同高效液相色谱法项下规定,③法通常规定不得检出保留时间小于对照品保留时间的组分,④法主要用于 β-内酰胺类抗生素中高分子杂质的检查,采用 Sephadex G-10 凝胶色谱系统。在该分离系统中,除部分寡聚物外,β-内酰胺类抗生素中高分子杂质在色谱过程中均不保留,即所有的高分子杂质表现为单一的色谱峰。同时利用特定条件下 β-内酰胺类抗生素可以缔合成与高分子杂质有相似色谱行为的缔合物,在 $K_{av} = 0$ 处表现为单一的色谱峰。测定药物对照品在特定条件下缔合时的峰响应值,以此作为自身对照。然后改变色谱条件,测定样品,记录样品色谱图中 $K_{av} = 0$ 处的高分子杂质峰的响应值,按外标法计算,即得样品中高分子杂质相当于药物本身的相对含量。各种 β-内酰胺类抗生素在纯水环境下均可缔合,表现为表观分子量增大,在 Sephadex G-10 凝胶色谱系统中 $K_{av} < 0.1$。根据自身对照品在流动相 B(纯水)中形成的缔合物的峰面积,以及样品溶液中高分子聚合物的峰面积,按下式计算聚合物含量:

$$聚合物含量\% = \frac{A_聚 \times C_对}{A_对 \times C_样} \times 100\%$$

式中:$A_对$ 为对照品溶液中缔合物峰面积;$A_聚$ 为供试品溶液中聚合物峰面积;$C_对$ 为对照品浓度;$C_样$ 为样品液浓度。

也可采用高效凝胶色谱柱(以球状蛋白色谱用亲水硅胶为填充剂)测定高分子杂质,如《中国药典》收载的头孢地嗪钠中有关物质Ⅱ（聚合物）的检查、抑肽酶中高分子蛋白质的检查，分别按不加校正因子的主成分自身对照法和峰面积归一化法计算高分子杂质的含量。

7.5　离子色谱法

7.5.1　概　述

离子色谱法（ion chromatography，IC）是由离子交换色谱法发展起来的一种液相色谱方法，利用物质在离子交换柱上迁移的差异而达到分离，主要应用于无机阴离子、无机阳离子、有机酸、糖醇类、氨基糖类、氨基酸、蛋白质、糖蛋白等物质的定性和定量分析。离子色谱法的分离机制主要为离子交换，即根据离子交换树脂上可解离的离子与流动相中具有相同电荷的溶质离子之间进行的可逆交换。根据分离机理的不同，离子色谱的分离方式可分为：高效离子色谱（high performance ion chromatography，HPIC）、高效离子排斥色谱（high performance ion exclusion chromatography，HPIEC）和流动相离子色谱（mobile phase ion chromatography，MPIC）。

1. 高效离子色谱法

HPIC 的分离机理是离子交换，根据是否采用抑制柱又可分为抑制型（双柱）离子色谱和非抑制型（单柱）离子色谱，主要用于亲水性阴、阳离子的测定。在抑制型离子色谱系统中，分析柱和抑制柱填装的离子交换树脂分别为阴、阳离子交换树脂，被测物在双柱上的反应可用下式表示。

（1）分析阴离子（以 F^- 离子为例）　分离柱上的阴离子交换树脂（R—OH）与流动相（NaOH）和被测物（NaF）的交换反应：

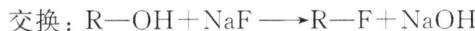

$$交换：R—OH+NaF \longrightarrow R—F+NaOH$$

$$洗脱：R—F+NaOH \longrightarrow R—OH+NaF$$

经过分析柱的流动相（NaOH）、被测物（NaF）和抑制柱上的阳离子交换树脂（R—H）的交换反应：

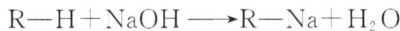

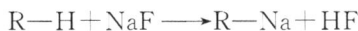

$$R—H+NaOH \longrightarrow R—Na+H_2O$$

$$R—H+NaF \longrightarrow R—Na+HF$$

（2）分析阳离子（以 K^+ 离子为例）　分离柱上的阳离子交换树脂（R—H）与流动相（HCl）和被测物（KCl）的交换反应：

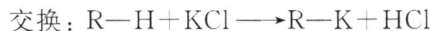

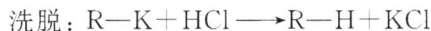

$$交换：R—H+KCl \longrightarrow R—K+HCl$$

$$洗脱：R—K+HCl \longrightarrow R—H+KCl$$

经过分析柱的流动相（HCl）、被测物（KCl）和抑制柱上的阴离子交换树脂（R—OH）的交换反应：

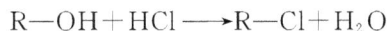

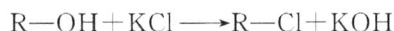

$$R—OH+HCl \longrightarrow R—Cl+H_2O$$

$$R—OH+KCl \longrightarrow R—Cl+KOH$$

从以上离子交换反应可见，在抑制柱中，洗脱液（流动相）变为电导率非常低的水，从而消除了本底电导的干扰，大大提高了所测离子的检测灵敏度。

非抑制型离子色谱法采用低容量交换树脂和低电导的淋洗液，背景电导对样品电导影响较小，样品离子经分离柱分离后直接进入电导检测器检测，无需抑制柱。

2. 高效离子排斥色谱法

HPIEC 的分离机理主要是利用离子排斥原理。使用高容量的树脂（3～5mg 当量/g）为固定相。根据 Donnan 膜平衡理论，游离的强电解质受到排斥不能进入树脂的内相，而非电解质或弱电解质（如弱酸）则可通过半透膜进入树脂孔隙，因而显示出强、弱电解质之间在保留时间上的差异。也可通过控制 pH 值来控制离解度，从而控制待测物的保留时间，实现分离。

3. 流动相离子色谱法

MPIC 的分离机理主要是利用吸附和离子对的形成。使用不含离子交换基团的多孔树脂为固定相，在流动相中添加离子对试剂使与被测组分形成离子对，类似于液相色谱中的"离子对色谱"，由于生成的离子对是疏水性的，因此可被惰性的疏水固定相吸附分配而分离。MPIC 主要用于测定疏水性阴、阳离子和脂肪族胺类、有机磺酸盐以及金属络合物等。

4. 方法特点和应用

离子色谱能灵敏、快速、准确地测定多种阴、阳离子，尤其是在超纯分析、离子价态和形态分析方面，具有独特的优越性。随着离子色谱固定相水平的提高，检测技术的完善，离子色谱在可电离、无（或弱）紫外吸收组分的分离分析方面得到了广泛应用。如生物可电解物质、糖类和氨基酸、维生素和抗生素，以及蛋白质和多肽等的分析。

7.5.2　离子色谱仪的组成与要求

IC 仪器由流动相传送系统、进样系统、分离系统、抑制或衍生系统、检测系统和数据处理系统等几个部分组成（图 7-5）。其与常规的 HPLC 仪十分相似，主要差异在于：① 离子色谱的淋洗液采用酸或碱，一般采用 PEEK 管为流路材料；② 离子色谱的检测器之前一般带有抑制器。

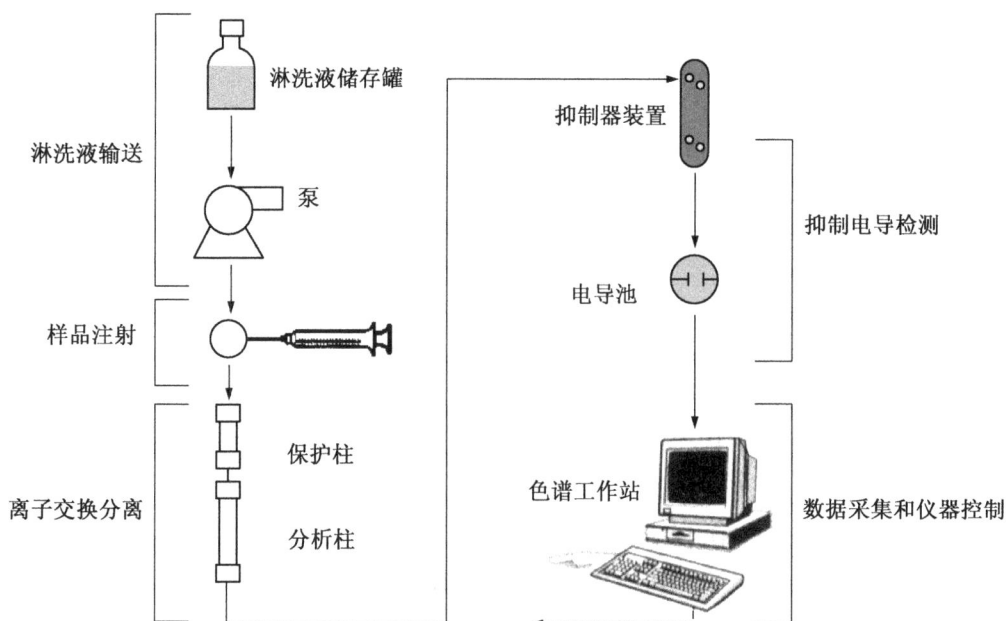

图 7-5　离子色谱系统示意图

1. 色谱柱

离子交换色谱的色谱柱填充剂有两种,即有机聚合物载体填充剂和无机载体填充剂(见表 7-7)。一般离子色谱柱管由聚四氟乙烯材料制成,内径为 4mm,长度为 $100\sim250$mm,柱内填装粒度在 $5\sim25\mu$m 之间的填充剂。

表 7-7　离子色谱的填充剂

分　类	载　体	交换功能基	特　点
有机聚合物	苯乙烯-二乙烯基苯共聚物、乙基乙烯基苯-二乙烯基苯共聚物、聚甲基丙烯酸酯或聚乙烯聚合物等	阳离子:磺基、羧酸、羧酸-膦酸和羧酸-膦酸冠醚等; 阴离子:烷基季铵基、烷醇季铵基等	适用 pH 0～14
无机物	硅胶	阳离子:磺酸基、羧酸基等; 阴离子:季铵基等	适用 pH 2～8;机械稳定性好,一般适用于阳离子分析

2. 洗脱液

离子色谱的洗脱液相对较简单,一般采用酸、碱溶液分别作为阳、阴离子的洗脱液,通过增加或减少洗脱液中酸、碱溶液的浓度可以改变洗脱液的洗脱能力,也可在洗脱液中加入适当比例的甲醇、乙腈等有机改性剂,以改善色谱峰峰形。常用的洗脱液有:

阴离子分析:碳酸盐缓冲液、稀氢氧化钠溶液等。

阳离子分离:稀甲烷磺酸溶液、稀盐酸溶液等。

配制洗脱液的去离子水应经过纯化处理,电导率应<0.056μS/cm。

3. 检测器

离子色谱的检测器可分为电化学检测器和光学检测器两大类。电化学检测器包括电导、直流安培、脉冲安培和积分安培检测器;光学检测器包括紫外-可见、蒸发光散射和荧光检测器,另外原子吸收光谱、原子发射光谱、电感耦合等离子体原子发射光谱、质谱也可作为离子色谱的检测器。其中,电导检测器是最常用的检测器。离子色谱的常用检测器及其应用见表 7-8。

表 7-8　离子色谱的常用检测器及其应用

检测器	应　用
电导检测器	一般采用抑制型电导检测器。主要用于无机阴、阳离子、羧酸等极性有机物
安培检测器	用于分析解离度低,但具有氧化或还原性质的化合物。直流安培检测器可以测定 I^-、SCN^- 和各种酚类化合物。积分安培检测器和脉冲安培检测器常用于测定糖类和氨基酸类化合物
紫外检测器	适用于在高浓度氯离子等存在下测定痕量的 Br^-、NO_2^-、NO_3^- 以及其他强紫外吸收成分。柱后衍生-紫外法常用于分离分析过渡金属离子和镧系金属等

7.5.3　样品处理与测定方法

离子色谱法的色谱柱填充剂大多不兼容有机溶剂,且污染后不能用有机溶剂清洗,因此,离子色谱法对样品处理的要求较高。对于基质简单的澄清水溶液一般通过稀释和 0.45μm 滤膜过滤后可直接进样分析。对于基质复杂的样品,可以采用微波消解、紫外光降解、固相萃取等方法除去干扰后进样分析。

离子色谱法对系统的适用性试验要求与高效液相色谱法相同。测定方法主要有:内标法、外标法、面积归一化法和标准曲线法。

7.5.4 应用示例

示例 9 离子色谱法测定常用药食两用中药材中的二氧化硫含量

不少中药材既可作为药用,又可作为食品,尤其在我国南方一带及香港澳门地区,熬汤时常根据节气在食物中加入各种具有保健功能的中药材。但是许多中药材在加工过程中用硫磺熏蒸,药材残留过量的二氧化硫可能污染环境以及影响人体健康。车镇涛等人采用酸蒸馏法及离子色谱法测定了香港地区常用药食两用中药材中二氧化硫含量,并且对降低药材中二氧化硫含量方法做了初步考察。

(1)仪器与色谱条件　Dionex LC 20 色谱仪,包括:GP 40 梯度泵、CD 20 电导检测器、AS40自动进样器;Alltech IC Sep AN1™ 色谱柱(250mm×4.6mm,9μm);淋洗液为 1.8mmol/L Na$_2$CO$_3$-1.7mmol/L NaHCO$_3$;流速:1.0mL/min,抑制电流 50mA,进样量 50μL。

(2)方法与结果　取样品粗粉约 5g,精密称定,置于 1000mL 圆底烧瓶中,加水 500mL,接通 N$_2$ 保护和水蒸气装置,快速加入 6mol/L 盐酸溶液 10mL,通入水蒸气,冷凝管出口处用 100mL 茶色玻璃容量瓶作接收器接收,吸收液为 10mL 淋洗液(含 10mmol/L甘露醇,并用 NaOH 调 pH 值至 11~12),待流出达到刻度线附近时停止接收,接收液用淋洗液定容至刻度,混匀后以 0.45μm 微孔滤膜过滤,进样测定。结果,32

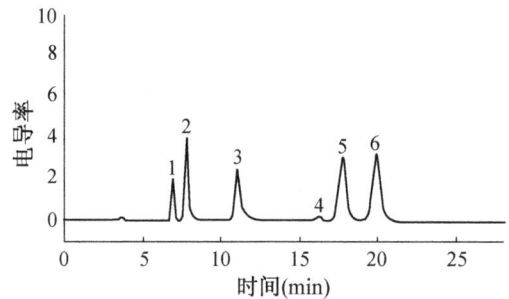

图 7-6　离子色谱图
1~6 号峰分别为 Cl$^-$、NO$_2^-$、NO$_3^-$、PO$_4^{3-}$、SO$_3^{2-}$、SO$_4^{2-}$

个中药材样品中有 26 个样品含有二氧化硫,含量高低不等,最高者达 3180μg/g。中药材中常见的几种阴离子也被一同检出,由图 7-6 可见,在实验条件下共存的其他阴离子不干扰 SO$_3^{2-}$(SO$_2$)的测定,各种离子均能获得较好的分离度。

(3)讨论　二氧化硫用水清洗不易去除,将样品置户外摊开晾晒或煎煮可不同程度地降低样品中二氧化硫含量,煎煮时间和煎锅密闭程度对煎液中残留的二氧化硫含量有一定的影响。

本试验色谱条件可同时分离样品中对人体健康易造成危害的亚硫酸盐、亚硝酸盐和硝酸盐。供试品酸蒸馏时在吸收液中加甘露醇的作用是作为稳定剂,蒸馏液应用茶色玻璃容量瓶接收,保存于冷暗处,在 2.5h 内分析完毕。

7.6 手性高效液相色谱法

7.6.1 概　述

分子结构中含有手性中心的药物称为手性药物。手性药物的两个对映体在物理和化学性质上几乎完全相同,仅有旋光性不同,但两个对映体的药效学和药动学行为往往具有显著差异。在体内,药物的药理作用是通过与体内的大分子物质之间的手性识别和匹配而实现的。由于自然界的手性优择现象,药酶、蛋白质、受体等生物大分子具有不对称的性质,使得手性药物的两个对映体在体内显示出药理活性、毒副作用、吸收、分布、代谢、排泄等方面的差异。因此,为了手性药物安全、合理、有效地应用,必须了解和探讨手性药物两个对映体的生物活性差异。由此,对映异构体的拆分和测定引起了人们的广泛关注,并迅速发展成为药物分析的重要分支。美国等国家的药品管理部门已经要求在申请具有手性新药时,提供每一种对映体的药动学、药理学和毒理学研究资料,并对研制外消旋体而不是单个对映体作出合理的解释。近年来,我国食品药品监督管理局也对手性药物的研究和开发作出了相应的规定。

拆分和测定手性药物对映体最有效的方法是手性色谱技术,包括 HPLC、GC、HPCE 和超临界流体色谱等。这些手性色谱方法可以实现对映体的快速定性、定量分析和少量制备。其中手性 HPLC 法是目前手性药物质量控制和手性新药研发中应用最为广泛的技术。

按照分离原理,手性 HPLC 法可分为直接法和间接法:间接法即对映异构体先与一种光学纯的试剂反应生成非对映异构体,然后在非手性条件下分离,该法也称为手性衍生化试剂法(chiarl derivatization reagent,CDR);直接法即采用手性流动相添加剂法(chiral mobile phase additives,CMPA)和手性固定相法(chiral stationary phase,CSP)直接进行对映体的分离分析。

1. 手性衍生化试剂法(CDR)

(1)手性衍生化反应原理:

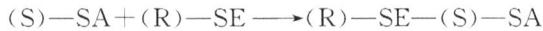

$$(R)—SA+(R)—SE \longrightarrow (R)—SE—(R)—SA$$

$$(S)—SA+(R)—SE \longrightarrow (R)—SE—(S)—SA$$

(手性药物)　　　(衍生试剂)　　　　(非对映体产物)

(2)手性衍生化反应条件　反应生成的非对映体对衍生物是否有好的分离效果,衍生化反应是否具有较高的选择性,与手性试剂的选择、反应产物手性基团的结构及反应生成的化学键类型等有关。为获得良好的分离效果,衍生化反应一般要求:手性衍生化试剂应具有高的光学纯度和稳定性,有 UV 或荧光等敏感基团;手性药物应具有易于衍生化的基团,如氨基、羧基、羟基或巯基等;衍生化反应过程中不会发生消旋化反应;反应条件温和、简便快速;反应产物具有良好的色谱行为和稳定性。

(3)常用手性衍生化试剂　包括手性胺类(苯乙胺、萘乙胺等)、酰化试剂(酸酐和酰氯等)、异(硫)氰酸酯类(苯乙基异氰酸酯、萘乙基异氰酸酯、2,3,4,6-四-O-乙酰基-β-D-吡喃葡萄糖异氰酸酯等)、羧酸类(酒石酸酐、氯甲酸薄荷醇酯等)、邻苯二醛-手性硫醇组合(邻苯二醛-N-乙酰基-L-半胱氨酸、邻苯二醛-叔丁氧基-L-半胱氨酸)等。

2. 手性流动相添加剂法(CMPA)

(1)原理　CMPA 是在流动相中添加手性试剂,使与手性药物的两个对映体形成非对映体配合物,根据配合物形成能力的差异或非对映体配合物在固定相中的分配不同,可在普通色谱柱中拆分两个对映体。

(2)常用添加剂与分类　按照拆分原理和添加剂类型,常用的 CMPA 有:手性包含复合法(环糊精类添加剂)、手性配合交换法(手性配基和二价金属离子螯合添加剂)、手性离子对法(手性反离子添加剂)、动态手性固定相法(环糊精衍生物等添加剂)等。

3. 手性固定相法(CSP)

(1)原理 CSP 是将手性试剂化学键合到固定相上,与药物对映体反应形成非对映体对复合物,在 CSP 表面所形成的非对映体对可根据其稳定常数不同而获得分离。分离的效率和洗脱顺序取决于复合物的相对强度。

(2)CSP 类型 各种手性固定相及其拆分原理见表 7-9。根据固定相性质不同,采用反相或正相色谱进行分离分析。

(3)特点 CSP 适用于常规及生物样品的分离分析,制备分离方便,定量分析的可靠性较高。但对样品结构有一定限制,适用范围不及普通 HPLC 固定相那样广泛。

表 7-9 常用手性固定相

固定相分类	拆分原理	常用手性固定相
Pirkle 型	三点作用模式,即手性药物与 CSP 之间至少存在三点相互作用,这些作用可以是氢键、偶极堆积、π-π、疏水或空间作用等,其中一点应有立体选择性	π-给电子手性固定相、π-吸电子手性固定相
多糖衍生物	纤维素和直链淀粉是由多个葡萄糖以糖苷键相连而成的线性聚合物。由于葡萄糖单元的手性,每个聚合物链均具有沿着纤维素主链存在的一个螺旋性的沟槽。对映体进入沟槽中,通过吸附和包合作用实现对映异构体的拆分	CHIRALCEL 系列、CHIRALPAK 系列
蛋白质类	蛋白质是手性大分子化合物,是对映体的天然识别体。在手性识别过程中,蛋白质的三级结构以及极性基团间的相互作用使手性化合物形成了类非对映异构体而实现拆分	牛血清白蛋白(BSA)、α_1-酸性糖蛋白(AGP)
环糊精类	环糊精(CD)是由 6~8 个葡萄糖单元组成的筒状结构,具有多个手性中心,可选择性地与对映体作用;CD 空腔内部具疏水性,外部为亲水性,不同 CD 分子空腔内径大小不同,适合不同分子结构的药物。其手性识别作用主要是 CD 与两个对映体之间形成包合物的能力差异	β-CD 键合固定相、α-CD 键合固定相、γ-CD 键合固定相
配体交换	固定相手性配体、金属离子与被分离对映体形成一对非对映的三元配合物,根据两者的热力学稳定性差异和动力学上的可逆性实现色谱分离	手性氨基酸—金属(Cu、Zn 等)复合物键合固定相

7.6.2 应用示例

示例 10 手性流动相添加剂法拆分酮康唑外消旋体

酮康唑(ketoconazole,KTZ)分子结构中有两个手性中心(图 7-7),由于二氧戊环 4 位手性碳上的氢原子和 2 位手性碳相连的 2,4-二氯苯基均在二氧戊环的同侧,存在较大的空间位阻,因而酮康唑只有一对对映体。刘爱等人采用反相 C_{18} 键合固定相,以磺丁基-β-环糊精(SBE-β-CD)为手性流动相添加剂,对酮康唑对映体进行拆分,得到了满意的结果。

(1)仪器与色谱条件 LC-10AD vp 高效液相色谱仪(日本岛津公司);TL-9900 色谱工作站;色谱柱:Diamonsil C_{18} 柱(250mm×4.6mm,5μm);流动相:甲醇-0.02mol/L 磷酸二

氢钠(60∶40,含 1.0mmol/L SBE-β-CD 及 0.02％三乙胺,稀磷酸调节 pH 至 3.00);流速:
1.00mL/min;检测波长:225nm;进样量:20μL。使用前,流动相经 0.45μm 有机滤膜过滤
并超声脱气。

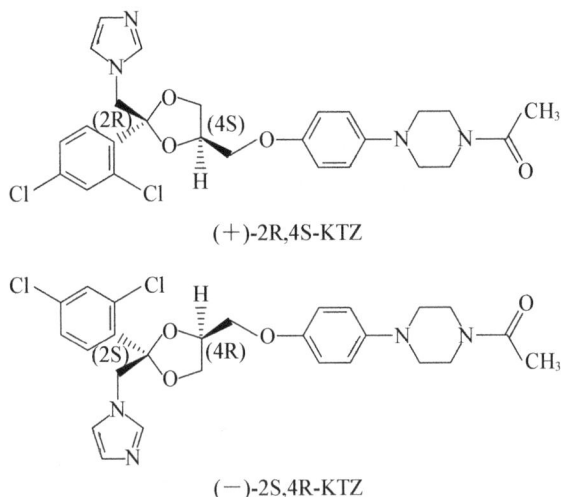

(＋)-2R,4S-KTZ

(－)-2S,4R-KTZ

图 7-7　酮康唑对映体的结构

(2) 方法与结果　精密称取酮康唑适量,用甲醇溶解并制成质量浓度约为 1.00g/L 的贮
备液,再用流动相稀释成 5.00mg/L 的供试品溶液,按上述色谱条件进样测定,结果见图7-8,
酮康唑两个对映体色谱峰间分离度达 2.05。

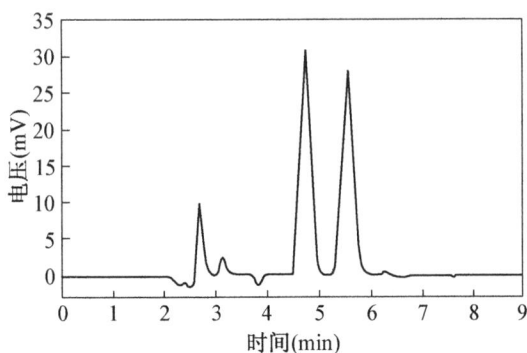

图 7-8　酮康唑对映体拆分的高效液相色谱图

(3) 讨论　采用反相 C$_{18}$键合固定相,在流动相中添加手性选择剂,实现了酮康唑对映体
的拆分,并对影响酮康唑手性拆分的主要因素(如环糊精的种类和浓度、流动相 pH 值、柱温以
及甲醇和磷酸盐溶液的体积比等)进行了研究,结果表明只有在本实验条件下,才能获得两个
对映体的成功分离。采用旋光法分别测定两个色谱峰流出液的旋光方向进行定性,先出峰的
是左旋（－)-2*S*,4*R*-酮康唑,后出峰的是右旋(＋)-2*R*,4*S*-酮康唑。

7.7 超高效液相色谱法

7.7.1 概 述

超高效液相色谱法是借助了 HPLC 的理论及原理,集新型耐压小颗粒填料、新型超高压输液泵、低系统体积及高速检测器等为一体的一项新技术。根据 Van Deemter 方程 $H=A+B/\mu+C\mu$,色谱柱的理论板高(H)与涡流扩散系数(A)、纵向扩散系数(B)、传质阻抗系数(C)和流动相流速(线速度,μ)有关。其中 A、C 两项与填料颗粒度(d_p)有关:$A\propto d_p$;$C\propto (d_p)^2$,因而 van Deemter 方程式可表达为:

$$H=a(d_p)+b/\mu+c(d_p)^2\mu$$

Van Deemter 方程式显示固定相的颗粒度是对色谱柱性能产生影响的最重要的因素。不同颗粒度的 Van Deemter 曲线见图 7-9。

由图可见:① 颗粒度越小柱效越高,特别是流动相在高线速度时,色谱柱也有较高的效率;② 不同的颗粒度有各自最佳的流动相线速度;③ 颗粒度越小,最高柱效点越向高线速度方向移动,而且有更宽的线速度范围。④ 当填料的颗粒度低于 $2\mu m$ 时,不仅柱效更高,而且随着流速的提高,在更宽的线速度范围内不会使柱效降低。

但色谱柱填料的粒径变小使得柱压显著增大(柱压与粒径的平方成反比,与流动相流量成正比)。要真正在技术上实现超高效液相色谱分析,除必须使用小颗粒固定相外,还必

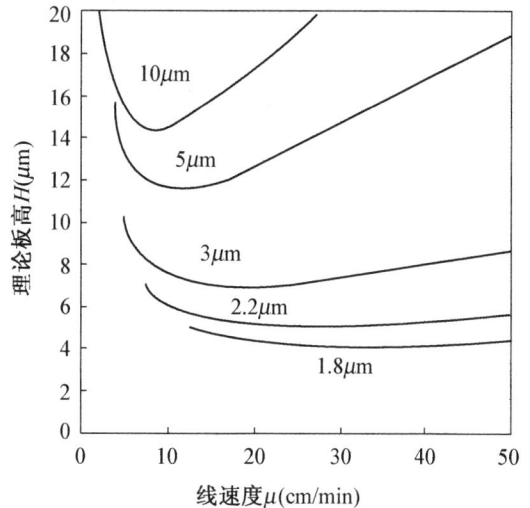

图 7-9 不同颗粒度固定相的 H-μ 曲线

须解决色谱系统的一系列问题。如小颗粒填料的耐压问题和小颗粒填料的装填问题(包括颗粒度的分布以及色谱柱的结构);色谱系统的耐压问题(包括超高压下溶剂输送及系统的耐压防渗、溶剂的可压缩性问题);快速自动进样与减少进样交叉污染问题;高速检测及扩散问题;高速数据的采集及管理、仪器系统控制问题;等等。只有达成上述这几个单独领域的技术创新并进行优化组合,才能促成超高效液相色谱的实现。

例如,美国 Waters 公司的 UPLC(ultra performance liquid chromatography)采用新型耐压细粒径填料($1.7\mu m$)和细内径短柱;利用创新技术完善系统整体性设计,降低了整个系统的体积,特别是死体积,并解决超高压下的耐压及渗漏问题;通过优化流动池以解决高速检测及扩散问题。从而大幅度改善色谱分离度、样品通量和灵敏度,柱效高达 $100000\sim300000$。

与 HPLC 相比,超高效液相色谱的速度、灵敏度及分离度均为 HPLC 的数倍。因此,特别适合于生化药物、天然药物、代谢组学等复杂体系中微量组分的快速分析、高通量筛选。

7.7.2　应用示例

示例 11　超高效液相色谱法测定西洋参中人参皂苷 R_{g_1}、R_e、R_{b_1} 的含量

西洋参主要活性成分为人参皂苷类，《中国药典》一部以人参皂苷 R_{g_1}、R_e、R_{b_1} 作为西洋参的质量控制指标，采用 HPLC 法测定含量。由于人参皂苷 R_{g_1} 与 R_e、人参皂苷 R_{b_1} 与邻近皂苷（R_{b_2} 或 R_c）结构非常相似，应用 HPLC 法测定三种成分含量时，为获得有效分离，运行时间一般需在 100min 以上。杨立伟等利用 UPLC 的优势，建立了西洋参中人参皂苷 R_{g_1}、R_e、R_{b_1} 的含量测定方法，11min 内完成了待测成分的分离分析，使分析速度提高了近 9 倍。

（1）色谱条件　色谱柱 Acquity BEH C_{18}（2.1mm×50mm，1.7μm）；流动相：乙腈-水，梯度洗脱，洗脱程序见表 7-10；流速 0.5mL/min；检测波长 203nm；柱温：30℃；进样量：2μL。

表 7-10　西洋参中人参皂苷 R_{g_1}、R_e、R_{b_1} 含量测定中流动相洗脱程序

时间（min）	乙腈（%）	水（%）	乙腈比例曲线
0～2	18	82	
2～5	18～20	82～80	
5～11	20～40	80～60	
11～11.1	40～18	60～82	
11.1～12	18	82	

（2）方法与结果　精密称取人参皂苷 R_{g_1} 对照品、人参皂苷 R_e 对照品、人参皂苷 R_{b_1} 对照品适量，混合，加甲醇溶解并稀释成每 1mL 含人参皂苷 R_{g1} 0.1mg、人参皂苷 R_e 0.4mg、人参皂苷 R_{b_1} 1mg 的溶液，作为对照品溶液。另取西洋参粉末（过三号筛）约 1g，精密称定，置具塞锥形瓶中，精密加入水饱和的正丁醇 50mL，称定重量，置水浴中加热回流提取 1.5h，放冷，再称定重量，用水饱和的正丁醇补足减失的重量，摇匀，过滤。精密量取续滤液 25mL，置蒸发皿中，蒸干，残渣加 50% 甲醇适量使溶解，并转移至 10mL 量瓶中，加 50% 甲醇至刻度，摇匀，过滤，取续滤液，即得供试品溶液。分别取对照品溶液和供试品溶液，按上述色谱条件进样测定。对照品溶液和供试品溶液的色谱图见图 7-10，各色谱峰之间达到基线分离。

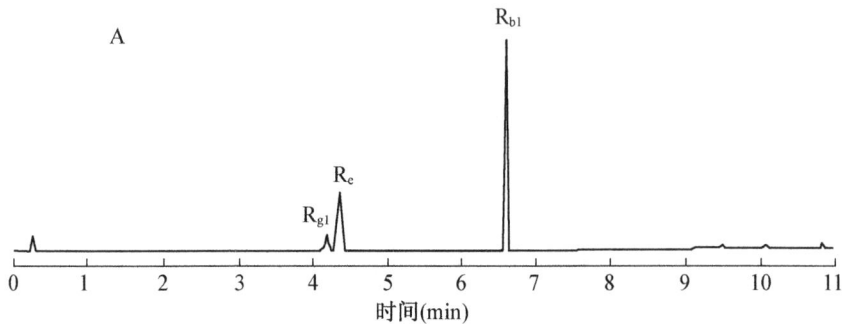

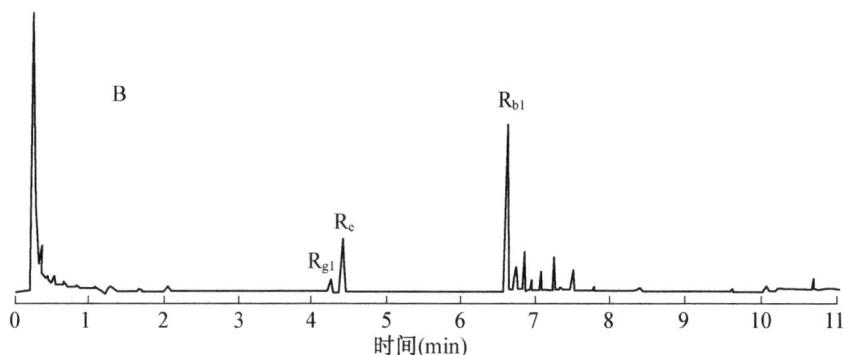

图 7-10　混合对照品(A)和西洋参供试品(B)的 UPLC 色谱图

（3）讨论。UPLC 采用粒径 $1.7\mu m$ 填料，内径 $2.1mm$ 的色谱柱，减小了溶剂扩散效应，大大提高了分离效率，实现了复杂物质的快速分离。由于峰宽变窄(仅为 12s)，峰高相应变大，从而提高了检测灵敏度。与 HPLC 法相比，UPLC 法显示了明显的高速优势(11min 内完成一个样品的色谱分离)。

7.8　色-质联用技术

质谱法是在高真空状态下将被测物离子化，按离子的质荷比(m/z)大小分离而实现物质的成分和结构分析的方法。质谱图通过离子谱峰强度及相互关系，提供与分子结构相关的信息。质谱是物质固有的特性之一，不同的物质均有不同的质谱(异构体除外)，可利用这一性质进行定性分析；质谱谱峰的强度与其代表的物质的含量成正比，可进行定量分析。

色谱可作为质谱的供试品导入装置，并对供试品进行初步分离纯化，因此，色谱-质谱联用技术特别适合于复杂体系的分离分析。由色谱可得到化合物的保留时间，而质谱可给出化合物的分子量和结构信息。各种联用技术，如气相色谱-质谱联用、液相色谱-质谱联用、毛细管电泳-质谱联用、超临界流体色谱-质谱联用、电感耦合等离子体-质谱联用等均已在药物分析中得到了广泛应用，其中应用最广的是液相色谱-质谱联用和气相色谱-质谱联用。

7.8.1　质谱仪简介

质谱仪一般由进样系统、离子源、质量分析器、检测器和计算机系统组成(图 7-11)。在由泵维持的真空状态下，离子源产生的各种离子经加速，进入质量分析器分离，再由检测器检测。计算机系统用于控制仪器、记录、处理并储存数据。

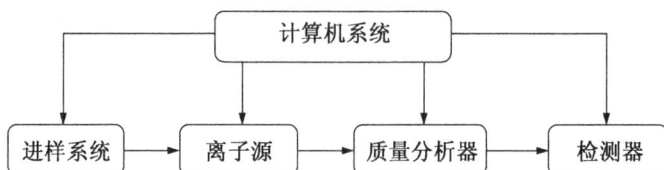

图 7-11　质谱仪的主要组成

1. 进样系统

质谱仪的进样系统一般分为直接进样和通过接口两种方式,可根据供试品的性质、状态、纯度及采用的离子化方式进行合理选择。样品导入应不影响质谱仪的真空度。

(1) 直接进样　在室温常压下,气态或液态样品可通过一个可控喷口装置以中性流的形式导入离子源。吸附在固体上或溶解在液体中的挥发性物质可通过顶空分析法进行富集,利用吸附柱捕集,再采用程序升温的方式使之解吸,经毛细管导入质谱仪。固体样品常用进样杆直接导入。

(2) 接口技术　接口技术进样主要用于色-质联用仪,利用色谱系统将样品分离后,通过接口技术,将色谱流出物导入质谱,经离子化后供质谱分析。因此,接口的主要作用是除去大量的流动相分子,使压力匹配、适合于质谱的真空系统,同时使被测组分浓缩。目前在气-质联用中的接口技术主要有直接导入型接口;液-质联用中的接口技术主要有大气压离子化接口(兼具有离子化功能)。

2. 离子源

离子源的作用是将样品分子电离,得到带有样品信息的离子。质谱仪的离子源种类很多,常用的有电子轰击(electron impact , EI)、化学电离(chemical ionization,CI)、快原子轰击(fast-atom bombardment,FAB)、场电离(field ionization,FI)和场解吸(field desorption,FD)、大气压电离(atmospheric-pressure ionization , API)、基质辅助激光解吸离子化(matrix-assisted laser desorption ionization,MALDI)和电感耦合等离子体离子化(inductively coupled plasma,ICP)等。

3. 质量分析器

质量分析器是将带电离子根据其质荷比(m/z)加以分离,用于记录各种离子的质量数和丰度。质量分析器的主要技术参数包括质量范围和分辨率。质谱仪常用的质量分析器有扇形磁分析器、四极杆质量分析器(quadrupole mass ananlyzer,Q)、离子阱质量分析器(ion trap mass analyzer,IT)、飞行时间质量分析器(time of flight mass analyzer,TOF)、傅里叶变换质量分析器(fourier transform mass analyzer,FT)等。

(1) 四极杆分析器　由四根平行排列的金属杆状电极组成。一个直流固定电压(DC)和一个射频电压(RF)作用于杆状电极上,形成高频振荡电场(四极场)。在给定的直流和射频电压下,只有特定质荷比的离子在轴向稳定运动,穿过四极场,到达检测器,而其他质荷比的离子则与电极碰撞湮灭(图7-12)。将 DC 和 RF 以固定的斜率变化,可以实现质谱扫描功能。四极杆分析器对选择离子分析具有较高的灵敏度,可检测的分子量上限通常达 4000,分辨率约为 10^3。

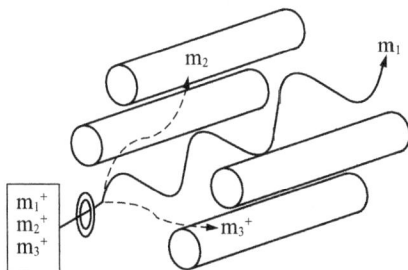

图 7-12　四极杆质量分析器示意图　　　　　　　图 7-13　离子阱质量分析器示意图

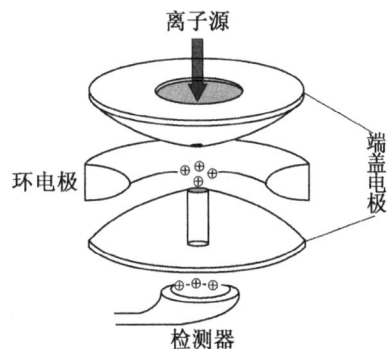

（2）离子阱分析器　由两个端盖电极和位于它们之间的类似四极杆的环电极构成（图7-13）。端盖电极施加直流电压或接地,环电极施加射频电压（RF）,通过施加适当电压就可以形成一个势能阱（离子阱）。根据 RF 电压的大小,离子阱就可捕获某一质量范围的离子。离子阱可以储存离子,待离子累积到一定数量后,升高环电极上的 RF 电压,离子按质量从高到低的次序依次离开离子阱,被电子倍增监测器检测。目前离子阱分析器已发展到可以分析质荷比高达数千的离子。离子阱在全扫描模式下仍然具有较高灵敏度,而且单个离子阱通过时间序列的设定就可以实现多级质谱（MS^n）的功能。

4. 串联质谱

由两个或多个质量分析器连接在一起,称为串联质谱。最简单的串联质谱（MS/MS）由两个质量分析器串联而成,其中第一个质量分析器（MS_1）的作用是将离子预分离或加能量修饰,第二个质量分析器（MS_2）的作用是分析结果。最常见的串联质谱为三级四极杆串联质谱。第一级和第三级四极杆分析器分别为 MS_1 和 MS_2,第二级为碰撞室,其作用是将从 MS_1 得到的前体离子（母离子）进行轰击,实现母离子碎裂后进入 MS_2,然后进行分析（图7-14）。目前已有多种质量分析器组成的串联质谱。

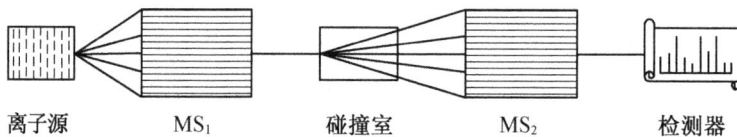

离子源　　　　MS_1　　　　碰撞室　　　　MS_2　　　　检测器

图 7-14　MS/MS 示意图

MS/MS 最基本的功能是能说明 MS_1 中母离子和 MS_2 中子离子间的联系,根据不同扫描模式,可以查明不同质量数离子间的关系。MS/MS 在混合物分析中具有很大优势。在与气相色谱或液相色谱联用时,即使色谱未能将物质完全分离,也可以选择特定离子进行分析,而不受其他物质的干扰。

MS/MS 在药物领域有很多应用。通过子离子扫描可获得药物主要成分、杂质和其他物质的母离子的结构信息,有助于未知物的鉴别,也可用于肽和蛋白质碎片的氨基酸序列检测。在药代动力学研究中,对复杂生物样品中低浓度组分进行定量分析,可采用多反应监测模式（multiple reaction monitoring, MRM）消除干扰,并且可以同时定量分析多个化合物。

5. 检测器与数据处理系统

检测器的作用是将经质量分析器分离后形成不同强度的离子流转化为电流,所采集的信号经放大并转化为数字信号,通过计算机处理后得到质谱图。质谱检测器通常为光电倍增器或电子倍增器。数据处理系统,即质谱工作站。现代质谱仪一般都配有高性能计算机,应用功能强大的操作软件,设置仪器工作参数,采集和处理数据,打印出报告。

7.8.2　气相色谱-质谱联用

在气-质联用（gas chromatography-mass spectrometry, GC-MS）中,气相色谱仪可以被看作是质谱仪的进样系统,质谱仪也可以被看成是气相色谱仪的检测器。经过气相色谱仪的分离使进入质谱仪分析的样品得到了纯化,而质谱仪又提供了待分析组分的准确结构信息。因此,GC-MS 既可以对化合物进行定性分析,又可以对其进行定量测定,已成为分析复杂混合物最为有效的手段之一。

1. GC-MS 接口

GC-MS 仪的接口是实现气相色谱仪与质谱仪联用的关键。首先要解决气压问题,因为气相色谱仪的色谱柱出口通常是常压(大气压力),而质谱仪的工作压力是 $10^{-6} \sim 10^{-4}$ Pa,故两者无法直接连接。必须采用一个接口(interface)装置,以除去载气、降低气相色谱仪柱后流出物的气压,使两者压力匹配,并富集试样。为达到此目的,GC-MS 接口一般要符合以下要求:① 能使色谱分离后的各组分尽可能多地进入质谱仪,而载气尽可能少地进入质谱系统;② 维持离子源的高真空,且不影响色谱仪的分离柱效和结果;③ 组分在通过接口时应不发生化学变化;④ 接口对试样的有效传递应具有良好的重现性;⑤ 操作应简单;⑥ 接口应尽可能短,使试样尽快通过接口。通常接口可分为三类:直接导入型、分流型和浓缩型。目前一般商品GC-MS仪器多采用直接导入型。

直接导入型接口是将内径为 $0.25 \sim 0.32$ mm 的毛细管色谱柱的末端直接插入质谱仪的离子源内,载气携带组分一起从气相色谱柱流出,立即进入离子源作用场。载气氦气是惰性气体,不发生电离,被维持负压的真空泵抽走。而待测组分则形成带电荷离子,在电场的作用下加速向质量分析器运动。由于受质谱仪的真空泵流量的限制,一般载气流速应控制在 $0.7 \sim 1.0$ mL/min。接口的最高工作温度和色谱仪的最高柱温相近。这种接口装置结构简单、容易维护、试样传输率达 100%,但无浓缩作用。

2. 离子源

在 GC-MS 中使用的离子源主要是电子轰击(EI)和化学电离(CI)。

(1) 电子轰击　供试品分子进入离子化室后,受到由钨或铼灯丝发射并加速的电子流的轰击产生正离子。轰击电子的能量大于供试品分子的电离能,使供试品分子电离或碎裂。EI能提供丰富的有机化合物结构信息,其重现性较好,裂解规律的研究比较完善,有数万种有机化合物信息的标准谱图库可供参考,是未知物鉴定的有效工具,特别适用于挥发性和热稳定性强的供试品的分析,是 GC—MC 联用最常用的离子化方式。

(2) 化学电离　引入一定压力的反应气进入离子化室,反应气在高能电子流作用下电离或裂解,生成的离子与样品的蒸气分子发生离子-分子反应,通过质子交换使样品分子(M)电离,生成准分子离子$[M+H]^+$ 或$[M-H]^-$。常用的反应气体有甲烷、异丁烷和氨气等。CI属于软电离方式,准分子离子峰强度大,便于准确推断分子量。与 EI 相比,CI 谱图简单、碎片离子少、结构信息少。

3. 定性定量方法

GC-MS 中最常用的测定方法为总离子流色谱法和质量碎片图谱法。

(1) 总离子流色谱法　经过色谱柱分离后的组分分子进入离子源后被电离成离子,称为样品离子;同时,在离子源内的残余气体和一部分载气分子也被电离成离子,这部分离子被称为本底离子。样品离子和本底离子被离子源的加速电压加速,并进入质量分析器。在离子源内设置一个总离子检测极,收集总离子流的一部分,经放大并扣除本底离子流后,得到该样品的总离子流(total ion current,TIC)色谱图。当总离子流色谱峰曲线接近峰顶时,扫描质谱仪的磁场得到该组分的质谱信号。经电子倍增器检测后,在记录纸上给出该组分质谱图。故在 GC-MS 联用中,在获得色谱图的同时还可得到对应于每个色谱峰的质谱图。

(2) 质量碎片图质谱法　在质谱定量分析中,大多数是基于比较样品中待测组分的离子流和内标物的离子流。GC-MS测定中记录离子流的最重要的方法之一是选择性离子监测（selected ion monitoring，SIM），也有人称之为多离子检测（multiple ion detection，MID），即质量碎片图谱法（mass fragmentography）。系用保留时间为横坐标，记录一个或若干个特征离子碎片的强度所构成的质量碎片图谱，也就是进行选择性离子记录。一般此法可提高检测灵敏度2～3个数量级，达到pg水平。测定时选用的信号离子碎片应具有特征性和较高的峰强度。通过记录多个碎片及其相应的离子强度比，则可大大提高它的专一性。通过测量质量碎片图下的面积，即可进行定量分析。

4. 应用示例

示例 12　GC-MS法测定疏风活络丸中伪麻黄碱、麻黄碱、士的宁和马钱子碱的含量

疏风活络丸由制马钱子、麻黄、虎杖、拔葜、桂枝等11味中药组成。配方中麻黄和制马钱子为君药，主要有效成分有麻黄碱、伪麻黄碱、士的宁和马钱子碱，同时这4种成分又是毒性物质。因此，为保证该药使用的安全有效，应严格控制这些活性成分的含量在一定范围内。吕霞等人采用GC-MS法建立了疏风活络丸中4种生物碱的含量测定方法。

（1）GC-MS实验条件

1）色谱条件：Varian cp-sil 8 CB Low bleed/MS柱（$30m \times 250\mu m$，$0.25\mu m$），载气为He，不分流进样，恒流，柱流速为1mL/min，进样口温度为280℃，进样量$1\mu L$。柱起始温度50℃，保持1min，以25℃/min升至135℃保持6min，然后以30℃/min升至300℃保持22min。

2）质谱条件：离子源温度230℃，电离方式EI，电子能量70eV，传输线300℃，采集方式Scan，质量扫描范围$40\sim450m/z$，麻黄碱与伪麻黄碱选择总离子峰面积定量，士的宁和马钱子碱分别选择m/z 334和m/z 394特征离子峰面积定量。

（2）溶液配制

1）对照品溶液制备：分别取4种生物碱对照品，精密称定，士的宁和马钱子碱加三氯甲烷溶解，盐酸麻黄碱和盐酸伪麻黄碱加甲醇溶解，制成每1mL各含1mg的对照品贮备液，再各精密吸取适量，加三氯甲烷稀释成与供试品溶液浓度相当的对照品混合溶液（浓度分别为盐酸伪麻黄碱$13.65\mu g/mL$，盐酸麻黄碱$30.96\mu g/mL$，士的宁$51.41\mu g/mL$，马钱子碱$38.00\mu g/mL$）。

2）供试品溶液的制备：取10丸，精密称定，剪成细条，取约10g，精密称定，再取硅藻土约5g，精密称定，与样品混匀后充分研磨。取研磨后的均匀细粉约6g，精密称定，置锥形瓶中，滴加5％ NaOH溶液约5mL，充分振摇湿润，超声处理2min，精密加入三氯甲烷50mL，称重，70℃水浴回流提取2h，取出，放冷，再称重，补足减失重量，充分振摇，过滤，取续滤液即得。

（3）测定结果　取不含麻黄和马钱子的阴性样品，按供试品溶液制备法制备，测定，结果见图7-15。GC-MS总离子流图中，麻黄阴性样品未出现与伪麻黄碱和麻黄碱对照品保留时间相一致的色谱峰，马钱子阴性样品未出现与士的宁对照品保留时间相一致的色谱峰，但出现了与马钱子碱对照品（4号峰）保留时间相一致的色谱峰（4ˉ号峰），对照两者的质谱图有明显差异（图7-16），故采用选择离子监测。在测定条件下4种生物碱均获得了良好分离。

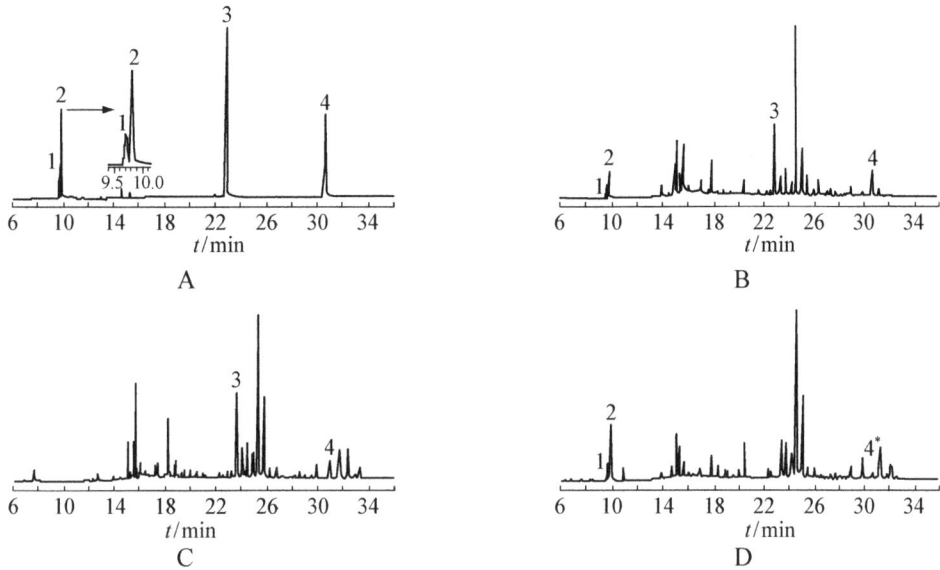

图 7-15　总离子色谱图
A. 对照品　B. 样品　C. 缺麻黄的阴性样品　D. 缺马钱子的阴性样品
1. 伪麻黄碱　2. 麻黄碱　3. 士的宁　4. 马钱子碱

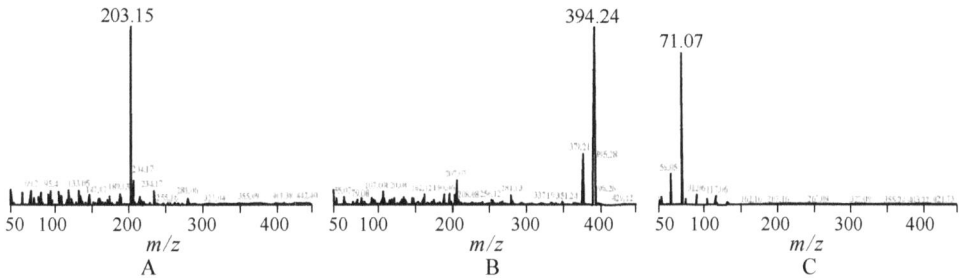

图 7-16　各成分峰的质谱图
A. 4* 号峰　B. 马钱子碱峰　C. 伪麻黄碱和麻黄碱峰

（4）讨论　曾采用 SIM 模式对 4 种生物碱进行扫描,灵敏度均有很大提高,但由于伪麻黄碱和麻黄碱的特征离子在低 m/z 区,本底有干扰,不利于选择离子定量,故采用全扫描方式采集,总离子峰面积定量;而在全扫描方式下马钱子碱存在阴性干扰,故采用选择离子定量,士的宁也同样采用选择离子定量,以与马钱子碱保持一致。

GC-MS 法测得结果与 HPLC-UV 检测法测得结果进行比较,两者含量一致,但前者灵敏度、准确性更好,更适合复杂基质样品中痕量生物碱的定性定量分析。在本实验中还发现样品中含去甲基麻黄碱等其他生物碱,因此,在对照品可得的情况下,GC-MS 可一次性鉴定并同时测定 4 个以上生物碱成分,这是 HPLC-UV 检测法所不能比拟的。

7.8.3　高效液相色谱-质谱联用

液-质联用（high performance liquid chromatography-mass spectrometry,HPLC-MS,简称LC-MS）实际上是以液相色谱为分离手段,质谱为检测手段的一种色谱方法。它集 HPLC 和 MS

的优点于一身,将 HPLC 的高分离能力,与 MS 的高检测灵敏度、高特异性结合起来,尤其是液相色谱与串联质谱的联用(LC-MS/MS),具有很强的结构解析能力、更高的灵敏度和更好的专属性。已成为复杂体系中各种化合物结构分析的重要手段,也是药品质量控制(药物中微量杂质、降解产物、药物生物转化产物的分析鉴定等)、体内药物分析和药物代谢研究的有效方法。

1. 接口和离子化方式

LC-MS 在线使用的主要问题是接口技术,液-质联用技术的发展可以说是接口技术的发展。LC 仪在常压下工作,流动相为液体,如何消除大量的流动相液体,使压力与质谱的真空度相匹配,并不使质谱仪受到污染,同时能否使被分析样品在温和条件下带上电荷得到分析而不被分解,这是 LC-MS 联用的关键。

目前商品化的 LC-MS 常用接口主要为大气压离子化接口(atmospheric pressure ionization,API),该技术不仅是一种较好的接口技术,同时也是一种离子化方式,使样品在常温、常压下实现了分子的离子化。其操作模式主要有电喷雾离子化(electrospray ionization,ESI)、大气压化学离子化(atmospheric pressure chemical ionization,APCI)和大气压光电离(atmospheric pressure photoionization,APPI)。ESI 通过喷口与金属毛细管之间的高电压离子化(即带电液滴形成离子的过程),适用于容易在溶液中形成离子的供试品或极性化合物;APCI 则是通过电晕放电来使供试品和流动相电离的离子化技术,要求供试品有一定的挥发性,适用于低、中等极性的化合物;APPI 是利用紫外灯取代 APCI 的电晕放电,利用光化作用将供试品电离的一种离子化技术,适用于非极性化合物。

2. 定性定量方法

在液-质联用中常用多级质谱进行化合物的定性分析。若一个中性分子丢失或得到一个电子,则分子离子的质荷比与其分子质量数相同。通过确认化合物准分子离子峰,进行二级或更多级质谱扫描,推断化合物的结构断裂机理,并结合其他表征及相关信息,推测化合物分子结构。或用参照物作峰匹配来确证分子量和分子式。

LC-MS 的定量分析可采用外标法或内标法,后者精度高于前者。内标可选用类似结构物质或同位素物质。前者成本低,后者精度和准确度高。使用同位素物质为内标时,要求在进样、分离和离子化过程中不会丢失同位素物质。分析物和内标离子的相对丰度采用选择离子监测(只监测分析物和内标的特定离子)的方式测定。选择离子监测相对全范围扫描而言,由于离子流积分时间长而增加了选择性和灵敏度。利用分析物和内标的色谱峰面积比或峰高比得出校正曲线,然后计算供试品中分析物的色谱峰面积或其含量。对于复杂样品,可采用LC-MS/MS测定,选用多反应监测模式(MRM)消除干扰,并且可以同时定量分析多个化合物。

3. 应用示例

示例 13 LC-MS 法研究尼莫地平(nimodipine,NMP)自组装前体脂质体在小鼠体内的组织分布

尼莫地平为 1,4-二氢吡啶类钙通道阻滞剂,分子量 418.45,在水中几乎不溶。脂质体可以作为难溶性药物的载体,增加药物的溶解度。为研究注射用尼莫地平自组装前体脂质体(nimodipine self-assembled proliposomes,NL)及其体内行为,崔毅博等人采用 LC-MS 法对小鼠组织、血浆样品中尼莫地平进行了分析测定。

(1) LC-MS 分析条件

1) 色谱条件:色谱柱:Shimpack C$_{18}$柱(150mm×2.0mm,5μm);流动相:甲醇-水(70:

30，V/V）；流速：0.2mL/min；柱温：35℃；进样体积：20μL；内标：尼群地平。

2）质谱条件：离子源：电喷雾离子化源（ESI）；探针电压：4.5kV；曲线脱溶剂装置（CDL）温度：250℃；加热块（block）温度：200℃；雾化器流速：1.5L/min；检测电压：1.7kV；监测方式：正离子监测；扫描方式：选择性离子监测（SIM）；定量离子：m/z 440.95（尼莫地平）和 m/z 382.95（内标尼群地平）。

（2）样品溶液的制备

1）组织匀浆液处理：取小鼠脑、心、肝（左侧表面一片）、脾、肺、肾称重，加入生理盐水 2.5mL，高速分散器匀浆后，制得组织匀浆液。精密量取内标工作液（1.6μg/mL）25μL，置于 10mL具塞离心管中，氮气流下挥干，加入待测组织匀浆液 2.0mL，于涡旋混合器上涡旋振荡 1min，再加入正己烷-乙酸乙酯（1：1，V/V）混合溶剂 4.0mL，涡旋振荡 3min，3 000r/min 离心 10min；精密吸取上清液 2.5mL，置于另一离心管中，于 40℃ 水浴中氮气流下挥干，所得残留物 在−20℃下保存；残留物用 70％甲醇 200μL 溶解，涡旋振荡 1min，10000r/min 离心10min，取 上清液 20μL 进样。

2）血浆样品处理：精密量取内标工作液 25μL，置于 10mL 具塞离心管中，氮气流下挥干，加入血浆150μL，于涡旋混合器上涡旋振荡 1min，再加入正己烷-乙酸乙酯（1：1，V/V）混合溶剂 4.0mL，涡旋振荡 3min，3000r/min 离心 10min；精密吸取上清液 2.5mL，置于另一离心管中，于 40℃ 水浴中氮气流下挥干，所得残留物在−20℃下保存；残留物用 70％甲醇 200μL 溶解，涡旋振荡 1min，10000 r/min 离心 10min，取上清液 20μL 进样。

3）结果与讨论：取空白血浆 150μL，空白组织匀浆各 2mL，照“组织匀浆液处理”及“血浆样品处理”项下操作。尼莫地平保留时间为 7.2min，内标尼群地平保留时间为 6.2min，内标峰及样品峰处均无干扰峰存在，以心脏匀浆液的专属性试验图谱为例（见图 7-17）。NL 和尼莫地平溶液（nimodipine solution，NS）在小鼠不同组织中的经时浓度见图 7-18。与 NS 比较，NL 提高了药物在脑组织中的 C_{max}（$P<0.01$），而且迅速达峰；同时在肝、脾、肺中的分布也略有增加。

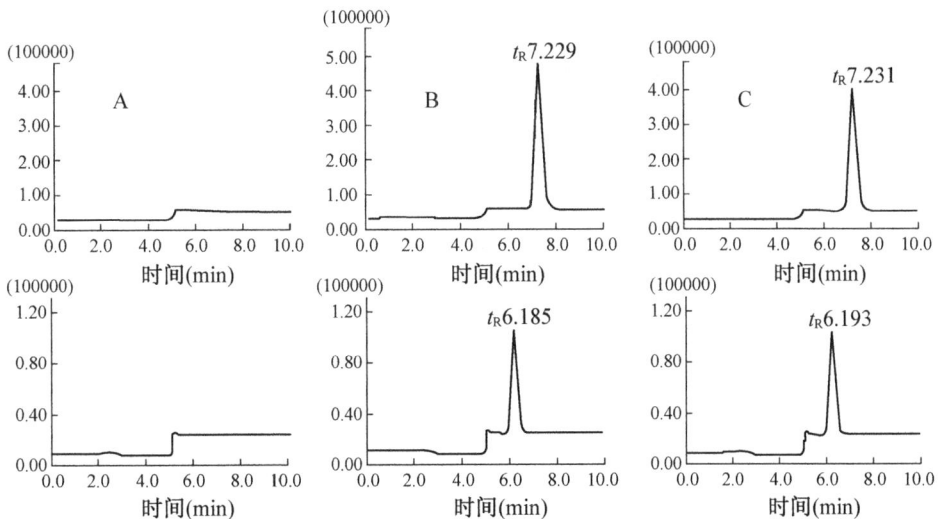

图 7-17　尼莫地平在心脏组织匀浆中的 LC-MS 色谱图
A. 空白心脏组织匀浆　B. 含有尼莫地平（40μg/L）和尼群地平（100μg/L）的心脏匀浆
C. 静脉注射尼莫地平脂质体 15min 后的心脏匀浆加尼群地平（100μg/L）

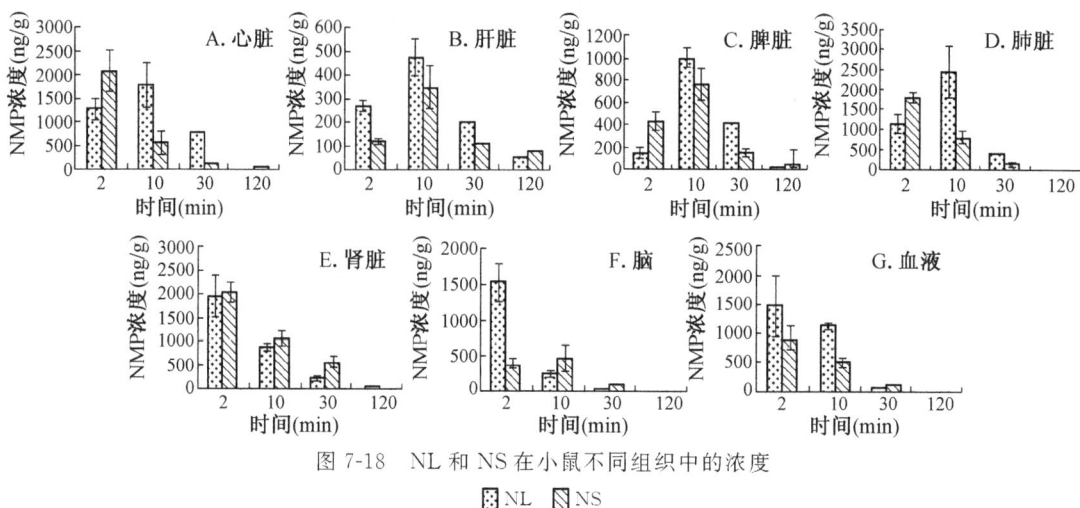

图 7-18　NL 和 NS 在小鼠不同组织中的浓度

▨ NL　◳ NS

【参考文献】

［1］邢俊波,曹红,刘成红,等.毛细管气相色谱法测定伤湿祛痛膏中樟脑和薄荷脑的含量.药物分析杂志,2009,29(1):107.

［2］施卉,邱利焱,金一,等.高效毛细管电泳法测定注射用水溶性维生素的含量.中国药学杂志,2007,42(19):1501.

［3］车镇涛,宗玉英.离子色谱法测定常用药食两用中药材中的二氧化硫含量.中药材,2006,29(5):444.

［4］刘爱,葛文娜,吴淑燕,等.手性流动相添加法拆分酮康唑外消旋体.色谱,2009,27(2):240.

［5］杨立伟,郑传奇,蒋忠军,等.超高效液相色谱法测定西洋参中人参皂苷 Rg_1、Re、Rb_1 的含量.中药材,2008,31(1):55.

［6］吕霞,郭青,钟文英.GC-MS 法测定疏风活络丸中伪麻黄碱、麻黄碱、士的宁和马钱子碱的含量.中国药科大学学报,2008,39(6):519.

［7］崔毅博,姚静,周建平,等.LC-MS 法研究尼莫地平自组装前体脂质体在小鼠体内的组织分布.药学与临床研究,2008,16(3):170.

［8］国家药典委员会.《中国药典》(2010 年版).北京:中国医药科技出版社,2010.

［9］刘文英.药物分析(第 6 版).北京:人民卫生出版社,2007.

第8章

中药与天然药物的分析

8.1 概　　述

8.1.1　中药与天然药物的定义

中药是以中医药学理论体系的术语表述药物的性能、功效和使用规律,并在我国传统医药理论指导下使用的药用物质及其制剂,包括中药材、中药饮片、中成药(制剂)三大类。由原产地采收加工的中药材,经切制、炒制或蒸、煮、煅等炮制加工处理后,称为中药饮片,可以配方使用。将中药制成膏、丹、丸、散,以及胶囊、片剂、颗粒剂等剂型,即成为中成药。中药制剂多为复方,主要来源于古代经典名方、主治为证候的中药复方、主治为病证结合的中药复方等。中药大部分来自于天然植物、动物和矿物,也有人工合成品,如铅丹、轻粉、升药、机制冰片、人工合成的牛黄等。中药主要产于中国,部分为域外泊来品,如乳香、没药、西洋参等。草药是中药的重要组成部分和发展源泉;而民族药(如藏药、蒙药)尽管产自中国,但不属于中药的范畴,它们自成体系,有自己的医药理论。

天然药物是指在现代医药理论指导下使用的天然药用物质及其制剂,以现代医学术语表述其适应证。包括自然界的植物、动物、矿物中提取的单一有效成分、有效部位或植、动、矿物成分的半合成品,以及植物的浸出物或提取物。

中药和天然药物是两个不同的概念,它们的主要区别在于其医药理论体系不同。中药是在中医药理论体系指导下认识和使用的药物,具有与中医药学理论体系基本内容相适应的一些特征:① 药性,即寒、热、温、凉四气与酸、苦、甘、辛、咸五味,以及脏腑、经络、三焦、卫气营血等归经和升降沉浮;② 以中医药学术语表达的功效,如解表、凉血、平肝、清热解毒、舒肝解郁、活血化瘀等;③ 按君、臣、佐、使关系考虑药物间的七情、十八反、十九畏、药对、禁忌、毒性等配伍组方,使各味药共同构成一个功能整体,并与机体的整体功能状况即"证"相对应,而发挥其防治疾病的作用。例如,常用中药人参,中医对其描述为:性味甘、微苦,平,归脾、肺、心经。具有大补元气、复脉固脱、补脾益肺、生津、安神功能,主治用于体虚欲脱、肢冷脉微、脾虚食少、肺虚喘咳、津伤口渴、内热消渴、久病虚羸、惊悸失眠、阳痿宫冷等。中药在用药时一般应经过加工处理和炮制,如生晒山参:用时粉碎或捣碎或润透,切薄片,干燥。在人参与其他中药的配伍时,还应注意:它反藜芦、不宜与五灵脂同用。这就是中药的一些基本特征。其次,在具备这样一些特征的基础上,只有依中医药理论,依据理、法、方、药,进行辨证论治应用,才能将其称为"中药"。

《中国药典》一部收载药材和饮片、植物油脂和提取物、成方制剂和单味制剂等。植物油脂和提取物是指从植物、动物中制得的挥发油、油脂、有效部位和有效成分。其中,提取物包括以水或醇为溶剂经提取制成的流浸膏、浸膏或干浸膏,含有一类或数类有效成分的有效部位和含量达到 90% 以上的单一有效成分。

8.1.2 中药分析特点

1. 中药化学成分复杂,有效成分非单一性

中药化学成分十分复杂,单味药本身就是一种混合物,如人参所含化学性质相似的人参皂苷类成分就有几十种之多。而由几味甚至几十味药组成的中药复方制剂所含的成分就更为复杂,有些化学成分还会相互影响,含量发生较大变化,有时可能还会生成一些稳定、亚稳定的复杂化合物。因此,分析测定前需要经过繁杂的分离、净化过程,且分离净化过程必须最大限度地保留待测成分,排除干扰成分,使测定结果准确地反映中药制剂的质量。

中药制剂产生的疗效不是某单一成分的结果,也不是某些成分简单作用的加和,而是各成分的协同作用。因此,用一种成分衡量其质量优劣有失偏颇,某单一成分的含量高低并不一定与临床作用效果具有简单的线性关系,检测任何一种活性成分均不能全面反映中药的整体疗效。

2. 中药材质量不一,杂质来源多途径

由于原料药材的品种、规格、产地、药用部位、采收季节、加工方法的影响,中药品种繁多,往往出现同名异物或同科不同种的情况,这就造成了中药材质量不一,杂质来源多途径。

中药材一般要经过加工炮制后才能入药,炮制后其化学成分、性味、药理作用等方面都会发生一定的变化。例如,何首乌生用具有解毒、消痈、润肠通便之功效,用于瘰疬疮痈、风疹瘙痒、肠燥便秘等证。经炮制后具有补肝肾、益精血、乌须发、强筋骨之功效,用于血虚萎黄、眩晕耳鸣、须发早白、腰膝酸软、肢体麻木、崩漏带下、久疟体虚等证。又如草乌,生草乌含有酯型生物碱毒性成分,经炮制后其毒性成分酯型生物碱显著下降,而总生物碱无明显变化。很多在单味中药鲜品中存在的化学成分经过炮制或制备后已不复存在或含量甚微,使质量分析更加困难。如地黄中含有梓醇,当长时间加热处理后就很难被检出。《中国药典》采用 TLC 法和 HPLC 法鉴别和测定地黄中梓醇和毛蕊花糖苷;而对熟地黄未进行梓醇的鉴别和含量测定,仅对毛蕊花糖苷进行鉴别和含量测定。

中药所含杂质主要有药材的非药用部位、未除净的泥沙、重金属、残留农药;因包装、保管不当发生霉变、走油、泛糖、虫蛀等产生的杂质;洗涤原料的水质二次污染等途径可能混入的杂质。另外,中药制剂所用辅料也是一大特色,如蜂蜜、蜂蜡、糯米粉、植物油、铅丹等都可作为辅料,这些辅料的存在,对质量分析均有一定的影响,需选择合适的方法,将其干扰排除,才能获得准确的分析结果。

3. 以中医药理论为指导原则,评价中药的质量

中药分析应以中医药理论为指导原则进行中药质量评价。对于中药制剂,首先应进行组

方分析,按主治功能分出君、臣、佐、使药味,选择有效成分或合适的指标成分,以及适宜的分析方法来评价中药制剂的质量。如由山楂、六神曲(麸炒)、炒麦芽组成的大山楂丸的含量测定,以君药山楂的主要有效成分熊果酸为指标,采用薄层扫描法测定其含量。由熟地黄、酒萸肉、牡丹皮、山药、茯苓、泽泻组成的六味地黄丸的含量测定,采用高效液相色谱法分别测定酒萸肉的主要有效成分马钱苷的含量和牡丹皮的主要有效成分丹皮酚的含量。

由于中成药由多种成分组成,其药理作用往往是多种成分相互作用的结果,因此,仅选择制剂中一、两个有效成分来评价中药制剂质量并不十分理想。2010 年版《中国药典》采用适合中药分析特点的新技术、新方法,对中药标准进行了较大修订与提高,逐步由单一指标性成分的定性定量向多成分及指纹图谱整体质量控制模式转化。如由大黄、盐酸小檗碱、黄芩浸膏组成的三黄片的含量测定,在 2005 年版《中国药典》中仅以君药大黄的主要有效成分大黄素和大黄酚为指标测定其含量。而在 2010 年版《中国药典》中采用高效液相法分别测定三者的有效成分:大黄素和大黄酚、盐酸小檗碱、黄芩苷的含量。

8.2　前处理方法

8.2.1　提取方法

1. 浸渍法

根据溶剂的温度,浸渍法可分为热浸、温浸和冷浸等数种,主要溶剂为水、乙醇。

(1) 冷浸法　系将样品置带塞容器中,精密加入一定量的适宜溶剂,摇匀后放置,浸泡提取。溶剂用量一般为样品重量的 10～20 倍,浸泡一定时间,并时时振摇。具体操作有两种方法:一种是样品在浸泡一定时间后,过滤,精密量取一定体积的滤液,使其与一定重量的药品相当,进行成分分析;另一种是样品在浸泡一定时间后,过滤,滤渣充分洗涤至提取完全,合并滤液与洗液,浓缩得残留物,置量瓶中,用溶剂稀释至一定体积,进行成分总量测定。本法适用于固体样品,如药材提取物、含有原生药的粉末的提取。影响浸提效果的因素主要有溶媒种类与性质、浸提温度、样品的性质与颗粒直径、溶媒用量、浸提时间等。冷浸法的优点是适用于遇热不稳定的化学成分的提取,操作简便且提取的杂质少,样品纯净;缺点是所需时间长,溶剂用量大,提取效率低。

(2) 热浸法　该法是通过加温以增大中药成分的溶解度,同时有可能使其与其他成分产生"助溶"现象。将样品置适宜容器中,加一定量溶剂,精密称定重量,连接回流冷凝管,加热至沸,保持一定时间,放冷后再称定重量,用溶剂补足减失重量,过滤,取滤液进行分析。

2. 回流提取法

(1) 回流提取法　以有机溶剂作溶媒,用回流装置,加热回流提取,提取至一定时间后,滤出提取液,经处理后制成供试品溶液。本法主要用于固体制剂的提取,不适宜对热不稳定或具有挥发性的组分的提取。回流提取法的提取效率较冷浸法高,在加热条件下,组分溶解度增大,溶出速度加快,有利于提取。

(2) 连续回流提取法　采用低沸点有机溶剂进行连续回流提取,不仅溶剂需用量少,而且成分提取完全。因此,无论分析试验或大型生产,均以连续提取法为好。实验室常用脂肪提取器(或称索氏提取器)进行提取。连续提取法一般需数小时(6～8h)才能提取完全,由于提取成分受热时间较长,遇热不稳定易变化的成分不宜采用此法。

3. 超声提取法

天然植物有效成分大多存在于细胞壁内,细胞壁的结构和组成决定了其是植物细胞有效成分提取的主要障碍,现有的机械方法或化学方法有时难以取得理想的破碎效果。超声提取是利用超声波具有的机械效应、空化效应及热效应,通过增大介质分子的运动速度,增强介质的穿透力以提取中药有效成分的一种方法。将样品置适当的容器中,加入提取溶剂,置超声振荡器中进行超声提取。具有高效、省时、省溶剂、操作简便等优点。

4. 水蒸气蒸馏法

对热稳定、具有挥发性并可随水蒸气流出的成分,如挥发油、一些小分子的生物碱(如麻黄碱、槟榔碱)、某些酚类物质(如丹皮酚)等可采用水蒸气蒸馏法提取。

5. 超临界流体提取法

超临界流体萃取技术是利用超临界状态下的流体为萃取剂,从液体或固体中萃取中药材的有效成分并进行分离的方法。超临界流体的理化性质介于液体和气体之间,其兼有气体的低黏度和液体的高密度,具有扩散系数高、传质速率快、溶解能力强、提取时间短等优点。当超临界流体在临界温度以上时,压力的微小变化都会引起超临界流体密度、黏度和扩散系数的大幅变化,影响超临界流体对各种成分的溶解能力,正由于超临界流体的这些性质,使其能选择性地从中药材及其复方中萃取出某些活性成分。CO_2 是最常用的超临界流体,采用超临界 CO_2 萃取不会残留有机溶剂,产品是纯天然的。由于 CO_2 是非极性化合物,因此,超临界 CO_2 仅适用于脂溶性或亲脂性成分特别是挥发油的萃取,但所得提取物的成分不同于以水蒸气蒸馏法所提取的挥发油;而对极性或水溶性成分的溶解性较差,不太适用。在提取极性成分时,可在超临界流体中加入适量有机溶剂如甲醇、氯仿等作为改性剂。

8.2.2 分离纯化方法

提取液大多还需要做进一步的净化分离,除去干扰成分后才可以测定。净化的原则是从提取液中除去对测定有干扰的杂质,而又不损失被测定成分。净化分离方法的设计主要依据被测定成分和杂质在理化性质上的差异,同时结合测定方法进行综合考虑。

1. 液-液萃取法

液-液萃取法系指在两种互不相溶的溶剂(如石油醚和水)中,利用被测成分与其他成分或杂质的分配比不同,通过多次萃取而达到分离纯化目的的一种提取方法。可根据成分的脂溶性大小和溶解性能选择合适的提取溶剂和提取次数。酸性、碱性及两性化合物的分配比受溶剂系统的 pH 影响,可通过改变溶剂系统的 pH 改变成分的存在状态,从而影响分配比,提高分离纯化效果。如测定中药制剂中生物碱的含量时,一般先用酸水溶液从提取液中萃取生物碱,生物碱成盐在水中溶解度增大,而被提出,分取水相,加浓氨使成碱性后,再用有机溶剂将生物碱从水相提出,可除去中性、酸性脂溶性杂质及水溶性杂质,达到净化的目的。一般对于弱酸性成分应调节水相的 $pH \leqslant (pK_a - 2)$,弱碱性成分调 $pH \geqslant (pK_a + 2)$。而对于高度电离的有机酸、有机碱成分的分离纯化可采用离子对试剂处理后再用有机溶剂进行萃取。

在液-液萃取中有时也采用盐析法来增加提取效率,即在样品的水提液中加入无机盐至一定浓度或达到饱和状态,使某些成分在水中的溶解度降低而有利于有机溶剂提取分离。常作为盐析的无机盐有 NaCl、$(NH_4)_2SO_4$、Na_2SO_4、$MgSO_4$ 等。如原白头翁素、麻黄碱、苦参碱等水溶性较大,在提取时,往往先在水提取液中加入一定量的食盐,再用有机溶剂提取。

液-液萃取时应注意乳化现象,应尽量避免乳化的发生,若发生乳化现象应消除后再进行萃取,以保证萃取的完全和减少成分的损失。

2. 沉淀法

沉淀法是基于某些试剂与被测成分或杂质生成沉淀,保留溶液或分离沉淀以得到净化的方法。根据被分离成分结构选用某些特殊试剂使某些成分沉淀,经分解沉淀获得欲测成分。这种沉淀必须是可逆的或可以直接测定沉淀物,再根据化学计量关系求出被测成分含量。如水溶性生物碱的分离常用雷氏盐沉淀法,利用雷氏盐(硫氰酸铬铵)在酸性介质中可与生物碱生成难溶于水的复合物,将此沉淀过滤而与其他杂质分离。也可使杂质生成沉淀,此时,沉淀反应可以是不可逆的,弃去沉淀,对溶液进行分析。

3. 色谱法

色谱法是中药分析中常用的样品净化方法,在中药的有效部位提取物中,往往含有结构类似、理化性质相似的几种成分的混合物,或含有少量结构类似的杂质,用一般的化学方法很难分离,可用色谱法将它们分离。其中最常用的是柱色谱法,柱填料有中性氧化铝、硅藻土、硅胶、化学键合相硅胶、聚酰胺、大孔树脂、活性炭及离子交换树脂等。若一种填料净化效果不理想,也可用混合填料或串联柱子等手段,以提高分离效果。对样品进行色谱净化处理时,首先应根据被分离物质的极性、脂溶性、酸碱性等,选择合适的柱填料和洗脱剂,将提取液加于柱顶,用适当溶剂冲洗,使待测组分保留于柱上,而杂质被除去(也可使杂质保留在柱上而组分被洗脱),然后再用适当溶剂洗脱组分。

8.3　鉴别试验

鉴别是利用一定的方法来判断药物的真伪。中药与天然药物的鉴别包括:性状鉴别、显微鉴别、理化鉴别等,以及必要的物理常数的测定。在 2010 年版《中国药典》中几乎所有的药材和饮片及含生药粉的中成药都增加了专属性很强的横切面或粉末显微鉴别,绝大部分品种增加了薄层色谱鉴别;DNA 分子鉴定、薄层色谱—生物自显影技术、色谱指纹图谱等先进方法在中药材鉴别中得到了应用,解决了常规方法难以解决的问题。

8.3.1　性状鉴别

1. 药材与饮片的性状鉴别

药材与饮片的性状鉴别主要是指药材、饮片的形状、大小、表面(色泽、特征)、质地、断面、气味等特征。性状的观察方法主要是运用感官来鉴别,如用眼看(较细小的可借助于放大镜或解剖镜)、手摸、鼻闻、口尝等方法。无论是根、根茎、藤茎、大果实、皮类药材,应尽量多描述断面特征,以便进行破碎药材或饮片的性状鉴别。

例如,黄芪的性状:本品呈圆柱形,有的有分枝,上端较粗,长 30～90cm,直径 1～3.5cm。表面淡棕黄色或淡棕褐色,有不整齐的纵皱纹或纵沟。质硬而韧,不易折断,断面纤维性强,并显粉性,皮部黄白色,木部淡黄色,有放射状纹理及裂隙,老根中心偶呈枯朽状,黑褐色或呈空洞。气微,味微甜,嚼之微有豆腥味。

2. 植物油脂、提取物和制剂的性状鉴别

挥发油和油脂规定外观颜色、气味、溶解度、相对密度和折光率等;粗提物和有效部位提取物规定外观颜色、气味等;有效成分提取物规定外观颜色、溶解度、熔点、比旋度等。中药成方制剂,外观性状是对药品的颜色和外表感官的描述。性状项下一般应写明品种的外观形状、色、嗅、味等。

例如,薄荷素油的性状:本品为无色或淡黄色的澄清液体;有特殊清凉香气,味初辛、后凉。存放日久,色渐变深。本品与乙醇、三氯甲烷或乙醚能任意混溶。相对密度应为 0.888~0.908。依法测定,旋光度应为 $-24°\sim-17°$。折光率应为 1.456~1.466。

又如牛黄解毒片的性状:本品为素片、糖衣片或薄膜衣片,素片或包衣片除去包衣后显棕黄色;有冰片香气,味微苦、辛。

8.3.2 显微鉴别

显微鉴别是指利用显微镜对药材(饮片)切片、粉末、解离组织或表面以及含有药材粉末的制剂进行观察,并根据组织、细胞或内含物等特征进行相应药材鉴别的一种方法。应选择易观察、具有鉴别意义的特征进行显微鉴别。对于药材组织构造特殊或有明显特征,可以区别外形相似或破碎不易识别的类似品、伪品;或某些常以粉末入药、而又无专属理化鉴别方法的药材,尤其是毒性或贵重药材,应尽量采用显微鉴别法。

鉴别时选择具有代表性的样品,根据鉴定的对象与目的,参照药典附录选用不同的试剂制备组织、表面或粉末显微切片、观察。对植物类中药,如根、根茎、藤茎、皮、叶等类,一般制作横切片观察,必要时制作纵切片;果实、种子类多制作横切片或纵切片观察;木类药材制作横切片、径向纵切片及切向纵切片三个面观察。观察粉末类药材或药材粉末特征时,制作粉末装片。

显微鉴别一般要求:

(1)显微特征应易于检出,对镜检出现概率低于 60% 的(制片 5 张,可检出规定特征的应不少于 3 张),或镜检难度大的,且已有该药材 TLC 鉴别的,可不作规定。对不易查见或无专属性的显微特征不宜列入。

(2)对于多来源的药材,宜采用多对共有的组织、细胞或内含物特征进行描述。

(3)药典成方制剂通常以药材细粉($<180\mu m$)投料,应注意显微鉴别项下的特征大小与药材细度尽量相一致。但也有例外,如生血丸,制法项下规定药材粉末粒度为细粉,然而显微鉴别项下又有种皮栅状细胞成片 $80\sim213\mu m$;针晶 $80\sim240\mu m$($>180\mu m$),长度超过了药典有关细粉的粒度规定。但是由于大小有一范围,且细长的特征也可通过较细的筛,所以也认可。

(4)中成药是由多种药材组成的复方,难免几种药材具有相似的显微特征,因此首先应选择被检药材特有的与其他药材区别大的特征。单一药材粉末的主要特征有时不一定能作为鉴别依据,而某些较为次要的特征有时却能起到重要的鉴别作用。因此在选取处方各药味显微特征时要考虑到两点:一是在该处方中的专一性,二是尽可能对处方外的药材也可排除,并且范围越大越好。

例如,《中国药典》对人参的显微鉴别如下:

本品横切面:木栓层为数列细胞。栓内层窄。韧皮部外侧有裂隙,内侧薄壁细胞排列较

紧密,有树脂道散在,内含黄色分泌物,形成层成环。木质部射线宽广,导管单个散在或数个相聚,断续排列成放射状,导管旁偶有非木化的纤维。薄壁细胞含草酸钙簇晶。

粉末淡黄白色。树脂道碎片易见,含黄色块状分泌物。草酸钙簇晶直径 $20\sim68\mu m$,棱角锐尖。木栓细胞表面观类方形或多角形,壁细波状弯曲。网纹导管及梯纹导管直径 $10\sim56\mu m$。淀粉粒甚多,单粒类球形、半圆形或不规则多角形,直径 $4\sim20\mu m$,脐点点状或裂缝状;复粒由 $2\sim6$ 分粒组成。

又如六味地黄丸的显微鉴别:淀粉粒三角状卵形或矩圆形,直径 $24\sim40\mu m$,脐点短缝状或人字状(山药)。不规则分枝状团块无色,遇水合氯醛试液溶化;菌丝无色,直径 $4\sim6\mu m$(茯苓)。薄壁组织灰棕色至黑棕色,细胞多皱缩,内含棕色核状物(熟地黄)。草酸钙簇晶存在于无色薄壁细胞中,有时数个排列成行(牡丹皮)。果皮表皮细胞橙黄色,表面观类多角形,垂周壁连珠状增厚(酒萸肉)。薄壁细胞类圆形,有椭圆形纹孔,集成纹孔群;内皮层细胞垂周壁波状弯曲,较厚,木化,有稀疏细孔沟(泽泻)。

8.3.3 理化鉴别

理化鉴别包括物理法(升华)、化学反应法(显色、沉淀等)、光谱法(紫外-可见、荧光、红外)、色谱法(TLC、HPLC、GC)等方法。

1. 升华法

利用升华法来鉴别中药制剂中某些具有升华性质的化学成分。这些成分在一定温度下能升华,可与其他成分分离,取升华物在显微镜下观察有一定形状,或在可见光下观察有一定颜色,或在紫外光下观察显出不同颜色荧光,或者加一定试剂处理后显出不同颜色或荧光。本法操作简便迅速,是对含有升华成分的中药制剂一个较好的鉴别方法。

例如,牛黄解毒片中冰片的微量升华鉴别:取本品 1 片,研细,进行微量升华,所得白色升华物,加新配制的 1% 香草醛硫酸溶液 $1\sim2$ 滴,液滴边缘渐显玫瑰红色。

又如大黄流浸膏中大黄的升华鉴别:取本品 1mL,置瓷坩埚中,在水浴上蒸干后,坩埚上覆以载玻片,置石棉网上直火徐徐加热,至载玻片上呈升华物后,取下载玻片,放冷,置显微镜下观察,有菱形针状、羽状和不规则晶体,滴加氢氧化钠试液,结晶溶解,溶液显紫红色。

2. 化学反应法

在鉴别成分或成分类别明确时,选择专属性强及反应明显的显色反应、沉淀反应进行鉴别。一般供试液需经分离提取,以避免出现假阳性的结果。化学反应法一般用于矿物药或某一化学成分的鉴别,对于中药复方制剂中共性成分的鉴别应尽量避免使用。

例如,马钱子散中马钱子的鉴别:取本品 1g,加浓氨试液数滴及三氯甲烷 10mL,浸泡数小时,滤过,取滤液 1mL 蒸干,残渣加稀盐酸 1mL 使溶解,加碘化铋钾试液 $1\sim2$ 滴,即生成黄棕色沉淀。

又如大黄流浸膏中大黄的鉴别:取本品 1mL,加 1% 氢氧化钠溶液 10mL,煮沸,放冷,滤过。取滤液 2mL,加稀盐酸数滴使呈酸性,加乙醚 10mL,振摇,乙醚层显黄色,分取乙醚液,加氨试液 5mL,振摇,乙醚层仍显黄色,氨液层显持久的樱红色。

又如大山楂丸中山楂的鉴别:取本品 9g,切碎,加乙醇 40mL 置水浴上加热回流 10min,滤过,滤液蒸干,残渣加水 10mL,加热使溶解,加正丁醇 15mL 振摇提取,分取正丁醇提取液,蒸干,残渣加甲醇 5mL 使溶解,滤过。取滤液 1mL,加少量镁粉与盐酸 $2\sim3$ 滴,加热 $4\sim5$min

后,即显橙红色。

3. 光谱法

（1）荧光法　有些中药材中含有能产生荧光的化学成分,这些成分有的在可见光或在紫外光照射下能发出荧光,有的须经试剂处理后发出荧光。荧光法鉴别时,可采用药材新的切面（或粉末）,置紫外光灯下直接观察,或药材、饮片经过提取处理后直接观察,或将溶液滴在滤纸上观察；含有这类药材的中药制剂可取制剂的提取液点在滤纸上或试纸上,置一定波长的紫外光灯下观察,或加一定试剂后再进行观察。如天王补心丸的荧光鉴别:取本品 1g,水蜜丸捣碎；小蜜丸或大蜜丸剪碎,平铺于坩埚中,上盖一长柄漏斗,徐徐加热,至粉末微焦时停止加热,放冷,取下漏斗,用水 5mL 冲洗内壁,洗液置紫外光灯（365nm）下观察,显淡蓝绿色荧光。

（2）紫外-可见分光光度法　中药材中有些化学成分在紫外-可见光区有选择性吸收,显示特征吸收光谱曲线,可利用来鉴别。但由于中药材及其制剂的组成复杂,成分众多,所得光谱为混合光谱,专属性差,实际应用较少。

（3）红外分光光度法　红外光谱法一般用于单一组分的鉴别,但近年来已有应用红外分光光度法鉴别中药材的报道。由于某一特定复杂中药或复杂药效组分中所含的分子种类及分子种类间的比例是固定的,测得的红外光谱图具有一定的特征和相似性,因此,可利用来对中药材进行鉴别。用红外分光光度法鉴别时,可将中药和天然药物的供试品通过溴化钾压片法或夹片法测定其在 $4000 \sim 400 cm^{-1}$ 范围内的红外吸收光谱。

4. 色谱法

色谱鉴别是利用薄层色谱、气相色谱或液相色谱等对中药材、饮片、提取物、有效成分进行真伪鉴别的方法。薄层色谱法具有专属性强、快速、经济、操作简便、重现性好等优点而被广泛采用,气相色谱与高效液相色谱鉴别一般用于薄层色谱分离度差、难以建立有效鉴别方法的样品,其条件一般不能采用与含量测定相同的色谱条件。因为含量测定色谱条件的建立只考虑单一的被测成分,而鉴别需要获得能表征该品种有别于其他品种的整体特征,因此气相色谱与高效液相色谱在鉴别中主要用于多植物来源的种间和种内或难鉴别易混淆药材的特征图谱鉴别。制定的色谱鉴别方法应能反映该药的整体特性。

（1）薄层色谱法　薄层色谱可将中药所含成分通过分离达到直观、可视化,具有承载信息大、专属性强、快速、经济、操作简便等优点,是中药鉴别的首选方法。通常采用以对照品或对照药材或对照提取物为对照,与样品同时进行薄层层析的方法。层析结果不宜用 R_f 值表述色谱行为,要求供试品色谱中,在与对照品或对照药材或对照提取物色谱相应的位置上,显示相同的斑点。

供试品溶液的制备应尽可能除去干扰色谱的杂质,同时方法要尽量简便,应视被测物的特性来选择适宜的溶剂和方法进行提取、分离。尽可能做到一个供试液可供多项鉴别使用,以达到节约资源、保护环境、简便实用的目的。为使斑点清晰,分离度与重复性符合要求,应根据被测物的特性选择合适的固定相、展开剂及显色方法等色谱条件。确定供试品取样量、提取和纯化方法、点样量等条件;选择合适的对照物质,确定对照物质用量、浓度、溶剂、点样量等。实验时的温度、湿度常会影响薄层色谱结果,不同品牌的薄层板或自制薄层板的薄层层析结果有一定的差异,因此,建立方法时应对上述因素进行考察。如有必要,应注明温、湿度要求。除需要改性外,一般采用预制的商品薄层板。

鉴别方法:取适宜浓度的对照溶液和供试品溶液,在同一薄层板上点样、展开与检视,供试品溶液所显主斑点的颜色(或荧光)和位置应与对照溶液的斑点一致。

例如,苦参的薄层色谱鉴别:取本品粉末 0.5g,加浓氨试液 0.3mL、三氯甲烷 25mL,放置过夜,滤过,滤液蒸干,残渣加三氯甲烷 0.5mL 使溶解,作为供试品溶液。另取苦参碱对照品、槐定碱对照品,加乙醇制成每 1mL 各含 0.2mg 的混合溶液,作为对照品溶液。照薄层色谱法试验,吸取上述两种溶液各 4μL,分别点于同一用 2% 氢氧化钠溶液制备的硅胶 G 薄层板上,以甲苯-丙酮-甲醇(8:3:0.5)为展开剂,展开,展距 8cm,取出,晾干,再以甲苯-乙酸乙酯-甲醇-水(2:4:2:1) 10℃ 以下放置的上层溶液为展开剂,展开,取出,晾干,依次喷以碘化铋钾试液和亚硝酸钠乙醇试液。供试品色谱中,在与对照品色谱相应的位置上,显相同的橙色斑点。

又如七厘散中血竭的薄层色谱鉴别:七厘散由血竭、乳香(制)、没药(制)、红花、儿茶、冰片、人工麝香、朱砂 8 味中药组成。鉴别方法:取本品 0.2g,加乙醚 5mL,密塞,振摇 10min,滤过,滤液作为供试品溶液。另取血竭对照药材 0.1g,同法制成对照药材溶液。照薄层色谱法试验,吸取上述两种溶液各 10μL,分别点于同一硅胶 G 薄层板上,以三氯甲烷-甲醇(19:1)为展开剂,展开,取出,晾干。供试品色谱中,在与对照药材色谱相应的位置上,显相同颜色的两个斑点。

《中国药典》对地黄、熟地黄的鉴别采用了薄层色谱-生物自显影技术:取本品粉末 1g,加80% 甲醇 50mL,超声处理 30min,滤过,滤液蒸干,残渣加水 5mL 使溶解,用水饱和的正丁醇振摇提取 4 次,每次 10mL,合并正丁醇液,蒸干,残渣加甲醇 2mL 使溶解,作为供试品溶液。另取毛蕊花糖苷对照品,加甲醇制成每 1mL 含 1mg 的溶液,作为对照品溶液。照薄层色谱法试验,吸取供试品溶液 5μL、对照品溶液 2μL,分别点于同一硅胶 G 薄层板上,以乙酸乙酯-甲醇-甲酸(16:0.5:2)为展开剂,展开,取出,晾干,用 0.1% 的 2,2-二苯基-1-苦肼基无水乙醇溶液浸板,晾干。供试品色谱中,在与对照品色谱相应的位置上,显相同颜色的斑点。

TLC-生物自显影是一种将薄层色谱分离和生物活性测定相结合的方法。2,2-二苯基-1-苦肼基(2,2-Diphenyl-1-picrylhydrazyl,DPPH)是一种很稳定的以氮为中心的自由基,本身显紫色,具有清除 DPPH 自由基能力的物质能使其还原成 DPPH—H 而呈现黄色,在国内外被广泛用于天然抗氧化剂的筛选。利用 DPPH 的上述性质,作为 TLC 的显色剂,不仅实现了传统薄层鉴别目的,鉴别了中药指标性成分的有无。同时又反映了各指标性成分的活性强弱,并能发现中药中存在的具有抗氧化活性的其他化学成分或反映不同产地或来源药材的抗氧化活性强弱。薄层色谱-生物自显影技术将化学成分分离与活性评价有机结合,同时达到中药活性筛选与品质评价两个目的。

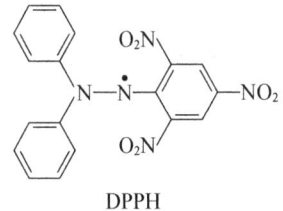

(2)液相色谱法 液相色谱法可用于药材的特征图谱或指纹图谱的鉴别。当药材存在易混淆品、伪品而显微特征或薄层色谱又难以鉴别时,可考虑建立药材的特征图谱或指纹图谱鉴别法。例如,龙牡壮骨颗粒由党参、黄芪、山麦冬、醋龟甲、维生素 D_2 等 16 味中西药制备而成。其中维生素 D_2 的鉴别采用 HPLC 法:取本品 10g,研细,加石油醚(30~60℃) 35mL,超声处理 30min,滤过,滤液挥干,残渣加甲醇 10mL 使溶解,作为供试品溶液。另取维生素 D_2 对照品,用甲醇制成每 1mL 含 10μg 的溶液,作为对照品溶液。照高效液相色谱法试验,以十八烷基硅烷键合硅胶为填充剂;甲醇为流动相;检测波长为 265nm。吸取上述两种溶

液各 $10\mu L$,分别注入液相色谱仪,测定,供试品色谱中应呈现与对照品色谱峰保留时间相同的色谱峰。

（3）气相色谱法 气相色谱法适用于含挥发性成分的中药和天然药物的鉴别。制剂处方中有多味药含挥发性成分时,应尽可能在同一色谱条件下进行鉴别。若用挥发油对照提取物为对照,相关组分峰应达到良好分离,保证结果的重现性。采用对照品或对照提取物为对照时,对色谱峰多的样品,最好能选择 2～3 个对照品,以便色谱定位。特征图谱中具有特殊意义的峰应予以编号,对色谱峰个数及指认色谱峰的相对保留时间作出规定。

例如,伤湿止痛膏中樟脑、薄荷脑、冰片、水杨酸甲酯的鉴别:伤湿止痛膏由伤湿止痛流浸膏、水杨酸甲酯、薄荷脑、冰片、樟脑、芸香浸膏、颠茄流浸膏组成。其中樟脑、薄荷脑、冰片、水杨酸甲酯的鉴别采用 GC 法:取本品适量,剪成小块,除去盖衬,取 2g,置具塞锥形瓶中,加乙酸乙酯 50mL,密塞,超声处理 30min,滤过,滤液作为供试品溶液。另取樟脑、薄荷脑、冰片与水杨酸甲酯对照品,加乙酸乙酯制成每 1mL 含樟脑 0.4mg,薄荷脑和冰片各 0.2mg 及水杨酸甲酯 0.3mg 的混合溶液,作为对照品溶液。照气相色谱法试验,聚乙二醇 20000（PEG - 20M）毛细管柱（柱长 30m,柱内径 0.32mm,膜厚度 $0.25\mu m$）,柱温为 125℃。分别吸取对照品溶液和供试品溶液各 $2\mu L$,注入气相色谱仪。供试品色谱中应呈现与对照品色谱峰保留时间相同的色谱峰。

又如安宫牛黄丸中麝香酮的鉴别:本品由牛黄、水牛角浓缩粉、麝香、珍珠、朱砂、雄黄、黄连、黄芩、栀子、郁金、冰片组成。鉴别方法:取本品 3g,剪碎,照挥发油测定法试验,加环己烷 0.5mL,缓缓加热至沸,并保持微沸约 2.5h,放置 30min 后,取环己烷液作为供试品溶液。另取麝香酮对照品,加环己烷制成每 1mL 含 2.5mg 的溶液,作为对照品溶液。照气相色谱法试验,以苯基（50％）甲基硅酮（OV - 17）为固定相,涂布浓度为 9％,柱长为 2m,柱温为 210℃。分别吸取对照品溶液和供试品溶液适量,注入气相色谱仪。供试品色谱中应呈现与对照品色谱峰保留时间相同的色谱峰。

8.3.4 指纹图谱鉴别

中药指纹图谱建立的目的是通过对所得到的能够体现中药整体特性的图谱识别,提供一种能够比较全面的控制中药质量的方法,从化学物质基础的角度保证中药制剂的稳定和可靠。其具体试验是采用指纹图谱模式,将中药内在物质特性转化为常规数据信息,用于中药鉴别和质量评价。

中药指纹图谱建立的内容包括:中药指纹图谱分析方法的建立与认证、方法验证、数据处理和分析。中药指纹图谱按照测试样品来源可以分为中药材、饮片、提取物或中间体、成方制剂指纹图谱。其中中药材、饮片及中间体指纹图谱主要用于生产内部控制、质量调整以及质量相关性考察。中药指纹图谱按照获取方式可以分为色谱、光谱及其他分析手段,其中色谱是中药指纹图谱建立的首选和主要方式。2010 年版《中国药典》首次采用中药色谱指纹图谱对植物油脂和提取物以及少数制剂进行鉴别。用相似度表达的称为"指纹图谱",用相对保留值表达的称为"特征图谱"。

1. 中药指纹图谱分析方法的建立

中药指纹图谱应满足专属性、重复性和可操作性。其首要目的是能体现中药的整体特征。在满足表征中药化学成分群整体性质的前提下,要求有较好的重复性,应根据重复性要求选用合适的分析方法来获取指纹图谱。指纹图谱分析方法的可操作性是指针对不同用途,选用不同方法来达到不同的要求。中药指纹图谱获取的一般规程如下。

(1) 供试品溶液的制备　制备供试品的基本原则是代表性和完整性。供试品的制备是整个分析步骤中关键的起始部分,供试品制备的好坏直接影响了整体分析结果的优劣及可信程度。因此,供试品的制备必须保证能够充分地反映出样本的基本特性,同时也必须保证待测样品所含特性的完整性。操作过程应按照定量测定的要求,保证样品物质信息不减失、不转化。对于化学成分类别相差较大的样品,可根据类别成分的性质,按照分析要求,对样品分别进行预处理,用于制备 2 张以上的指纹图谱。主要操作过程及数据应详细记录。

(2) 参照物的选择　指纹图谱的参照物主要用于指纹图谱的稳定程度和重现性考察,并有助于指纹图谱的辨认。一般选取制剂中容易获取的一个或一个以上的主要活性成分或指标成分为参照物。在与临床药效未能取得确切关联的情形下,参照物(复方制剂应首选君药的活性成分或指标成分)起着辨认和评价指纹图谱特征的指引作用。如无合适参照物也可选指纹图谱中的稳定的指纹峰作为参照峰,说明其响应行为和有关数据,并应尽可能阐明其化学结构及化学名称。

(3) 指纹图谱的获取　指纹图谱试验条件应能满足指纹图谱的需要,不宜简单套用含量测定用的试验条件,应根据指纹图谱的特点进行试验条件的优化选择,并经过方法学验证。如应用液相色谱建立特征图谱或指纹图谱时,应进行色谱条件优化,以保证信息最大化。流动相应保证被分析样品尽量多的特征峰流出并达到较好分离,可采用等度洗脱或梯度洗脱。根据被测成分的性质选用适宜的色谱柱、检测器,检测波长选择应考虑多数特征峰或指纹峰的响应值。

(4) 指纹图谱的建立和辨识　指纹图谱建立和辨识的主要目的是确定获取的指纹图谱中具有指纹意义的特征峰,并能体现其整体性。如色谱指纹图谱的试验条件确立后,应将获取的所有样品的指纹图谱逐一研究比较。一张对照用指纹图谱,特别是分辨率较高的图谱,必须制备有足够代表性的样品图谱(一般需对 10 批以上样品进行研究与比较),确定其中具有特征意义的峰作为特征峰或指纹峰,确定合理的参比峰,并给以编号。再将药材、中间体和成品之间的图谱进行比较,考察相互之间的相关性,用"相似度"进行表达。原则上应根据药材所含主成分进行相关表征,并体现在特征图谱中,一般要求至少指认其中 3 个以上的有效成分、特征成分或主成分,并对其比例作出规定。对色谱峰个数及指认色谱峰的相对保留时间和相对峰面积作出规定。

2. 指纹图谱方法认证

指纹图谱方法认证的主要目的是:① 证明获取的指纹图谱能够表征该中药产品的化学组成。② 各原药材的化学组成特征应该在中药产品的谱图中得到体现。

3. 指纹图谱方法验证

指纹图谱实验方法验证的目的是为了考察和证明采用的指纹图谱测定方法具有可靠性和可重复性,符合指纹图谱测定的要求。中药指纹图谱测定是一个复杂的分析过程,影响因素多,条件繁杂,合理的实验方法有效性评价是对测定整体过程和分析系统的综合验证,需要在制订指纹图谱方法时充分考虑。中药指纹图谱实验方法验证所包括的项目有:专属性、精密度(重复性和重现性)及耐用性等。

(1) 专属性　专属性是指指纹图谱的测定方法对样品特征的分析鉴定能力。中药供试品中物质一般分为：有效成分或活性成分、指标成分、辅助成分、杂质和基质等。在多数为未知成分的情况下，成分的标定、分离程度的评价和化学成分的全显示等都不能得到较好的满足，因此指纹图谱方法的专属性应从入药的有效部位所包含的成分群入手，根据相应的样品理化性质，确定一定的分离分析方法和检测手段。如色谱指纹图谱中，一般认为，在分离峰越多越好、大多数成分均能有响应的情况下，用典型的色谱图来证明其专属性，并尽可能在图上恰当地标出可确定的成分。具体方法可采用峰纯度、总峰响应值、容量因子分布、最难分离物质对的分离情况、总分离效能指标等作为专属性考察参数。同时需要评价有关样品（药材、中间体和成品）间的相关性，并尽可能显示出样品中特征响应，保证其有较大响应，从而减少方法的波动带来的判别误差。另外在指纹图谱测定中，如果采用一种方法对中药分析物不具备完全鉴定的能力，可采用两种或两种以上的方法以达到鉴定水平。

（2）精密度　精密度是指规定条件下对均质样品多次取样进行一系列检测结果的接近程度（离散程度）。精密度考察应使用均质和可信的样品。在得不到均质和可信样品的情况下，可用实验室配制的相应样品或样品溶液进行考察。指纹图谱实验方法的精密度通常以多次测量结果（相似度值）的变异性、标准偏差来表达。

（3）耐用性　耐用性是指中药指纹图谱测定方法对环境变化的耐受能力。如色谱指纹图谱的方法验证，需要考察实验室不同温湿条件（即不同实验环境）、不同厂家仪器（包括同一厂家不同规格仪器）、不同厂家的试剂和不同柱子（不同批号和/或供应商）等影响；考察方法本身的参数波动，如流速、柱温、流动相组成比例及 pH 值等影响；以及测定溶液的稳定性、样品前处理提取时间等影响。通过系统考察试验，对结果予以说明，并确定不引起系统较大变化的条件范围，确保方法的有效。

4. 中药指纹图谱的数据处理和计算分析

应建立比较图谱的一致性或相似程度的方法。对于用于评价产品一致性、批间均一性和稳定性的指纹图谱，宜应用现代信息学方法分析指纹图谱，其优点是能够借助计算机辅助计算给出客观、准确的结果，分析结果稳定、可重复。计算一般可分为谱峰匹配、化学特征提取、相似度计算、模式分类等步骤。采用相似度评价软件计算相似度时，若峰数多于 10 个，且最大峰面积超过总峰面积的 70%，或峰数多于 20 个，且最大峰面积超过总峰面积的 60%，计算相似度时应考虑去除该色谱峰。对于用于鉴别的指纹图谱，若能够提供对照提取物，则优先考虑采用对照提取物作对照，也可以采用标准中给出的对照指纹图谱作对照进行目测比较，比较其色谱峰的峰数、峰位、峰与峰之间的比例等简单易行的方法。

为确保特征或指纹图谱具有足够的信息量，必要时可使用两张以上特征或指纹图谱。中药材指纹图谱研究中还应注意试验用样品应鉴定准确、来源固定、质量符合该品种标准项下的有关规定。

5. 应用

《中国药典》一部收载的薄荷素油、三七总皂苷、丹参酮提取物、山楂叶提取物、人参总皂苷等植物油脂和提取物，以及制剂百灵胶囊等采用了指纹图谱或特征图谱的鉴别方法。例如，丹参酮提取物的指纹图谱测定如下。

色谱条件与系统适用性试验：以十八烷基硅烷键合硅胶为填充剂（柱长为 25cm，内径为 4.6mm，粒径为 5μm）；以乙腈为流动相 A，以 0.026% 磷酸溶液为流动相 B，按表 8-1 中的规定进行梯度洗脱；检测波长为 270nm；柱温为 25℃；流速为 0.8mL/min。理论板数按隐丹参酮峰计算应不低于 20000。

表 8-1 丹参酮提取物指纹图谱测定用流动相梯度

时间(min)	流动相 A(%)	流动相 B(%)
0～20	20→60	80→40
20～50	60→80	40→20

参照物溶液的制备：取隐丹参酮对照品和丹参酮ⅡA对照品适量，精密称定，加甲醇制成每 1mL 含隐丹参酮 30μg 和丹参酮ⅡA 130μg 的混合溶液，即得。

供试品溶液的制备：取本品约 5mg，精密称定，置 5mL 量瓶中，加甲醇使溶解并稀释至刻度，摇匀，滤过，取续滤液，即得。

测定方法：分别精密吸取参照物溶液和供试品溶液各 10μL，注入液相色谱仪，测定，记录色谱图。

供试品指纹图谱中应分别呈现与参照物色谱峰保留时间相同的色谱峰。按中药色谱指纹图谱相似度评价系统计算，供试品指纹图谱与对照品指纹图谱的相似度不得低于 0.90；隐丹参酮的峰高值不得低于丹参酮Ⅰ的峰高值。丹参酮对照指纹图谱见图 8-1。

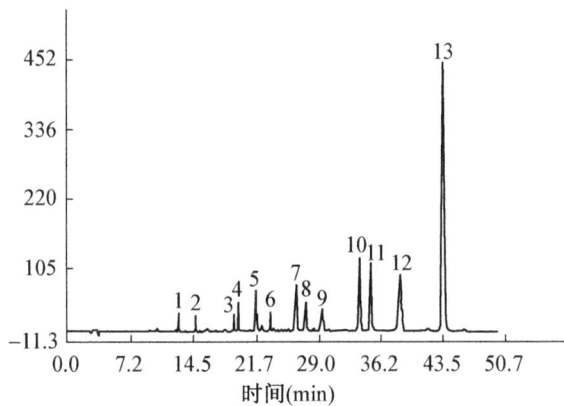

图 8-1 对照指纹图谱
13 个共有峰中，8 号峰为 15,16-二氢丹参酮Ⅰ；10 号峰为隐丹参酮；
11 号峰为丹参酮Ⅰ；13 号峰为丹参酮ⅡA

8.3.5 DNA 分子标记鉴别

DNA 分子标记鉴别是指通过比较药材间 DNA 分子遗传多态性差异来鉴别药材基源、确定学名的方法。适用于采用性状、显微、理化鉴别等方法难以鉴定的样品的鉴别，如同属多基源物种、动物药等的鉴别。方法如下：

（1）DNA 提取、纯化方法的考察 通过多种方法的优化，建立切实可行的 DNA 提取、纯化方法，确定最佳条件，获取高质量的药材总 DNA。

（2）DNA 分子标记方法的确定 通过多种方法对样品的比较，确定适于目的物鉴别的分子标记方法，优化各种条件、参数。

（3）PCR 反应条件的确定 通过试验，优化 PCR 反应条件、参数，并提供研究数据。

（4）电泳检查　通过试验，优化琼脂糖凝胶电泳条件、参数。

以上实验过程要防止外源 DNA 的污染。

如赵熙等采用随机扩增多态性（RAPD）技术对文山三七和广西三七进行 DNA 指纹图谱的鉴别研究，了解样品间遗传变异的大小，从中建立了三七品种的鉴定方法。

（1）样本 DNA 的提取　用手术刀片刮弃新鲜三七的表皮，取组织 1g，置研钵中，加入液氮研磨成糊状，将其转移到 50mL 塑料离心管中，按改进的 CTAB 法提取三七 DNA。

（2）PCR 反应条件　PCR 扩增反应体系为 $50\mu L$，模板 DNA$3\mu L$，$10\times$ PCR 反应缓冲液 $5\mu L$，dNTP 混合物（各 2.5mM）$4\mu L$，灭菌蒸馏水 $36.75\mu L$，TaKaRa Taq（5U/mL）$0.25\mu L$，引物 $1\mu L$（$20\mu mol/L$）。PCR 扩增程序：94℃预变性 5min；扩增循环（40 次）；94℃为 1min，41℃/37℃为 1min，72℃为 2min；最后 72℃延伸 10min。

首先进行引物筛选，筛选好的引物对所有的样本进行扩增，设不加模板的空白对照，每个引物重复 1～2 次。

（3）电泳分析　扩增产物于 1% 琼脂糖凝胶（EB 染色）电泳并照相。

（4）结果　从 45 个引物中筛选出 23 个扩增稳定且谱带清晰的引物，共得到 211 个遗传标记。DNA 指纹图谱显示样品间有遗传差异，具有不同的遗传特征，据此可进行鉴别。

2010 年版《中国药典》首次收载了聚合酶链式反应法（polymerase chain reaction，PCR）用于鉴别中药材。例如，乌梢蛇饮片和蕲蛇饮片的鉴别：

模板 DNA 提取：取供试药材 0.5g，置乳钵中，加液氮适量，充分研磨使成粉末，取 0.1g，置 1.5mL 离心管中，加入消化液适量，55℃水浴保温 1h，加入裂解缓冲液，混匀，加到 DNA 纯化柱中进行纯化处理，得供试品溶液，置−20℃保存备用。另取对照药材 0.5g，同法制成对照药材模板 DNA 溶液。

PCR 反应：在 $200\mu L$ 离心管中进行，反应总体积为 $25\mu L$，反应体系包括各品种项下规定的鉴别引物、模板、PCR 缓冲液、dNTP、高保真 Taq DNA 聚合酶、无菌双蒸水。将离心管置 PCR 仪，PCR 反应参数：95℃预变性 5min，循环反应 30 次（95℃为 30s，63℃为 45s），72℃延伸 5min。

电泳检测：照琼脂糖凝胶电泳法检测。胶浓度为 1%，胶中加入核酸凝胶染色剂 GelRed；供试品和对照药材 PCR 反应溶液的上样量分别为 $8\mu L$，DNA 分子量标记上样量为 $2\mu L$（$0.5\mu g/\mu L$）。电泳结束后，取凝胶片在凝胶成像仪上或紫外透射仪上检视。供试品凝胶电泳图谱中，在与对照药材凝胶电泳图谱相应的位置上，应有单一 DNA 条带。

8.4　杂质检查

中药与天然药物的检查项目主要包括安全性、有效性、均一性与纯度要求四个方面，应根据具体情况，合理检查有关项目，以确保用药的安全、有效。如药材与饮片的检查项目有：水分、总灰分、酸不溶性灰分、重金属及有害元素、农药残留量、易霉变品种的黄曲霉毒素；浸出物；产地加工中引入的非药用部位的杂质；药物中混存的同一来源，但其性状或部位与规定不符的物质；无机杂质（砂石、泥块、尘土等），以及其他与该品种来源不相符合的物质都属于检查项目之列。

　　中药与天然药物的提取物在生产、贮藏过程中可能含有并需要控制的物质,应根据原料药材中可能存在的有毒成分、生产过程中可能造成的污染情况、剂型要求、贮藏条件等建立检查项目。如相对密度、酸碱度或 pH 值、乙醇量、水分、灰分、总固体、干燥失重、碘值、酸败度、炽灼残渣、酸值、皂化值、重金属、砷盐、农药残留、有机溶剂残留、大孔树脂残留物等。作为注射剂原料的提取物除检查上述内容外,还应检查蛋白质、鞣质、树脂、草酸盐、钾离子、有害元素(铅、镉、汞、砷、铜)等。

　　中药与天然药物制剂的检查,除制剂通则中各剂型规定的检查项目外,还包括水分、相对密度、乙醇量、pH 值、总固体、有毒有害物质、有机溶剂残留量、树脂降解产物、有关物质、安全性检查等。

8.4.1　水分测定法

　　《中国药典》一部收载的水分检查方法有烘干法、甲苯法、减压干燥法、气相色谱法。测定用的供试品一般先破碎成直径不超过 3mm 的颗粒或碎片;直径和长度在 3mm 以下的花类、种子和果实类药材,可不破碎;减压干燥法需先通过二号筛。

1. 烘干法

　　本法适用于不含或少含挥发性成分的药品。取供试品 2～5g,平铺于干燥至恒重的扁形称量瓶中,厚度不超过 5mm,疏松供试品不超过 10mm,精密称定,打开瓶盖在 100～105℃ 干燥 5h,将瓶盖盖好,移置干燥器中,冷却 30min,精密称定重量,再在上述温度干燥 1h,冷却,称重,至连续两次称重的差异不超过 5mg 为止。根据减失的重量,计算供试品中含水量(%)。

2. 甲苯法

　　本法适用于含挥发性成分的药品。测定用仪器装置如图 8-2 所示:A 为 500mL 的短颈圆底烧瓶;B 为水分测定管;C 为直形冷凝管,外管长 40cm。使用前,全部仪器应清洁,并置烘箱中烘干。测定时,取供试品适量(约相当于含水量 1～4mL),精密称定,置 A 瓶中,加甲苯约 200mL,必要时加入干燥、洁净的沸石或玻璃珠数粒,将仪器各部分连接,自冷凝管顶端加入甲苯,至充满 B 管的狭细部分。将 A 瓶置电热套中或用其他适宜方法缓缓加热,待甲苯开始沸腾时,调节温度,使每秒钟馏出 2 滴。待水分完全馏出,即测定管刻度部分的水量不再增加时,将冷凝管内部先用甲苯冲洗,再用饱蘸甲苯的长刷或其他适宜的方法,将管壁上附着的甲苯推下,继续蒸馏 5min,放冷至室温,拆卸装置,如有水黏附在 B 管的管壁上,可用蘸甲苯的铜丝推下,放置,使水分与甲苯

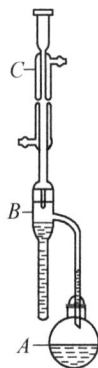

图 8-2　甲苯法测定水分

完全分离(可加亚甲蓝粉末少量,使水染成蓝色,以便分离观察)。检读水量,并计算供试品中的含水量(%)。

3. 减压干燥法

　　本法适用于含有挥发性成分的贵重药品。常用五氧化二磷和无水氯化钙为干燥剂,干燥剂应保持有效状态。测定时,取新鲜五氧化二磷干燥剂适量,置直径 12cm 左右的培养皿中,铺成 0.5～1cm 的厚度,放入直径 30cm 的减压干燥器中。然后取供试品 2～4g,混合均匀,分取约 0.5～1g,置已在供试品同样条件下干燥并称重的称量瓶中,精密称定,打开瓶盖,放入上述减压干燥器中,减压至 2.67kPa(20mmHg)以下持续 0.5h,室温放置 24h。在减压干燥器出

口连接新鲜无水氯化钙干燥管,打开活塞,待内外压一致,关闭活塞,打开干燥器,盖上瓶盖,取出称量瓶迅速精密称定重量,计算供试品中的含水量(%)。

4. 气相色谱法

色谱条件与系统适用性试验:用直径为 0.18~0.25mm 的二乙烯苯-乙基乙烯苯型高分子多孔小球作为载体,柱温为 140~150℃,热导检测器检测。注入无水乙醇,照气相色谱法测定,应符合下列要求:理论板数按水峰计算应＞1000,按乙醇峰计算应＞150;水和乙醇两峰的分离度应＞2;将无水乙醇进样 5 次,水峰面积的相对标准偏差不得＞3.0%。

对照品溶液的制备:取纯化水约 0.2g,精密称定,置 25mL 量瓶中,加无水乙醇至刻度,摇匀,即得。

供试品溶液的制备:取供试品适量(含水量约 0.2g),粉碎或研细,精密称定,置具塞锥形瓶中,精密加入无水乙醇 50mL,密塞,混匀,超声处理 20min,放置 12h,再超声处理 20min,密塞放置,待澄清后取上清液,即得。

测定方法:取无水乙醇、对照品溶液及供试品溶液各 1~5μL,注入气相色谱仪,测定,即得。

注意:对照品溶液与供试品溶液的配制须用新开启的同一瓶无水乙醇。用外标法计算供试品的含水量,由于无水乙醇中含有约 3% 的水分,因此,计算时应扣除无水乙醇中的含水量。方法如下:

对照品溶液中水峰面积＝对照品溶液中总水峰面积－K×对照品溶液中乙醇峰面积

供试品溶液中水峰面积＝供试品溶液中总水峰面积－K×供试品溶液中乙醇峰面积

$$K = \frac{无水乙醇中水峰面积}{无水乙醇中乙醇峰面积}$$

8.4.2 灰分测定法

灰分包括总灰分、酸不溶性灰分。根据药材、饮片的具体情况,可规定其中一项或两项。凡易夹杂泥沙、炮制时也不易除去的药材或生理灰分高的药材(测定值＞10%,酸不溶性灰分超过 2%),除规定总灰分外还应规定酸不溶性灰分。

1. 总灰分测定法

测定用的供试品须粉碎,使能通过二号筛,混合均匀后,取供试品 2~3g(如需测定酸不溶性灰分,可取供试品 3~5g),置炽灼至恒重的坩埚中,称定重量(准确至 0.01g),缓缓炽热,注意避免燃烧,至完全炭化时,逐渐升高温度至 500~600℃,使完全灰化并至恒重。根据残渣重量,计算供试品中总灰分的含量(%)。如供试品不易灰化,可将坩埚放冷,加热水或 10% 硝酸铵溶液 2mL,使残渣湿润,然后置水浴上蒸干,残渣照前法炽灼,至坩埚内容物完全灰化。

2. 酸不溶性灰分测定法

取上述总灰分,在坩锅中小心加入稀盐酸约 10mL,用表面皿覆盖坩锅,置水浴上加热10min,表面皿用热水 5mL 冲洗,洗液并入坩埚中,用无灰滤纸过滤,坩埚内的残渣用水洗于滤纸上,并洗涤至洗液不显氯化物反应为止。滤渣连同滤纸移至同一坩埚中,干燥,炽灼至恒重。根据残渣重量,计算供试品中酸不溶性灰分的含量(%)。

8.4.3 有害元素测定法

中药与天然药物中的有害元素包括砷、铅、镉、汞和铜等重金属,它们对人体有严重危害性,应严格控制限量。重金属与砷盐的测定,除按"第 3 章药物的杂质检查"中介绍的方法进行限度检查外,尚有原子吸收分光光度法和电感耦合等离子体质谱法,后者是重金属测定中最灵敏的一种方法($10^{-15} \sim 10^{-12}$)。

1. 原子吸收分光光度法

(1)铅的测定 采用石墨炉法。

测定条件(参考):波长 283.3nm;干燥温度 $100 \sim 120$℃,持续 20s;灰化温度 $400 \sim 750$℃,持续 $20 \sim 25$s;原子化温度 $1700 \sim 2100$℃,持续 $4 \sim 5$s。

标准曲线的制备:精密量取铅单元素标准溶液适量,用 2%硝酸溶液稀释,制成每 1mL 含铅(Pb)1μg 的溶液,作为贮备液($0 \sim 5$℃贮存)。分别精密量取铅标准贮备液适量,用 2%硝酸溶液制成每 1mL 分别含铅 0ng、5ng、20ng、40ng、60ng、80ng 的溶液。分别精密量取 1mL,精密加含 1%磷酸二氢铵和 0.2%硝酸镁的溶液 1mL,混匀,精密吸取 20μL 注入石墨炉原子化器,测定吸光度,以吸光度为纵光标,浓度为横坐标,绘制标准曲线。

供试品溶液的制备:① A 法。取供试品粗粉 0.5g,精密称定,置聚四氟乙烯消解罐内,加硝酸 $3 \sim 5$mL,混匀,浸泡过夜,盖好内盖,旋紧外套,置适宜的微波消解炉内,进行消解。消解完全后,取消解内罐置电热板上缓缓加热至红棕色蒸气挥尽,并继续缓缓浓缩至 $2 \sim 3$mL,放冷,用水转入 25mL 量瓶中,并稀释至刻度,摇匀,即得。同时,同法制备试剂空白溶液。② B 法。取供试品粗粉 1g,精密称定,置凯氏烧瓶中,加硝酸-高氯酸(4:1)混合溶液 $5 \sim 10$mL,混匀,瓶口加一小漏斗,浸泡过夜。置电热板上加热消解,保持微沸,若变棕黑色,再加硝酸-高氯酸(4:1)混合溶液适量,持续加热至溶液澄明后升高温度,继续加热至冒浓烟,直至白烟散尽,消解液呈无色透明或略带黄色,放冷,转入 50mL 量瓶中,用 2%硝酸溶液洗涤容器,洗液合并于量瓶中,并稀释至刻度,摇匀,即得。同时,同法制备试剂空白溶液。③ C 法。取供试品粗粉 0.5g,精密称定,置瓷坩埚中,于电热板上先低温炭化至无烟,移入高温炉中,于 500℃灰化 $5 \sim 6$h(若个别灰化不完全,加硝酸适量,于电热板上低温加热,反复多次直至灰化完全),取出冷却,加 10%硝酸溶液 5mL 使溶解,转入 25mL 量瓶中,用水洗涤容器,洗液合并于量瓶中,并稀释至刻度,摇匀,即得。同时,同法制备试剂空白溶液。

测定方法:精密量取空白溶液与供试品溶液各 1mL,精密加含 1%磷酸二氢铵和 0.2%硝酸镁的溶液 1mL,混匀,精密吸取 $10 \sim 20$μL,照标准曲线制备项下的方法测定吸光度,从标准曲线上读出供试品溶液中铅(Pb)的含量,计算,即得。

(2)镉的测定 也采用石墨炉法,测定方法与铅类似。

(3)砷的测定 采用氢化物法。

测定条件:采用适宜的氢化物发生装置,以含 1%硼氢化钠和 0.3%氢氧化钠溶液(临用前配制)作为还原剂,盐酸溶液(1→100)为载液,氩气为载气,检测波长为 193.7nm。

砷标准曲线的制备:精密量取砷单元素标准溶液适量,用 2%硝酸溶液稀释,制成每 1mL 含砷(As)1μg 的溶液,作为贮备液($0 \sim 5$℃贮存)。分别精密量取砷标准贮备液适量,用 2%硝酸溶液稀释制成每 1mL 分别含砷 0ng、5ng、10ng、20ng、30ng、40ng 的溶液。分别精密量取 10mL,置 25mL 量瓶中,加 25%碘化钾溶液(临用前配制)1mL,摇匀,加 10%抗坏血酸溶液

（临用前配制）1mL，摇匀，用盐酸溶液（20→100）稀释至刻度，摇匀，密塞，置80℃水浴中加热3min，取出，放冷。取适量，吸入氢化物发生装置，测定吸收值，以峰面积（或吸光度）为纵坐标，浓度为横坐标，绘制标准曲线。

供试品溶液的制备：按铅测定项下的供试品溶液制备中的 A 法或 B 法制备。

测定方法：精密吸取空白溶液与供试品溶液各 10mL，照标准曲线制备项下，自"加 25％碘化钾溶液（临用前配制）1mL"起，依法测定，从标准曲线上读出供试品溶液中砷（As）的含量，计算，即得。

（4）汞的测定　采用冷蒸气吸收法。

测定条件：采用适宜的氢化物发生装置，以含 0.5％硼氢化钠和 0.1％氢氧化钠溶液（临用前配制）作为还原剂，盐酸溶液（1→100）为载液，氮气为载气，检测波长为 253.6nm。

汞标准曲线的制备：精密量取汞单元素标准溶液适量，用 2％硝酸溶液稀释，制成每 1mL含汞（Hg）1μg 的溶液，作为贮备液（0～5℃贮存）。分别精密量取汞标准贮备液 0mL、0.1mL、0.3mL、0.5mL、0.7mL、0.9mL，置 50mL 量瓶中，加 20％硫酸溶液 10mL、5％高锰酸钾溶液0.5mL，摇匀，滴加 5％盐酸羟胺溶液至紫红色恰消失，用水稀释至刻度，摇匀。取适量，吸入氢化物发生装置，测定吸收值，以峰面积（或吸光度）为纵坐标，浓度为横坐标，绘制标准曲线。

供试品溶液的制备：① A 法。取供试品粗粉 0.5g，精密称定，置聚四氟乙烯消解罐内，加硝酸 3～5mL，混匀，浸泡过夜，盖好内盖，旋紧外套，置适宜的微波消解炉内进行消解（按仪器规定的消解程序操作）。消解完全后，取消解内罐置电热板上，于 120℃缓缓加热至红棕色蒸气挥尽，并继续浓缩至 2～3mL，放冷，加 20％硫酸溶液 2mL、5％高锰酸钾溶液 0.5mL，摇匀，滴加 5％盐酸羟胺溶液至紫红色恰消失，转入 10mL 量瓶中，用水洗涤容器，洗液合并于量瓶中，并稀释至刻度，摇匀，必要时离心，取上清液，即得。同时，同法制备试剂空白溶液。② B法。取供试品粗粉 1g，精密称定，置凯氏烧瓶中，加硝酸-高氯酸（4：1）混合溶液 5～10mL，混匀，瓶口加一小漏斗，浸泡过夜，置电热板上，于 120～140℃加热消解 4～8h（必要时延长消解时间，至消解完全），放冷，加 20％硫酸溶液 5mL、5％高锰酸溶液 0.5mL，摇匀，滴加 5％盐酸羟胺溶液至紫红色恰消失，转入 25mL 量瓶中，用水洗涤容器，洗液合并于量瓶中，并稀释至刻度，摇匀，必要时离心，取上清液，即得。同时，同法制备试剂空白溶液。

测定方法：精密吸取空白溶液与供试品溶液适量，照标准曲线制备项下的方法测定。从标准曲线上读出供试品溶液中汞（Hg）的含量，计算，即得。

（5）铜的测定　采用火焰法。

测定条件：检测波长为 324.7nm，采用空气-乙炔火焰，必要时进行背景校正。

铜标准曲线的制备：精密量取铜单元素标准溶液适量，用 2％硝酸溶液稀释，制成每 1mL含铜（Cu）10μg 的溶液，作为贮备液（0～5℃贮存）。分别精密量取铜标准贮备液适量，用 2％硝酸溶液制成每 1mL 分别含铜 0μg、0.05μg、0.2μg、0.4μg、0.6μg、0.8μg 的溶液。依次喷入火焰，测定吸光度，以吸光度为纵坐标，浓度为横坐标，绘制标准曲线。

供试品溶液的制备：同铅测定项下供试品溶液的制备。

测定方法：精密吸取空白溶液与供试品溶液适量，照标准曲线制备项下的方法测定。从标准曲线上读出供试品溶液中铜（Cu）的含量，计算，即得。

2. 电感耦合等离子体质谱法

本法是采用电感耦合等离子体质谱仪测定中药材中的铅（Pb）、砷（As）、镉（Cd）、汞（Hg）、铜(Cu)的含量。电感耦合等离子体质谱仪由样品引入系统、电感耦合等离子体(ICP)离子源、接口、离子透镜系统、四级杆质量分析器、检测器等组成。样品由载气(氩气)引入雾化系统进行雾化后,以气溶胶形式进入等离子体中心区,在高温和惰性气氛中被去溶剂化、气化解离和电离,转化成带正电荷的正离子,经离子采集系统进入质谱仪,质谱仪按质荷比进行分离,根据元素质谱峰强度测定样品中相应元素的含量。本法灵敏度高,适用于各类药品从痕量到微量的元素分析,尤其是痕量重金属元素的测定。测定方法如下。

标准溶液的制备:分别精密量取铅、砷、镉、汞、铜单元素标准溶液适量,用 10% 硝酸溶液稀释制成每 1mL 分别含铅、砷、镉、汞、铜为 $1\mu g$、$0.5\mu g$、$1\mu g$、$1\mu g$、$10\mu g$ 的溶液,作为贮备液。精密量取贮备液适量,用 10% 硝酸溶液稀释制成每 1mL 含铅、砷 0ng、1ng、5ng、10ng、20ng,含镉 0ng、0.5ng、2.5ng、5ng、10ng,含铜 0ng、50ng、100ng、200ng、500ng 的系列浓度混合溶液。另精密量取汞标准品贮备液适量,用 10% 硝酸溶液稀释制成每 1mL 分别含汞 0ng、0.2ng、0.5ng、1ng、2ng、5ng 的溶液,本液应临用配制。

内标溶液的制备:精密量取锗(Ge)、铟(In)、铋(Bi)单元素标准溶液适量,用水稀释制成每 1mL 各含 $1\mu g$ 的混合溶液,即得。

供试品溶液的制备:取供试品于 60℃ 干燥 2h,粉碎成粗粉,取约 0.5g,精密称定,置耐压耐高温微波消解罐中,加硝酸 5～10mL(如果反应剧烈,放置至反应停止)。密闭并按各微波消解仪的相应要求及一定的消解程序进行消解。消解完全后,冷却消解液至 60℃ 以下,取出消解罐,放冷,将消解液转入 50mL 量瓶中,用少量水洗涤消解罐 3 次,洗液合并于量瓶中,加入金单元素标准溶液(1μg/mL)200μL,用水稀释至刻度,摇匀,即得(如有少量沉淀,必要时可离心分取上清液)。同法制备试剂空白溶液,但不加金单元素标准溶液。

测定方法:测定时选取同位素 ^{63}Cu、^{75}As、^{114}Cd、^{202}Hg 和 ^{208}Pb,其中 ^{63}Cu、^{75}As 以 ^{72}Ge 作为内标,^{114}Cd 以 ^{115}In 作为内标,^{202}Hg、^{208}Pb 以 ^{209}Bi 作为内标,并根据不同仪器的要求选用适宜校正方程对测定的元素进行校正。

仪器的内标进样管在仪器分析工作过程中始终插入内标溶液中,依次将仪器的样品管插入各个浓度的标准溶液中进行测定(浓度依次递增),以测量值(3 次读数的平均值)为纵坐标,浓度为横坐标,绘制标准曲线。将仪器的样品管插入供试品溶液中,测定,取 3 次读数的平均值。从标准曲线上计算得相应的浓度,扣除相应的空白溶液的浓度,计算各元素的含量,即得。

8.4.4　浸出物测定法

浸出物是指用水、乙醇或其他适宜溶剂,对药材、饮片进行提取而得到的相应的有效物质。根据使用的溶剂不同分为:水溶性浸出物、醇溶性浸出物及挥发性醚浸出物等。适用于尚无法建立含量测定,或虽已建立含量测定,但所测成分与功效相关性差或含量低的药材和饮片,以便更好地控制质量。

浸出物测定可根据成方制剂中主要成分的理化性质选择合适的溶剂有针对性地对某一类成分进行浸出物测定,达到质量控制的目的,应注意避免辅料的干扰。含糖等辅料多的剂型对浸出物的测定有一定影响,一般不建议使用乙醇或甲醇作为浸出溶剂,可根据所含成分选用合适的溶剂。浸出物含量用重量法测定,按药材、饮片的干燥品计算。

8.4.5　农药残留量测定法

中药与天然药物,特别是中药材生产有相当数量为人工栽培,为提高药材产量,减少昆虫、真菌和霉菌的危害,在生产过程中常需喷洒农药,此外,土壤中残留的农药也可能引入药材中,致使中药材中农药残留问题较为严重,而农药对人体危害极大,故控制中药材及其制剂中农药残留量已成为必然。

常用农药按其化学结构可分为:① 有机氯类:艾氏剂、六六六、氯丹、DDT 等;② 有机磷类:对硫磷、甲基对硫磷、敌敌畏、乐果、氧化乐果、甲胺磷、乙酰甲胺磷、乙硫磷、马拉硫磷等;③ 拟除虫菊酯类:联苯菊酯、甲氰菊酯、氯菊酯、氯氰菊酯、氰戊菊酯、溴氰菊酯等;④ 苯氧羧酸类;⑤ 氨基甲酸酯类;⑥ 二硫代氨基甲酸酯;⑦ 无机农药和其他类。其中,有机氯类和少数有机磷农药能长期残留,须严格控制;其他农药残留期较短。《中国药典》采用气相色谱法测定药材及其制剂中有机氯、有机磷和拟除虫菊酯类农药的残留量。

1. 有机氯类农药残留量测定

(1)色谱条件与系统适用性试验 弹性石英毛细管柱(30m×0.32mm×0.25μm)SE-54(或 DB-1701),^{63}Ni-ECD 电子捕获检测器。进样口温度 230℃;检测器温度 300℃。不分流进样。程序升温:初始 100℃,10℃/min 升至 220℃,8℃/min 升至 250℃,保持 10min。理论板数按 α-BHC 峰计算应不低于 $1×10^6$,两个相邻色谱峰的分离度应>1.5。

(2)混合对照品溶液的制备 精密称取六六六(BHC)(α-BHC,β-BHC,γ-BHC,δ-BHC)、滴滴涕(DDT)(PP′-DDE,PP′-DDD,OP′-DDT,PP′-DDT)及五氯硝基苯(PCNB)农药对照品适量,用石油醚(60~90℃)分别制成每 1mL 约含 4~5μg 的溶液,即得对照品贮备液。精密量取上述各对照品贮备液 0.5mL,置 10mL 量瓶中,用石油醚(60~90℃)稀释至刻度,摇匀,作为混合对照品贮备液。精密量取混合对照品贮备液,用石油醚(60~90℃)制成每 1L 分别含 0μg、1μg、5μg、10μg、50μg、100μg、250μg 的溶液,即得。

(3)供试品溶液的制备 ① 药材或饮片:取供试品于 60℃干燥 4h,粉碎成细粉,取约 2g,精密称定,置 100mL 具塞锥形瓶中,加水 20mL 浸泡过夜,精密加丙酮 40mL,称定重量,超声处理 30min,放冷,再称定重量,用丙酮补足减失的重量,再加氯化钠约 6g,精密加入二氯甲烷 30mL,称定重量,超声处理 15min,再称定重量,用二氯甲烷补足减失的重量,静置(使分层),将有机相迅速移入装有适量无水硫酸钠的 100mL 具塞锥形瓶中,放置 4h。精密量取 35mL,于 40℃水浴上减压浓缩至近干,加少量石油醚(60~90℃)如前反复操作至二氯甲烷及丙酮除净,用石油醚(60~90℃)溶解并转移至 10mL 具塞刻度离心管中,加石油醚(60~90℃)稀释至 5.0mL。小心加入硫酸 1mL,振摇 1min,离心(3000r/min)10min。精密量取上清液 2mL,置具刻度的浓缩瓶中,连接旋转蒸发器,40℃下(或用氮气)将溶液浓缩至适量,精密稀释至 1mL,即得。② 制剂:取供试品,研成细粉(蜜丸切碎,液体制剂直接量取),精密称取适量(相当于药材 2g),以下按上述供试品溶液制备法制备,即得供试品溶液。

(4)测定方法 分别精密吸取供试品溶液和与之相对应浓度的混合对照品溶液各 1μL,分别连续进样 3 次,取 3 次平均值,按外标法计算供试品中 9 种有机氯农药残留量。

2. 有机磷类农药残留量测定

采用弹性石英毛细管柱(30m×0.25mm,0.25μm)DB-17MS(或 HP-5),氮磷检测器(NPD)。取对硫磷、甲基对硫磷、乐果、氧化乐果、甲胺磷、久效磷、二嗪农、乙硫磷、马拉硫磷、杀扑磷、敌敌畏、乙酰甲胺磷农药对照品适量,用乙酸乙酯溶解,并稀释制成系列标准溶液,按外标法计算供试品中 12 种农药残留量。

3. 拟除虫菊酯类农药残留量测定

采用弹性石英毛细管柱(30m×0.32mm,0.25μm)SE-54(或 DB-5),^{63}Ni-ECD 电子捕获检测器。取氯氰菊酯、氰戊菊酯及溴氰菊酯农药对照品适量,用石油醚(60~90℃)制成系列标准溶液,按外标法计算供试品中 3 种拟除虫菊酯农药残留量。

8.4.6 其他检查法

植物油脂类须检查酸值、皂值、碘值、他种油类等;一些药材、提取物、有效成分需检查炽灼残渣和特殊杂质等;中药注射剂需检查"渗透压摩尔浓度"、"有关物质(包括蛋白质、鞣质、树脂、草酸盐、钾离子等)",以及与安全性相关的各类检查(如:异常毒性检查法、降压物质检查法、过敏反应检查法、溶血与凝聚检查法等);一些品种需测定黄曲霉毒素、二氧化硫残留量等。如灯盏花素是从菊科植物短葶飞蓬中提取分离所得,供口服或注射用,在提取过程中使用了大孔树脂和丙酮等有机溶剂,需要检查的项目有:溶液的颜色、干燥失重、炽灼残渣、有关物质、相关物质、丙酮残留物、大孔吸附树脂有机残留物、重金属及有害元素、热原、过敏反应、降压物质、异常毒性、溶血与凝聚。一些现代分析技术,如 HPLC、LC-MS、GC 等在中药的质量控制中得到了广泛应用。

如千里光中特殊杂质阿多尼弗林碱含量低,采用高灵敏度的 LC-MS 法检测:以十八烷基硅烷键合硅胶为填充剂;乙腈-0.5%甲酸溶液(7∶93)为流动相;采用单级四极杆质谱检测器,电喷雾离子化(ESI)正离子模式下选择质荷比(*m/z*)为 366 离子进行检测;以野百合碱为内标。按干燥品计算,含阿多尼弗林碱($C_{18}H_{23}NO_7$)不得过 0.004%。

又如,陈皮、胖大海、酸枣仁、桃仁、僵蚕等品种易霉变,需检查黄曲霉毒素。采用 HPLC 柱后衍生化方法测定,分析柱为 ODS 柱,流动相为甲醇-乙腈-水(40∶18∶42),衍生化试剂为 0.05%碘溶液,衍生化温度为 70℃,荧光检测器检测(λ_{ex}360nm,λ_{em}450nm)。供试品经甲醇-水提取,通过免疫亲合柱纯化,然后用 HPLC 法测定。以黄曲霉毒素(B_1、B_2、G_1、G_2)混合标准液为对照,标准曲线法计算样品中各黄曲霉毒素含量。

8.4.7 一些中药的检查举例

示例 1 阿胶的检查

阿胶为马科动物驴的干燥皮或鲜皮经煎煮、浓缩制成的固体胶。《中国药典》规定检查:水分、重金属及有害元素、水不溶物、胶剂项下有关规定;饮片检查:水分、总灰分。

水分:取本品 1g,精密称定,加水 2mL,加热溶解后,置水浴上蒸干,使厚度不超过 2mm,照水分测定法(烘干法)测定,不得过 15.0%。

重金属及有害元素:照铅、镉、砷、汞、铜测定法测定,铅不得过百万分之五;镉不得过千万分之三;砷不得过百万分之二;汞不得过千万分之二;铜不得过百万分之二十。

水不溶物:取本品 1.0g,精密称定,加水 5mL,加热使溶解,转移至已恒重的 10mL 具塞离心管中,用温水 5mL 分 3 次洗涤,洗液并入离心管中,摇匀。置 40℃水浴保温 15min,离心(2000r/min)10min,去除管壁浮油,倾去上清液,沿管壁加入温水至刻度,离心,如法清洗 3 次,倾去上清液,离心管在 105℃加热 2h,取出,置干燥器中冷却 30min,精密称定,计算,即得。本品水不溶物不得过 2.0%。

饮片的水分不得过 10.0%;总灰分不得过 4.0%。

示例 2 甘草的检查

《中国药典》规定甘草需检查：水分(不得过 12.0%)；总灰分(不得过 7.0%)；酸不溶性灰分(不得过 2.0%)；重金属及有害元素(照铅、镉、砷、汞、铜测定法测定，铅不得过百万分之五；镉不得过千万分之三；砷不得过百万分之二；汞不得过千万分之二；铜不得过百万分之二十)；有机氯农药残留量(六六六不得过千万分之二；滴滴涕不得过千万分之二；五氯硝基苯不得过千万分之一)。

示例 3 银杏叶提取物的检查

银杏叶提取物除检查水分(不得超过 5.0%)、炽灼残渣(不得超过 0.8%)和重金属(不得超过百万分之二十)外，尚需检查"黄酮苷元峰面积比"和"总银杏酸"，两者均采用 HPLC 法测定。

(1) 黄酮苷元峰面积比的测定　按含量测定项下的总黄酮醇苷色谱计算，槲皮素与山奈素的峰面积比值应为 0.8～1.2。异鼠李素与槲皮素的峰面积比值应>0.15。

(2) 总银杏酸的测定　色谱条件与系统适用性试验：以十八烷基硅烷键合硅胶为填充剂；甲醇-0.1%冰醋酸溶液(90：10)为流动相；检测波长为 310nm；理论板数按白果新酸峰计算，应不低于 4000。

对照品溶液的制备：取白果新酸对照品适量，精密称定，加甲醇制成每 1mL 含 5μg 的溶液，作为对照品溶液。另取总银杏酸对照品适量，加甲醇制成每 1mL 含 100μg 的溶液，作为定位用对照溶液。

供试品溶液的制备：取本品粉末约 10g，精密称定，置具塞锥形瓶中，精密加入石油醚(60～90℃)50mL，密塞，称定重量，回流提取 2h，放冷，再称定重量，用石油醚(60～90℃)补足减失的重量，摇匀，滤过。精密量取续滤液 25mL，减压回收溶剂至干，精密加入甲醇 2mL，密塞，摇匀，即得。

测定方法：精密吸取供试品溶液、对照品溶液及定位用对照溶液各 10μL，注入液相色谱仪，计算供试品溶液中与总银杏酸对照品相应色谱峰的总峰面积，以白果新酸对照品溶液为对照，外标法计算总银杏酸含量。本品含总银杏酸不得过百万分之十。

示例 4 茶油的检查

茶油为山茶科植物油茶或小叶油茶的成熟种子用压榨法得到的脂肪油。需检查桐油、棉子油、酸值、皂化值和碘值。

桐油：取本品 3mL，加石油醚 3mL，溶解成澄清液，加亚硝酸钠结晶少量与稀硫酸数滴，即有气泡发生，强力振摇后，静置观察，油液层应澄清，油液与酸液接界处亦不得显浑浊。

棉子油：取本品 5mL，置试管中，加含硫磺的二硫化碳溶液(1→100)与戊醇的等容混合液 5mL，置饱和食盐水浴中，注意缓缓加热至泡沫停止(除去二硫化碳)，继续加热使水浴保持沸腾，2h 内不得显红色。

酸值：酸值是指中和脂肪、脂肪油或其他类似物质 1g 中含有的游离脂肪酸所需氢氧化钾的重量(mg)，但在测定时可采用氢氧化钠滴定液(0.1mol/L)进行滴定。按表 8-2 规定的重量，精密称取供试品，置 250mL 锥形瓶中，加乙醇-乙醚(1：1)混合液[临用前加酚酞指示液 1.0mL，用氢氧化钠滴定液(0.1mol/L)调至微显粉红色]50mL，振摇使完全溶解，用氢氧化钠滴定液(0.1mol/L)滴定，至粉红色持续 30s 不褪。以消耗氢氧化钠滴定液(0.1mol/L)的容积(mL)为 A，供试品的重量(g)为 W，照下式计算酸值，应不大于 3：

$$供试品的酸值 = \frac{A \times 5.61}{W}$$

表 8-2　酸值与取样量

酸值	0.5	1	10	50	100	200	300
称重（g）	10	5	4	2	1	0.5	0.4

皂化值：皂化值是指中和并皂化脂肪、脂肪油或其他类似物质 1g 中含有的游离酸类和酯类所需氢氧化钾的重量（mg）。取供试品适量［其重量（g）约相当于 250/供试品的最大皂化值］，精密称定，置 250mL 锥形瓶中，精密加入 0.5mol/L 氢氧化钾乙醇溶液 25mL，加热回流 30min，然后用乙醇 10mL 冲洗冷凝管的内壁和塞的下部，加酚酞指示液 1.0mL，用盐酸滴定液（0.5mol/L）滴定剩余的氢氧化钾，至溶液的粉红色刚好褪去，加热至沸，如溶液又出现粉红色，再滴定至粉红色刚好褪去；同时做空白试验。以供试品消耗的盐酸滴定液（0.5mol/L）的容积（mL）为 A，空白试验消耗的容积（mL）为 B，供试品的重量（g）为 W，照下式计算皂化值，应为 185～196。

$$供试品的皂化值 = \frac{(B-A) \times 28.05}{W}$$

碘值：碘值是指脂肪、脂肪油或其他类似物质 100g，当充分卤化时所需的碘量（g）。取供试品适量［其重量（g）约相当于 25/供试品的最大碘值］，精密称定，置 250mL 的干燥碘瓶中，加三氯甲烷 10mL，溶解后，精密加入溴化碘溶液 25mL，密塞，摇匀，在暗处放置 30min。加入新制的碘化钾试液 10mL 与水 100mL，摇匀，用硫代硫酸钠滴定液（0.1mol/L）滴定剩余的碘，滴定时注意充分振摇，待混合液的棕色变为淡黄色，加淀粉指示液 1mL，继续滴定至蓝色消失，同时做空白试验。以供试品消耗的硫代硫酸钠滴定液（0.1mol/L）的容积（mL）为 A，空白试验消耗的容积（mL）为 B，供试品的重量（g）为 W，照下式计算碘值，应为 80～88。

$$供试品的碘值 = \frac{(B-A) \times 1.269}{W}$$

8.5　含量测定

中药与天然药物的含量测定是指用各种有效分析方法，对药物含有的有效成分、指标成分或类别成分进行测定，以评价其内在质量。中药与天然药物的成分多而复杂，如生物碱类、黄酮类、皂苷类、醌类、木脂素类、挥发油等，各类成分性质各异，差异较大，且一种药物往往含有多种成分，这些成分大多具有临床疗效，有的还具有双向调节作用，很难确定哪一个化学成分为唯一的有效成分，而有些成分尚不一定能与临床疗效相一致。因此，测定成分的选定是十分重要的。一般应根据临床疗效的一致性或活性试验结果来选择相应的专属性成分、活性成分作为含量测定的指标，避免选择无专属性的指标成分或低活性的微量成分。当单一成分不能反映该药的整体活性时，可采用多成分或多组分的检测方法。在《中国药典》中采用的含量测定方法主要有化学法、分光光度法、色谱法和液-质联用法。

8.5.1　化学法

化学定量分析方法包括重量法和容量法。化学分析法所用仪器简单，结果准确。主要用于测定制剂中含量较高的一些成分如总生物碱类、总酸类、总皂苷等,以及含矿物药制剂中的无机成分。但化学分析法有一定的局限性,其灵敏度低、操作繁琐、耗时长、专属性不高、对于微量成分准确性不理想。用化学分析法测定中药与天然药物的含量,一般需经提取、分离、净化、浓集后再进行测定;药物的含量高、干扰成分较少或组方纯粹为无机物时,也可直接测定。此外,还有氮测定法,主要用于含较多蛋白质或氨基酸的中药的含量测定。

示例 5 重量法测定巴豆中脂肪油的含量

取本品粗粉 1g,精密称定,置索氏提取器中,加乙醚适量,回流提取(8h)至脂肪油提尽,收集提取液,置已干燥至恒重的蒸发皿中,在水浴上低温挥去溶剂,在 100℃干燥 1h,移置干燥器中,冷却 30min,精密称定,计算。本品按干燥品计算,含脂肪油不得少于 22.0%。

示例 6 酸碱滴定法测定山楂中总有机酸的含量

取本品细粉约 1g,精密称定,精密加入水 100mL,室温下浸泡 4h,时时振摇,滤过。精密量取续滤液 25mL,加水 50mL,加酚酞指示液 2 滴,用氢氧化钠滴定液(0.1mol/L)滴定。每 1mL 氢氧化钠滴定液(0.1mol/L)相当于 6.404mg 的枸橼酸($C_6H_8O_7$)。本品按干燥品计算,含有机酸以枸橼酸计,不得少于 5.0%。

8.5.2 分光光度法

分光光度法测定中药与天然药物的含量,常用的是紫外-可见分光光度法。由于中药成分复杂、干扰因素不易排除,成分含量变化幅度大,因此,含量测定常用对照品比较法和比色法,一般不采用吸收系数法。

本法可用于生物碱类、总黄酮、总蒽醌、多糖等的测定。例如《中国药典》采用酸性染料比色法测定华山参片中的生物碱和黄杨宁片中的环维黄杨星 D;硫氰酸铬铵比色法测定产复康颗粒中的总生物碱;铝盐比色法测定槐花、独一味胶囊、消咳喘糖浆、排石颗粒中的总黄酮;苯酚-硫酸比色法测定金樱子中的多糖;盐酸羟胺-联吡啶比色法测定复方皂矾丸中的硫酸亚铁;直接紫外分光光度法测定淫羊藿中的总黄酮等。

示例 7 比色法测定牛黄中胆红素含量

对照品溶液的制备:取胆红素对照品约 10mg,精密称定,置 100mL 棕色量瓶中,加三氯甲烷溶解并稀释至刻度,摇匀,精密量取 5mL,置 50mL 棕色量瓶中,加乙醇至刻度,摇匀,即得每 1mL 中含胆红素 10μg 的对照品溶液。

标准曲线的制备:精密量取对照品溶液 1mL、2mL、3mL、4mL、5mL,置具塞试管中,分别加乙醇至 9.0mL,各精密加重氮化溶液(甲液:取对氨基苯磺酸 0.1g,加盐酸 1.5mL 与水适量使成 100mL;乙液:取亚硝酸钠 0.5g,加水使溶解成 100mL,置冰箱内保存。用时取甲液 10mL 与乙液 0.3mL,混匀)1mL,摇匀,于 15~20℃暗处放置 1h,以相应的试剂为空白,按照紫外-可见分光光度法,在 533nm 波长处测定吸光度,以吸光度为纵坐标,浓度为横坐标,绘制标准曲线。

测定方法:取本品细粉约 10mg,精密称定,置锥形瓶中,加三氯甲烷-乙醇(7:3)混合溶液 60mL、盐酸 1 滴,摇匀,置水浴中加热回流约 30min,放冷,移至 100mL 棕色量瓶中。容器用少量混合溶液洗涤,洗液并入同一量瓶中,加上述混合溶液至刻度,摇匀。精密量取上清液 10mL,置 50mL 棕色量瓶中,加乙醇至刻度,摇匀。精密量取 3mL,置具塞试管中,照标准曲线制备项下的方法,自"加乙醇至 9.0mL"起,依法测定吸光度,从标准曲线上读出供试品溶液中含胆红素的重量(mg),计算。本品按干燥品计算,含胆红素($C_{33}H_{36}N_4O_6$)不得少于 35.0％。

示例 8　直接紫外法测定淫羊藿中总黄酮含量

取本品粉末(过 3 号筛)约 0.2g,精密称定,置具塞锥形瓶中,精密加入稀乙醇 20mL,密塞,称定重量,超声处理 1h,再称定重量,用稀乙醇补足减失的重量,摇匀,滤过。精密量取续滤液 0.5mL,置 50mL 量瓶中,加甲醇至刻度,摇匀,作为供试品溶液。另取淫羊藿苷对照品,精密称定,加甲醇制成每 1mL 含 10μg 的溶液,作为对照品溶液。分别取供试品溶液和对照品溶液,以相应试剂为空白,按照紫外-可见分光光度法,在 270nm 波长处测定吸光度,计算,即得。本品按干燥品计算,含总黄酮以淫羊藿苷($C_{33}H_{40}O_{15}$)计,不得少于 5.0％。

8.5.3　色谱法

1. 高效液相色谱法

高效液相色谱法具有分离性能高、分析速度快、灵敏、操作简便等特点,广泛用于多组分物质、复杂体系的成分分析,已成为中药含量测定的首选方法。根据被测物结构和理化性质,选择合适的流动相和检测器。为获得较好的色谱响应,对于酸性成分,如黄芩苷、银杏黄酮等可采用在流动相中加一定浓度的醋酸或磷酸,以抑制酸性物质解离,从而提高色谱分离效率;对于极性大的成分或酸碱性物质,也可采用离子对方法,如马钱子中马钱子碱和士的宁的测定,防己中粉防己碱和防己诺林碱的测定。为达到良好的分离,可根据待测样品的复杂程度和各成分的分离情况,采用等度洗脱或梯度洗脱。检测方法绝大部分采用紫外法,对于皂苷类、多糖类等无紫外吸收的成分,可采用蒸发光散射检测器进行检测,也可采用紫外低波长进行检测,但应注意所用流动相中有机溶剂的截止使用波长(宜用乙腈,不宜用甲醇)。测定方法有内标法和外标法。

示例 9　黄芩提取物中黄芩苷的含量测定

色谱条件与系统适用性试验:以十八烷基硅烷键合硅胶为填充剂;以甲醇-水-磷酸(47：53：0.2)为流动相,检测波长为 280nm。理论板数按黄芩苷峰计算应不低于 2500。

测定方法:取本品约 10mg,精密称定,置 25mL 量瓶中,加甲醇适量使溶解,并稀释至刻度,摇匀。精密量取 5mL,置 25mL 量瓶中,加甲醇至刻度,摇匀,滤过,取续滤液作为供试品溶液。另取黄芩苷对照品适量,精密称定,加甲醇制成每 1mL 含 60μg 的溶液,作为对照品溶液。分别精密吸取对照品溶液与供试品溶液各 10μL,注入液相色谱仪,测定。外标法计算供试品中黄芩苷含量。本品按干燥品计算,含黄芩苷($C_{21}H_{18}O_{11}$)不得少于 85.0％。

示例 10　银杏叶的含量测定

(1) 总黄酮醇苷的测定

色谱条件与系统适用性试验:以十八烷基硅烷键合硅胶为填充剂;以甲醇-0.4％磷酸溶液(50：50)为流动相;检测波长为 360nm。理论板数按槲皮素峰计算应不低于 2500。

对照品溶液的制备:取槲皮素对照品、山奈素对照品、异鼠李素对照品适量,精密称定,加甲醇制成每 1mL 含槲皮素 30μg、山奈素 30μg、异鼠李素 20μg 的混合溶液,即得。

供试品溶液的制备:取本品中粉约 1g,精密称定,置索氏提取器中,加三氯甲烷回流提取 2h,弃去三氯甲烷液,药渣挥干,加甲醇回流提取 4h,提取液蒸干,残渣加甲醇-25％盐酸溶液(4：1)混合液 25mL,加热回流 30min,放冷,转移至 50mL 量瓶中,加甲醇至刻度,摇匀,即得。

测定方法:分别精密吸取对照品溶液与供试品溶液各 10μL,注入液相色谱仪,测定,分别计算槲皮素、山奈素和异鼠李素的含量，按下式换算成总黄酮醇苷的含量，本品按干燥品计算，含总黄酮醇苷不得少于 0.40%：

$$总黄酮醇苷含量＝(槲皮素含量＋山奈素含量＋异鼠李素含量)×2.51$$

（2）萜类内酯的测定

色谱条件与系统适用性试验：以十八烷基硅烷键合硅胶为填充剂；以甲醇-四氢呋喃-水 (25：10：65)为流动相；蒸发光散射检测器检测。理论板数按白果内酯峰计算应不低于 3000。

对照品溶液的制备：取银杏内酯 A 对照品、银杏内酯 B 对照品、银杏内酯 C 对照品和白果内酯对照品适量，精密称定，加 50% 甲醇制成每 1mL 含银杏内酯 A 0.18mg、银杏内酯 B 0.08mg、银杏内酯 C 0.10mg、白果内酯 0.20mg 的混合溶液，即得。

供试品溶液的制备：取本品中粉约 1.5g，精密称定，置索氏提取器中，加石油醚(30～60℃)在 70℃ 水浴上回流提取 1h，弃去石油醚(30～60℃)液，药渣和滤纸筒挥尽石油醚，置于 60℃ 烘箱中烘干，再加甲醇回流提取 6h，提取液蒸干，残渣加甲醇溶解并转移至 10mL 量瓶中，超声处理(功率 300W，频率 50kHz)30min，取出放冷，加甲醇至刻度，摇匀，静置，精密量取上清液 5mL，加到酸性氧化铝柱上(200～300 目，3g，内径 1cm，用甲醇湿法装柱)，用甲醇 25mL 洗脱，收集洗脱液，回收溶剂至干，残渣用甲醇 5mL 分次转移至 10mL 量瓶中，加水约 4.5mL，超声处理(功率 300W，频率 50kHz)30min，取出，放冷，加甲醇至刻度，摇匀，即得。

测定方法：分别精密吸取对照品溶液 10μL、20μL，供试品溶液 10～20μL，注入液相色谱仪，测定，用外标两点法对数方程分别计算银杏内酯 A、银杏内酯 B、银杏内酯 C 和白果内酯的含量。

本品按干燥品计算，含萜类内酯以银杏内酯 A($C_{20}H_{24}O_9$)、银杏内酯 B($C_{20}H_{24}O_{10}$)、银杏内酯 C($C_{20}H_{24}O_{11}$)和白果内酯($C_{15}H_{18}O_8$)的总量计，不得少于 0.25%。

示例 11 马钱子中马钱子碱和士的宁的含量测定

色谱条件与系统适用性试验：以十八烷基硅烷键合硅胶为填充剂；以乙腈-0.01mol/L 庚烷磺酸钠与 0.02mol/L 磷酸二氢钾等量混合溶液(用 10% 磷酸调节 pH 值至 2.8)(21：79)为流动相；检测波长为 260nm。理论板数按士的宁峰计算应不低于 5000。

对照品溶液的制备：取士的宁对照品 6mg、马钱子碱对照品 5mg，精密称定，分别置 10mL 量瓶中，加三氯甲烷适量使溶解并稀释至刻度，摇匀。分别精密量取 2mL，置同一 10mL 量瓶中，用甲醇稀释至刻度，摇匀，即得(每 1mL 含士的宁 0.12mg，马钱子碱 0.1mg)。

供试品溶液的制备：取本品粉末(过三号筛)约 0.6g，精密称定，置具塞锥形瓶中，加氢氧化钠试液 3mL，混匀，放置 30min，精密加入三氯甲烷 20mL，密塞，称定重量，置水浴中回流提取 2h，放冷，再称定重量，用三氯甲烷补足减失的重量，摇匀，分取三氯甲烷液，用铺有少量无水硫酸钠的滤纸滤过，弃去初滤液，精密量取续滤液 3mL，置 10mL 量瓶中，加甲醇至刻度，摇匀，即得。

测定方法：分别精密吸取对照品溶液与供试品溶液各 10μL，注入液相色谱仪，测定，外标法计算含量。本品按干燥品计算，含士的宁($C_{21}H_{22}N_2O_2$)应为 1.20%～2.20%，马钱子碱($C_{23}H_{26}N_2O_4$)不得少于 0.80%。

2. 气相色谱法

气相色谱法适用于含挥发性成分的含量测定。在中药与天然药物的挥发性成分含量测定中，通常选用高分辨率的毛细管柱进行分离，以火焰离子化检测器（FID）检测，定量方法有内标法和外标法，其中内标法应用较广。如广藿香中百秋李醇的含量测定、松节油中 α-蒎烯的测定、薄荷素油中薄荷脑的测定，均采用内标法定量。采用内标法定量时，内标物质的色谱峰应与样品中待测成分色谱峰及杂质色谱峰达到良好分离；采用外标法定量时，为减小进样误差，宜采用自动进样，以提高进样重复性。

示例 12　广藿香中百秋李醇的含量测定

色谱条件与系统适用性试验：HP－5 毛细管柱（交联 5％苯基甲基聚硅氧烷为固定相）（柱长 30m，内径 0.32mm，膜厚度 0.25μm）；程序升温：初始温度 150℃，保持 23min，以 8℃/min 的速率升温至 230℃，保持 2min；进样口温度为 280℃，检测器温度为 280℃；分流比为 20∶1。理论板数按百秋李醇峰计算应不低于 50000。

校正因子的测定：取正十八烷适量，精密称定，加正己烷制成每 1mL 含 15mg 的溶液，作为内标溶液。取百秋李醇对照品约 30mg，精密称定，置 10mL 量瓶中，精密加入内标溶液 1mL，用正己烷稀释至刻度，摇匀，取 1μL 注入气相色谱仪，计算校正因子。

测定方法：取本品粗粉约 3g，精密称定，置锥形瓶中，加三氯甲烷 50mL，超声处理 3 次，每次 20min，滤过，合并滤液，回收溶剂至干，残渣加正己烷使溶解，转移至 5mL 量瓶中，精密加入内标溶液 0.5mL，加正己烷至刻度，摇匀，吸取 1μL，注入气相色谱仪，测定，即得。本品按干燥品计算，含百秋李醇（$C_{15}H_{26}O$）不得少于 0.10％。

3. 薄层扫描法

薄层扫描法是以薄层色谱法为基础发展起来的薄层色谱组分原位分析方法及薄层色谱的记录方法，又称薄层色谱扫描法（TLCS），相应的仪器称为薄层扫描仪。薄层扫描法是指用一定波长的光照射在薄层板上，对薄层色谱中可吸收紫外光或可见光的斑点，或经激发后能发射出荧光的斑点进行扫描，将扫描得到的图谱及积分数据用于鉴别、检查或含量测定。测定时可根据不同薄层扫描仪的结构特点，按照规定方式扫描测定。

根据测定方式分为薄层吸收扫描法和薄层荧光扫描法。根据对光测定方式的不同，可分为透射法和反射法，一般选择反射法。反射法受薄层厚度影响较小，基线较稳定。根据光照射方式的不同，分为单波长扫描和双波长扫描。双波长扫描时应选用待测斑点无吸收或最小吸收的波长为参比波长，双波长法可消除薄层不均匀的影响，定量分析一般选择双波长扫描法。扫描方式有直线扫描（线性扫描）、锯齿扫描（矩形扫描）和圆形扫描等。线性扫描时一般采用一束比待测斑点略宽的狭窄光带沿展开方向做单向等速扫描，其适合于形状较规则斑点的扫描；锯齿扫描是使用微小正方形光束沿展开方向扫描的同时，在垂直于展开方向进行往复式扫描，扫描过程中光束的运动轨迹呈锯齿形或矩形，其对于形状不规则或分布不均匀的斑点扫描重复性较好，但扫描速度较慢。

定量方法有外标法和内标法，通常采用线性回归二点法计算。供试品溶液与对照品溶液应交叉点于同一薄层板上，供试品点样不得少于 2 个，对照品每一浓度不得少于 2 个。扫描时应沿展开方向扫描，不可横向扫描。

示例 13　益母草流浸膏中盐酸水苏碱的含量测定

取本品约 5g，精密称定，用稀盐酸调节 pH 值至 1～2，加到强酸性阳离子交换树脂柱（732

型钠型,内径 2cm,柱长 15cm)上,以 8mL/min 的速度用水洗至流出液近无色,弃去水液,再以 2mL/min 的速度用 2mol/L 氨水溶液 150mL 洗脱,收集洗脱液,蒸干,残渣加甲醇使溶解,转移至 10mL 量瓶中,加甲醇稀释至刻度,摇匀,静置,取上清液,作为供试品溶液。另取盐酸水苏碱对照品适量,精密称定,加甲醇制成每 1mL 含 2mg 的溶液,作为对照品溶液。照薄层色谱法试验,精密吸取供试品溶液 8μL,对照品溶液 3μL 与 8μL,分别交叉点于同一硅胶 G 薄层板上,以正丁醇-乙酸乙酯-盐酸(8:1:3)为展开剂,展开,取出,晾干,在 105℃ 加热 15min,放冷,喷以稀碘化铋钾试液-1% 三氯化铁乙醇溶液(10:1)混合溶液至斑点显色清晰,晾干,在薄层板上覆盖同样大小的玻璃板,周围用胶布固定,进行薄层色谱扫描,波长:$\lambda_S = 510$nm,$\lambda_R = 700$nm,测得供试品吸光度积分值与对照品吸光度积分值,计算。本品含盐酸水苏碱($C_7H_{13}NO_2 \cdot HCl$)不得少于 0.20%。

示例 14 枳实导滞丸中橙皮苷的含量测定

取本品适量,研细,取约 0.5g,精密称定,置索氏提取器中,加甲醇 90mL,加热回流 4h,趁热滤过至 100mL 量瓶中,用少量甲醇洗涤容器,洗液与滤液合并,放冷,加甲醇至刻度,摇匀,精密量取 5mL,置 25mL 量瓶中,加甲醇至刻度,摇匀,作为供试品溶液。另取橙皮苷对照品适量,精密称定,加甲醇制成每 1mL 含 50μg 的溶液,作为对照品溶液。照薄层色谱法试验,精密吸取供试品溶液 5μL,对照品溶液 2μL 与 5μL,分别点于同一聚酰胺薄膜上,以甲醇为展开剂,展开,展距约 3cm,取出,晾干,喷以 1% 三氯化铝的甲醇溶液,放置 3h,在紫外光灯(365nm)下定位,照薄层色谱法进行荧光扫描。激发波长:$\lambda = 300$nm,线性扫描,测量供试品荧光强度的积分值与对照品荧光强度的积分值,计算,即得。本品每 1g 含枳实以橙皮苷($C_{28}H_{34}O_{15}$)计,不得少于 20.0mg。

8.5.4 色-质联用法

LC-MS、GC-MS 等色-质联用技术具有高选择性、高灵敏度等特点,在多组分、复杂体系的微量成分分析中具有独特的优势,可以解决常规方法难以准确定量的问题。《中国药典》首次将 LC-MS 用于中药的含量测定,如川楝子中川楝素的测定,方法如下:

色谱、质谱条件与系统适用性试验:以十八烷基硅烷键合硅胶为填充剂;以乙腈-0.01% 甲酸溶液(31:69)为流动相;采用单级四极杆质谱检测器,电喷雾离子化(ESI)负离子模式下选择质荷比(m/z)573 离子进行检测。理论板数按川楝素峰计算应不低于 8000。

对照品溶液的制备:取川楝素对照品适量,精密称定,加甲醇制成每 1mL 含 2μg 的溶液。

供试品溶液的制备:取本品中粉约 0.25g,精密称定,置具塞锥形瓶中,精密加入甲醇 50mL,称定重量,加热回流 1h,放冷,再称定重量,用甲醇补足减失的重量,摇匀,滤过,取续滤液,即得。

测定方法:分别精密吸取对照品溶液 2μL 与供试品溶液 1～2μL,注入液相色谱-质谱联用仪,测定,以川楝素两个峰面积之和计算。本品按干燥品计算,含川楝素($C_{30}H_{38}O_{11}$)应为 0.060%～0.20%。

饮片按药材同法测定。

【参考文献】

[1] 国家药典委员会.《中国药典》(2010 年版)一部.北京:中国医药科技出版社,2010.

　　[2] 张玉萍.中药质量检测技术.北京：中国中医药出版社,2006.

　　[3] 梁生旺.中药制剂分析.北京：中国中医药出版社,2007.

　　[4] 谷丽华,吴弢,张紫佳,等.应用薄层色谱-生物自显影技术评价乌药等三种中药的抗氧化活性.药学学报,2006,41(10)：956.

　　[5] 赵熙,李艳萍,李顺英,等.三七 DNA 指纹图谱分析.云南中医中药杂志,2006,27(3)：45.

第9章

生物药物的分析

9.1 概 述

9.1.1 分类与定义

生物药物(biopharmaceutical drugs)是利用生物体、生物组织或器官等成分,综合运用生物学、生物化学、微生物学、免疫学、物理化学和药学的原理与方法制得的一大类药物。包括从动物、植物和微生物等生物体中制取的各种天然生物活性物质以及人工合成或半合成的天然物质类似物。根据来源和生产方法,生物药物主要包括生化药物和生物制品等。

1. 生化药物

生化药物(biochemical drugs)一般是指从动植物及微生物提取的、生物-化学半合成的或用现代生物技术制得的生命基本物质及其衍生物、降解物以及大分子的结构修饰物等,包括氨基酸、多肽、蛋白质、酶、多糖、脂、核苷酸、激素类等。收载在《中国药典》二部的部分生化药物见表9-1。

表 9-1 《中国药典》二部收载的生化药物举例

分 类	举 例
氨基酸类	丝氨酸、亮氨酸、组氨酸、苯丙氨酸、盐酸半胱氨酸、异亮氨酸、缬氨酸、色氨酸、丙氨酸、谷氨酸、甘氨酸、甲硫氨酸、门冬氨酸、精氨酸、苏氨酸、牛磺酸、胱氨酸、脯氨酸、酪氨酸、门冬酰胺、乙酰半胱氨酸等及它们的制剂
蛋白与多肽类	硫酸鱼精蛋白、注射用亚锡聚合白蛋白、重组人生长激素、胰岛素、重组人胰岛素、精蛋白锌胰岛素、五肽胃泌素、甲状腺粉、绒促性素、尿促性素等及它们的制剂
酶类	胃蛋白酶、胰酶、胰蛋白酶、靡蛋白酶、凝血酶冻干粉、尿激酶、门冬酰胺酶、细胞色素C、玻璃酸酶、抑肽酶、辅酶Q10等及它们的制剂
核酸类	肌苷、硫嘌呤、硫鸟嘌呤、硫唑嘌呤、胞磷胆碱钠、盐酸阿糖胞苷、环磷腺苷、三磷酸腺苷二钠等及它们的制剂
多糖与脂类	肝素钠、硫酸软骨素、右旋糖酐类、多烯酸乙酯等及它们的制剂

2. 生物制品

生物制品(biological products)是以微生物、细胞、动物或人源组织和体液等为原料,应用传统技术或现代生物技术制成,用于人类疾病的预防、治疗和诊断。人用生物制品包括:细菌类疫苗(含类毒素)、抗毒素及抗血清、病毒类疫苗、血液制品、细胞因子、生长因子、酶、体内及体外诊断制品,以及其他生物活性制剂,如毒素、抗原、变态反应原、单克隆抗体、抗原抗体复合物、免疫调节剂及微生态制剂等。表 9-2 列出了《中国药典》三部收载的部分生物制品。

表 9-2　《中国药典》三部收载的生物制品举例

分　类		举　例
预防类	细菌类疫苗	由有关细菌、螺旋体或其组分、代谢物制成的灭活或活的疫苗。例如,皮上划痕人用炭疽活疫苗、皮内注射用卡介苗、钩端螺旋体疫苗等
	病毒类疫苗	由有关病毒、立克次体或其组分制成的灭活疫苗或减毒活疫苗。例如,重组乙型肝炎疫苗(CHO 细胞)、口服脊髓灰质炎减毒活疫苗(猴肾细胞)、腮腺炎减毒活疫苗等
	联合疫苗	由两种或两种以上疫苗原液按特定比例配合制成的具有多种免疫原性的疫苗。例如,麻疹腮腺炎联合减毒活疫苗、吸附百白破联合疫苗、吸附白喉破伤风联合疫苗等
	单价疫苗、双价疫苗及多价疫苗	由单一型(或群)抗原成分组成的疫苗通称为单价疫苗;由两个或两个以上同一种但不同型(或群)抗原合并组成的含有双价或多价抗原成分的疫苗,分别称为双价疫苗或多价疫苗。如双价肾综合征出血热灭活疫苗(沙鼠肾细胞)等
治疗类	抗毒素及抗血清类	由特定抗原(细菌、病毒、毒素)免疫马或其他动物所得的免疫血清制品。例如,白喉抗毒素、破伤风抗毒素、肉毒抗毒素、抗五步蛇毒血清、抗狂犬病血清、多价气性坏疽抗毒素等
	血液制品	由健康人血浆或经特异免疫的人血浆,经分离、提纯或由重组 DNA 技术制得的血浆蛋白组分,以及血液细胞有形成分统称为血液制品。如人血白蛋白、人免疫球蛋白、人凝血因子Ⅷ、破伤风人免疫球蛋白等
	重组 DNA 制品	是采用遗传修饰,将所需制品的编码 DNA 通过一种质粒或病毒载体,引入适宜的微生物或细胞系,DNA 经过表达和翻译后成为蛋白质,再经提取和纯化回收所需制品而制得。重组 DNA 制品包括细胞因子、生长因子、酶、单克隆抗体等。如重组人干扰素类、注射用重组人白介素-2、外用重组人表皮生长因子、注射用重组链激酶、注射用抗人 T 细胞 CD3 鼠单抗等
诊断类	体内诊断类	由变态反应原、抗原或抗体制成的免疫诊断试剂。如结核菌素纯蛋白衍生物、卡介菌纯蛋白衍生物等
	体外诊断类	各种诊断试剂和试剂盒。如乙型肝炎病毒表面抗原诊断试剂盒(酶联免疫法)、梅毒快速血浆反应素诊断试剂、抗 A 抗 B 血型定型试剂(单克隆抗体)等

9.1.2　生物药物的特性与分析检验特点

1. 生物药物的特性

（1）疗效特异。生物药物的化学结构十分接近于人体内的正常生理物质，易被机体吸收利用，参与人体的正常代谢与调节，具有更高的生化机制合理性和特异的治疗效果。药理活性高、针对性强。

（2）有效成分浓度低。生物药物的有效成分在生物材料中浓度很低，如胰腺中胰岛素含量仅为 0.002%。杂质含量相对较高，时有生理副作用发生，如过敏反应、免疫反应等。

（3）稳定性差。生物大分子药物具有复杂的化学结构和严格的空间构象，以维持其特定的生理活性。各种理化因素，如温度、压力、重金属、pH 等变化易对其活性产生影响。同时，生物药物的原料及产品多含有丰富的营养成分，易染菌、腐败，失去活性，产生热原或致敏物质等。

（4）分子量不确定。生物药物除氨基酸、核苷酸、辅酶等化学结构明确的小分子生化药物外，大部分生物药物的分子量在几千至几十万，一些生物制品的分子量往往不是一个定值，有的化学结构也不确定。

2. 生物药物的分析检验特点

（1）效价（含量）和生物活性测定。除氨基酸、核苷酸、辅酶等化学结构明确的小分子生化药物采用含量测定外，其他类生化药物和生物制品绝大部分采用生物法测定效价或测定生物活性。如《中国药典》二部收载的肝素生物测定法、绒促性素生物测定法、缩宫素生物测定法、胰岛素生物测定法、硫酸鱼精蛋白生物测定法、生长激素生物测定法等；三部收载的干扰素生物学活性测定法、重组人白介素-2 生物活性测定法、人用狂犬病疫苗效价测定法、破伤风抗毒素效价测定法等。

（2）安全性检查。生物药物的性质特殊，生产工艺复杂，易引入特殊杂质和污染物；同时生物药物因易被胃肠道酶分解，给药途径主要为注射用药。因此，须做安全性检查，如无菌检查、热原或细菌内毒素检查、异常毒性试验等，以保证临床用药的安全性。

（3）分子量或分子量大小分布和结构确证。对大分子的生物药物而言，即使组分相同，往往由于分子量不同而产生不同的生理活性。例如，肝素是由 D-硫酸氨基葡萄糖和葡萄糖醛酸组成的酸性粘多糖，能明显延长血凝时间，有抗凝血作用；而低分子量肝素，其抗凝活性低于肝素。一些生物制品的分子量不是一个定值，而是有一个分布范围。所以，生物制品常需进行分子量或分子量大小分布的测定。

大分子生物药物由于有效结构或分子量不确定，其结构的确证很难沿用元素分析、红外、紫外、核磁、质谱等方法加以证实，往往需要应用生化方法，如 N-末端氨基酸序列法、电泳法、肽图法等加以证实。

（4）生物制品的全程质量控制。生物制品的质量控制与生化药物、化学类药物不同，其一个显著的特点是从原材料、半成品到成品生产实行全程质量控制。生物制品的生产过程涉及生物材料和生物学特征，制备工艺存在易变性和安全性问题，不同的生物制品具有自身独特的工艺流程和检定方法。

《中国药典》收载的生物制品的质量标准主要由三部分内容组成。①基本要求：生产和检定用设施、原料及辅料、水、器具、动物等应符合"凡例"的有关要求。② 制造：对原材料（细胞、毒种、菌种、血浆、抗原)、原液、半成品、成品的检定。③ 检定:原液检定、半成品检定和成品检定。包括鉴别、检查(物理检查、化学检定、安全性检查)、生物学活性或含量(效价)测定。疫苗类制品在质量标准后面还附有使用说明书。

现以伤寒甲型乙型副伤寒联合疫苗为例,说明生物制品的全程质量控制。

伤寒甲型乙型副伤寒联合疫苗是用伤寒沙门菌、甲型副伤寒沙门菌、乙型副伤寒沙门菌分别培养制成悬液,经甲醛杀菌后用磷酸盐缓冲生理氯化钠溶液(PBS)稀释而成。用于预防伤寒及甲型副伤寒、乙型副伤寒。

1. 基本要求

生产和检定用设施、原料及辅料、水、器皿、动物等应符合《中国药典》"凡例"的有关要求。

2. 制造

(1) 混合前单价原液　伤寒原液应符合 "伤寒疫苗"中有关规定。甲型副伤寒原液应符合"伤寒甲型副伤寒联合疫苗"中有关规定。乙型副伤寒原液的制造按"伤寒疫苗"中有关规定进行。其中生产用菌种为乙型副伤寒沙门菌种,免疫家兔血清的凝集效价应不低于 1:6400;乙型副伤寒原液加入甲醛溶液的终浓度为 1.6%～2.0%。

(2) 半成品　配制:每 1mL 含伤寒沙门菌 1.5×10^8,甲型副伤寒沙门菌、乙型副伤寒沙门菌各 7.5×10^7。合并及稀释:先将不同菌种所制的原液按比例混合。每一种菌所加的菌数与应加菌数在总菌数不变的原则下,允许互有增减,但各种菌之间菌数差异不得超过 20%。同一种菌不同菌株的原液按等量混合,但每个菌株所加的菌数与应加菌数在总菌数不变的原则下,允许两个菌株之间在 40% 范围内互有增减。再用含不高于 3.0g/L 苯酚或其他适宜防腐剂的 PBS 稀释,使每 1mL 含伤寒沙门菌 1.5×10^8,甲型副伤寒沙门菌、乙型副伤寒沙门菌各 7.5×10^7。半成品需进行无菌检查。

(3) 成品　将上述获得的半成品按照"生物制品分批规程"进行分批,按照"生物制品分装和冻干规程"进行分装,最终规格为每瓶 5mL,每 1 次人用剂量 0.2～1.0mL(根据年龄和注射针次不同),含伤寒沙门菌 3.0×10^7～1.5×10^8,甲型副伤寒沙门菌、乙型副伤寒沙门菌各为 1.5×10^7～7.5×10^7。每瓶包装按照"生物制品包装规程"实行。

3. 检定

(1) 鉴别试验　用相应的血清做玻片凝集试验,应出现明显凝集反应。

(2) 物理检查　外观应为乳白色悬液,无摇不散的菌块或异物;装量应不低于标示量。

(3) 化学检定　pH 值应为 6.8～7.4;苯酚含量应不高于 3.0g/L;游离甲醛含量应不高于 0.2g/L。

(4) 菌形及纯菌检查　采用染色镜检法,应为革兰氏阴性杆菌。至少观察 10 个视野,平均每个视野内不得有 10 个以上非典型菌(线状、粗大或染色可疑杆菌),并不应有杂菌。

(5) 无菌检查　按"无菌检查"法进行,应符合规定。

(6) 异常毒性检查　按"异常毒性检查"法进行,应符合规定,每只豚鼠注射量为 1.5mL。

4. 保存、运输及有效期

于 2～8℃ 避光保存和运输。自生产之日起,有效期为 18 个月。如原液超过 1 年稀释,应相应缩短有效期(自原液收获之日起,总有效期不得超过 30 个月)。

5. 使用说明

应符合"生物制品包装规程"规定和批准的内容。

9.2　鉴别试验

鉴别就是利用化学法、物理法及生物学方法来确证生物药物的真伪。依据生物药物的化学结构、理化性质、生物学特性,选择专属的方法进行鉴别。常用的方法有化学法、光谱法、色谱法、酶法、电泳法、肽图法、血清学法、生物学法等,通常需用标准品或对照品在同一条件下进行对照试验加以确证。

9.2.1　理化鉴别法

1. 化学法

利用药物与某些试剂在一定条件下反应,生成具有颜色的产物或沉淀进行鉴别。例如,蛋白质类生物药物分子中氨基酸残基或肽键结构易被酸、碱、重金属或有机溶剂等破坏,引起蛋白质变性,生成不溶性沉淀或有色物质。常用鞣酸、没食子酸或重金属盐溶液与供试液作用,生成沉淀;或采用双缩脲反应,在碱性溶液中与 Cu^{2+} 形成紫红色配合物而进行鉴别。

2. 光谱法

利用药物对红外光谱的吸收特性进行鉴别。如《中国药典》二部收载的氨基酸类、核苷酸类药物,多数采用了红外光吸收图谱法进行鉴别。

利用蛋白类、核苷酸类等药物分子结构中的共轭系统在紫外-可见光区的特征吸收进行鉴别。通常,对于一个蛋白或多肽分子来说,它的最大吸收波长是固定的,不同批次之间的紫外光谱图也应该是一致的。《中国药典》对注射用重组人白介素-2、注射用重组人促红素、氟胞嘧啶、盐酸阿糖胞苷、硫唑嘌呤、硫鸟嘌呤等采用紫外-可见分光光度法进行鉴别。

3. 色谱法

色谱鉴别法主要有高效液相法和薄层色谱法。比较对照品和供试品在 TLC 色谱图上斑点的比移值的一致性进行鉴别;利用对照品溶液和供试品溶液在高效液相色谱图中色谱峰的保留时间的一致性进行鉴别。常用反相液相色谱和分子排阻色谱。如《中国药典》对重组人生长激素的鉴别:在相关蛋白质检查项下记录的色谱图中,供试品溶液主峰的保留时间应与对照品溶液主峰的保留时间一致。

4. 应用示例——三磷酸腺苷二钠的鉴别试验

三磷酸腺苷二钠的分子结构中含有嘌呤结构、磷酸酯和钠离子。《中国药典》采用钼酸铵沉淀法(方法 1)、二羟基甲苯-铁盐比色法(方法 2)、红外光谱法(方法 3)和钠离子焰色反应(方法 4)进行鉴别。

方法 1:取本品约 20mg,加稀硝酸 2mL 溶解后,加钼酸铵试液 1mL,水浴加热,放冷,即析出黄色沉淀。

方法 2:取本品水溶液(3→10000)3mL,加3,5-二羟基甲苯乙醇溶液(1→10)0.2mL,加硫酸

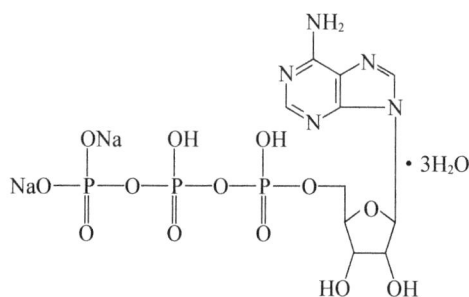

三磷酸腺苷二钠

(adenosine disodium triphosphate)

铁铵盐酸试液(1→1000)3mL,置水浴中加热 10min,即显绿色。

方法 3：本品的红外光吸收图谱应与对照品的图谱(光谱集 903 图)一致(图 9-1)。

方法 4：本品的水溶液显钠盐的火焰反应。

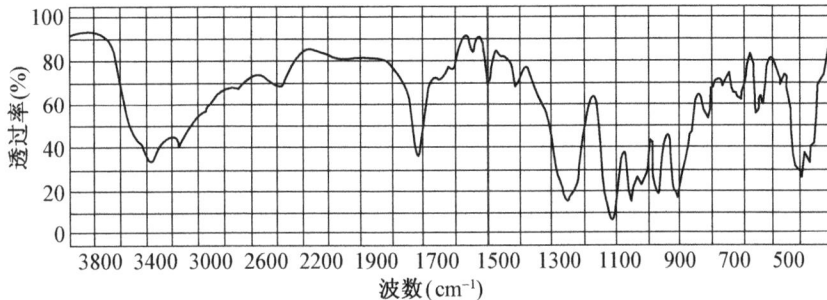

图 9-1　三磷酸腺苷二钠对照品的红外光谱图

9.2.2　生化鉴别法

1. 酶法

利用酶对底物特异性的催化活力,作为酶类生物药物的鉴别方法。如《中国药典》收载的尿激酶是专属性较强的蛋白水解酶,根据尿激酶能激活牛纤维蛋白溶酶原,而具有相同作用的链激酶不能激活牛纤维蛋白溶酶原而加以区别,并用直接观察溶解纤维蛋白作用的气泡上升法作为判断指标。

2. 电泳法

电泳法是指带电荷的供试品(如蛋白质、核苷酸等)在惰性支持介质(如纸、醋酸纤维素、琼脂糖凝胶、聚丙烯酰胺凝胶等)中,在电场的作用下,带电粒子按各自的速度向极性相反的电极方向进行泳动,使组分分离成狭窄的区带,用适宜的检测方法记录其电泳区带图谱或计算其含量的方法。在生物药物的分析中常用的电泳方法有琼脂糖凝胶电泳法、SDS-聚丙烯酰胺凝胶电泳法、等电聚焦电泳法等。

(1)琼脂糖凝胶电泳法　是指以琼脂糖凝胶为支持介质,带电粒子在电场作用下,按不同的迁移速度向极性相反方向泳动而达到分离,可用来鉴别带电物质。如肝素钠乳膏的鉴别：肝素钠是自猪或牛的肠黏膜中提取的硫酸氨基葡萄糖的钠盐,属粘多糖类物质。其水溶液带强负电荷,于琼脂糖凝胶板上,在电场的作用下,向正极方向移动,以肝素钠标准品为对照,供试品溶液和标准品溶液所显斑点的迁移距离的比值应为 0.9～1.1。

(2)SDS-聚丙烯酰胺凝胶电泳法　本法不仅用于药物的鉴别,还可测定供试品的分子量。大多数蛋白质可与阴离子表面活性剂十二烷基硫酸钠(SDS)按重量比结合成复合物,使蛋白质分子所带的负电荷远远超过天然蛋白质分子的净电荷,消除了不同蛋白质分子的电荷效应,使蛋白质按分子大小达到分离,采用标准品对照可对供试样品进行鉴别,或采用分子量标准曲线法计算供试品的分子量。

(3)等电聚焦电泳法　本法可用于检测蛋白质类供试品的等电点。两性电解质在电泳场中可形成一个 pH 梯度,带电的蛋白质在电泳中向极性相反的方向迁移,当到达其等电点时(此处的 pH 值使相应的蛋白质不再带电),电流达到最小,不再移动。如注射用重组人干扰素 γ 的等电点测定,要求主区带应为 8.1～9.1,且供试品的等电点图谱应与对照品的一致。

3. 肽图法

本法是通过蛋白酶或化学物质裂解蛋白质后，采用适宜的分析方法鉴定蛋白一级结构的稳定性和准确性。常用的方法主要有胰蛋白酶裂解-反相高效液相色谱和溴化氰裂解-凝胶电泳法，其中前一种方法更为常用。

肽图分析可作为与天然产品或参考品作精细比较的手段，与氨基酸成分和序列分析合并研究，可作为蛋白质类生物制品的精确鉴别。同种产品不同批次肽图的一致性是工艺稳定的验证指标，因此，肽图分析尤为重要。

示例 1　重组人胰岛素肽图分析

张慧等应用快速液相色谱法测定重组人胰岛素，并与《中国药典》(2005 年版)方法进行比较，改善了重组人胰岛素的色谱行为，提高了分析速度。方法如下：

色谱条件：采用 Shimadzu Pack XR-ODS(75mm×3.0mm,2.2μm)色谱柱，以 0.2mol/L 硫酸盐缓冲液(pH2.3)-乙腈(90∶10)为流动相 A；乙腈-水(50∶50)为流动相 B；检测波长为 214nm；柱温 50℃；流速0.8mL/min。梯度洗脱，初始状态为 100%流动相 A，7min 时流动相 B 增至 60%，7.01min 回到初始状态。取酶解样品溶液 5μL 注入液相色谱仪，记录色谱图。常规液相色谱条件采用 2005 年版《中国药典》二部重组人胰岛素项下的肽图测定方法，采用 Vydac C$_{18}$色谱柱(250mm×4.6mm,5μm)，进样量为 20μL。

样品处理：取重组人胰岛素标准品适量，用 0.1%三氟乙酸制成 10mg/mL 的溶液，取此液 20μL，加 0.2 mol/L tris-盐酸缓冲液(pH7.3)196μL,0.1%V8 酶溶液 8μL 与水 156μL，混匀，置 37℃水浴 1h 后，加 85%磷酸溶液 3μL 终止反应，作为酶解样品溶液。

结果与讨论：人胰岛素由 51 个氨基酸组成，其中 A 链由 21 个氨基酸组成，B 链由 30 个氨基酸组成。经 V8 酶酶切后理论上产生 4 个片段，加上 2 个片段的聚合峰和未酶解完全的人胰岛素峰共有 6 个峰。从图 9-2 可以看出快速 HPLC 与常规 HPLC 各酶解片段的保留特性一致，且分析时间缩短了 6～7 倍，但各片段峰的分离度仍然较理想，理论板数及拖尾因子均优于常规液相方法。另外快速液相方法每一针分析后平衡时间仅需 3min，而《中国药典》的肽图测定方法每一针分析后的柱平衡时间约需 15min。因此，该法具有分析时间短、平衡时间短、分离效果好、节约流动相等优点。

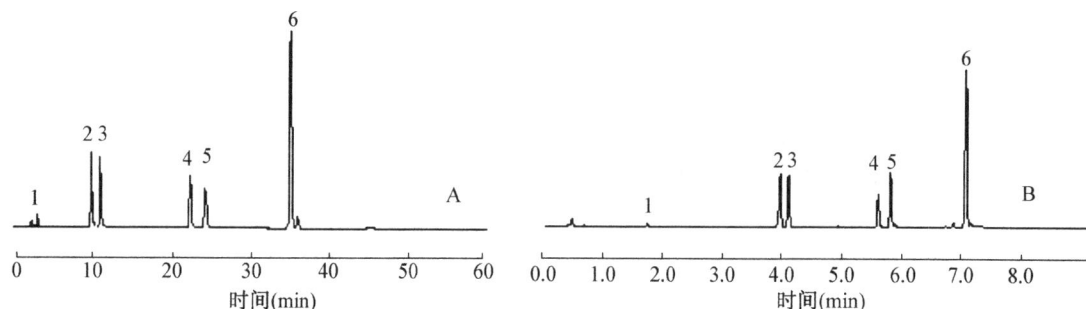

图 9-2　重组人胰岛素肽图

A. 常规液相色谱；B. 快速液相色谱；峰 1～5 为重组人胰岛素酶解片段，峰 6 为重组人胰岛素

示例 2　重组人粒细胞集落刺激因子的肽图分析

钟英等将供试品 rhG-CSF 经透析、冻干后，用 0.1%碳酸氢铵溶液溶解并稀释至1.5mg/mL，加入胰蛋白酶(序列分析纯)，(37±0.5)℃保温 6h 后进行反相高效液相色谱分析。

色谱条件：Vydac C_{18} 柱（150mm×4.6mm，5μm）；流动相 A 为 0.1%（W/V）三氟醋酸，流动相 B 为乙腈–水（9∶1）溶液，内含 0.1%（W/V）三氟醋酸，梯度洗脱，流速 0.5mL/min；检测波长 214nm；进样量 50μL。

RP-HPLC 法肽谱结果分析：rhG-CSF 含有 175 个氨基酸，分子量约为 18000，其分子中含有 5 个 Arg，分别位于第 23、147、148、167、170 位上，4 个 Lys，分别位于第 17、24、35、41 位上。rhG-CSF 用胰蛋白酶裂解，理论上有 9 个裂解位点和 8 个肽段以及 2 种单氨基酸。由于酶解常不完善或在非 Arg、Lys 残基上切断，因此会产生更多的分离峰。但方法重复性良好，5 次测定结果完全一致。测得各批间样品的肽图也一致（图 9-3）。

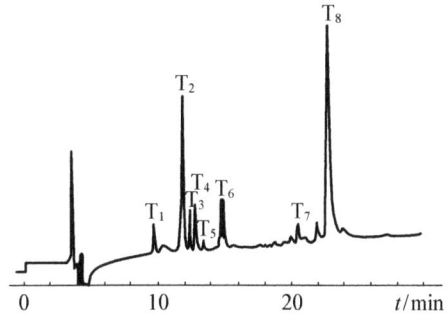

图 9-3　rhG-CSF 样品 RP-HPLC 肽谱

$T_1 \sim T_8$ 为肽段

4. N 端氨基酸序列法

N 端氨基酸序列法，即 Edman 降解法，也称"PTH 法"，是肽链或蛋白质中 N 端氨基酸序列分析方法之一。其原理为：异硫氰酸苯酯（phenylisothiocyanate，PITC）与待分析多肽的 N 端氨基在碱性条件下反应，生成苯氨基硫代甲酰胺（PTC）的衍生物，然后用酸处理，关环，肽链 N 端被选择性地切断，得到 N 端氨基酸残基的噻唑啉酮苯胺衍生物。接着用有机溶剂将该衍生物萃取出来，在酸作用下，该衍生物继续反应，形成一个稳定的苯基乙内酰硫脲（PTH）衍生物。经 HPLC 法或电泳法分析，可以鉴定出是哪一个氨基酸。剩下的肽链可以进入下一个循环，继续发生降解。每反应一次，得到一个去掉 N 端氨基酸残基的多肽，由此可以从肽链的 N 端开始逐步测定出氨基酸的序列。测定 N 端 15 个氨基酸序列，可以很大程度上排除蛋白质混淆的可能。因为两种不同蛋白质 N 端 15 个氨基酸序列完全一致的可能性很小。目前 N 末端氨基酸序列测定在自动氨基酸测序仪上进行。

《中国药典》收载的注射用重组人干扰素（α1b、α2a、α2b、γ）、注射用重组人白介素-2、注射用重组人促红素（CHO 细胞）、重组人粒细胞刺激因子注射液、注射用重组人粒细胞巨噬细胞刺激因子、注射用重组链激酶、外用重组人表皮生长因子等均要求测定 N 端氨基酸序列。例如，重组人促红素注射液（CHO 细胞）原液的 N 端氨基酸序列法鉴别：用氨基酸序列分析仪测定，N–末端序列应为：Ala-Pro-Pro-Arg-Leu-Ile-Cys-Asp-Ser-Arg-Val-Leu-Glu-Arg-Tyr。

9.2.3　生物鉴别法

1. 生物学法

生物学法是利用生物体（如家兔、小鼠、大鼠、豚鼠等）对生物药物特定的生物活性的反应而进行的鉴别方法。例如，体内诊断类药物卡介菌纯蛋白衍生物的鉴别：取经卡介菌致敏的豚鼠至少 4 只，皮内注射 0.2mL 供试品，24h 后豚鼠的平均硬结反应直径（纵、横直径相加除以 2）均应不小于 5mm。

又如玻璃酸酶的鉴别：取健康豚鼠 1 只，分别于背部两处，皮内注射 0.25% 亚甲蓝的氯化钠注射液 0.1mL，作为对照，另两处皮内注射用上述溶液制成的每 1mL 中含本品 10 单位的溶液 0.1mL，4 处注射位置须交叉排列，相互间的距离应大于 3cm，注射后 5min，杀死动物，将皮剥下，自反面观察亚甲蓝的扩散现象，供试品溶液所致的蓝色圈应大于对照品所致的蓝色圈。

2. 血清学法

血清学试验是指体外抗原抗体结合试验。包括经典血清学反应，即抗原抗体结合时出现的凝集反应、沉淀反应、中和反应或补体结合反应，以及在此基础上发展起来的免疫双扩散法、免疫电泳法、免疫印迹法、免疫斑点法等检测技术。

（1）免疫双扩散法　本法是指在琼脂板上按一定距离打数个小孔，在相邻的两孔内分别加入抗原与抗体，若抗原、抗体互相对应，浓度、比例适当，则一定时间后，在抗原与抗体孔之间形成免疫复合物的沉淀线，以此对供试品的特异性进行检查。

（2）免疫电泳法　本法是将供试品通过电泳分离成区带的各抗原，与相应的抗体进行双相免疫扩散，当两者比例合适时形成可见的沉淀弧。将沉淀弧与已知标准抗原、抗体生成的沉淀弧的位置和形状进行比较，即可分析供试品中的成分及其性质。

（3）免疫印迹法和免疫斑点法　两法均以供试品与特异性抗体结合后，抗体再与酶标抗体特异性结合，通过酶学反应的显色，对供试品的抗原特异性进行检查。两者的区别主要是：免疫印迹法首先对供试品进行 SDS-聚丙烯酰胺凝胶电泳，然后相应斑点通过电转移至硝酸纤维素膜，再进行抗原抗体反应。而免疫斑点法则直接在硝酸纤维素膜上进行反应。两法测定结果，阳性均应呈现明显色带，阴性均应不显色。

例如，《中国药典》对人免疫球蛋白成品的鉴别采用免疫双扩散法（依法测定，仅与抗人血清或血浆产生沉淀线，与抗马、抗牛、抗猪、抗羊血清或血浆不产生沉淀线）和免疫电泳法（依法测定，与正常人血清或血浆比较，主要沉淀线应为 IgG）。

又如吸附白喉破伤风联合疫苗的鉴别方法：

白喉类毒素：选择下列一种方法进行鉴别。① 疫苗注射动物后应产生抗体；② 疫苗加入枸橼酸钠或碳酸钠将佐剂溶解后，做絮状试验，应出现絮状反应；③ 疫苗经解聚液溶解佐剂后取上清液，做凝胶免疫沉淀试验，应出现免疫沉淀反应。

破伤风类毒素：选择下列一种方法进行鉴别。① 疫苗注射动物后应产生破伤风抗体；② 疫苗加入枸橼酸钠或碳酸钠将佐剂溶解后做絮状试验，应出现絮状反应；③ 疫苗经解聚液溶解佐剂后取上清液，做凝胶免疫沉淀试验，应出现免疫沉淀反应。

需要指出的是，由于生物药物的结构复杂，仍有一部分药物目前尚未找到有效、可行的鉴别方法。

9.3　杂质检查

9.3.1　杂质来源与分类

药物中杂质主要来自于两个方面：一是由生产中引入；二是贮存过程中受外界条件的影响，引起药物理化性质发生变化而产生。生物药物由于来自于生物体，分子结构常常不确定，生产和贮存过程中不确定因素多，工艺复杂，这就造成其杂质来源广、种类多。因此，对生物药物的杂质来源进行分析，并制订行之有效的杂质控制方法显得格外重要。

生产过程中引入的杂质主要来自于原料中带入的杂质，如化学杂质、植物原料中的结构类似物、动物脏器提取物中遗留的组织细胞碎片等；反应中间体与副产物；生产过程中所用溶剂与试剂的残留；与反应罐或反应器皿接触而带入的杂质；等等。生产过程中所用到的试剂由于溶解、吸附、吸留、共沉淀和产生混晶等原因存留于成品中而成为杂质。

贮存过程中产生的杂质主要是由于贮藏时间过长，或贮藏保管不善，受外界条件如温度、湿度、日光、空气等影响或微生物作用，引起药物发生水解、氧化、分解、异构化、晶型转变、聚合、潮解和发霉等变化，使药物变质失效，甚至对人体产生毒害。

生物药物的杂质检查主要涉及三个方面：一般杂质检查、特殊杂质检查和安全性检查。

9.3.2　一般杂质检查

一般杂质检查项目包括氯化物、硫酸盐、磷酸盐、铵盐、铁盐、重金属、酸度、溶液的澄清度或溶液的颜色、水分及干燥失重、炽灼残渣、残留溶剂测定法等。其检查的原理及方法与化学类药物的一般杂质检查相同，有关内容见第 3 章，此处不再赘述。

9.3.3　特殊杂质检查

根据生产工艺和产品的稳定性，生物药物中存在的特殊杂质主要有三大类：① 生物污染物，如微生物污染、宿主细胞蛋白、外源性 DNA、牛血清白蛋白等培养基成分等；② 工艺添加剂，如残留抗生素、蛋白分离剂聚乙二醇、乙醇、产品稳定剂、防腐剂、细菌与病毒灭活剂等；③ 有关杂质或有效性检查，如二聚体、多聚体、氧化物、突变物、错误裂解物、异构体等。

1. 抗生素残留量测定

一些生物制品在生产过程中使用了抗生素（应尽可能避免使用抗生素），在原液检定中必须进行抗生素残留量的检查，常用的抗生素是氨苄西林或四环素（不得使用青霉素或其他 β-内酰胺类抗生素）。检查方法是依据在琼脂培养基内抗生素对微生物的抑制作用，比较对照品与供试品对接种的试验菌产生的抑菌圈的大小，检查供试品中氨苄西林或四环素残留量。成品中严禁使用抗生素作为防腐剂。

2. 外源性 DNA 残留量测定

《中国药典》收载了两种方法，DNA 探针杂交法和荧光染色法，根据供试品具体情况选择任何一种方法进行测定。

第一法　DNA 探针杂交法：供试品中的外源性 DNA 经变性为单链后吸附于固相膜上，在一定温度下可与相匹配的单链 DNA 复性而重新结合成为双链 DNA，称为杂交。将特异性单链 DNA 探针标记后，与吸附在固相膜上的供试品单链 DNA 杂交，并使用与标记物相应的显示系统显示杂交结果，与已知含量的阳性 DNA 对照比对后，可测定供试品中外源性 DNA 的残留量。

第二法　荧光染色法：应用双链 DNA 荧光染料与双链 DNA 特异结合形成复合物，在波长 480nm 激发下产生超强荧光信号，用荧光酶标仪在波长 520nm 处检测，在一定 DNA 浓度范围内，以及在该荧光染料过量情况下，荧光强度与 DNA 浓度成正比，根据供试品荧光强度，计算供试品中 DNA 残留量。

3. 大肠杆菌菌体蛋白残留量测定

本法是采用酶联免疫法测定大肠杆菌表达系统生产的重组制品中残留菌体蛋白质残留量。该项检查主要是控制异源蛋白的含量，避免因超量引起机体免疫反应。酶联免疫法的具体操作如下：

取兔抗大肠杆菌菌体蛋白质抗体适量，用包被液溶解并稀释成每 1mL 中含 $10\mu g$ 的溶液，以 100μL/孔加至 96 孔酶标板内,4℃放置过夜(16~18h)。用洗涤液洗板 3 次;用洗涤液制备 1% 牛血清白蛋白溶液,以 200μL/孔加至酶标板内,37℃放置 2h;将封闭好的酶标板用洗涤液洗板 3 次;以 100μL/孔加入标准品溶液和供试品溶液,每个稀释度做双孔,同时加入 2 孔空白对照(稀释液),37℃放置 2h;用稀释液稀释辣根过氧化酶(HRP)标记的兔抗大肠杆菌菌体蛋白质抗体 1000 倍,以 100μL/孔加至酶标板内,37℃放置 1h;用洗涤液洗板 10 次,以 100μL/孔加入底物液,37℃避光放置 40min,以 50μL/孔加入终止液终止反应。用酶标仪在 492nm 处测定吸光度,应用计算机分析软件进行读数和数据分析,也可使用手工作图法计算。

以标准品溶液吸光度对其相应的浓度作标准曲线,并以供试品溶液吸光度在标准曲线上得到相应菌体蛋白质含量,按以下公式计算:

$$供试品菌体蛋白质残留量(\%) = \frac{c \times n}{T \times 10^6} \times 100\%$$

式中:c 为供试品溶液中菌体蛋白质含量(ng/mL);n 为供试品稀释倍数;T 为供试品蛋白质含量(mg/mL)。

假单胞菌表达系统生产的和酵母表达系统生产的重组制品残留菌体蛋白含量测定也采用酶联免疫法。

4. 人血白蛋白多聚体测定

人血白蛋白多聚体的测定采用分子排阻色谱法,用亲水硅胶高效体积排阻色谱柱(SEC,排阻极限 300kD,60cm×7.5mm,10μm);以含 1% 异丙醇、pH7.0 的 0.2mol/L 磷酸盐缓冲液为流动相(量取 0.5mol/L 磷酸二氢钠 200mL、0.5mol/L 磷酸氢二钠 420mL、异丙醇 15.5mL 及水 914.5mL,混匀),流速 0.6mL/min;检测波长 280nm。取每 1mL 含蛋白质 12mg 的人血白蛋白溶液 20μL,注入色谱柱,记录色谱图。人血白蛋白单体峰与二聚体峰之间的分离度应 >1.5,拖尾因子按人血白蛋白单体峰计算应为 0.95~1.40。

取供试品适量,用流动相稀释成每 1mL 约含蛋白质 12mg 的溶液,取 20μL 注入色谱柱,记录色谱图 60min。按面积归一化法计算,色谱图中未保留(全排阻)峰的含量(%)除以 2,即为人血白蛋白多聚体含量。

5. 人免疫球蛋白类制品 IgG 单体加二聚体测定

人免疫球蛋白类制品 IgG 单体加二聚体的测定采用分子排阻色谱法,方法类似上述人血白蛋白多聚体的测定。人免疫球蛋白 IgG 的标准图谱如图 9-4 所示。主峰为 IgG 单体,相对保留时间约 0.85 的峰为二聚体,图谱各峰的界限为两峰间最低点到基线的垂直线。按面积归一化法计算,色谱图中单体加二聚体峰的含量,即为 IgG 单体加二聚体的含量。

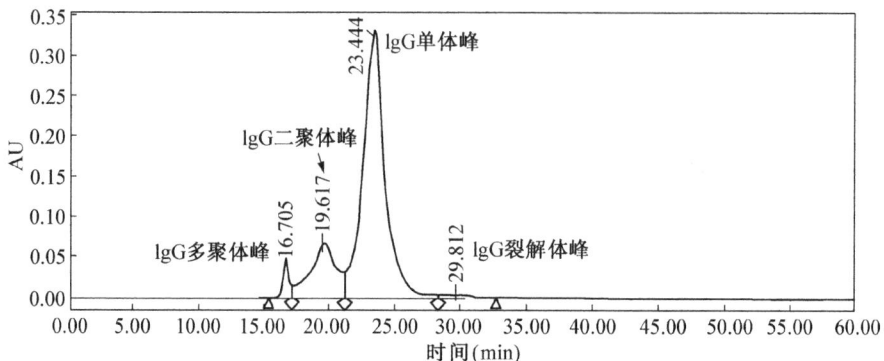

图 9-4　人免疫球蛋白 IgG 标准图谱

6. 人血制品中糖及糖醇测定

采用高效离子色谱法测定人血制品中糖及糖醇含量。以麦芽糖、葡萄糖、山梨醇和蔗糖为对照品，标准曲线法计算供试品中糖或糖醇的含量。

色谱条件与系统适用性试验：用苯乙烯-二乙烯基苯共聚物为基质的阳离子交换色谱柱（H^+），粒度 $9\mu m$ 或 $8\mu m$，内径 7.8mm，柱长 300mm，柱温 50℃（测定蔗糖含量时，柱温为 20～30℃）；流动相为 0.004mol/L 硫酸溶液，流速为 0.8mL/min；示差折光检测器检测。取 2% 麦芽糖 1mL 和 1.5% 磺基水杨酸 1mL 的混合物 $20\mu L$，注入色谱柱，记录色谱图，麦芽糖与磺基水杨酸两峰间的分离度应 >1.5，拖尾因子按麦芽糖峰计算应为 0.95～1.50。

测定方法：精密量取供试品 1mL，加 1.5% 磺基水杨酸 4.0mL，混匀，室温放置至少 2h，以每分钟 3000 转离心 10min，取上清液作为供试品溶液。另依法分别配制麦芽糖、葡萄糖、山梨醇和蔗糖对照品系列溶液。精密量取对照品溶液与供试品溶液，分别注入色谱仪，记录色谱图；进样量为 $20\mu L$。

以各对照品溶液浓度（g/L）对相应的峰面积作直线回归，求得回归方程，计算出供试品溶液中糖或糖醇含量，再乘以供试品稀释倍数，即得供试品中糖或糖醇含量（g/L）。

此外，还有抗毒素中痕量白蛋白的检查（琼脂糖凝胶电泳法）；干扰素、注射用重组人白介素-2 中鼠 IgG 残留量测定（酶联免疫法）；重组人生长激素中相关蛋白质和高分子蛋白质的检查（HPLC 法）；氨基酸类药物中其他氨基酸的检查（TLC 法）；等等。可见，生物药物的特殊杂质检查项目繁多，涉及面广，检测手段各异。

9.3.4 安全性检查

安全性检查是生物药物的一个必不可少的重要检查项目，是保证用药安全、有效的重要指标。安全性检查的主要内容有以下几个方面。

1. 热源和细菌内毒素检查法

热原是指由微生物产生的能引起恒温动物体温异常升高的致热物质。主要是指细菌性热原，即某些细菌的代谢产物、细菌尸体及内毒素。致热能力最强的是革兰氏阴性杆菌的产物。热原的化学成分有脂多糖、蛋白质等，其中起致热作用的主要是脂多糖。《中国药典》规定：热原检查采用家兔法；细菌内毒素检查采用鲎试剂法。

（1）热原检查法　由于家兔对热原的反应与人基本相似，目前家兔法仍为各国药典规定的检查热原的法定方法。《中国药典》规定的热原检查法是将一定剂量的供试品，静脉注入家兔体内，在规定时间内，观察家兔体温升高的情况，以判定供试品中所含热原的限度是否符合规定。检查结果的准确性和一致性取决于试验动物的状况、实验室条件和操作的规范性。

（2）细菌内毒素检查法　本法是利用鲎试剂来检测或量化由革兰氏阴性菌产生的细菌内毒素，以判断供试品中细菌内毒素的限量是否符合规定的一种方法。细菌内毒素的量用内毒素单位（EU）表示。1EU 与 1 个内毒素国际单位（IU）相当。

细菌内毒素检查包括凝胶法和光度测定法两种方法，前者利用鲎试剂与细菌内毒素产生凝集反应的原理来检测或半定量内毒素；后者包括浊度法和显色基质法，是分别利用鲎试剂与内毒素反应过程中的浊度变化及产生的凝固酶使特定底物释放出呈色团的多少来测定内毒素含量。

鲎试剂法检查内毒素的灵敏度为 $0.0001\mu g/mL$，比家兔法灵敏 10 倍，操作简单易行，试验费用低,结果迅速可靠,适用于注射剂生产过程中的热原控制和家兔法不能检测的某些细胞毒性药物制剂,但其对革兰氏阴性菌以外的内毒素不灵敏,目前尚不能完全代替家兔法。

2. 异常毒性试验

异常毒性试验是检查药物中是否沾染外源性毒性物质以及是否存在意外的不安全因素。其是将一定剂量的供试药物按指定的操作方法和给药途径给予规定体重的某种试验动物,观察其急性毒性反应,在规定时间内观察动物出现死亡的情况,以判定供试品是否符合规定的一种方法。该法实际上是一个限度试验。在此剂量下,一般供试品不应使试验动物中毒致死;如果出现试验动物急性中毒死亡,则反映该供试品中含有的急性毒性物质超过了正常水平。

异常毒性试验通常采用小鼠试验或豚鼠试验。例如,《中国药典》二部收载的玻璃酸酶的异常毒性检查方法:取体重 17～22g 的健康小鼠 5 只,分别由皮下注射每 1mL 中含玻璃酸酶10000 单位的氯化钠注射液 0.25mL,48h 内不得发生皮下组织坏死或死亡现象,如有 1 只小鼠发生组织坏死或死亡,应按上述方法复试,全部小鼠在 48h 内不得有组织坏死或死亡现象。

3. 无菌试验

无菌试验是检查药品及敷料是否染有活菌的一种方法。由于许多药物是在无菌条件下制备,且又不能高温灭菌。因此,无菌检查就更有必要。《中国药典》中几乎所有的注射用药均做无菌试验。无菌检查应在环境洁净度 10000 级下的局部洁净度 100 级的单向流空气区域内或隔离系统中进行,其全过程必须严格遵守无菌操作,防止微生物污染。单向流空气区、工作台面及环境应定期按《医药工业洁净室(区)悬浮粒子、浮游菌和沉降菌的测试方法》的现行国家标准进行洁净度验证。隔离系统应按相关的要求进行验证,其内部环境的洁净度须符合无菌检查的要求。

4. 过敏试验

过敏试验是检查异性蛋白的试验。药物中若含有异性蛋白,在临床使用时易引起病人多种过敏反应,《中国药典》采用的试验动物为豚鼠。其方法是将一定量的供试品溶液由皮下或腹腔注射入豚鼠体内,间隔一定时间后静脉注射供试品溶液进行激发,观察动物出现过敏反应的情况,以判断供试品是否引起动物全身过敏反应。若药物中含有异性蛋白,则在体内产生相应的抗体,这种抗体附着在肥大细胞上,经一段时间后再注射相同的药物时,若药物有致敏性,则与豚鼠体内产生的抗体反应,使肥大细胞释放出组胺等物质,产生过敏反应。动物会出现蜷缩、竖毛、呼吸困难甚至死亡。若药物无致敏性,则动物活动正常。

例如,《中国药典》规定细胞色素 C 溶液及其制剂需做过敏试验。方法如下:取本品适量,加注射用水稀释成每 1mL 中含细胞色素 C 7.5mg 的溶液,作为供试品溶液。另取体重为250～350g 的健康豚鼠 6 只,连续 3 次隔日腹腔注射供试品溶液 0.5mL,2 周后,再静脉注射供试品溶液 1mL 进行激发,注射后 30min 内,均不得出现过敏性反应症状。

5. 降压物质试验

本法是比较组胺对照品(S)与供试品(T)引起麻醉猫血压下降的程度,以判定供试品中所含降压物质的限度是否符合规定。

降压物质是指某些药物中含有的能导致血压降低的杂质,包括组胺、类组胺或其他导致血压降低的物质。《中国药典》采用猫血压法检查药物中所含有的降压物质含量。

此外,病毒类制品在毒种选育和生产过程中,经常使用动物或细胞基质培养,有可能造成外源因子的污染,因此需对毒种和细胞进行病毒外源因子的检查、支原体检查。

9.4　含量(效价)测定

生物药物的含量表示方法通常有两种：一种用百分含量表示，适用于结构明确的小分子药物或经水解后变成小分子的药物；另一种用生物效价或酶活力单位表示，适用于酶类和蛋白质类等药物的测定。效价测定采用国家生物标准品或生物参考品，或经过国家检定机构认可的标准品或参考品，以体内法或体外法(细胞法)测定其生物学活性，并标明其活性单位。在测定效价的同时，应测定蛋白质含量，计算出特异比活性，活性以国标单位/毫克蛋白(IU/mg)表示。用于生物药物的含量(效价)测定方法可分为理化分析法、生化分析法和生物分析法。

9.4.1　理化分析法

用于生物药物分析的理化分析法主要有：① 非水酸碱滴定法，如氨基酸类药物大多采取冰醋酸溶液中加少量无水甲酸为非水溶剂，用高氯酸滴定液滴定，电位法指示终点的方法测定含量。② 氧化还原滴定法，如胰酶的胰淀粉酶测定，采用剩余碘量法。以淀粉为底物，经胰淀粉酶水解后产生还原糖，加入过量定量的碘滴定液，在碱性溶液中碘与还原糖反应，然后加硫酸溶液酸化，用硫代硫酸钠滴定液滴定剩余的碘，根据供试品溶液消耗的碘滴定液体积求得还原糖的含量，进而计算胰淀粉酶的效价。③ 紫外分光光度法，如五肽胃泌素、氟尿嘧啶等采用直接紫外分光光度法测定，$E_{1cm}^{1\%}$ 值法计算含量。④ 氮测定法、双缩脲比色法和 Lowry 比色法，主要用于含蛋白质药物的含量测定。⑤ HPLC 法，包括反相 HPLC 法、分子排阻 HPLC 法等，如硫鸟嘌呤、盐酸阿糖胞苷的含量测定。

1. 氮测定法(半微量凯氏定氮法)

本法是依据含氮有机物经硫酸消化后，生成硫酸铵，硫酸铵被氢氧化钠分解释放出氨，后者借水蒸气被蒸馏入硼酸液中生成硼酸铵，最后用强酸滴定，依据强酸消耗量可计算出供试品的氮含量，再乘以相应的换算系数即为被测物含量。方式如下：

精密量取一定体积的供试品(约相当于含氮量 1.0～2.0mg)，置凯氏定氮瓶中，加消化剂($CuSO_4 \cdot 5H_2O$ 和硫酸钾按照质量比 1:10 混合而成)约 0.3g，硫酸 1mL 消化至澄明，呈蓝绿色，继续消化约 60min。

量取 2% 硼酸吸收液 10mL，置 100mL 锥形瓶内，将凯氏蒸馏器冷凝管末端浸入硼酸吸收液内，将消化好的供试品移入凯氏蒸馏器内，用水洗定氮瓶 3～4 次，将洗液移入蒸馏器内，再加入 50% 氢氧化钠溶液 5mL，然后进行蒸馏，待接收液总体积约 35～50mL，将冷凝管末端移出液面，使蒸汽继续冲洗约 1min，用水淋洗尖端后停止蒸馏。接收液用硫酸滴定液(0.005mol/L)进行滴定，所采用的指示剂为含 0.2% 溴甲酚绿乙醇溶液 5 份与 0.1% 甲基红乙醇溶液 2 份组成的混合液，至溶液由蓝绿色变为灰紫色，并将滴定的结果用空白试验校正。按下式计算氮含量：

$$氮含量(mg/mL) = [(V_x - V_o) \times C \times 14.01 \times n \times 2]/V$$

式中：V_x 为供试品消耗酸滴定液的体积(mL)；V_o 为空白消耗酸滴定液的体积(mL)；C 为硫酸滴定液的浓度(mol/L)；n 为供试品的稀释倍数；V 为供试品溶液的体积(mL)；14.01 为氮

的相对原子质量。

2. Lowry 法和双缩脲比色法

含蛋白质类生物制品的原液检定中,蛋白质含量多采用双缩脲比色法或 Lowry 法测定。Lowry 法适用于微量蛋白质的含量测定,一般测定范围为 $20\sim100\mu g$;双缩脲比色法的测定范围为 $1\sim10mg$。

(1) Lowry 法　蛋白质在碱性溶液中可与 Cu^{2+} 形成复合物,加入酚试剂后,产生蓝色化合物,在 650nm 处测定吸光度,以蛋白质标准品为对照,标准曲线法计算含量。本法的显色剂为酚试剂和碱性铜溶液。酚试剂由适量钨酸钠、钼酸钠、硫酸锂、磷酸、盐酸、溴组成,用氢氧化钠滴定液标定该试剂的酸浓度,然后用水稀释成相当于 1mol/L 盐酸浓度;碱性铜溶液由酒石酸钾溶液、硫酸铜溶液、碳酸钠溶液和氢氧化钠溶液组成,临用配制。

(2) 双缩脲法　蛋白质肽键在碱性溶液中与 Cu^{2+} 形成紫红色络合物,其颜色深浅与蛋白质含量成正比,以人血白蛋白标准品为对照,照紫外-可见分光光度法,在波长 540nm 处测定吸光度,计算供试品中蛋白质含量。本法显色剂为双缩脲试剂,是由硫酸铜、酒石酸钾钠、碘化钾、氢氧化钠按一定比例配制而成的溶液。

3. 高效液相色谱法

高效液相色谱柱和检测器种类齐全,适用范围广。在分离过程中样品不被破坏,特别适合于高沸点、大分子、强极性和热稳定性差的生物药物的分析。常用的 HPLC 法主要有分子排阻色谱法、反相高效液相色谱法、反相离子对高效液相色谱法以及离子色谱法。

(1) 反相高效液相色谱法(RP-HPLC)　常用 C_8、C_{18} 柱,以甲醇-水、乙腈-水或甲醇/乙腈与缓冲液组成的溶液为流动性、紫外、荧光或电化学检测器检测,这种色谱体系在肽类、氨基酸、蛋白质和多糖等定量分析中应用广泛。例如,重组人胰岛素的含量测定:

色谱条件与系统适用性试验:用十八烷基硅烷键合硅胶为填充剂($5\sim10\mu m$);以 0.2mol/L 硫酸盐缓冲液(取无水硫酸钠 28.4g,加水溶液后,加磷酸 2.7mL、水 800mL,用乙醇胺调节 pH 值至 2.3,加水至 1000mL)-乙腈(74∶26)为流动相;流速 1mL/min;柱温为 40℃;检测波长为 214nm。取系统适用性试验溶液(取重组人胰岛素对照品,用 0.01mol/L 盐酸溶液制成每 1mL 中含 1mg 的溶液,室温放置至少 24h)$20\mu L$,注入液相色谱仪,人胰岛素峰与 A_{21} 脱氨人胰岛素峰(与人胰岛素峰的相对保留时间约为 1.3)的分离度不小于 1.8,拖尾因子不大于 1.8。

测定方法:取样品适量,精密称定,用 0.01mol/L 盐酸溶液定量稀释制成每 1mL 中含 0.35mg(约 10 单位)的溶液(临用新配)。精密量取 $20\mu L$ 注入液相色谱仪,记录色谱图;另取重组人胰岛素对照品适量,同法测定。按外标法以人胰岛素峰与 A_{21} 脱氨人胰岛素峰面积之和计算,即得。

讨论:本品为重组 DNA 技术生产的 51 个氨基酸残基组成的蛋白质。按干燥品计算,含重组人胰岛素(包括 A_{21} 脱氨人胰岛素)应为 $95.0\%\sim105.0\%$。每 1 单位重组人胰岛素相当于 0.0347mg。

(2) 反相离子对高效液相色谱法　本法是在反相高效液相色谱基础上发展起来的用于极性至强极性酸碱性物质的色谱分离的一种技术。其采用的色谱柱和流动相基本成分与反相 HPLC 法一致,只是在流动相中添加了合适的离子对试剂,如烷基磺酸盐(用于碱性物质测定)、有机季铵盐(用于酸性物质测定)。在合适的 pH 条件下,离子对试剂与色谱系统中呈解离状态的被测物作用,形成脂溶性的中性离子对化合物,增加了强极性被测物在非极性固定相

中的保留值,从而达到改善色谱分离的目的。例如,三磷酸腺苷二钠的含量测定:

本品为腺嘌呤核苷－5′－三磷酸酯二钠盐三水合物,《中国药典》采用反相离子对 HPLC 法,在流动相中添加四丁基溴化铵为反离子,测定三磷酸腺苷二钠在总核苷酸中的重量比。按无水物计算,含 $C_{10}H_{14}N_5Na_2O_{13}P_3$ 不得少于 95.0%。总核苷酸的含量采用紫外分光光度法测定,按 259nm 处 $E_{1cm}^{1\%}=279$ 计算含量。

色谱条件与系统适用性试验:用十八烷基硅烷键合硅胶为填充剂(5~10μm);以 0.2mol/L磷酸盐缓冲液(取磷酸氢二钠 35.8g,磷酸二氢钾 13.6mg,加水 900mL 溶解,用 1mol/L 氢氧化钠溶液调节 pH 值至 7.0,加入四丁基溴化铵 1.61g,加水至 1000mL,摇匀)-甲醇(95:5)为流动相;柱温为 35℃;检测波长为 259nm。理论板数按三磷酸腺苷二钠峰计算不低于 1500,出峰次序依次为一磷酸腺苷钠、二磷酸腺苷二钠与三磷酸腺苷二钠,各色谱峰的分离度应符合要求。

测定方法:取本品适量,精密称定,用流动相制成每 1mL 中含 0.4mg 的溶液,取 $10\mu L$ 注入液相色谱仪,记录色谱图,按下式计算三磷酸腺苷二钠在总核苷酸中的重量比:

$$三磷酸核苷二钠重量比 = \frac{T_{ATP}}{0.671T_1 + 0.855T_2 + T_{ATP} + T_x}$$

式中:T_1 为一磷酸腺苷钠的峰面积;T_2 为二磷酸腺苷二钠的峰面积;T_{ATP} 为三磷酸腺苷二钠的峰面积;T_x 为其他物质的峰面积;0.671 为一磷酸腺苷钠与三磷酸腺苷二钠分子量的比值;0.855 为二磷酸腺苷二钠与三磷酸腺苷二钠分子量的比值。

按下式计算三磷酸腺苷二钠含量:

$$三磷酸腺苷二钠含量(\%) = 总核苷酸 \times 三磷酸腺苷二钠重量比 \times 100\%$$

(3)高效凝胶过滤色谱法　凝胶色谱法也称分子排阻色谱法。按流动相的性质(亲油或亲水)不同可分为凝胶渗透色谱法(gel permeation chromatography,GPC)和凝胶过滤色谱法(gel filtration chromatography,GFC)。后者在多肽和蛋白质等生物药物的分离及其分子量的测定中应用广泛。例如,《中国药典》采用分子排阻色谱法测定重组人生长激素的含量:

色谱条件与系统适用性试验:以适合分离分子量为 5000~60000 球状蛋白的亲水改性硅胶为填充剂;以异丙醇－0.063mol/L 磷酸盐缓冲液(无水磷酸氢二钠 5.18g,磷酸二氢钠 3.65g,加水 950mL,用磷酸调节 pH 值至 7.0,加水至 1000mL)(3:97)为流动相;流速为 0.6mL/min;检测波长为 214nm。取人生长激素单体与二聚体混合物对照品,用0.025 mol/L 磷酸盐缓冲液(pH7.0)[取 0.063mol/L 磷酸盐缓冲液(1→2.5)]制成每 1mL 中含 1.0mg 的溶液。取 $20\mu L$ 注入液相色谱仪,重组人生长激素单体与二聚体的分离度应符合要求。

测定方法:取本品,精密称定,用 0.025 mol/L 磷酸盐缓冲液(pH7.0)溶解并定量稀释制成每 1mL 中约含 1.0mg 的溶液,精密量取 $20\mu L$ 注入色谱仪,记录色谱图;另取重组人生长激素对照品,同法测定。按外标法以峰面积计算,即得。

讨论:重组人生长激素是由 DNA 重组技术生产的由 191 个氨基酸残基组成的蛋白质,可加适量赋形剂或稳定剂。每 1mg 蛋白质中含重组人生长激素的量应不少于 0.91mg(每 1mg 无水重组人生长激素相当于 3.0 单位)。

9.4.2 生化分析法

1. 电泳法

电泳分离是基于溶质在电场中的迁移速度不同而进行的分析方法。根据操作形式,电泳法可分为三大类:① 自由界面电泳。在一根 U 形管里的溶液中,同种分子的构型及荷电情况基本一致,在电场的作用下,它们逐渐密集,与电泳迁移率不同的其他物质之间形成明显的界面。② 区带电泳。应用各种不同的惰性支持介质,在电场作用下,使具有不同泳动速度的组分形成各自区带的电泳。根据惰性支持物的不同,可分为纸电泳法、醋酸纤维素薄膜电泳法、聚丙烯酰胺凝胶电泳法(简称 PAGE 法)和 SDS-PAGE 法。③ 高效毛细管电泳法(HPCE)。

(1)纸电泳法 本法是用滤纸作为支持载体的一种电泳法。可用于蛋白质、核苷酸等生化药物的测定。例如,利用核苷酸分子结构中嘌呤或嘧啶碱基的共轭双键,在一定 pH 条件下,具有强的紫外吸收,电泳后滤纸在紫外光灯下显示紫色,定位、剪下相应的部位,进行洗脱,在特定波长下测定吸光度,根据吸收系数可计算某一核苷酸的含量。

(2)醋酸纤维素薄膜电泳法 本法是用醋酸纤维素薄膜为支持载体的一种电泳方法。醋酸纤维素薄膜是纤维素羟基乙酰化形成的纤维素醋酸酯,将其溶于有机溶剂后,涂抹而成的均匀薄膜。

(3)聚丙烯酰胺凝胶电泳法(PAGE) 本法是以人工合成的聚丙烯酰胺凝胶作为惰性支持载体的电泳方法。其分离效果主要取决于分子所带电荷与分子大小的比例,也取决于与分子量大小有关的分子筛效应。依据整个电泳系统中缓冲液种类、pH 值和凝胶孔径大小三项参数是否一致,PAGE 法可分为连续体系和不连续体系,三项参数相同的为连续体系,不相同的为不连续体系。根据供试品或对照品区带距离与参照物溴酚蓝区带距离的比值计算相对迁移率(R'_m)进行定性鉴别;用双波长薄层扫描仪或凝胶电泳扫描仪对胶条进行扫描、积分;由各组分峰面积计算含量(%)。

$$相对迁移率(R'_m) = \frac{进胶端到供试品或对照品区带的距离}{进胶端到溴酚蓝区带的距离}$$

(4)SDS-PAGE 法 本法是测定蛋白质和酶等大分子物质分子量的有效方法。可用常规染色法或薄层扫描法对供试品进行鉴别、分子量测定、纯度检查和百分含量测定。依据供试品和对照品的迁移率是否一致进行鉴别;以相对迁移率(R'_m)对标准蛋白的分子量对数进行线性回归,由标准曲线法求得供试品分子量;按薄层扫描峰面积归一化法检查供试品纯度;外标峰面积法计算供试品含量。

$$相对迁移率(R'_m) = \frac{蛋白质迁移距离}{脱色后胶条长度} \times \frac{脱色前胶条长度}{溴酚蓝指示剂迁移距离}$$

(5)琼脂糖凝胶电泳法 本法是以琼脂糖为基质的一种电泳方法。琼脂糖凝胶具有较大孔径,因此,琼脂糖凝胶电泳法特别适用于 RNA、DNA 等核糖核酸及其衍生物类的分离。

(6)高效毛细管电泳法 毛细管电泳法是指以弹性石英毛细管为分离通道,以高压直流电场为驱动力,依据供试品中各组分的淌度(单位电场强度下的迁移速度)和(或)分配行为的差异而实现各组分分离的一种分析方法。

例如,纪宏等人应用高效毛细管电泳法对脑活素注射液中多肽组分进行分析。脑活素

(cerebrolysin)是含游离氨基酸和小分子肽的制品,由于其能透过血脑屏障,改善脑代谢而用
于治疗各种原因所致的脑疾病。脑活素注射液
是近年来临床应用较广的一种生化药物,含有
85%的游离氨基酸和15%的多肽。用毛细管电
泳法检测脑活素注射液中多肽组分的色谱峰可
作为多肽指纹图(图9-5),用于本品的鉴别;通
过与脑活素对照品溶液图谱的比较,可对供试品
中多肽组分进行分析。采用峰面积归一化法,测
得脑活素注射液中多肽组分的峰面积之和占总
峰面积的10%以上。在此分离条件下,对于多
肽组分的限量检查也是十分有意义的。与
HPLC法相比,HPCE法在分辨率、自动化程
度、样品用量、试剂消耗及分析周期等方面具有
独特优势。

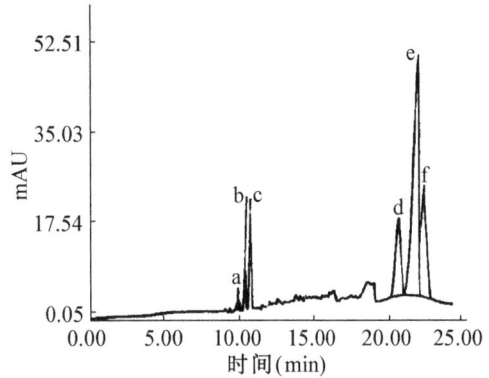

图 9-5 脑活素注射液的多肽指纹图
a、b、c 为多肽组分峰;d、e、f 为氨基酸峰

2. 酶法

酶法在生物药物分析中的应用主要包括两个方面:一是以酶作为分析对象,测定样品中
某种酶的活性或活力,用酶的活力单位和比活性表示,通常称为"酶活力测定法";二是以酶为
分析工具或分析试剂,测定样品中酶以外的其他物质的含量,通常称为"酶分析法"。两者检测
的对象虽不相同,但原理和方法都是以酶能专一而高效地催化某些化学反应为基础,通过对酶
反应速度的测定或对底物、生成物等浓度的测定而检测相应物质的含量。

(1) 酶活力测定法 酶活力是指酶催化一定化学反应的能力。酶活力测定是测定一个被
酶所催化的化学反应速度。酶反应速度可以用单位时间反应底物的减少或产物的增加来表
示,酶反应速度越快表示酶的活力越高。国际理论化学和应用化学协会(IUPAC)和国际生物
化学协会(IBU)推荐的酶单位定义为:任何一种酶,系指在 25℃ 以最适宜的底物浓度、最适宜
的缓冲液离子强度以及最适宜的 pH 等条件下,每分钟能转化 $1\mu mol$ 底物的酶量定为一个活
性单位(国际单位,IU)。酶的比活性以每 1mg 蛋白质所含的酶单位数(IU/mg 蛋白质)表示。

1) 酶促反应的条件及影响因素:选择反应条件的基本要求是所有待测定的酶分子都应
该正常地发挥其作用。即反应系统中除了待测定的酶浓度是影响速度的唯一因素外,其他因
素都应处于最适合于酶发挥催化作用的水平。因此,确定反应条件时应考虑以下因素:① 底
物及底物浓度的影响。选用的底物最好在理化性质上和产物不同。为了使酶反应速度不受底
物浓度的影响,应使用足够高的底物浓度。判断标准是底物浓度[S]与 K_m 的关系(K_m 为米氏
常数,是重要的酶反应动力学常数,其大小反映了酶与底物的亲和力大小)。例如,一般选用底
物的浓度[S]$=100K_m$,此时,反应速度可达最大速度的99%。但实际工作中,因底物溶解度
等原因,也有采用底物浓度为(10~20)K_m。大多数酶具有相对的专一性,通常选择 K_m 小的
底物作为测定底物。② pH 影响。氢离子浓度对酶反应产生多种影响,如改变酶活性中心的
解离状况,升高或降低酶的活性;破坏酶结构与构象,导致酶失效;作用反应系统的其他组成成
分而影响酶反应,甚至改变可逆反应进行的方向;等等。例如,乳酸脱氢酶反应,在 pH7 时倾
向于生成乳酸,而 pH10 时则倾向于形成丙酮酸。因此在进行酶活力测定时要选择适宜的 pH
值。③ 温度的影响。酶反应对温度十分敏感,因为温度能直接影响化学反应速度,也能影响

酶的稳定性,还可能影响酶的构象和酶的催化机制。通常酶反应的温度选用 25℃、30℃ 或 37℃。当温度变化 1℃ 时,酶反应速度可能相差 5% 左右。因此,试验中温度变动应控制在 ±0.1℃ 以内。④ 辅助因子的影响。有些酶反应需要金属离子参与,有些酶反应则需要相应的辅酶物质参与。⑤ 空白试验与对照试验。酶反应通常应该同时进行空白试验和对照试验。空白试验一般不加酶,或不加底物,或两者都加,但酶预先经过失效处理等方法进行测定。它是指杂质反应和自发反应引起的变化量,反映的是未知因素的影响。对照试验是指由纯酶或标准酶制剂测得的结果,主要作为比较或标定的标准。

2) 酶活力的测定方法:常用三种方法:① 在适当的条件下,把酶和底物混合,测定生成一定量产物所需的时间。② 将酶和底物混合后隔一定时间,间断地或连续地测定反应的连续变化,如吸光度的增加或减少。③ 将酶与底物混合后,让其反应一定时间,然后停止反应,定量测定底物减少或产物生成的量。其中①法称为终点法或总变量分析法,②③法为动力学法或反应速率法;按取样及检测方式不同,可分为取样测定法和连续测定法。

取样测定法:是指在酶反应开始后的不同时间,从反应系统中取出一定量的反应液,并用适当的方法终止其反应后,再根据底物和产物在化学性质上的差异,采用适当的检测方法进行定量分析,求得单位时间内酶促反应的变化量。通常终止酶反应的方法是在反应液中添加酶变性剂,如 5% 三氯醋酸、3% 高氯酸或其他酸、碱、醇等。应根据不同反应选择合适的变性试剂。三氯醋酸是一种高效专一的蛋白质变性剂和沉淀剂,但在紫外光区有吸收,而高氯酸则无吸收,并且可用氢氧化钾中和、冷却后,析出 $KClO_4$ 被除去,但不适于对酸和氧化剂敏感的测定对象。当以对硝基酚的衍生物做酶的底物时,可用氢氧化钠或氢氧化钾终止反应,因碱有利于硝基酚发色。另外,也可采取加热使酶失效的方法来终止反应。

连续测定法:是基于底物和产物在理化性质上的不同,在反应过程中对反应系统进行直接连续检测的方法。

3) 检测方法:常用的检测方法有紫外-可见分光光度法和荧光分光光度法等。

紫外-可见分光光度法:是根据产物和底物在某一波长或波段上有明显的特征吸收差别而建立起来的检测方法。该法应用范围广,几乎所有的氧化还原酶都可用此法测定。例如,辅酶 NAD(P)H 在 340nm 有吸收峰,而其氧化型 NAD(P)$^+$ 则在此波长处几无吸收,故可利用这种吸收差别来进行测定。

荧光分光光度法:该法的原理是酶促反应的底物与产物之一具有荧光,则荧光变化的速度可代表酶促反应速度。应用此法测定的酶促反应有两类,一类是脱氢酶等反应,它们的底物本身在酶反应过程中有荧光变化。如 NAD(P)H 的中性溶液发强的蓝白色荧光(460nm),而 NAD(P)$^+$ 则无荧光。另一类是利用荧光源底物的酶反应。如可用二丁酰荧光素测定脂肪酶,二丁酰荧光素不发荧光,但水解后释放出荧光素,具有荧光,可供测定。

其他检测方法:如酶偶联测定法、选择性电极法、放射性同位素测定法、旋光法等。一些酶反应释放氧气和二氧化碳、一些酶反应产生酸,可用选择性电极法测定这些气体容量的变化或 pH 值变化而进行分析;用同位素标记酶,与底物反应,生成放射性产物,经适当分离测定产物的放射性强度;某些酶反应过程伴随着旋光性变化,可考虑用旋光度测定法。

4) 酶反应进程曲线与酶浓度曲线:酶活力测定的目的就是要通过酶反应速度的测定,求得酶的浓度或含量,因此,测得的反应速度必须和酶浓度间有线性的比例关系,这也是检验酶反应和测定系统是否适宜、正确的标准。因此,在酶活力测定前需对酶促反应的时间、酶浓度进行选择,将在不同酶浓度条件下测得的产物或底物变化量对时间作图,曲线斜率表示酶反应的速度。图 9-6-A 反映了不同酶浓度条件下得到的反应进程曲线,可见酶浓度不同,反应速度下降的先后、快慢各不相同(曲线的弯曲程度);如果将这些曲线在不同时间测得的反应速度相对酶浓度作图,就可得到图 9-6-B 所示的酶浓度曲线,可见只有在反应时间 t_0(5min)时测得的反应速度和酶浓度间具有合乎要求的线性比例关系;而在 t_1(10min)和 t_2(15min)($t_2 > t_1 > t_0$)得到的结果则不一定这样,反应时间越长,这种偏离也越大。所以在通常的酶活力测定时,需先制备两条曲线:酶反应进程曲线和酶浓度曲线,以此来选择酶反应测定系统的最适宜条件。从酶反应进程曲线求得合适的酶浓度,从酶浓度曲线获得适宜的反应时间。

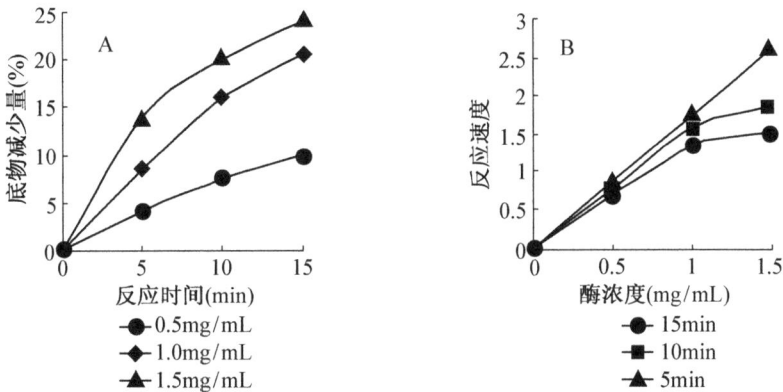

图 9-6　酶反应进程曲线(A)与酶浓度曲线(B)

5)应用示例:《中国药典》对门冬酰胺酶的酶活力测定。

对照品溶液的制备:取经 105℃ 干燥至恒重的硫酸铵适量,精密称定,用水制成 0.0015mol/L 的溶液。

供试品溶液的制备:取样品约 0.1g,精密称定,用磷酸盐缓冲液(取 0.1mol/L 磷酸氢二钠溶液适量,用 0.1mol/L 磷酸二氢钠溶液调节 pH 值至 8.0)溶解并定量稀释制成每 1mL 中约含门冬酰胺酶 5 单位的溶液。

测定方法:取试管 3 支(14cm×1.2cm),各加入用上述磷酸盐缓冲液配制的 0.33% 门冬酰胺溶液 1.9mL,于 37℃ 水浴中预热 3min,分别于第 1 管(t_0)中加入 25% 三氯醋酸溶液 0.5mL,第 2、3 管(t)中各精密加入供试品溶液 0.1mL,置 37℃ 水浴中,准确反应 15min,立即于第 1 管(t_0)中精密加入供试品溶液 0.1mL,第 2、3 管(t)中各加入 25% 三氯醋酸溶液 0.5mL,摇匀,分别作为空白反应液(t_0)和反应液(t)。精密量取 t_0、t 和对照品溶液各 0.5mL 置试管中,各加水 7.0mL 及碘化汞钾溶液(取碘化汞 23g,碘化钾 16g,加水至 100mL,临用前与 20% 氢氧化钠溶液等体积混合)1.0mL,混匀,另取试管一支,加水 7.5mL 及碘化汞钾溶液 1.0mL 作为空白对照管,室温放置 15min,照紫外-可见分光光度法,在 450nm 波长处,分别测定空白反应液、供试品反应液和对照品溶液的吸光度 A_{t_0}、A_t 和 A_s,以 A_t 的平均值按下式计算:

$$效价(单位/mg) = \frac{(A_t - A_{t_0}) \times 5 \times 稀释倍数 \times F}{A_s \times 称样量(mg)}$$

式中:5 为反应常数;F 为对照品溶液浓度的校正值。

效价单位定义：在上述条件下，一个门冬酰胺酶单位相当于每分钟分解门冬酰胺产生 $1\mu mol$ 氨所需的酶量。

（2）酶分析法　酶分析法的对象可以是酶的底物、辅酶活化剂甚至酶的抑制剂。在进行这类分析时，先根据分析对象选择适宜的"工具酶"，然后通过酶反应，测定底物总变量或进行动力学分析。

1）总变量分析法：本法是根据被测物的性质，选择适宜的分析"工具酶"对该物质进行作用，在反应完成后，借助理化方法测定被测物的总变化量，进而计算其含量或浓度的一种分析方法。仅适用于底物的测定，应用时应考虑工具酶的用量与反应的平衡点。此法也称为平衡法或终点法。为获得理想的测定结果，被测底物的浓度应很小，并控制反应于一级反应水平，这样可以使反应速度达到平衡点，防止过多的产物生成，避免逆反应。其他因素应尽量处于最适水平，双底物反应的另一底物应具有足够高的浓度。酶的用量要高，以保证反应较快地达到终点。工具酶的用量一般控制在 $1\sim2K_m$ 单位（U/mL）；测定时间多控制在 $2\sim10min$。

2）动力学分析法：通过控制试验条件，使底物、辅酶活化剂或抑制剂的浓度对酶反应速度起主导作用，这时酶反应速度与被测物浓度间将具有确定的比例关系，因此测定酶反应速度就可求出被测物的浓度。酶动力学分析法采用的条件和酶活力测定法的条件基本相同，但其所用的酶量必须一定，被测物以外的其他反应成分均须保证处于恒定和最适状态。测定时应注意以下几点。① 被测物是酶的底物：当底物浓度 $[S]<K_m$ 时，酶反应速度与底物浓度成正比，$v=k\cdot[S]$，因此测定酶反应速度可以求得底物浓度。② 被测物是辅酶：需要 NAD(P)、CoA 之类辅酶参与反应，可看作是双底物反应，这些辅酶可看作是底物之一。当这类底物浓度足够高时，反应变为单底物反应，那么反应速度将与被测物的量成正比。③ 被测物为活化剂：当其他条件一定时，活化剂在低浓度范围内，酶反应速度随活化剂浓度增大而升高，并在一定范围内具有线性关系。此法不专一，对于某一种酶，相似的离子往往也能表现出活化作用；同时活化剂浓度若超过一定水平后将引起抑制作用。④ 被测物是抑制剂：不可逆抑制剂对酶反应产生的抑制程度随抑制剂浓度呈线性增加，而且酶反应的最终抑制程度由抑制剂的绝对量决定。可逆抑制剂在底物浓度一定时，抑制剂浓度在低范围内，酶的反应速度随抑制剂浓度升高呈线性降低。因此，均可用动力学方法测定。需注意的是，某些抑制剂能抑制多种酶；而有些酶能被几种相似的抑制剂所抑制，因而"工具酶"的选择非常重要，否则易受干扰。

9.4.3　生物检定法

生物检定法是利用药物对生物体（整体动物、离体组织、微生物等）的作用以测定其效价或生物活性的一种方法。比较供试品和相应的标准品（或对照品）在一定条件下产生的特定生物反应，通过等反应剂量对比，来测定供试品的效价。现以《中国药典》二部收载的胰岛素生物测定法、三部收载的重组人白介素-2 生物活性测定法（CTLL-2 细胞/MTT 比色法）为例进行介绍。

1. 胰岛素生物测定法

本法是比较胰岛素标准品（S）与供试品（T）引起小鼠血糖下降的作用，以测定供试品的效价。

标准品溶液的制备：精密称取胰岛素标准品适量，按标示效价，加入每 100mL 中含有苯酚 0.2g 并用盐酸调节 pH 值为 2.5 的 0.9％氯化钠溶液，使溶解成每 1mL 中含 20 单位的溶液,4~8℃贮存,以不超过 5d 为宜。

标准品稀释液的制备:试验当日,精密量取标准品溶液适量,按高低剂量组(D_{S2}、D_{S1})加 0.9%氯化钠溶液(pH2.5)制成两种浓度的稀释液,高低剂量的比值(r)不得>1:0.5。高浓度稀释液一般可制成每 1mL 中含 0.06~0.12 单位,调节剂量使低剂量能引起血糖明显下降,高剂量不致引起血糖过度降低,高低剂量间引起的血糖下降有明显差别。

供试品溶液与稀释液的制备:按供试品的标示量或估计效价(A_T),照标准品溶液与其稀释液的制备法制成高、低两种浓度的稀释液,其比值(r)应与标准品相等,供试品与标准品高低剂量所致的反应平均值应相近。

测定方法:取健康合格、同一来源、同一性别、出生日期相近的成年小鼠,体重相差不得超过 3g,按体重随机等分成 4 组,每组不少于 10 只,逐只编号,各组小鼠分别自皮下注入一种浓度的标准品或供试品稀释液,每鼠 0.2~0.3mL,但各鼠的注射体积(mL)应相等。注射后 40min,按给药顺序分别自眼静脉丛采血,用适宜的方法,如葡萄糖氧化酶-过氧化酶法测定血糖值。第一次给药后间隔至少 3h,按双交叉设计,对每组的各鼠进行第二次给药,并测定给药后 40min 的血糖值。照生物检定统计法中量反应平行线测定双交叉设计法计算效价及试验误差。

2. 重组人白介素-2 生物学活性测定法(CTLL-2 细胞/MTT 比色法)

本法系根据在不同白介素-2(IL-2)的浓度下,其细胞依赖株 CTLL-2 细胞存活率不同,以此检测 IL-2 的生物学活性。

(1) 主要试剂。

1) RPMI 1640 培养液:取 RPMI 1640 培养基粉末 1 袋(规格为 1L),加水溶解并稀释至 1000mL,加青霉素 $1×10^5$ IU 和链霉素 $1×10^5$ IU,再加碳酸氢钠 2.1g,溶解后,混匀,除菌过滤,4℃保存。

2) 基础培养液:量取新生牛血清(FBS)10mL,加 RPMI 1640 培养液 90mL。4℃保存。

3) 完全培养液:量取基础培养液 100mL,加重组人白介素-2 至终浓度为每 1mL 含 400~800IU。4℃保存。

4) PBS:称取氯化钠 8.0g、氯化钾 0.20g、磷酸氢二钠 1.44g、磷酸二氢钾 0.24g,加水溶解并稀释至 1000mL,经 121℃灭菌 15min。

5) 噻唑蓝(MTT)溶液:称取 MTT 0.1g,加 PBS 溶解并稀释至 20mL,经 0.22μm 滤膜过滤除菌。4℃避光保存。

6) 裂解液:15%十二烷基硫酸钠溶液,使用期限不得超过 12 个月。

(2) CTLL-2 细胞　应为偏酸性、略微浑浊液体,传代后 48~60h 用于重组人白介素-2 生物学活性测定。

(3) 标准品溶液的制备　取重组人白介素-2 生物学活性测定的国家标准品,按使用说明书复溶后,用基础培养液稀释至每 1mL 含 200IU。在 96 孔细胞培养板中,做 2 倍系列稀释,共 8 个稀释度,每个稀释度做 2 孔。每孔分别留 50μL 标准品溶液,弃去孔中多余溶液。以上操作在无菌条件下进行。

(4) 供试品溶液的制备　将供试品按标示量复溶后,用基础培养液稀释成每 1mL 约含 200IU。自"在 96 孔细胞培养板中"起,以下按"标准品溶液的制备"项下方法进行。

(5) 测定方法　CTLL-2 细胞用完全培养液于 37℃、5%二氧化碳条件下培养至足够量,离心收集 CTLL-2 细胞,用 RPMI 1640 培养液洗涤 3 次,然后重悬于基础培养液中配制成每

1mL 含 6.0×10^5 个细胞的细胞悬液,于 37℃、5‰二氧化碳条件下备用。在加有标准品溶液和供试品溶液的 96 孔细胞培养板中,每孔加入细胞悬液 $50\mu L$,于 37℃、5‰二氧化碳条件下培养 18～24h。然后每孔加入 MTT 溶液 $20\mu L$,于 37℃、5‰二氧化碳条件下培养 4～6h 后,每孔加入裂解液 $150\mu L$,于 37℃、5‰二氧化碳条件下保温 18～24h。以上操作均在无菌条件下进行。混匀细胞板中的液体,放入酶标仪,以 630nm 为参比波长,在波长 570nm 处测定吸光度,记录测定结果。

试验数据采用计算机程序或四参数回归计算法进行处理。并按下式计算试验结果:

$$供试品生物学活性(IU/mL) = P_r \times \frac{D_s \times E_s}{D_r \times E_r}$$

式中:P_r 为标准品生物学活性(IU/mL);D_s 为供试品预稀释倍数;D_r 为标准品预稀释倍数;E_s 为供试品相当于标准品半效量的稀释倍数;E_r 为标准品半效量的稀释倍数。

9.4.4　其他检定方法

随着科学研究的进步,新的检测技术和手段不断涌现,在生物药物分析过程中,生物质谱法、生物传感器法、核磁共振技术、免疫分析技术等新方法已经表现出传统方法无法替代的优势。本部分将对上述新技术进行扼要的介绍。

1. 生物质谱法

随着质谱仪在电离技术和分析技术上的发展和完善,电喷雾电离(electrospray ionization,ESI)和基质辅助激光解吸电离(matrix-assisted laser desorption ionization,MALDI)技术的成熟,使得分子量高达 600kD 的生物大分子也能进行分析测定,从而开拓了质谱学一个崭新的领域——生物质谱,促使质谱技术在生命科学领域获得广泛应用和发展。

目前商业化的生物质谱仪主要为电喷雾(四极杆)质谱仪(ESI-MS)和基质辅助激光解吸电离飞行时间质谱仪(MALDI-TOF-MS)。ESI-MS 的特点之一是可以和液相色谱、毛细管电泳等色谱分离技术联用,从而大大扩展了其在生命科学领域的应用范围,包括药物代谢、临床和法医学的应用等;MALDI-TOF-MS 的特点是对盐和添加物的耐受能力高,且测样速度快、操作简单。此外,可用于生物大分子测定的质谱仪还有离子阱(ion trap,IT)质谱和傅里叶变换离子回旋共振(Fourier transform ion cyclotron resonance,FTICR)质谱等。而将不同类型的质谱串联起来的杂化质谱(hybrid mass specxrometry)更是集中了各种质谱的优势,成为检测生物大分子的有效工具。

2. 生物传感器

生物传感器(biosensor)是用生物活性材料(酶、蛋白质、DNA、抗体、抗原、生物膜等)与物理化学换能器有机结合的一项高新技术。其检测原理为:待测物质经扩散作用进入生物活性材料,经分子识别,发生生物学反应,产生的信息继而被相应的物理或化学换能器转变成可定量和可处理的电信号,再经二次仪表放大并输出,便可知道待测物浓度。

1967 年 S.J.乌普迪克等制造了第一个生物传感器葡萄糖传感器。将葡萄糖氧化酶包含在聚丙烯酰胺胶体中加以固化,再将此胶体膜固定在隔膜氧电极的尖端上,便制成了葡萄糖传感器。当改用其他的酶或微生物等固化膜,便可制得检测其对应物的其他传感器。各种生物传感器按照其感受器中所采用的生物活性材料的不同,可分为微生物传感器、免疫传感器、组织传感器、细胞传感器、酶传感器、DNA 传感器等。按照传感器检测原理,可分为热敏生物传感器、压电生物传感器、光学生物传感器、声波道生物传感器等。按照生物敏感物质相互作用的类型,可分为亲和型、代谢型、催化型等。

生物传感器采用固定化生物活性物质作催化剂,使价值昂贵的试剂可以重复多次使用,克服了过去酶法分析试剂费用高和化学分析繁琐复杂的缺点。其专一性强,只对特定的底物起反应,且不受颜色、浊度的影响;分析速度快,可以在一分钟内得到结果;测定准确度高,一般相对误差可以达到 1%;操作系统比较简单,容易实现自动分析。生物固化膜不稳定是其主要缺点。

3. 液相核磁共振技术

蛋白质的分子结构是其生物功能的基础,而高分辨率蛋白质结构的测定目前主要依赖于两种手段:X 射线晶体衍射和液相核磁共振(solution NMR)。液相核磁共振技术的一个主要特点是能够在溶液状态下,即更加接近生理环境(pH、盐浓度、温度等)的状态下,对蛋白质三维结构进行研究,已成功地研究了一些分子量达到几万,甚至几十万的蛋白质或蛋白质复合物的结构。另一方面,在生命活动中,蛋白质是不断运动的,仅有静态的三维结构常常不足以解释其生物功能。要真正阐明蛋白质发挥功能的结构基础,对于蛋白质分子的"动态结构"的研究显得至关重要。液相核磁共振技术通过原子核弛豫过程可以在原子水平对蛋白质多位点的动力学特性进行研究,具有其他研究手段不可比拟的优越性。

4. 化学发光免疫分析技术

化学发光免疫分析(chemiluminescence immunoassay,CLIA)是将具有高灵敏度的化学发光测定技术与高特异性的免疫反应相结合,用于各种抗原、半抗原、抗体、激素、酶、脂肪酸、维生素和药物等的检测分析。是继放射免疫分析、酶免疫分析、荧光免疫分析和时间分辨荧光免疫分析之后发展起来的一项新的免疫测定技术。自 20 世纪 70 年代中期 Arakawe 首先报道CLIA 以来,至今已经成为一种成熟的、先进的超微量活性物质检测技术,应用范围广泛,近 10年发展迅猛,是目前发展和推广应用最快的免疫分析方法。其特点是灵敏度高、特异性强、试剂价格低廉、试剂稳定(有效期 6～18 个月)、方法稳定快速、检测范围宽、操作简单自动化程度高等。

【参考文献】

[1] 张慧,等. 快速液相色谱在重组人胰岛素肽图分析中的应用. 药物分析杂志,2008,28(4):575.

[2] 钟英,等. 重组人粒细胞集落刺激因子(rhG-CSF)肽谱分析方法初探. 药物分析杂志,2000,20(2):84.

[3] 纪宏,等. 高效毛细管电泳法对脑活素注射液中多肽组分的分析. 中国生化药物杂志,1999,20(3):145.

[4] Foster MP, et al. Solution NMR of large molecules and assemblies. Biochemistry,2007,46(2):331.

[5] 刘文英. 药物分析(第 6 版). 北京:人民卫生出版社,2007.

[6] 国家药典委员会. 中国药典(2010 年版)二部、三部. 北京:中国医药科技出版社,2010.

第 10 章

药品质量标准的制订

10.1 概　　述

药品质量标准是国家为监督管理药品质量所作的技术规定，质量标准是否科学、合理、可行，直接关系到药品质量的可控性以及安全性和有效性。药品质量标准的制订是药物研发的主要内容之一，在对研发药物进行系统的、深入的质量研究基础上，制订出合理的、可行的质量标准，并不断地修订和完善，以控制药品的质量、保证药品的安全有效。

10.1.1 药品质量标准的分类

药品的研发是一个动态的过程，可分为临床前研究、临床研究、生产上市新药监测期三个阶段。在研发药物的小试、中试和工业化生产三个阶段中均有其对应的质量标准，分别为临床研究用质量标准和生产用质量标准。不同阶段的质量标准的侧重点有所不同。

1. 临床研究用质量标准

为了保证临床用药的安全和新药临床研究的结论可靠，根据我国《药品管理法》规定，在研制新药进行临床试验或试用之前应先得到国家药品监督管理部门的批准，须制订相应的药品质量标准，即临床研究用质量标准，供国家药品监督管理部门审核。该质量标准由新药研制单位起草制订，经国家食品药品监督管理局(SFDA)批准。这是一个临时性的质量标准，仅在新药临床试验期间有效，并且仅供研制单位与临床试验单位使用。临床研究用质量标准的意义在于保证临床试验用的药品与实验室研究用的供试品是同一物质，并有相似的质量水平；多次重复制备提供给临床试验用的药品有恒定的质量，能代表今后放大后生产的药品质量水平。其重点在于保证临床试验用药品的安全性，使临床试验结论可靠。由于临床研究前，人们对所研究产品的药学和药理毒理学性质的认识有限，为确保安全性，在制订临床研究用药品质量标准时，对质量控制项目应尽可能地全面，以便从不同的角度全面控制产品的质量。对影响产品安全性的考察项目，均应订入质量标准。如有机溶剂残留、有关杂质等，其限度可通过文献资料或动物安全性试验结果初步确定。

根据《药品注册管理办法》规定，临床试验用药物应当在符合《药品生产质量管理规范》的车间制备,制备过程应当严格执行《药品生产质量管理规范》的要求,并按照《临床研究用质量标准》检验合格后方可用于临床试验。

2. 生产用质量标准

新药经临床试验后报生产时制订的药品质量标准称为生产用质量标准。该标准重点考虑生产工艺中试放大或工业化生产后产品质量的变化情况,并结合临床研究的结果对质量标准的项目或限度做适当的调整和修订,在严格产品安全性的同时,还要注重质量标准的实用性。如在临床研究期间合成路线或生产工艺发生了变化,或使用了新的起始原料、试剂、配位体、催化剂及其他物质(如过滤介质等)等,则需要考虑现有质量标准的检查方法是否可以检出新工艺所产生的杂质;其项目和限度是否需要修订;等等。如有新杂质产生或原有杂质量增加,则必须对新工艺产品进行安全性评价。

根据《药品注册管理办法》(局令第 28 号)规定,该标准经 SFDA 批准,即为药品注册标准(正式标准),这是国家食品药品监督管理局批准给申请人特定药品的标准,生产该药品的药品生产企业必须执行该注册标准。药品注册标准不得低于《中国药典》的规定。

新药监测期:新药自批准生产之日起即进入新药监测期,监测期期限为 3～5 年。生产企业需对监测期内新药的生产工艺、质量、稳定性、疗效及不良反应等情况进行考察,并按时向所在地省、自治区、直辖市药品监督管理部门报告。

3. 国家药品标准

国家药品标准包括:《中国药典》(包括增补本);SFDA 颁布的药品标准(包括药品注册标准);中药材、中药饮片国家标准;进口药材标准;民族药国家标准;药品包装材料国家标准;现行版药典未收载的历版药典及部颁标准。

现行国家药品标准有:《中国药典》(2010 年版,包括增补本);新药转正标准 1～76 册(1986—2009 年);卫生部药品标准中药成方制剂 1～20 册(1986—1998 年);卫生部药品标准化学药品、抗生素、生化药分册(1989 年);卫生部药品标准二部 1～6 册(1992—1998 年);中成药地方标准上升为国家标准 1～14 册(2002 年);化学药品地方标准上升国家标准 1～16 册(2002 年)。

4. 企业标准

企业标准是药品生产企业为了品牌创优、市场竞争而自行制订用于控制其药品质量的标准。属于企业内部药品质量标准,非法定标准,仅在本厂或本系统的管理上有约束力。企业标准一般高于法定标准的要求,主要是在法定标准的基础上增加检验项目或提高关键项目的限度标准。其使产品技术含量增加、质量提高,从而更具竞争力,尤其是在保护企业优质产品、严防假冒等方面起到了重要的作用。因此,一些大的企业内部均有各自的企业标准,并对外保密。

需要强调的是:药品质量标准只是控制产品质量的有效措施之一,药物的质量还要靠实施《药品生产质量管理规范》及工艺操作规程进行生产过程的控制加以保证。只有将质量标准的终点控制和生产的过程控制结合起来,才能全面地控制产品的质量。

10.1.2　新药申报需上报的资料

药品注册,是指 SFDA 根据药品注册申请人的申请,依照法定程序,对拟上市销售药品的安全性、有效性、质量可控性等进行审查,并决定是否同意其申请的审批过程。药品注册申请包括新药申请、仿制药申请、进口药品申请及其补充申请和再注册申请。为申请药品注册而进行的药物临床前研究,包括药物的合成工艺、提取方法、理化性质及纯度、剂型选择、处方筛选、制备工艺、检验方法、质量指标、稳定性、药理、毒理、动物药代动力学研究等。中药制剂还包括原药材的来源、加工及炮制等的研究;生物制品还包括菌毒种、细胞株、生物组织等起始原材料的来源、质量标准、保存条件、生物学特征、遗传稳定性及免疫学的研究等。

需要申报的资料主要有四部分内容:综述资料、药学研究资料、药理毒理研究资料、临床试验资料。依据药品的类型(化学药品,中药、天然药物,生物制品)具体资料内容有所不同,其中与药品质量相关的资料属于药学研究资料部分,主要有以下一些内容。

1. 化学药品

资料 10:质量研究工作的试验资料及文献资料(包括性状、鉴别、检查和含量测定等)。

资料 11:质量标准草案及起草说明,并提供标准品或对照品。

资料 12:临床研究用的样品及其检验报告书(申请临床时报送)或生产的样品及其检验报告书(申请生产时报送),均需提供 3~5 批样品的检验报告。

资料 14:药物稳定性研究的试验资料及文献资料。

2. 中药、天然药物

资料 8:药材来源及鉴定依据。

资料 10:药材质量标准草案及起草说明,并提供药品标准物质及有关资料。

资料 13:化学成分研究的试验资料及文献资料。

资料 14:质量研究工作的试验资料及文献资料。

资料 15:药品质量标准草案及起草说明,并提供对照品及有关资料。

资料 16:样品检验报告书(代表性样品至少 3 批)。

资料 17:药物稳定性研究的试验资料及文献资料。

3. 生物制品

资料 8:生产用原材料研究资料,包括生产用动物、生物组织或细胞、原料血浆的来源、收集及质量控制等研究资料;生产用细胞的来源、构建(或筛选)过程及鉴定等研究资料;种子库的建立、检定、保存及传代稳定性资料;生产用其他原材料的来源及质量标准。

资料 11:质量研究资料及有关文献,包括参考品或者对照品的制备及标定,以及与国内外已上市销售的同类产品比较的资料。

资料 12:临床试验申请用样品的制造和检定记录。

资料 13:制造和检定规程草案,附起草说明及检定方法验证资料。

资料 14:初步稳定性研究资料。

以上各类提供给省级以上药品检验所进行复核的研制新药,每批样品数量至少应为全检需要量的 3 倍,分别作为检验、复查、留样用。

10.1.3 药品质量标准制订的基础

根据《药品管理法》的规定,未经 SFDA 批准的新药不得投入生产,批准新药的同时即颁布其质量标准。可见,新药质量标准和新药的研制密切相关,其是在对新药质量进行大量研究工作的基础上建立起来的。这些基础工作主要有以下几方面。

1. 文献资料的查阅及整理

制订新药质量标准之前,首先要查阅相关的国内外文献资料,了解新药的概况。如药品的名称、研制过程、最早投放市场的国家(或厂家)、目前生产、使用及销售情况等。对于结构全新的一类新药,没有直接的文献资料可查阅时,可参考结构相似化合物的文献。对于仿制药,以上内容大多可通过查阅相关文献而获得,以此说明仿制的依据。

2. 有关研究资料的了解

在研究及制订新药质量标准前,应了解该药物的化学结构、晶型、异构体、合成工艺、起始原料及试剂、合成中间体及副反应产物、使用的有机溶剂、制剂工艺、制剂辅料、添加剂、可能产生的降解产物等,因为这些资料对于新药质量标准的制订具有重要的参考价值及指导作用。

3. 药品质量标准的建立

由于生产工艺不同会产生不同的异构体和杂质,还可能形成不同的晶型。因此,药品质量标准的建立须以生产工艺确定为前提,同时还应考虑生产规模对产品质量的影响。

药物质量标准的建立主要包括以下过程:确定质量研究的内容、进行方法学研究、确定质量标准的项目及限度、制订及修订质量标准。以上过程密切相关,相互支持。

(1) 质量研究内容的确定　药物的质量研究是质量标准制订的基础,质量研究的内容应尽可能全面,既要考虑一般性要求,又要有针对性。确定质量研究的内容,应根据所研制产品的特性(原料药或制剂),采用的制备工艺,并结合稳定性研究结果,以使质量研究的内容能充分地反映产品的特性及质量变化的情况。

1) 研制药物的特性:原料药一般考虑其结构特征、理化性质等;制剂应考虑不同剂型的特点、临床用法,复方制剂不同成分之间的相互作用,以及辅料对制剂安全性和有效性的影响(如眼用制剂中的防腐剂、注射剂中的抗氧剂或稳定剂等)。

2) 制备工艺对药物质量的影响:原料药通常考虑在制备过程中所用的起始原料及试剂、制备中间体及副反应产物,以及有机溶剂等对最终产品质量的影响;制剂通常考虑所用辅料、不同工艺的影响,以及可能产生的降解产物等。同时还应考虑生产规模的不同对产品质量的影响。

3) 药物的稳定性:确定质量研究内容时还应参考药物稳定性的研究结果,应考虑在贮藏过程中可能发生的质量变化和直接接触药品的包装材料对产品质量的影响。

(2) 方法学研究　方法学研究包括方法的选择和方法的验证。通常要根据选定的研究项目及试验目的选择试验方法。一般要有方法选择的依据,包括文献依据、理论依据及试验依据。常规项目通常可采用药典收载的方法。鉴别项应重点考察方法的专属性;检查项重点考察方法的专属性、灵敏度和准确性;有关物质检查和含量测定通常要采用两种或两种以上的方法进行对比研究,比较方法的优劣,择优选择。选择的试验方法应经过方法的验证。

(3) 质量标准项目及限度的确定　质量标准的项目及限度应在充分的质量研究基础上,根据不同药物的特性确定,以达到控制产品质量的目的。质量标准中既要设置通用性项目,又要设置针对产品自身特点的项目,能灵敏地反映产品质量的变化情况。质量标准中限度的确定通常基于安全性、有效性的考虑,同时应注意工业化生产规模的产品与进行安全性、有效性研究样品质量的一致性。对一般杂质,可参照现行版《中华人民共和国药典》的常规要求确定其限度,也可参考其他国家的药典。对特殊杂质,则需有限度确定的试验或文献的依据。

(4) 质量标准的制订　根据已确定的质量标准的项目和限度,参照现行版《中华人民共和国药典》的规范用语及格式,制订出合理、可行的质量标准。质量标准一般应包括药品名称(通用名、汉语拼音名、英文名)、化学结构式、分子式、分子量、化学名(对原料药)、含量限度、性状、理化性质(原料药)、鉴别、检查(原料药的纯度检查项目、与剂型相关的质量检查项目等)、含量(效价)测定、类别、规格(制剂)、贮藏、制剂(原料药)、有效期等项内容。各项目应有相应的起草说明。

(5) 质量标准的修订　药品的质量标准是阶段性的,研发阶段的不同,其质量标准制订的侧重点也不同。因此,随着药物研发的进程、分析技术的发展、产品质量数据的积累、生产工艺的放大和成熟,质量标准应进行相应的修订。同时需考虑处方工艺变更、改换提供原辅料的生产单位等对药品质量的影响。通过对质量标准的修订使质量标准项目设置更科学、合理,分析方法更成熟、稳定,操作更简便、快捷,结果更准确、可靠。

10.1.4　药品质量标准制订的指导原则

1. 药品质量标准制订的基本原则

制订药品质量标准要从实际出发,坚持质量第一,以保证用药的安全、有效和质量可控。

(1) 安全有效性　药品质量的优劣,主要表现为药品的疗效和毒副作用。药品的毒副作用除本身原因外,有可能是共存的杂质造成的,因此,对于毒性较大的杂质应严格控制,以保证药品的安全、有效。

(2) 规范性　药品质量标准必须符合国家药典或其他法定标准的有关规定(国内外标准),以及人用药品注册技术规范国际协调会议(ICH)的指导原则,使制订出的新药质量标准能与国际水平接轨。

(3) 针对性　必须结合试验研究和生产的实际,考虑生产的全过程、稳定性等,有针对性地制订检测项目和限度。例如:① 多晶型药物,如果试验结果显示不同晶型产品的生物活性不同,则需要考虑在质量标准中对晶型进行控制。② 手性药物,需要考虑对异构体杂质进行控制。消旋体药物,若已有单一异构体药物上市,应检查旋光度。③ 直接分装的无菌粉末,需考虑对原料药的无菌、细菌内毒素或热原、异常毒性、升压物质、降压物质等进行控制。

(4) 先进性和实用性相结合　检测方法应具备先进性和实用性,既要充分利用常用的分析手段,亦要采用国内外已有的先进技术,要高标准、严要求、高灵敏、高精度地去进行药品质量标准的方法学研究,提高对药品内在质量的控制。经过反复试验,得到与真值相近的结果的方法,订入标准,在准确的前提下,尽可能选择简便易行的方法,体现出所制订的质量标准的科学性和先进性。

2. 质量标准起草说明的编写细则

质量标准的起草说明是对药品质量标准的注释,起草说明书内容应包括:

(1) 概况　说明药品的临床用途,有关工艺改革及科研成就,国外药典收载情况,国内生产水平与质量水平。

(2) 生产工艺　原料药用化学反应式表明合成路线,或用简明的工艺流程表示;药物制剂应列出处方,简要的制备方法。

(3) 标准制订的意见或理由　这是药品质量标准起草说明的主要内容。研发者应详述质量标准中各项目设置及限度确定的依据(列出有关的研究数据、实测数据和文献数据),以及部分研究项目不订入质量标准的理由等。该部分内容也是研发者对药品质量研究和质量标准制订工作的总结,如鉴别、检查、含量测定采用的检测方法的原理、操作注意事项、方法学验证、实际测定结果及综合评价等。对于制剂应根据稳定性考察资料提出有效期建议的说明。质量标准的起草说明还是今后执行和修订质量标准的重要参考资料。

值得强调的是,起草说明中应阐明曾经做过的有关试验,包括不成熟的、尚待完善的或失败的,暂未或不能收载于正文的检定方法的理由,并提供相关的试验资料,以便有关部门审查其试验设计是否合理,以确定为主观或客观原因,从而判定是否需要做进一步的试验。

起草说明的书写格式应按质量标准项目依次予以说明,与其研究报告不同,不能以综述性讨论代替。

(4) 与国外药典或有关标准的比较。

(5) 主要参考文献。

10.2　药品质量研究与质量标准制订的主要内容

药品质量研究内容包括名称、性状、鉴别、检查、含量(效价)测定和稳定性试验。现以化学药品为例,介绍药品质量研究与质量标准制订的主要内容。

10.2.1　名　称

药品的名称、结构式、化学名等,可参考世界卫生组织(WHO)编订的国际非专利药品名称(international nonproprietary name for pharmaceutical substances,INN)及药典委员会编辑的《中国药品通用名称》、《国家药品标准工作手册》及《化学命名原则》等书进行确定。新药名称制订的原则如下:

1. 通用名

药品名称应科学、明确、简短(一般以 2～4 个字为宜)、发音清晰。外文名(拉丁名或英文名)应采用 WHO 编订的国际非专利药名(INN),以便国际交流。中文名尽量与外文名相对应,可采取音译、意译或音意合译。例如,diazepam(地西泮)、tetracyline(四环素)、clonazepam(氯硝西泮)、levodopa(左旋多巴)。同类药物应尽量用已确定的词干命名,使之体现系统性。例如,"头孢(cef)"为头孢类抗生素药的词干,如 cefaclor(头孢克洛)、cefadroxil(头孢羟氨苄);"雌(estr)"为雌激素类药的词干,如 estradiol(雌二醇)、nilestriol(尼尔雌醇)、quinestrol(炔雌醚)。

避免采用可能给患者以暗示的有关药理学、治疗学或病理学的药品名称。药品名称经国家食品药品监督管理部门批准,即为法定药品名称(通用名)。

对于沿用已久的药名,一般不得轻易变动;如必须改动,应将原用名作为副名过渡,以免造成混乱。

盐类药品,酸名列前,盐基列后;酯类药品,可直接命名为××酯,拉丁文词尾用 - atum,英文词尾用 - ate;季铵类药品,一般将氯、溴置于铵前,如苯扎溴铵(benzalkonium bromide);除沿用已久者外,尽量不用氯化×××、溴化×××命名。

天然药物提取物,其外文名根据其植物来源命名者,中文名可结合其植物属种名命名,如 artemisinin(青蒿素);外文名不结合植物来源命名者,中文名可采用音译,如 morphine(吗啡)。

放射性药品在药品名称中的核素后,加直角方括号注明核素符号及其质量数,如碘$[^{131}I]$化钠胶囊。

2. 化学名与结构式

有机药物的化学名称应根据中国化学会编撰的《有机化学命名原则》命名,母体的选定应与国际理论和应用化学联合会(international union of pure and applied chemistry,IUPAC)的命名系统一致。药品化学结构式依据 WHO 推荐的"药品化学结构式书写指南"书写。

3. 商品名

药品可有专用的商品名。但药品的商品名,无论是外文名或中文译名,均不得作为药品通用名。

10.2.2   性   状

药品的性状是药品质量的重要表征之一。《中国药典》在"性状"项下记载原料药的外观、臭味、溶解度以及物理常数等。

1. 外观与臭味

外观是对药品的色泽和外表的感官规定。仅用文字对正常的外观性状作一般性的描述。有的药品外观性状可因生产条件的不同而有差异,只要这些差异不影响质量和疗效,一般是允许的。凡药品有引湿、风化、遇光变质等与贮藏条件有关的性质,也应择要记述,并与贮藏项相呼应。如药品的晶型、细度或制成溶液后的颜色对质量有较大影响时,应在"检查"项下另作具体规定。

臭是指药品本身所固有的臭味,不包括因混有不应有的残留杂质的异臭。具有特有味觉的药品,必须加以记述,如苯巴比妥钠"味苦",枸橼酸钾"味咸、凉"。但毒、剧、麻药则不作"味"的记述。

2. 晶型

药物多晶型现象是影响药品质量与临床疗效的重要因素之一。因此,若研发药物为多晶型时,应对其晶型分析予以特别的关注。例如,甲苯咪唑中无效 A 晶型的控制,《中国药典》采用红外光谱法进行检查。又如新型降血糖药那格列奈(neteglinide),它具有 B、H、L、S 等多种晶型,常见的是 B 和 H 两种晶型,上市的是 H 型,该晶型具有优越的研磨稳定性,更适合于制药。在原料药的晶型得以充分认识后,还应考虑其在制剂加工过程中可能发生晶型改变的问题。例如,辅料的加入,制剂工艺中粉碎、制粒、干燥等过程中温度升高等原因,均可能使药物晶型发生改变。目前鉴别晶型的主要方法有 X 射线粉末衍射、红外吸收光谱法和热分析法。

3. 溶解度

溶解度是药品的一种物理性质,按《中国药典》凡例方法进行测定。一般常用的溶剂有乙醚、氯仿、甘油、丙酮、乙醇、甲醇、水、无机酸和碱等。易于溶解的样品,取样可在 1～3g 之间;贵重药品及剧药可酌情减量,溶剂品种也可适当减少。

4. 物理常数

药物的物理常数包括熔点、凝点、比旋度、吸收系数、馏程、折光率、黏度、相对密度、酸值、碘值、皂化值等。按现行版《中国药典》的凡例或附录中规定的方法和要求进行试验研究。

(1)熔点   熔点(melting point)是多数固体有机药物的重要物理常数。《中国药典》对于易粉碎的固体药品采用毛细管测定法,熔点的判断要求报告初熔和全熔两个读数。初熔至全熔的温度范围称为熔距(或称熔程、熔点范围),药典收载的化学药品的熔点范围一般为 3～

4℃。在制订标准时,首先应区别是否有分解现象,可采用差示扫描量热法(DSC)测绘热曲线。对于熔融同时分解的药物,必须严格按药典规定方法调整升温速度。在熔点测定中,传温液种类、毛细管内径大小、升温速度快慢、温度计校正与否等因素均将影响测定结果。

(2) 比旋度　　比旋度(specific optical rotation,$[\alpha]_D^t$)是反映光学活性化合物固有特性及其纯度的指标。应按《中国药典》规定的温度(20℃)和测定波长(589.3nm)进行测定,并考察药物浓度和溶剂对比旋度的影响。特别应注意的是有些药物在不同溶剂中或成盐后,旋光方向发生逆转。

(3) 吸收系数　　百分吸收系数(percentage absorptivity,$E_{1cm}^{1\%}$)表示溶液浓度为 1%(g/mL)、光路长度为 1cm 时的吸光度。其不仅用于考察该原料药的质量,也用作制剂含量测定中选用 $E_{1cm}^{1\%}$ 值的依据。对于创制药品或国外药典未收载的药品,$E_{1cm}^{1\%}$ 值的获得需选 5 台不同型号的紫外-可见分光光度计,按照《中国药典》附录分光光度法项下方法,对仪器和所用溶剂进行校正、检查。选择配对的比色皿,以配制供试品溶液的同批溶剂为空白,进行光谱扫描,确定测定波长。然后将样品先配成吸光度在 0.6~0.8 之间的溶液进行测定(配制双份),再用同批溶剂将该溶液稀释一倍,测定其吸光度,并注明测定时的温度。同一台仪器测得的吸收系数的相对标准差应不超过 1.0%;5 台仪器测得的高低浓度 20 个吸收系数的相对标准差不得超过 1.5%;以平均值确定为该品种的吸收系数。

注意:若制剂的含量测定采用以 $E_{1cm}^{1\%}$ 值计算的分光光度法,而其原料药的含量测定又因精密度的要求而采用其他方法的品种,均应在原料药的性状项下列出吸收系数,并尽可能采用其制剂含量测定中的条件,使原料药的质量标准与其制剂相适应。

(4) 相对密度、馏程和凝点。

相对密度(relative density)是指在相同温度条件下,某液体药品的密度与水的密度的比值。一般规定温度为 20℃。液体药品的相对密度测定方法,有比重瓶法和韦氏比重秤法。前法供试品用量少,较常用;后法仅用于测定易挥发的液体。

馏程(distilling range)是指液体药品按药典方法蒸馏,校正到标准压力[101.3kPa(760mmHg)]下,自开始馏出第五滴算起,至供试品仅剩下 3~4mL,或一定比例的容积馏出时的温度范围。

凝点(condensing point)是指一种物质由液体凝结为固体时,在短时间内停留不变的最高温度。

以上相对密度、馏程或凝点可用来鉴别不同的液体药品,也可考察药品的纯杂程度。

(5) 折光率　　对于液体药品,尤其是植物油,折光率(refractive index)是一个重要的物理常数。药品的折光率因温度和光线波长的不同而异。温度升高,折光率变小;光线的波长变短,折光率变大。因此,药品的折光率应标明温度和波长,常以 n_D^t 表示,t 表示测定的温度,《中国药典》规定为 20℃,D 表示光线为钠光谱的 D 线,波长为 589.3nm。测定折光率可以区别不同的油类或检查某些药品的纯杂程度,也可以测定某些溶液制剂的含量,且测定方法简便。

(6) 黏度　　黏度(viscosity)是指流体对流动的阻抗能力,以动力黏度、运动黏度或特性黏数表示。测定液体药物或药物溶液的黏度可以区别或检查其纯度。

《中国药典》中黏度测定有三种方法:第一法采用平氏黏度计测定运动黏度或动力黏度;第二法采用旋转式黏度计测定动力黏度;第三法采用乌氏黏度计测定特性黏数。

5. 制剂的性状

制剂的性状主要考察样品的外形和颜色。片剂应描述是什么颜色的压制片或包衣片(包薄膜衣或糖衣),除去包衣后片芯的颜色,以及片子的形状,如异形片(长条形、椭圆形、三角形等);片面有无印字、刻痕或有无商标记号等也应描述。硬胶囊剂应描述内容物的颜色、形状等。注射液一般为澄明液体(水溶液),但也有混悬液或黏稠性溶液,需注意对颜色的描述,还应考察贮藏过程中性状是否有变化。

10.2.3 鉴 别

鉴别是用以判定某已知药品的真伪,而不是对未知药物进行结构确证,所以鉴别方法应以专属性好、简便易行为宜,尤其能将结构相似的同类药品加以区别为主要考虑因素。对于制剂的鉴别通常采用灵敏度较高、专属性较强、操作较简便、不受辅料干扰的方法进行鉴别。可用辅料做阴性对照试验,必要时(复方制剂)进行分离预处理。

常用的鉴别方法包括色谱法、光谱法、化学法和生物学方法等,可根据药品结构特点、理化性质和所处环境加以选用。

1. 色谱法

色谱法主要指 TLC 法或 HPLC 法。利用不同物质在不同色谱条件下,各自色谱行为(比移值或保留时间)的不同,与对照品在相同色谱条件下进行色谱分离,比较其色谱行为的一致性,来鉴别药品的真伪。这类方法的运用使得结构相似化合物、同系物等的区分变得简单易行。

HPLC 法虽然主要用于定量,但如果运用得当,尤其在含量测定或有关物质项下已采用本法的情况下,利用对照品与供试品保留时间相同的特性作为鉴别依据,不必专门增加试验以提高鉴别的专属性,是非常可取的。值得注意的是,色谱系统的稳定性要好,同一物质不同进样时的保留时间的重现性必须有保证。在含量和有关物质未采用 HPLC 法的情况下,一般不单独采用本法作鉴别。

TLC 法除比较对照品与供试品的比移值外,还可将斑点颜色作为鉴别依据,可由两个因素把握供试品与对照品的同一性,而且简便易行,堪称一个很好的鉴别方法。但由于薄层板质量、边缘效应等因素的影响,实际操作中有时也会遇到同一物质在同一块薄层板上的 R_f 值不一致的情况。因此,使用 TLC 鉴别时,要进行色谱系统适用性试验。《中国药典》不仅明确规定斑点的颜色与位置外,对斑点大小、方法的分离效能也提出明确要求:供试品与同浓度对照品溶液颜色与位置应一致,斑点大小应大致相同;供试品与对照品等体积混合,应显示单一、紧密的斑点;选用与供试品化学结构相似药物为对照品,与供试品溶液的主斑点比较,两者的比移植(R_f 值)应不同;将上述两种溶液等体积混合,应显示两个清晰分离的斑点。

2. 光谱法

(1) 红外分光光度法 IR 法可反映较多的结构信息,在组分单一、结构明确的原料药鉴别中作为首选。药物存在多晶型现象又无可重复转晶方法时一般不采用此法,但如果药物存在多晶型现象,且需鉴别其有效晶型,IR 图谱可以反映其有效晶型特点时,本法又是一种有效而简便易行的鉴别方法。

(2) 紫外-可见分光光度法 通常采用测定最大吸收波长,或同时测定最小吸收波长;规定一定浓度的供试液在特定吸收波长(最大吸收或最小吸收)处的吸光度;经化学处理后,测定其反应产物的吸收光谱特征;规定几个特定吸收波长及其吸光度比值(峰-峰、峰-谷、谷-谷);

规定几个特定吸收波长及其吸收系数。

注意：末端吸收所受影响因素较多，采用 UV 法鉴别时，一般不宜用 220nm 以下波长的吸收特性作鉴别；因紫外-可见分光光度法反映的结构信息少，一般也尽量不用单一吸收峰作鉴别依据；为提高专属性，可将上述几个方法结合起来使用。

3. 化学鉴别法

化学鉴别法一般是利用药物的特定官能团或特定结构进行特性反应，要求专属性强、反应迅速、现象明显。如在适当条件下产生颜色、荧光，发生沉淀反应或产生气体等现象。其与仪器鉴别法结合使用，可以使得鉴别的专属性更加突出。

4. 鉴别方法选择的原则与方法验证

鉴别方法选择的基本原则为：① 方法要有一定的专属性、灵敏性，且便于推广；② 化学法与仪器法相结合，每种药品一般选用 2～4 种方法进行鉴别试验，相互取长补短；③ 尽可能采用药典中收载的方法。一般情况下，对于组分单一、结构明确的化学原料药，IR 法是最常用的方法，其特别适合于那些用其他方法不易区分的同类药物的鉴别。制剂的鉴别需考虑辅料或共存的其他有效成分的干扰。若没有干扰，可采用简单的过滤法，滤除辅料后照原料药方法鉴别；但若有干扰，则需把主药提取后再选用适当方法进行鉴别，或选择具有较好专属性的色谱鉴别法。通常，光谱法（或化学法）＋色谱法＋盐基（或酸根）鉴别是一种较合理的组合方式。

建立的鉴别试验需进行方法学验证，主要验证内容为专属性和耐用性，必要时也验证检测限。一般通过对照试验法（阳性对照）和空白试验法（阴性对照）来考察方法的专属性；耐用性是指试验条件的微小变化对结果的影响；检测限反映了鉴别方法的灵敏度。

5. 鉴别试验举例

示例 1　氯贝丁酯的鉴别

（1）取本品的乙醚溶液（1→10）数滴，加盐酸羟胺的饱和乙醇溶液与氢氧化钾的饱和乙醇溶液各 2～3 滴，置水浴上加热约 2min，冷却，加稀盐酸使成酸性，加 1% 三氯化铁溶液1～2滴，即显紫色。

（2）取本品，用无水乙醇制成每 1mL 中含 0.10mg 的溶液①与每 1mL 中含 10μg 的溶液②，照紫外-可见分光光度法测定，溶液②在 226nm 波长处有最大吸收，溶液①在 280nm 与 288nm 波长处有最大吸收。

（3）本品的红外光吸收图谱应与对照的图谱（光谱集 494 图）一致。

示例 2　醋酸可的松的鉴别

（1）取本品约 0.1mg，加甲醇 1mL 溶解后，加临用新制的硫酸苯肼试液 8mL，在 70℃ 水浴中加热 15min，即显黄色。

（2）取本品约 2mg，加硫酸 2mL 使溶解，放置 5min，显黄色或微带橙色；加水 10mL 稀释后，颜色即消失，溶液应澄清。

（3）在含量测定项下记录的色谱图中，供试品溶液主峰的保留时间应与对照品溶液主峰的保留时间一致。

（4）本品的红外光吸收图谱应与对照的图谱（光谱集 544 图）一致。

示例 3　醋酸可的松片的鉴别

取本品的细粉适量（约相当于醋酸可的松 60mg），加三氯甲烷 25mL，放置 15min，时时搅拌使醋酸可的松溶解，滤过，滤液置水浴上蒸干，残渣照醋酸可的松项下的鉴别（1）、（2）项试验,显相同的反应。

10.2.4 检 查

药品质量标准中"检查"项下包括安全性、有效性、均一性和纯度要求四个方面。纯度要求主要是指对药品中各类杂质的检查;均一性主要指制剂含量的均匀性、溶出度或释放度的均一性、装量差异的均一性;安全性是指热原检查、毒性试验、刺激性试验、过敏试验、升压或降压物质检查等内容;有效性则是指一些与疗效有关的指标项目,如含氟药物的氟含量检查、活性炭的吸着力检查、硫酸钡的疏松度检查、复方氢氧化铝片的制酸力检查等。

1. 杂质分类与检查方法

药品中的杂质按化学类别和性质一般分为有机杂质、无机杂质和残留溶剂三大类。

有机杂质包括工艺中引入的杂质(如合成中未反应完全的反应物及试剂、中间体、异构体、副产物等)和降解物,这类杂质的化学结构与活性成分的分子式类似或具渊源关系,故通常又可称之为有关物质。有关物质是药品杂质检查中重点考察的内容,普遍采用高效液相色谱法、薄层色谱法、气相色谱法或毛细管电泳法。可根据药物与杂质的理化性质、化学结构、杂质的控制要求等确定检测方法。由于各种分析方法均具有一定的局限性,因此在进行杂质分析时,应注意不同原理的分析方法间的相互补充与验证,如 HPLC 与 TLC 及 HPLC 与 CE 的互相补充、反相 HPLC 系统与正相 HPLC 系统的相互补充、HPLC 不同检测器的相互补充等。对于表观含量大于等于 0.1% 的杂质,须对其进行结构鉴定,必要时要对其进行药理、毒理试验,以保证药品的安全性。

无机杂质是指在原料药及制剂生产或传递过程中产生的杂质,这些杂质通常是已知的,主要包括:反应试剂、配位体、催化剂、重金属、其他残留金属(如砷、铁等)、无机盐(如氯化物、硫酸根等)、助滤剂、活性炭等。对于无机杂质的检测,可参考药典收载的方法进行质量考察及控制,各国药典都收载了经典、简便而又行之有效的方法。必要时可采用离子色谱法及电感耦合等离子发射光谱-质谱(ICP-MS)等分析技术,对产品中可能存在的各类无机杂质进行定性、定量分析,以便对其生产工艺进行合理评价,并为制订合理的质量标准提供依据。该类杂质的限量可参考大多数药物的限度水平和生产实际情况进行制订。

药物中的残留溶剂是指在原料药或辅料的生产中,以及在制剂制备过程中使用的,但在工艺过程中未能完全去除的有机溶剂。采用 GC 法检测,其研究方法和限度要求可参考药典和有机溶剂残留量研究的技术指导原则。

此外,一些药物还需进行安全性或有效性检查;制剂还需进行常规检查或进行含量均匀度、溶出度、释放度等特殊检查。这些检查内容可按照药典规定方法进行测定。

杂质检查的项目名称应根据国家药典委员会编写的《国家药品标准工作手册》的要求进行规范。检查对象明确为某一物质时,应以该物质的化学名作为项目名称,如阿司匹林中"水杨酸"的检查,氯贝丁酯中"对氯酚"的检查;检查对象不明确,仅知为某一类物质时,则项目名称可采用"其他甾体"、"还原糖"、"有关物质"等方式;对于未知杂质,根据检测方法选用名称,如"杂质吸光度"、"易氧化物"、"易炭化物"、"挥发性杂质"等。

2. 杂质的定量方式

无机杂质、残留溶剂的定量(限量)测定方法可参照现行版《中国药典》要求,根据杂质的实际情况,选择合适的控制杂质限量的方法。有机杂质的测定一般采用色谱法,以 HPLC 法为例,其定量方法有：① 杂质对照品法(外标法或内标法)；② 加校正因子的主成分自身对照法；③ 不加校正因子的主成分自身对照法；④ 峰面积归一化法。①法和②法主要用于已知杂质的检查，定量较正确。③ 法主要适用于与主成分有相似结构或类似发色团的杂质的检查，虽然方法较简便，但由于不同物质的响应因子会有不同，因此，当药物与有关物质的色谱响应值相差＞±10％时，应采用②法。④ 法主要用于未知杂质的检查，由于受多种因素的影响，一般较少应用。

3. 分析方法的验证

杂质检查方法的验证重点在于专属性、定量限或检测限、耐用性，对于杂质的定量分析还需验证方法的准确度、精密度、线性与范围。在方法验证前应对试验条件进行最佳化。现以有关物质检查为例进行介绍。

(1) 专属性　色谱法(HPLC、TLC)是有关杂质检查的首选方法。原料药通常采用粗品、起始原料、中间体(尤其是后几步反应的中间体)、可能的副产物、异构体、降解物和用强制降解试验(光、热、酸、碱、氧化剂)产生的降解物对检查方法进行优化，确定适宜的试验条件，考察方法的专属性。通过对精制品、供试样品、粗品及上述特殊杂质的分析，比较测定结果，确定成品中杂质来源和可能存在的杂质。必要时可采用 HPLC‑DAD、HPLC‑MS 或 GC‑MS 方法对杂质进行定性、定量分析。制剂的杂质检查应研究辅料、共存的其他有效成分对杂质检查的干扰，可通过对添加了辅料或其他有效成分的样品与未添加这些成分的样品所得分析结果进行比较来评价方法的专属性。

强制降解试验对于未知杂质的分离度考察是非常必要的，其目的主要是提供杂质(特别是降解物)与样品的分离情况、样品稳定性及降解途径等重要信息。在试验过程中，应注意适度破坏，应着重考察敏感条件。如在某条件下产品稳定，便无必要提高条件的剧烈程度进行重复试验。破坏条件的程度暂无统一要求，一般以强力破坏后主成分的含量占绝大部分为宜。因此时已产生了一定量的降解产物，与样品长期放置的降解情况相似，考察此情况下的分离度更具实际意义。要达到这种破坏程度，需要在研究过程中进行摸索，先通过初步试验了解样品对光、热、湿、酸、碱、氧化条件的基本稳定情况，然后进一步调整破坏试验条件(如光照强度、酸碱浓度、破坏的时间、温度等)，以得到能充分反映降解物与样品的分离结果和图谱。另外，通过比较试验前后主峰面积的变化，还可粗略估算降解物对样品的响应值，了解样品在各种条件下的稳定性，为包装及贮藏条件的选择等提供信息。

(2) 检测限　所用分析方法的检测限一定要符合质量标准中对杂质限度的要求，最低检测限不得大于该杂质的报告限度。色谱法检查中采用的限量对照物质是杂质对照品或药物本身，因此，检测限的确定一般由测定杂质对照品或药物本身(自身对照)的最低检出量作为方法的检测限。

(3) 耐用性　在建立杂质检查方法时应考察样品溶液的稳定性、流动相的组成比例和 pH 值的微小变化、不同厂牌或不同批号的同类型色谱柱(固定相)等对测定结果的影响，以验证方法的耐用性。若条件苛刻，应作说明，为常规检验提供依据。

4. 杂质限量确定的基本原则

质量标准中应详细说明各杂质的检测方法及其限度。在制订质量标准中杂质的限度时，首先应从安全性方面进行考虑，尤其对于有药理活性或毒性的杂质；其次应考虑生产的可行性及批与批之间的正常波动；还要考虑杂质对药品稳定性的影响。

在质量标准的制订过程中应充分论证质量标准中是否收载某一杂质检测项目及其限度制

订的合理性。可根据稳定性考察、原料药的制备工艺、制剂工艺、降解途径等的研究及批次检测结果来预测正式生产时产品的杂质概况。当杂质有特殊的药理活性或毒性时,分析方法的定量限及检出限应与该杂质的控制限度相适应。

设定的杂质限度不能高于安全性数据所能支持的水平,同时也要与生产的可行性及分析能力相一致。在确保产品安全的前提下,杂质限度的确定主要基于中试规模以上产品的实测情况,考虑到实际生产情况的误差及产品的稳定性,往往对限度做适当放宽。如果各批次间的杂质含量相差很大,则应以生产工艺稳定后的产品为依据,确定杂质限度。

除降解产物和毒性杂质外,已在原料药质量标准中控制、且在制剂过程中含量没有增加的杂质,制剂中一般不再控制。通常原料及制剂的杂质控制的限度见表 10-1 和表 10-2。

表 10-1　原料药的杂质限度

最大日剂量	报告限度	鉴定限度	质控限度
≤2g	0.05%	0.10%或1.0mg(取最小值)	0.15%或1.0mg(取最小值)
>2g	0.03%	0.05%	0.05%

表 10-2　制剂的杂质限度

报告限度		鉴定限度		质控限度	
最大日剂量	限度	最大日剂量	限度	最大日剂量	限度
≤1g	0.1%	<1mg	1.0%或5μg(取最小值)	<10mg	1.0%或50μg(取最小值)
>1g	0.05%	1~10mg	0.5%或20μg(取最小值)	10~100mg	0.5%或200μg(取最小值)
		>10mg~2g	0.2%或2mg(取最小值)	>100mg~2g	0.2%或3mg(取最小值)
		>2g	0.10%	>2g	0.15%

表 10-1 和表 10-2 中"报告限度(reporting threshold)"系指超出此限度的杂质均应在检测报告中报告,并应报告具体的检测数据;"鉴定限度(identification threshold)"系指超出此限度的杂质均应进行定性分析,确定其化学结构;"质控限度(qualification threshold)"系指质量标准中一般允许的杂质限度,如制订的限度高于此限度,则应有充分的依据。

10.2.5　含量(效价)测定

药物的含量(效价)测定是指对药品中有效成分的定量分析。容量法、光谱法和色谱法是药物含量测定的主要方法,根据药物的含量限度、有效成分含量高低和所处环境以及各种分析方法的特点,选择合适的含量测定方法。

1. 含量测定方法的选择

(1)原料药的含量测定　原料药的纯度要求高,限度要求严格。在杂质可严格控制的情况下,含量测定方法一般首选准确性高的容量分析法。紫外分光光度法由于专属性低,准确性又不及容量法,一般不用于原料药的含量测定;若确需采用紫外分光光度法测定含量时,可用对照品同时测定进行比较计算,以减少不同仪器的测定误差。高效液相色谱法与气相色谱法具有良好的分离效果,主要用于多组分抗生素、甾体激素类和用其他测定方法受杂质干扰的原料药的含量(效价)测定。定量方法有外标法和内标法(气相色谱宜采用内标法)。用生物效价法测定的原料药,若改用理化测定方法,需对两种测定方法进行对比。

(2) 药物制剂的含量测定　药物制剂的含量测定要求采用的方法具有专属性和准确性。由于制剂的含量限度一般较宽,故可选用的方法较多。

1) 采用与原料药含量测定相同的方法:当原料药的含量测定方法不受制剂辅料的干扰时,可采用原料药的含量测定方法作为制剂的含量测定方法。

2) 紫外分光光度法:此法适用于多种制剂的含量测定,并同时可用于含量均匀度和溶出度的测定。测定方法宜采用对照品法,以减少不同仪器间的误差。若用吸收系数($E_{1cm}^{1\%}$)法,其值宜在 100 以上;同时还应充分考虑辅料、共存物质和降解产物等对测定结果的干扰。测定中应避免使用有毒的及价格昂贵的有机溶剂,宜用水、各种缓冲液、稀酸、稀碱溶液作溶剂。

3) 色谱法:主要采用高效液相色谱法和气相色谱法。复方制剂或需经过复杂分离除去杂质与辅料干扰的品种,或在鉴别、检查项中未能进行专属控制质量的品种,可以采用高效液相色谱法或气相色谱法测定含量。

4) 比色法或荧光分光光度法:当制剂中主药含量很低或无较强的发色团,以及杂质影响紫外分光光度法测定时,可考虑选择显色较灵敏、专属性和稳定性较好的比色法或荧光分光光度法测定含量。

在新药研制中,含量测定一般应选用原理不同的两种方法进行对比研究,比较两种方法的优劣,为质量标准制订提供方法选择的依据。

2. 含量测定方法的验证

为获得可靠的含量测定结果,必须对分析方法进行验证。含量测定的验证指标包括准确度、精密度、专属性、线性与范围、耐用性。对于不同的含量测定方法,其验证的要求也不相同。以下就容量分析法、UV 法及 HPLC 法的验证做一简要介绍。

(1) 容量分析法的验证　① 准确度。以回收率(测定值除以理论值)表示。常用原料精制品(含量＞99.5%)或对照品进行回收率试验。回收率一般在 99.7%～100.3% 之间($n=5$)。② 精密度。用原料药精制品考察方法的精密度,平行试验 6 份样本,其测定结果的相对标准差(RSD)一般应不＞0.2%。由不同日期、不同操作人员同法测定,考察中间精密度。

(2) UV 法的验证　① 准确度。将高、中、低浓度的药物(标示量的 80%～120%)分别加到按处方比例配制的辅料中,混合均匀后,称取适量(每个浓度各 3 份),按分析方法测定其回收率。回收率一般应在 98.0%～102.0% 之间。② 精密度。用适当浓度(高、中、低)的精制品(或对照品)进行测定,其 RSD 一般不大于 1.0%($n=9$)。③ 线性与范围。用精制品(或对照品)配制一定浓度范围的系列溶液(至少 5 个浓度水平),控制吸光度 A 在 0.2～0.7 范围。用浓度 C 对 A 进行线性回归,得一直线方程,r 应达到 0.999,方程的截距应接近于零。④ 专属性。制剂含量测定时要考察辅料对测定的干扰,同法测定不含主药的空白制剂的紫外吸收或紫外吸收光谱图进行比较,应没有明显的吸收值。⑤ 耐用性。考察测定条件(供试液稳定性、样品提取次数、时间、比色法中显色剂用量、反应温度、时间、pH 值等)有微小变动时,测定结果不受影响的承受程度,如测试条件要求苛刻时则应在方法中注明。⑥ 灵敏度。作为常量分析法,此项可不作主要要求。

(3) HPLC 法的验证　① 准确度与精密度。操作方法同 UV 法。要求回收率在 98.0%～

102.0%之间、$RSD<2.0\%$。② 线性与范围。用精制品(或对照品)配制一系列对照品溶液(至少5个浓度水平),以浓度 C 对峰高 h 或峰面积 A 或被测物与内标的响应值之比进行线性回归,建立回归方程,r 应>0.999。③ 专属性。考察辅料、有关物质或降解产物对主药的色谱峰是否有干扰,采用同法测定相应辅料、有关杂质的色谱图进行比较,如有干扰应设法排除。④ 耐用性。通常需考察流动相组成的比例、pH 值、不同厂牌或不同批号的同类型色谱柱、柱温、流速等。经试验,应说明小的变动能否通过设计的系统适用性试验,以确保方法有效。

3. 含量限度的确定

药物含量限度的制订一般根据剂型、生产水平、主药含量和分析方法的不同等因素进行综合考虑。

(1)根据剂型不同确定含量限度　剂型不同,含量要求不同;原料药与制剂的含量要求不同。例如,维生素 B_1 原料药的含量不得少于 99.0%,片剂的含量应为标示量的 90.0%～110.0%,注射液的含量应为标示量的 93.0%～107.0%。不同品种的相同剂型的药物,其含量限度也是不同的。如阿司匹林原料药的含量不得少于 99.5%;阿司匹林片的含量应为标示量的 95.0%～105.0%;维生素 C 片的含量应为标示量的 93.0%～107.0%;维生素 B_{12} 注射液的含量应为标示量的 90.0%～110.0%。

(2)根据生产的实际水平确定含量限度　由植物中提取得到的原料药,因原料中含有多种成分,药品的纯度要由提取分离水平而定,故含量限度也应根据生产的实际水平而定。如秋水仙碱的含量限度为 97.0%～103.0%;盐酸小檗碱的含量限度为不得少于 97.0%;盐酸罂粟碱的含量限度为不得少于 99.0%。生物药物是以动植物、微生物、细胞、组织等为原料,通过发酵、培养、提取、生物-化学半合成等方法制成,杂质多而难以提纯,需根据具体情况而定。

(3)根据主药含量的多少确定含量限度　制剂主药含量少的仅为数微克(如炔雌醇片),含量多的高达数百毫克(如阿司匹林片),两者相差达 10 万倍。主药含量高的固体制剂中所含辅料少,主药分布均匀,且单剂之间重量差异小,故含量限度要求较严。而主药含量低的固体制剂,因含有大量辅料,主药重量的比值可低至 10^{-4},主药较难完全均匀分布,且单剂之间重量差异大,含量限度的要求较宽。一般主药含量较大的,多数含量限度订为标示量的95.0%～105.0%;主药含量居中(含 1～30mg)的制剂,一般订为标示量的 93.0%～107.0%;主药含量小(含 5～750μg)的制剂,含量限度订为标示量的 90.0%～110.0%,甚至 80.0%～120.0%。

(4)根据分析方法的不同确定含量限度　用于原料药测定时,容量分析法准确度高、精密度好,一般含量限度不得低于 99.0%,非水滴定为半微量法,一般限度不得低于 98.5%;光谱法和色谱法的精密度不如容量法,含量限度一般为 98.0%～102.0%或 97.0%～103.0%。

10.2.6　贮藏与稳定性试验

药品贮藏时是否需要避光? 是否需要低温? 在怎样条件下保存才能保证药品在有效期内的质量? 这些问题需要通过药品稳定性试验来确定。稳定性试验内容包括影响因素试验、加速试验和长期试验。

1. 稳定性研究设计要点

稳定性研究应采用一定规模生产的样品,以能够代表规模生产条件下的产品质量。原料药的合成工艺路线、方法、步骤应与生产规模一致;药物制剂的处方、制备工艺也应与生产规模一致。

(1)样品的批次和规模　影响因素试验采用一批样品进行,加速试验和长期试验采用三批样品进行。原料药的批量应达到中试规模的要求。口服固体制剂如片剂、胶囊应为 10000 个制剂单位左右。大体积包装的制剂（如静脉输液等）的批量至少应为稳定性试验所需总量的 10 倍。特殊品种、特殊剂型所需数量,视具体情况而定。

（2）包装及放置条件 稳定性试验要求在一定的温度、湿度、光照条件下进行,对各项试验条件要求的环境参数必须进行控制和监测。原料药和药物制剂应在影响因素试验结果基础上选择合适的包装,加速试验和长期试验中的包装应与拟上市包装一致。原料药可采用模拟小包装,所用材料和封装条件应与大包装一致。

（3）考察时间点 由于稳定性研究目的是考察药品质量随时间变化的规律,因此研究中一般需要设置多个时间点考察样品的质量变化。考察时间点应基于对药品性质的认识、稳定性趋势评价的要求而设置。如长期试验中,总体考察时间应涵盖所预期的有效期,中间取样点的设置要考虑药品的稳定性特点和剂型特点。对某些环境因素敏感的药品,应适当增加考察时间点。

（4）考察项目 稳定性研究的考察项目应选择在药品保存期间易于变化,并可能会影响到药品的质量、安全性和有效性的项目,以便客观、全面地反映药品的稳定性。根据药品特点和质量控制的要求,尽量选取能灵敏反映药品稳定性的指标。考察项目通常可分为物理、化学、生物学和微生物学等几个方面。常见化学原料药及部分药物制剂的考察项目见表 10-3。

表 10-3 原料药及部分药物制剂稳定性重点考察项目

剂 型	稳定性重点考察项目
原料药	性状、熔点、含量、有关物质、吸湿性以及根据药品性质选定的考察项目
片剂	性状、含量、有关物质、崩解时限或溶出度或释放度
胶囊剂	性状、含量、有关物质、崩解时限或溶出度或释放度、水分;软胶囊要检查内容物有无沉淀
注射剂	性状、含量、pH 值、可见异物、有关物质,应考察无菌
栓剂	性状、含量、融变时限、有关物质
丸剂	性状、含量、有关物质、溶散时限
糖浆剂	性状、含量、澄清度、相对密度、有关物质、pH 值
颗粒剂	性状、含量、粒度、有关物质、溶化性或溶出度或释放度
透皮贴剂	性状、含量、有关物质、释放度、黏附力

注：有关物质（含降解产物及其他变化所生成的产物）应说明其生成产物的数目及量的变化。如有可能应说明有关物质中何者为原料中的中间体,何者为降解产物。稳定性试验中重点考察降解产物。

（5）分析方法 用于稳定性试验的分析方法应经过充分的验证,能满足研究的要求,具有一定的专属性、准确度、精密度等。

2. 稳定性试验方法

（1）影响因素试验 影响因素试验是在剧烈条件下进行的,目的是了解影响药物稳定性的因素及药物可能的降解途径和降解产物,为制剂工艺筛选、包装材料和容器的选择、贮存条件的确定等提供依据。同时为加速试验和长期试验应采用的温度和湿度等条件提供依据,也为分析方法的选择提供依据。

影响因素试验包括高温、高湿、光照试验。一般将原料药供试品置适宜的容器中（如称量瓶或培养皿），摊成≤5mm 厚的薄层，疏松原料药摊成≤10mm 厚的薄层进行试验。对于制剂，一般采取除去包装的最小制剂单位（注射用无菌粉末如为西林瓶装，不能打开瓶盖，以保持严封的完整性），分散为单层置适宜的开口容器中，进行影响因素试验。如试验结果不明确，应加试两个批号的样品。

1）高温试验：供试品开口置适宜的洁净容器中，在 60℃ 条件下放置 10d，于第 5d 和第 10d 取样，按稳定性考察项目进行检测。若供试品含量低于规定限度，则在 40℃ 下同法进行试验。如 60℃ 下无明显变化，则不必进行 40℃ 试验。

2）高湿度试验：供试品开口置恒湿密闭容器中，在 25℃ 分别于相对湿度（RH）90%±5% 条件下放置 10d，在第 5d 和第 10d 取样检测。同时准确称量试验前后供试品的重量，以考察供试品的吸湿潮解性能。若吸湿增重 5% 以上，则应在 25℃、RH 75%±5% 条件下同法进行试验；若吸湿增重 5% 以下，且其他考察项目符合要求，则不再进行此项试验。液体制剂可不进行此项试验。

恒湿条件可通过在密闭容器如干燥器下部放置饱和盐溶液来实现。根据不同的相对湿度要求，选择 NaCl 饱和溶液（15.5～60℃，RH 75%±1%）或 KNO_3 饱和溶液（25℃，RH 92.5%）。

3）强光照射试验：供试品开口置光照箱或其他适宜的光照容器内，于照度（4500±500）lx 条件下放置 10d，在第 5d 和第 10d 取样检测，特别要注意供试品的外观变化。

以上为稳定性影响因素试验的一般要求。根据药品的性质必要时可以设计其他试验，如考察 pH 值、氧、低温、冻融等因素对药品稳定性的影响。对于需要溶解或者稀释后使用的药品，如注射用无菌粉末、溶液片剂等，还应考察临床使用条件下的稳定性。

（2）加速试验　加速试验是在超常条件下进行的，目的是通过加快市售包装中药品的化学或物理变化速度来考察药品稳定性，对药品在运输、保存过程中可能会遇到的短暂的、超常条件下的稳定性进行模拟考察，并初步预测样品在规定的贮存条件下的长期稳定性。加速试验一般取拟上市包装的三批样品进行，建议在比长期试验放置温度至少高 15℃ 的条件下进行。一般可选择（40±2）℃、RH 75%±5% 条件下放置 6 个月进行试验。要求所用设备能控制温度±2℃、相对湿度±5%，并能对真实湿度与温度进行监测，适合长期使用。一般可采用隔水式电热恒温培养箱（20～60℃），箱内放置具有一定相对湿度饱和盐溶液的干燥器；或采用恒湿恒温箱。在试验期间第 0、1、2、3、6 个月末分别取样一次，按稳定性考察项目检测。如在 6 个月内供试品经检测不符合质量标准要求或发生显著变化，则应在中间条件（30±2）℃、RH 65%±5%（可用 Na_2CrO_4 饱和溶液，30℃，RH 64.8%）情况下同法进行 6 个月试验。

对采用不可透过性包装的含有水性介质的制剂，如溶液剂、混悬剂、乳剂、注射液等的稳定性研究，可不要求相对湿度。对采用半通透性的容器包装的药物制剂，如塑料软袋装注射液、塑料瓶装滴眼液、滴鼻液等，加速试验应在（40±2）℃、RH 25%±5% 的条件下（可用 $CH_3COOK \cdot 1.5H_2O$ 饱和溶液）进行。乳剂、混悬剂、软膏剂、糊剂、凝胶剂、眼膏剂、栓剂、气雾剂、泡腾片及泡腾颗粒等制剂宜直接采用（30±2）℃、RH 65%±5% 的条件进行试验。对温度敏感药物（需在冰箱中 4～8℃ 冷藏保存）的加速试验可在（25±2）℃、RH 60%±10% 条件下同法进行。需要冷冻保存的药品可不进行加速试验。

（3）长期试验　长期试验是在接近药品上市后实际贮存条件下进行，目的是考察药品在运输、保存、使用过程中的稳定性，能直接反映药品稳定性特征，是确定有效期和贮存条件的最终依据。取三批样品，市售包装，在（25±2）℃、RH 60%±10% 条件下放置 12 个月，或在

(30 ± 2)℃、RH 65％$\pm$5％条件下放置 12 个月（根据南北方气候差异，自行选择条件）。每 3 个月取样一次，分别于第 0、3、6、9、12 个月取样一次，按稳定性考察项目检测。12 个月以后仍需继续考察，分别于第 18、24、36 个月取样检测。

对温度敏感药物的长期试验可在(6 ± 2)℃ 条件下进行试验；对采用半通透性的容器包装的药物制剂，则应在(25 ± 2)℃、RH 40％$\pm$5％，或(30 ± 2)℃、RH 35％$\pm$5％的条件下进行，取样时间同上。

（4）药品上市后的稳定性研究　药品在注册阶段进行的稳定性研究，一般并不是实际生产产品的稳定性，具有一定的局限性。在药品获准生产上市后，应采用实际生产规模的药品继续进行长期试验。根据继续进行的稳定性研究的结果，对包装、贮存条件和有效期进行进一步的确认。

药品在获得上市批准后，可能会因各种原因而申请对制备工艺、处方组成、规格、包装材料等进行变更，一般应进行相应的稳定性研究，以考察变更后药品的稳定性趋势，并与变更前的稳定性研究资料进行对比，以评价变更的合理性。

3. 稳定性研究的结果

通过对影响因素试验、加速试验、长期试验获得的药品稳定性信息进行系统的分析，确定药品的贮存条件、包装材料/容器和有效期。由于试验数据的分散性，一般应按 95％可信限进行统计分析，得出合理的有效期。如三批统计分析结果差别较小，则取其平均值为有效期；如差别较大则取其最短的为有效期。若数据表明测定结果变化很小，提示药品是很稳定的，则可以不做统计分析。

10.3　药品质量标准及起草说明举例

10.3.1　硫酸依替米星的质量标准及起草说明

1. 硫酸依替米星质量标准

本品为 O - 2 -氨基- 2，3，4，6 -四脱氧- 6 -（氨基）- α - D -赤型-己吡喃糖基-（1→4）- O -[3 -脱氧- 4 -C -甲基- 3 -（甲氨基）- β - L -阿拉伯吡喃糖基-（1→6）]- 2 -脱氧- N -乙基- L -链霉胺硫酸盐。按无水物计算，含 $C_{21}H_{43}N_5O_7$ 不得少于 59.0％。

硫酸依替米星
Liusuan Yitimixing
Etimicin Sulfate

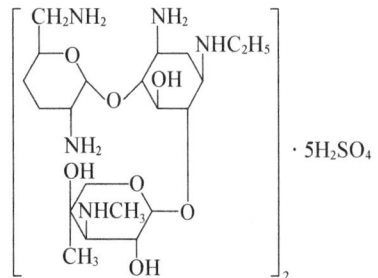

$(C_{21}H_{43}N_5O_7)_2 \cdot 5H_2SO_4$　　1445.58

【性状】本品为白色或类白色粉末或疏松固体，无臭，极具引湿性。

本品在水中极易溶解，在甲醇、乙醇、丙酮、醋酸乙酯、氯仿、乙醚、冰醋酸中几乎不溶。

比旋度　取本品，精密称定，加水溶解并定量稀释成每 1mL 中约含 50mg 的溶液，依法测定（2005 年版《中国药典》二部附录 Ⅵ E），比旋度为$+100°\sim+115°$。

【鉴别】（1）取本品与依替米星对照品适量，分别加水溶解并稀释制成每 1mL 中含依替米星 50mg 的溶液，作为供试品溶液和对照品溶液；再取庆大霉素 C_{1a} 适量，用供试品溶液溶解并稀释制成每 1mL 中含庆大霉素 C_{1a} 约 2mg 的溶液,作为混合溶液。取上述三种溶液各 $2\mu L$,分别点于同一硅胶 G 薄层板上,照有关物质项下的薄层色谱条件试验。混合溶液中依替米星斑点和庆大霉素 C_{1a} 斑点应清晰分离,供试品溶液所显主斑点的颜色、大小和位置应与对照品溶液主斑点相同。

(2) 在含量测定项下记录的色谱图中,供试品溶液主峰的保留时间应与对照品溶液主峰的保留时间一致。

(3) 本品的水溶液显硫酸盐的鉴别反应(2005 年版《中国药典》二部附录Ⅷ B)。

以上(1)、(2)两项可选做一项。

【检查】**酸度** 取本品,加水制成每 1mL 中含 50mg 的溶液,依法测定(2005 年版《中国药典》二部附录Ⅵ H),pH 值应为 4.0～6.5。

溶液的澄清度与颜色 取本品 5 份,分别加水制成每 1mL 中含 75mg 的溶液,溶液应澄清无色;如显浑浊,与 1 号浊度标准液(2005 年版《中国药典》二部附录Ⅸ B)比较,均不得更浓;如显色,与黄色或黄绿色 2 号标准比色液(2005 年版《中国药典》二部附录Ⅸ A 第一法)比较,均不得更深。

硫酸盐 取本品约 0.12g,精密称定,加水 100mL 使溶解,用浓氨溶液调节 pH 值至 11 后,精密加入氯化钡滴定液(0.1mol/L)10mL,酞紫指示剂 1 滴,用乙二胺四醋酸二钠滴定液(0.05mol/L)滴定,注意保持滴定过程中的 pH 值为 11,滴定至紫色开始消褪,加乙醇 50mL,继续滴定至蓝紫色消失,并将滴定的结果用空白试验进行校正。每 1mL 氯化钡滴定液(0.1mol/L)相当于 9.606mg 硫酸盐(SO_4^{2-})。本品含硫酸盐按无水物计算应为 31.5%～35.0%。

有关物质 取本品,加水制成每 1mL 中含依替米星 50mg 的溶液,作为供试品溶液;另取依替米星对照品,分别加水制成每 1mL 中含依替米星 1.5mg 和 2.5mg 的溶液,作为对照品溶液①、②;另取庆大霉素 C_{1a} 适量,用供试品溶液溶解制成每 1mL 中含庆大霉素 C_{1a} 约 2mg 的溶液,作为混合溶液。照薄层色谱法(2005 年版《中国药典》二部附录Ⅴ B)试验,吸取上述四种溶液各 $2\mu L$,分别点于同一硅胶 G 薄层板上[硅胶 G 和 0.5% 羧甲基纤维素钠以 1：3(W/V)混合均匀后制板],以三氯甲烷-甲醇-浓氨溶液(5：3：1.5)为展开剂,展开,晾干,于 110℃ 加热约 10min,放冷,置碘蒸气中显色至斑点清晰。混合溶液中依替米星斑点和庆大霉素 C_{1a} 斑点应完全分离,供试品溶液如显杂质斑点,与对照品溶液①所显主斑点相比较,均不得更深(3%);如有一点超过,应不深于对照品溶液②所显的主斑点(5%)。

二氯甲烷 取供试品约 0.12g,精密称定,置顶空瓶中,精密加水 3mL 使溶解,密封,作为供试品溶液;精密称取二氯甲烷适量,加甲醇定量稀释制成每 1mL 中含 1.0mg 的溶液,作为对照品贮备液,精密量取贮备液适量,用水定量稀释制成每 1mL 中含 $24\mu g$ 的溶液,精密量取 3mL 溶液,置顶空瓶中,密封,作为对照品溶液。照残留溶剂测定法(2005 年版《中国药典》二部附录Ⅷ P)测定。色谱柱为 5% 二苯基-95% 二甲基聚硅氧烷毛细管柱(30m×0.53mm,$5.0\mu m$);柱温：程序升温,初始温度 50℃,保持 5min,以每分钟 35℃ 速率升至 200℃;检测器为火焰离子化检测器(FID),检测器温度 260℃;进样口温度 120℃。顶空进样,顶空瓶平恒温度为 85℃,平衡时间为 30min,进样体积为 1.0mL;以氮气为载气。取对照品溶液进样测试,各主峰之间的分离度应符合要求。再分别精密量取供试品溶液与对照品溶液进样,记录色谱图,按外标法以峰面积计算,含二氯甲烷不得过 0.06%。

水分 取本品,照水分测定法(2005 年版《中国药典》二部附录Ⅷ M 第一法 A)测定,含水分不得过 10.0%。

炽灼残渣　取本品 1.0g,依法测定(2005 年版《中国药典》二部附录Ⅷ N),遗留残渣不得过 0.5%。

重金属　取炽灼残渣项下遗留的残渣,依法检查(2005 年版《中国药典》二部附录Ⅷ H 第二法),含重金属不得过百万分之二十。

异常毒性　取本品,加氯化钠注射液制成每 1mL 中含依替米星 0.6mg 的溶液,依法检查(2005 年版《中国药典》二部附录Ⅺ C),按静脉注射法给药,应符合规定。

细菌内毒素　取本品,依法检查(2005 年版《中国药典》二部附录Ⅺ E),每 1mg 依替米星中含内毒素的量应<0.50EU。

降压物质　取本品,依法检查(2005 年版《中国药典》二部附录Ⅺ G),剂量按猫体重每 1kg 注射依替米星 2mg,应符合规定。

【含量测定】　照高效液相色谱法(2005 年版《中国药典》二部附录Ⅴ D)测定。

色谱条件与系统适用性试验　用十八烷基硅烷键合硅胶为填充剂;以 0.2mol/L 三氟乙酸-甲醇(84:16)为流动相,流速为每分钟 0.5mL;用蒸发光散射检测器进行检测(参考条件:漂移管温度 100℃,载气流速为 2.6L/min)。取依替米星对照品和奈替米星对照品各适量,用流动相制成每 1mL 中各含 0.2mg 的混合溶液,取 20μL 注入液相色谱仪,记录色谱图,依替米星峰和奈替米星峰之间的分离度应>1.2,理论板数按依替米星峰计算应不小于 3000,连续 5 次进样,依替米星峰面积相对标准偏差应不大于 2.0%。

测定方法　取依替米星对照品适量,精密称定,分别用流动相制成每 1mL 中约含依替米星 1.0mg、0.5mg 和 0.25mg 的溶液,作为对照品溶液①、②、③。精密量取上述三种溶液各 20μL,分别注入液相色谱仪,记录色谱图,以对照品溶液浓度的对数值对相应的主峰面积的对数值计算线性回归方程;相关系数(r)应不小于 0.99;另取本品适量,精密称定,用流动相溶解并定量稀释制成每 1mL 中约含依替米星 0.5mg 的溶液,同法测定,用回归方程计算供试品中 $C_{21}H_{43}N_5O_7$ 的含量。

【类别】氨基糖苷类抗生素。

【贮藏】严封,在干燥处保存。

【制剂】(1) 硫酸依替米星注射液　　(2) 注射用硫酸依替米星

2. 硫酸依替米星质量标准起草说明

(1) 样品及对照品来源　　样品:×××公司提供七批样品(20030807、20030810、20030811、20030901、20030903、20030904、20030909)。对照品:采用中检所测定效价用的标准品暂代(效价为 586μg/mg,按 58.6% 计算)。

(2) 起草说明

1) 概要:硫酸依替米星(etimicin sulfate)是我国自行研制开发的国家一类新药,是庆大霉素 C_{1a} 的乙基化衍生物,药理、毒理和临床试验证明其抗菌谱广,抗菌活性强,交叉耐药少,且耳肾毒性远小于同类其他产品。目前,我国及其他国家的药典均未收载,本标准是在国家药品监督局标准(试行)WS—809(X—659)—98 和国家食品药品监督局国家药品标准 WS1—(X—030)—2002Z 的基础上起草的。与原标准相比,本质量标准对含量限度、性状、鉴别、水分、有关物质以及含量测定等进行了增订或修订;而原标准中可有效控制本品质量的其他项目,未做修改。现对增订或修订的部分作如下说明。

2）质量标准中增订或修订部分的起草说明

① 化学命名　本着与同系药品硫酸西索米星、硫酸奈替米星尽量采用相似命名法的原则，对本品化学名进行了修订，同时对结构式、分子式及分子量进行调整计算（按《中国药典》（2005 年版）二部附录Ⅷ原子量表对分子量进行重新计算，结果为 1445.58）。

② 含量限度　因含量测定方法改为 HPLC 法，故修订为"按无水物计算，含硫酸依替米星按依替米星（$C_{21}H_{43}N_5O_7$）计，不得少于 59.0%"，用原效价测定的标准品对厂家提供的样品进行测定，除一批近效期不符合规定外，其余均能符合规定。

③ 性状　按《中国药典》（2005 年版）二部附录Ⅸ D 结晶性检查法对两个厂家各 3 批样品的结晶性进行检查，均无双折射现象，表明按现有的工艺，该品无结晶现象。按《中国药典》（2005 年版）附录ⅩⅨ J 药物引湿性指导原则的要求，对该品进行引湿性测定，结果显示为极具引湿性，所以性状项修订为"本品为白色或类白色粉末或疏松固体，无臭，极具引湿性。"

④ 鉴别　鉴别（1）项下同有关物质，鉴别（2）项下因本标准采用 HPLC-ELSD 法测定含量，故用该 HPLC 法替代原 HPLC 方法。

⑤ 有关物质　由于本品拟定标准中含量测定改为 HPLC-ELSD 法，所以将原标准中对主组分量的控制检查项删除，而修订为由主组分含量测定进行控制，有关物质检查项主要控制本品的其他杂质的量。

按《中国药典》（2005 年版）二部附录ⅩⅨ A 药品质量标准分析方法验证中的要求，对该品种的有关物质检查方法进行了摸索，分别研究了 HPLC-ELSD 法和 TLC 法，结果显示两种方法测定结果有显著性差异，其中 TLC 法能检出更多的杂质，所以采用 TLC 方法检查硫酸依替米星原料及相关制剂的有关物质。TLC 研究结果能使依替米星与西索米星、小诺霉素、庆大霉素 C_{1a} 明显分离，依替米星与奈替米星分离效果不太稳定，有时能明显分离，但当点样斑点稍大时，展开后会有部分重叠现象，研究结果还显示用碘蒸气的显色效果比茚三酮试液要好，能检出更多的杂质。

⑥ 二氯甲烷　在合成过程中用到了二氯甲烷和二甲亚砜，参照《中国药典》（2005 年版）二部附录增修订内容汇编 V E 和Ⅷ P 的要求，对它们进行了测定方法考察，并测定了两个厂家各 2 批样品，均未检测出二氯甲烷和二甲亚砜。但本标准考虑到二氯甲烷为有害有机溶剂，所以在本标准中只增加了对二氯甲烷的控制要求。

⑦ 硫酸盐含量测定　硫酸依替米星是由依替米星碱与硫酸反应后成盐而得的，1 分子硫酸依替米星中含有 2.5 分子的硫酸根，如硫酸反应不足或过量都会影响本品的纯度、质量，所以有必要控制硫酸根的量。《中国药典》（2005 年版）二部收载的同类品种如硫酸奈替米星、硫酸庆大霉素、硫酸阿米卡星等也都有该项检查，因而在本标准中增加硫酸盐含量检查。其测定方法参照《中国药典》（2005 年版）二部收载的硫酸奈替米星中硫酸根含量的测定方法，仅将酞紫指示剂的加入量由原来的 5 滴减少到半滴至 1 滴。

⑧ 水分　转正标准中测定水分的方法是采用干燥失重（110℃，减压干燥 3h），该方法简单通用，为大多单位接受，但样品在测定过程中部分变黄，为此，我们对该方法进行修订。分别用吡啶、甲醇为溶剂进行卡尔费休法测定，硫酸依替米星在吡啶中只能部分溶解，测定结果偏低；但在甲醇中能较好溶解，测定结果与干燥失重比较接近。同时考虑到 2005 年版《中国药典》中收载的同类品种如硫酸奈替米星、硫酸庆大霉素、硫酸西索米星等标准中均用卡尔费休法测定水分，因而在本标准中用卡尔费休法测定水分，原料及注射用粉针的限度均定为 10%，测定 10

批原料,近效期的 3 批不符合规定,其余 7 批中只有 1 批不符合规定(怀疑存放不当引起)。注射用硫酸依替米星测定 6 批,结果均符合规定。

⑨ 含量测定　原标准含量测定采用微生物检定法,本标准拟定采用 HPLC-ELSD 法,用两种方法分别对两个厂家共 7 批样品进行检验,结果无显著性差异。HPLC-ELSD 测得色谱图见图 10-1。

⑩ 异常毒性、细菌内毒素、降压物质检查　因为含量测定方法修订为 HPLC 法,所以试验用剂量均相应修订按重量单位计量。

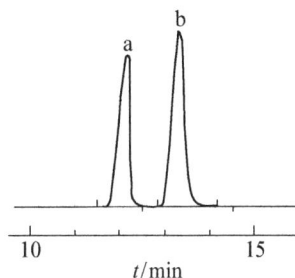

图 10-1　硫酸依替米星 HPLC 谱图
a. 奈替米星对照品　　b. 依替米星对照品

10.3.2　硫酸依替米星注射液的质量标准及起草说明

1. 注射液质量标准

硫酸依替米星注射液

Liusuan Yitimixing Zhsheye

Etimicin Sulfate Injection

本品为硫酸依替米星的灭菌水溶液,含依替米星($C_{21}H_{43}N_5O_7$)应为标示量的 $90.0\% \sim 110.0\%$。

【性状】本品为无色或几乎无色的澄明液体。

【鉴别】照硫酸依替米星项下的鉴别试验,显相同的结果。

【检查】**pH 值**　应为 $5.0 \sim 7.0$(2005 年版《中国药典》二部附录Ⅵ H)。

颜色　本品应为无色,如显色,与黄色或黄绿色 2 号标准比色液(2005 年版《中国药典》二部附录Ⅸ A 第一法)比较,不得更深。

有关物质　取本品作为供试品溶液,照硫酸依替米星项下的方法检查,应符合规定。

无菌　取本品,转移至不少于 500mL 的 0.9% 无菌氯化钠溶液中,用薄膜过滤法处理后,依法检查(2005 年版《中国药典》二部附录Ⅺ H),应符合规定。

异常毒性、细菌内毒素与降压物质　取本品,照硫酸依替米星项下的方法检查,均应符合规定。

其他　应符合注射剂项下有关的各项规定(2005 年版《中国药典》二部附录Ⅰ B)。

【含量测定】取本品适量,混匀后,精密量取适量,照硫酸依替米星项下方法测定,即得。

【类别】同硫酸依替米星。

【规格】按 $C_{21}H_{43}N_5O_7$ 计算　(1) 1mL：50mg　　(2) 2mL：100mg。

【贮藏】密闭保存。

2. 质量标准起草说明

(1) 样品及对照品来源　样品：×××公司提供两个规格共四批样品,2mL：100mg(20030701、20030702、20030709),1mL：50mg(20030108);×××公司提供两个规格各三批样品,2mL：100mg(20040321、20040401、20040403),1mL：50mg(20040421、20040513、20040515)。对照品：采用中检所测定效价用的标准品暂代(效价为 586μg/mg,按 58.6% 计算)。

（2）起草说明

1）概要：硫酸依替米星（etimicin sulfate）是我国自行研制开发的国家一类新药，是庆大霉素 C_{1a} 的乙基化衍生物，药理、毒理和临床试验证明其抗菌谱广、抗菌活性强、交叉耐药少，且耳肾毒性远小于同类其他产品，本品为硫酸依替米星小针剂。目前，我国及其他国家的药典均未收载，本标准是在国家药品监督局标准（试行）WS—810（X—660）—98（1）、（2）和国家食品药品监督局国家药品标准 WS1—（X—031）—2002Z 的基础上起草的。与原标准相比，本质量标准对鉴别、有关物质以及含量测定等项进行了增订或修订；而原标准中可有效控制本品质量的其他项目，未做修改。现对增订或修订的部分作如下说明。

2）质量标准中增订或修订部分的起草说明

① 鉴别　修订理由同原料。

② 有关物质　增加了该项检查，方法及限度同原料，检查 10 批样品，均有 4 个杂质斑点，其中一个接近 5%，其余均接近 2%。

③ 含量测定　方法同原料，在方法验证中增加了回收率的考察，回收率为 101.2%，测定两个规格共 10 批样品，均符合规定。

④ 规格　同粉针剂。

10.3.3　浙贝母的质量标准及起草说明

1. 浙贝母质量标准

浙贝母

Zhebeimu

FRITILLARIAE THUNBERGII BULBUS

本品为百合科植物浙贝母 *Fritillaria thunbergii* Miq. 的干燥鳞茎。初夏植株枯萎时采挖，洗净。大小分开，大者除去芯芽，习称"大贝"；小者不去芯芽，习称"珠贝"。分别撞擦，除去外皮，拌以煅过的贝壳粉，吸去擦出的浆汁，干燥；或取鳞茎，大小分开，洗净，除去芯芽，趁鲜切成厚片，洗净，干燥，习称"浙贝片"。

【性状】**大贝**　为鳞茎外层的单瓣鳞叶，略呈新月形，高 1～2cm，直径 2～3.5cm。外表面类白色至淡黄色，内表面白色或淡棕色，被有白色粉末。质硬而脆，易折断，断面白色至黄白色，富粉性。气微，味苦。

珠贝　为完整的鳞茎，呈扁圆形，高 1～1.5cm，直径 1～2.5cm。表面类白色，外层鳞叶 2 瓣，肥厚，略似肾形，互相抱合，内有小鳞叶 2～3 枚及干缩的残茎。

浙贝片　为鳞茎外层的单瓣鳞叶切成的片。椭圆形或类圆形，直径 1～2cm，边缘表面淡黄色，切面平坦，粉白色。质脆，易折断，断面粉白色，富粉性。

【鉴别】（1）本品粉末淡黄白色。淀粉粒甚多，单粒卵形、广卵形或椭圆形，直径 6～56μm，层纹不明显。表皮细胞类多角形或长方形，垂周壁连珠状增厚；气孔少见，副卫细胞 4～5 个。草酸钙结晶少见，细小，多呈颗粒状，有的呈梭形、方形或细杆状。导管多为螺纹，直径至 18μm。

（2）取本品粉末 5g，加浓氨试液 2mL 与三氯甲烷 20mL，放置过夜，滤过，取滤液 8mL，蒸干，残渣加三氯甲烷 1mL 使溶解，作为供试品溶液。另取贝母素甲对照品、贝母素乙对照品，加三氯甲烷制成每 1mL 各含 2mg 的混合溶液，作为对照品溶液。照薄层色谱法（2005 年版

《中国药典》一部附录Ⅵ B)试验,吸取上述供试品溶液 $10\sim20\mu L$、对照品溶液 $10\mu L$,分别点于同一以羧甲基纤维素钠为黏合剂的硅胶 G 薄层板上,以乙酸乙酯-甲醇-浓氨试液(17∶2∶1)为展开剂,展开,取出,晾干,喷以稀碘化铋钾试液。供试品色谱中,在与对照品色谱相应的位置上,显相同颜色的斑点。

【检查】水分 照水分测定法(2005 年版《中国药典》一部附录 Ⅸ H 第一法)测定,不得过 18.0%。

总灰分 不得过 6.0%(2005 年版《中国药典》一部附录 Ⅸ K)。

酸不溶性灰分 不得过 1.0%(2005 年版《中国药典》一部附录 Ⅸ K)。

【浸出物】 照醇溶性浸出物测定法项下的热浸法(2005 年版《中国药典》一部附录 Ⅹ A)测定,用稀乙醇作溶剂,不得少于 8.0%。

【含量测定】 照高效液相色谱法(2005 年版《中国药典》一部附录 Ⅵ D)测定。

色谱条件与系统适用性试验 用十八烷基硅烷键合硅胶为填充剂;以乙腈-水-二乙胺(70∶30∶0.3)为流动相;蒸发光散射检测器检测。理论板数按贝母素甲峰计算应不低于 2000。

对照品溶液的制备 精密称取贝母素甲对照品、贝母素乙对照品适量,加甲醇制成每 1mL 含贝母素甲 0.2mg、贝母素乙 0.15mg 的混合溶液,即得。

供试品溶液的制备 取本品粉末(过四号筛)约 2g,精密称定,置烧瓶中,加浓氨试液 4mL 浸润 1h,精密加入三氯甲烷-甲醇(4∶1)的混合溶液 40mL,称定重量,混匀,置 80℃ 水浴中加热回流 2h,放冷,再称定重量,加上述混合溶液补足减失重量,滤过,精密量取续滤液 10mL,置蒸发皿中蒸干,残渣加甲醇溶解并转移至 2mL 量瓶中,加甲醇至刻度,摇匀,即得。

测定方法 分别精密吸取对照品溶液 $10\mu L$、$20\mu L$,供试品溶液 $5\sim15\mu L$,注入液相色谱仪,测定,用外标两点法对数方程分别计算贝母素甲、贝母素乙的含量,即得。

本品按干燥品计算,含贝母素甲($C_{27}H_{45}NO_3$)和贝母素乙($C_{27}H_{43}NO_3$)的总量不得少于 0.080%。

【炮制】 除去杂质,洗净,润透,切厚片,干燥;或打成碎块。

【性味与归经】 苦,寒。归肺、心经。

【功能与主治】 清热散结,化痰止咳,用于风热犯肺,痰火咳嗽,肺痈,乳痈,瘰疬,疮毒。

【用法与用量】 $4.5\sim9g$。

【注意】 不宜与乌头类药材同用。

【贮藏】 置干燥处,防蛀。

2. 浙贝母质量标准起草说明

(1)概述 浙贝母收载于《中国药典》(2000 年版),原标准中无定量方法,根据药典会有关文件的要求,对该品种质量标准进行提高。据文献报道,浙贝母主含甾醇类生物碱:贝母素甲(peimine,即浙贝母碱)、贝母素乙(peiminine,即去氢浙贝母碱)、浙贝宁(zhebeinine)、浙贝酮(zhebeinone)、贝母辛(peimisine)、异浙贝母碱(isoverticine)、浙贝母碱苷(peiminoside)、浙贝宁苷(zhebeininoside)、浙贝丙素(zhebeirine)等,故选定贝母素甲、贝母素乙作为浙贝母药材含量测定的指标。另对原粉末鉴别特征及薄层鉴别方法进行了修改,并增加了水分、总灰分、酸不溶性灰分、浸出物等检查及测定项。经四川省药品检验所复核,增修订项目方法基本可行,重现性较好。

（2）质量标准起草说明。

1）来源：根据对浙江磐安县等生产地的调查，浙贝母加工方法近年来多采用硫磺薰，而且是多次反复薰，已与传统用贝壳粉或石灰粉撞擦不同，考虑到硫磺薰后有残留，味酸易影响药材质量，故不予收入标准，而保留传统的加工方法。

2）性状：《中国药典》（2000年版）规定为"味微苦"，经实样比较，本品味苦同于湖北贝母，明显不同于川贝母之味微苦，建议改为"味苦"比较合适。

3）鉴别

① 浙贝母的显微鉴别 《中国药典》（2000年版）中已收载淀粉粒，但在试验过程中发现淀粉粒层纹不明显，气孔及草酸钙结晶均较少见，故建议将其修改为"淀粉粒层纹不明显，气孔及草酸钙结晶少见"，显微特征图见图10-2。

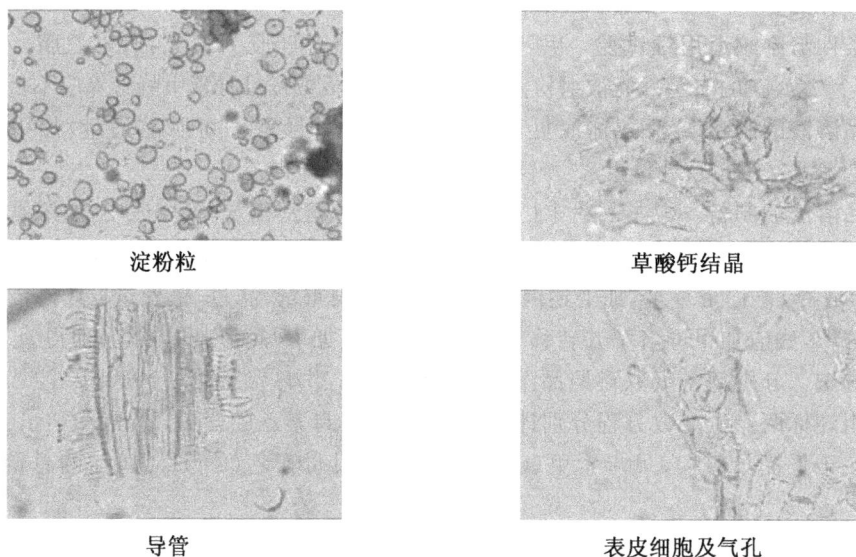

淀粉粒　　　　　　　　　　草酸钙结晶

导管　　　　　　　　　　表皮细胞及气孔

图10-2　浙贝母粉末显微特征图

② 薄层色谱鉴别 原标准中收载了贝母素甲、贝母素乙的薄层色谱鉴别，在实验过程中发现按原提取方法中采用苯作为提取溶剂，毒性很大，现改为三氯甲烷，结果斑点清晰，见图10-3。

4）检查

水分：取本品，照水分测定法（2005年版《中国药典》一部附录Ⅸ H 第一法）测定，9批药材测定结果见表10-4。根据测定结果，规定水分不得过18.0%。

总灰分：取本品，照总灰分测定法（2005年版《中国

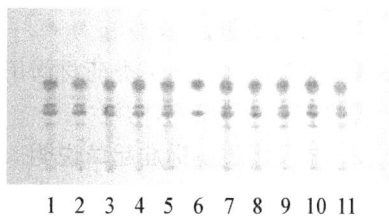

1 2 3 4 5 6 7 8 9 10 11

图10-3　浙贝母薄层照片
1～5、7～11. 样品；6. 贝母素甲和贝母素乙对照品

药典》一部附录Ⅸ K）测定，9批药材测定结果见表10-4，根据测定结果，规定总灰分不得过6.0%。

酸不溶性灰分：取本品，照2005年版《中国药典》一部附录Ⅸ K 的方法进行测定，9批药材测定结果见表10-4，根据测定结果，规定酸不溶性灰分不得过1.0%。

　　5）浸出物：照醇溶性浸出物测定法项下的热浸法（2005 年版《中国药典》一部附录 Ⅹ A）测定，用稀乙醇作溶剂，结果见表 10-4，根据测定结果，规定浸出物不得少于 8.0%。

表 10-4　浙贝母检查项汇总表

编　号	来　源	水分（%）	总灰分（%）	酸不溶性灰分（%）	浸出物（%）
1	小浙贝（磐安）	13.2	3.2	0.2	11.8
2	浙贝（珠贝）	15.5	3.0	0.1	11.6
3	浙江省药检所留样	12.8	5.3	0.1	17.1
4	杭州中药饮片厂	17.4	2.6	0.2	10.2
5	浙江中医学院饮片厂	14.8	2.6	0.2	10.7
6	浙贝（宁波）1	14.0	3.2	0.2	11.6
7	浙贝（磐安立夏采收）	13.7	2.5	0.1	9.3
8	浙贝（亳州）	18.0	2.7	0.2	10.2
9	浙贝（宁波）2	16.8	2.2	0.2	8.7

　　6）含量测定：贝母素甲、贝母素乙为本品的主要有效成分，由于两种成分紫外区吸收值很小，故采用反相高效液相色谱-蒸发光散射检测法测定其含量，经方法学验证，精密度、回收率等均符合要求。

　　① 仪器与试药

　　仪器与色谱条件：HP1100 高效液相色谱仪：Agilent G1312A 二元泵，Rheodyne 7725i 手动进样阀，Chemstation 6.01 色谱工作站，Agilent 359001 数模转换器；色谱柱：Agilent Hypersil BDS-C$_{18}$（4.0mm×250mm，5μm）；流动相：乙腈-水-二乙胺（70∶30∶0.3），流速 0.8mL/min；检测器：Alltech 2000 蒸发光散射检测器（ELSD）；漂移管温度：85℃；载气流速：2.2L/min；气源：WYK-2 型无音无油空压机（天津市蓝珂科技实业公司）。

　　仪器与色谱条件（浙江省药检所）：HP1100 系列高效液相色谱仪（G1322A 脱气机、G1313A 自动进样仪、G1316A 柱温箱），Agilent 35900E 数模转换器；色谱柱：Agilent ZORBAX Extend-C$_{18}$（4.6mm×250mm，5μm）；流动相：乙腈- 0.1% 二乙胺溶液（70∶30），流速 0.8mL/min；检测器：蒸发光散射检测器；漂移管温度：85℃；雾化气：氮气，流速 2.2L/min。

　　贝母素甲、贝母素乙对照品由中国药科大学提供，乙腈为色谱纯，水为重蒸水，其余为分析纯。

　　② 条件的优化　以贝母素乙为考察对象，配制一较低浓度溶液，以信噪比（S/N）为指标，对 ELSD 条件进行优化。固定载气流速为 2.1L/min，对漂移管温度进行优化。结果见图 10-4。于最佳漂移管温度（85℃）处，对载气流速进行优化，结果见图 10-5。

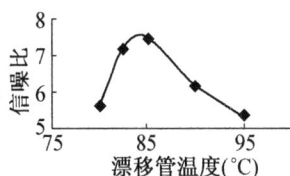

图 10-4　漂移管温度对 S/N 的影响　　　　图 10-5　载气流速对 S/N 的影响

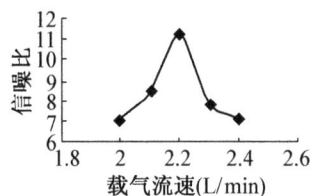

结果表明,最佳 ELSD 条件为漂移管温度 85℃,载气流速 2.2 L/min,此时可以获得最佳的信噪比。

③ 提取条件的优化 以象贝(产于浙江象山的浙贝母)(60 目,60℃烘 2h)进行考察。

提取溶剂的选择:采用氨水浸润 1h 后,冷浸过夜,超声提取 1h 的提取方法,对乙醚、三氯甲烷、混合溶剂三氯甲烷-甲醇(4∶1)和甲醇四种提取溶剂进行了比较优化。结果表明,乙醚提取杂质最少,但含量稍低;三氯甲烷-甲醇提取含量最高,但杂质稍多;三氯甲烷提取含量低;甲醇提取不仅含量低,而且杂质很多。因此考虑用乙醚和三氯甲烷-甲醇作进一步的考察。

提取方式的选择:对乙醚索氏提取,乙醚加热回流(80℃)4h ,三氯甲烷-甲醇(4∶1)加热回流 4h 进行了考察。结果表明,三氯甲烷-甲醇(4∶1)回流提取最完全。

提取时间的选择:采用三氯甲烷-甲醇(4∶1)加热回流(80℃),对提取时间 1h、2h、3h、4h 进行了考察。结果表明,2h 即已提取完全。

综上所述,确定最佳提取条件为氨水浸润 1h 后,混合溶剂氯仿-甲醇(4∶1)加热回流(80℃)提取 2h。

④ 不同色谱柱的考察 采用 Agilent 1100 系列高效液相色谱仪,考察了不同的 C_{18} 柱对本品分离的影响,结果均能得到较好分离,但因流动相 pH 值较高,建议采用耐高 pH 值的色谱柱。浙贝母含量测定的 HPLC 谱图见图 10-6。

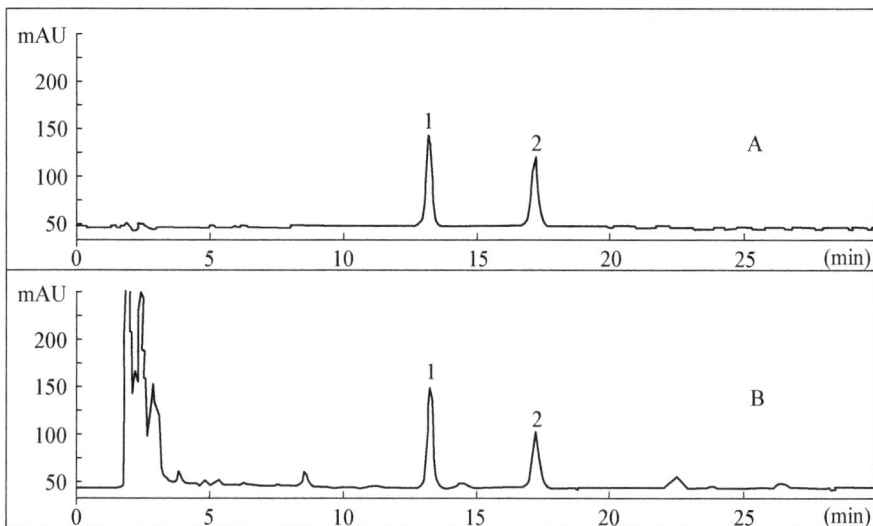

图 10-6 浙贝母含量测定的 HPLC 谱图
A. 对照品;B. 浙贝母样品;1. 贝母素甲;2. 贝母素乙

⑤ 对照品溶液及供试品溶液制备 同正文。

⑥ 线性关系考察 精密量取贝母素甲(0.2038mg/mL)及贝母素乙(0.2212mg/mL)混合对照品溶液 $5\mu L$、$10\mu L$、$15\mu L$、$20\mu L$、$30\mu L$ 注入液相色谱仪,测定峰面积,以进样量(μg)的对数(X)为横坐标,峰面积的对数(Y)为纵坐标,绘制标准曲线,并以最小二乘法计算,得回归方程:贝母素甲:$Y=1.5728X+2.6517(r=0.9995)$;贝母素乙:$Y=1.5430X+2.6202(r=0.9999)$,结果显示贝母素甲进样量在 $1.019\sim6.114\mu g$ 范围内,贝母素乙进样量在 $1.106\sim6.636\mu g$ 范围内与峰面积呈有良好的线性关系。

⑦ 系统重复性试验　取对照品溶液,按以上色谱条件,重复进样 6 次,测定峰面积,贝母素甲和贝母素乙的进样重复性的 RSD 分别为 2.9% 和 2.4%。

⑧ 精密度试验　分别称取浙贝母药材粉末(象贝,60 目,60℃ 烘 2h)6 份,精密称定,按正文中"供试品溶液的制备"项制备供试品溶液并测定峰面积,以外标法计算贝母素甲和贝母素乙的含量(%),测定结果的 RSD 值分别为 1.8% 和 1.4%。

⑨ 进样溶液稳定性试验　取"精密度试验"项下一份供试品溶液,分别于 0h、2h、4h、6h、8h 进样,测定其中贝母素甲和贝母素乙的含量(%),计算不同时间测定结果的 RSD 值均为1.3%。

⑩ 加样回收率试验　取已知含量的浙贝母药材粉末(象贝,60 目,60℃ 烘 2h)1.0g,精密称定,平行 6 份,分别精密加入贝母素甲和贝母素乙对照品适量,按正文中"供试品溶液的制备"项下方法制备供试品溶液,并测定峰面积,计算加样回收率。贝母素甲和贝母素乙的平均加样回收率分别为 102.7% 和 98.7%。

⑪ 原起草单位计算方法采用外标一点法,根据蒸发光散射检测器的原理,浓度与峰面积并非成线性关系,后改为对数外标两点法计算,经复核,方法可行。根据 17 批样品的测定结果,将限度定为"本品按干燥品计算,含贝母素甲($C_{27}H_{45}NO_3$)和贝母素乙($C_{27}H_{43}NO_3$)的总量不得少于 0.080%"。

【参考文献】

[1]《化学药物质量标准建立的规范化过程技术指导原则》课题研究组. 化学药物质量标准建立的规范化过程技术指导原则,【H】GP H1－1. 北京,2005.

[2]《化学药物杂质研究的技术指导原则》课题研究组. 化学药物杂质研究的技术指导原则【H】GP H3－1. 北京,2005.

[3] 国家药典委员会. 中国药典(2010 年版). 北京：中国医药科技出版社,2010.

[4] 刘文英. 药物分析(第 6 版). 北京：人民卫生出版社,2007.

[5] 李萍. 生药学. 北京：中国医药科技出版社,2005.

第 11 章

药品生产过程的质量控制

11.1 概　　述

质量是国民经济的命脉,质量水平的高低综合反映了一个国家经济、科技、教育和管理的水平。企业在产品质量中得到生存与发展,产品质量在社会中得到验证。

质量管理(quality management,QM)是一项系统工程,其发展经历了 20 世纪初的单纯质量检验,20 世纪 40 年代的统计质量控制,至 20 世纪 60 年代至今的全面质量管理的三个阶段。进入 21 世纪以来,质量已成为社会经济发展的关键因素之一。

药品作为人类战胜疾病、维护健康的特殊商品,其质量直接关系到人民群众的健康与生命安全,要求比其他产品更加严格。为了保证药品的质量,人们在吸取"药害"事件的沉痛教训的同时,经过不断探索与发展,制订出一系列行之有效的质量管理规范,以全面控制药品质量。

11.1.1 药品质量管理

随着药品质量由"符合性"过渡到"适用性"的要求,制药企业必须改变以"合格"为标准的传统观念,更多地关注消费者的健康与利益,遵循"严格责任理论",按照质量管理工程的原理,建立一套包括药品研发、生产管理、营销管理、售后服务等整个环节的质量管理体系。

1. 药品生产质量管理工程

药品生产质量管理工程(pharmaceutical quality engineering,PQE)是以 GMP 原则为核心内容,综合运用药学、系统学、工程学、管理学及相关的科学理论和技术手段,对生产过程中影响药品质量的各种因素进行有效控制的管理方法和实用技术的总和。其涉及的范围如图 11-1 所示。PQE 是一个系统工程,由各子系统和不同要素组成,彼此关联,相互影响。通过"计划(plan)→执行(do)→检查(check)→处理(action)"PDCA 循环,使质量不断得到改进。

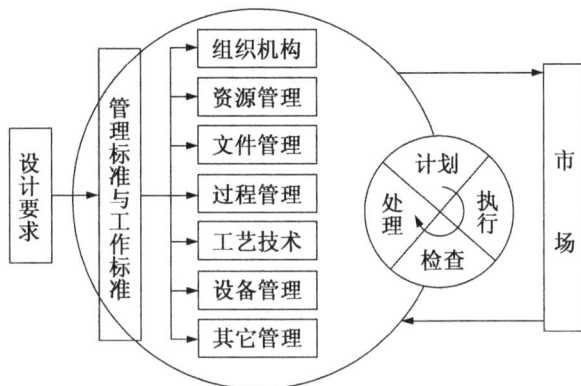

图 11-1 药品生产质量管理工程框图

2. 药品生产质量管理规范

药品生产质量管理规范(GMP)是药品生产和质量管理的基本准则,其目标是为了确保持续稳定地生产出符合质量标准要求的药品,最大限度地降低药品生产过程中的污染、交叉污染、混淆和差错,不让患者承担安全、质量和疗效的风险。通过控制药品生产要素,如生产人员和管理人员要训练有素;厂房、设施和设备要适合生产需要;原辅料、包装材料必须合格;生产方法要经过验证;质量检验和监控方法要可靠;售后服务应完善;等等,对药品生产全过程实行监督管理。以消除产生不合格产品的隐患,确保所生产药品安全有效、质量稳定可控。

PQE 与 GMP 只有两字之差,一个叫"工程",另一个叫"规范",这反映了两者存在着异同。相同之处是两者均是围绕"药品生产质量管理"这个核心问题;不同之处是"工程"代表的是技术;"规范"代表的是法规。通俗地说,PQE 是以 GMP 为核心内容和基本原则,用系统工程和质量管理工程的方法,研究 GMP 的具体化与实施的一门实用管理方法和应用技术。

3. 质量保证、GMP 和质量控制

欧盟 GMP(2005 年版)质量管理第 1 章中指出:药品生产企业必须建立涵盖 GMP 以及质量控制在内的全面质量保证体系,应以完整的文件形式明确规定质量保证系统,并监控其有效性。

(1)质量保证(quality assurance,QA) QA 是一个广义的概念,它包括影响产品质量的所有单个因素或综合因素。QA 是指为确保产品符合预定用途所需质量要求的有组织的、有计划的全部活动总和。

(2)药品生产质量管理规范 GMP 是质量保证的一部分,它确保按产品预定用途持续稳定控制生产过程,保证产品符合药品注册证或产品质量标准的要求。生产和质量控制都是GMP 关注的内容。

(3)质量控制(quality control,QC) QC 是 GMP 的一部分,包括取样、质量标准、检验以及组织机构、文件系统和产品批准放行等。可见,质量控制并不只局限于实验室工作,还必须涉及与产品质量相关的所有决策。

QA、GMP 和 QC,三者关系密切,如图 11-2 所示。

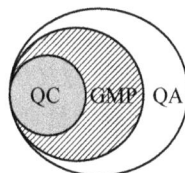

图 11-2 QA、GMP 和 QC 三者的关系

11.1.2 药品质量控制

质量控制独立于生产是质量控制良好运作的基本原则。每一药品生产企业都应设质量控制部门，并独立于其他部门。质量控制涉及取样、质量标准、检验、组织机构、文件以及物料或产品的放行，它确保完成必要及相关的检验，确保质量判定为不合格的物料或产品不能放行使用或销售。

1. 质量控制的基本要求

QC 的基本要求是：① 配备适当的设施和经过培训的人员，并有经批准的规程，可对原辅料、包装材料、中间产品、待包装产品和成品进行取样、检查/检验，必要时进行环境监测，以符合 GMP 的要求；② 由质量控制部门批准的人员，按规定的方法对原辅料、包装材料、中间产品、待包装产品和成品抽样；③ 检验方法经过验证；④ 手工或由仪器完成的各种记录表明，所需的取样、检查/检验都已完成，各种偏差都经过调查并有完整的记录；⑤ 成品的活性成分符合药品注册批准所规定的定性、定量要求，达到规定的纯度标准，以适当的容器包装并已正确贴签；⑥ 物料、中间产品、待包装产品和成品必须按照质量标准检查和检验，并有记录；产品质量审核包括对相关生产文件和记录的检查以及对偏差的评估；⑦ 只有经产品放行责任人审核，符合药品注册批准的规定要求后，产品方可放行；⑧ 原辅料和最终包装的产品应有足够的样品，以备必要时检查；产品的样品包装应与最终包装相同，但最终包装容器过大的可例外。

2. 质检实验室管理规范

质检实验室管理规范包括：实验室设计；仪器设备的配备、安装、维护和校正；质量控制部门人员的责任和培训；实验室文件，如质量标准、取样规程、检验操作规程和记录、分析报告和/或证书、必要的检验方法验证记录、仪器校验和设备维护的规程及记录；等等。

3. 取样与留样

（1）取样规程　取样应按照经批准的书面规程取样，这些规程应详细阐述取样方法、所用器具、样品量、分析的方法、所用样品容器的类型和状态、样品容器的标识、取样注意事项、尤其是无菌或有害物料取样的注意事项、贮存条件、取样器具的清洁方法和贮存要求。

（2）样品的代表性　样品应能代表被取样产品或物料的批次，为监控生产过程中最重要的环节（如生产开始和结束）时，也可抽取其他样品。

（3）样品容器　样品的容器应贴有标签标明内容物，注明样品名称、批号、取样日期、被取样包装容器的编号。

（4）样品留样　留样的目的是供复检与留样观察。药品生产企业应建立原料、中间产品、成品和包装材料的留样观察制度，明确规定留样品种、批数、数量、观察项目、观察时间等，并指定专人进行留样观察，填写留样观察记录，建立留样台账。留样观察室的场地应能满足留样要求；留样时间至少保留到有效期后一年；每批药品的留样数量应至少能确保药品监督管理部门在药品有效期内按照注册批准的质量标准完成全检的需要。

企业做好留样工作，在遇到质量投诉或发生药品不良反应事件时，可用于药品质量追溯或调查，对明确质量责任、维护企业权益有着重要意义。

4. 检验

（1）方法验证　检验方法应经过验证。药品注册标准所规定的所有检验项目均应按照批准的方法进行检验。

（2）检验与复核　检验结果应有记录并应复核,确保结果与记录一致。所有计算均应严格核对。检验记录应包括：物料或产品的名称(必要时还应注明剂型);供货批号(必要时还应注明生产商和/或供应商的名称);依据的质量标准和检验操作规程;检验结果(包括观察情况和计算,以及依据的检验报告编号);检验日期;检验人员的签字;复核检验、计算人员签字;对被检物品是否合格的明确结论(或其他决定),以及指定负责放行人员的签名和日期。

（3）过程控制　所有生产过程控制(包括生产人员在生产区域所进行的中间控制),都应该按照质量控制部门批准的方法进行,并进行记录。

（4）试剂与对照品　实验室试剂、定容玻璃仪器和溶液、对照品以及培养基的质量,均应按书面规程配制和准备;长期使用的试剂应标注配制日期和配制人员姓名;不稳定的试剂和培养基应标注有效期及特殊贮存条件。此外,定容溶液还应标注最后一次的标化日期和标化因子。必要时,在任何检验用物品(如试剂和对照品)的容器上,应标注接收日期,应按照有关说明使用和贮存该类物品。某些情况下,在收货或使用前,应对试剂进行鉴别或其他试验。

（5）试验动物　内包装材料、物料或产品检验用动物,必要时应在使用前隔离检疫。饲养和管理应确保动物适用于预定用途。动物应有标识,并应保存使用的历史记录。

5. 持续稳定性考察

（1）目的　持续稳定性考察计划的目的是在有效期内监控产品,并确定产品可以或预期可以在标示的贮存条件下,符合质量标准的各项要求。按照适当的持续稳定性考察计划监控已上市药品,以发现上市包装的产品与生产相关的任何稳定性问题(如杂质含量或溶出度特性的变化等)。

（2）对象　持续稳定性考察计划主要针对市售包装形式的成品,但也需兼顾待包装产品。例如,当待包装产品在完成包装前,或从生产厂运输到包装厂,还需要长期贮存时,应在相应的环境条件下,评估其对包装后产品稳定性的影响。此外,还应考虑对贮存时间较长的中间产品进行考察。产品重新溶解后的稳定性考察应在产品研发阶段完成,一般不必列入持续考察计划,但必要时,也可进行考察。

（3）方案　持续稳定性考察计划应有符合要求的考察方案,方案可以不同于药品注册批准申报文件中最初的长期稳定性考察方案,但应在方案中说明理由(如检验频率或变更为ICH 推荐条件等);结果应有报告;用于持续稳定性考察计划的设备(尤其是稳定性试验箱)应按照要求确认和维护。

（4）内容　考察方案应涵盖产品有效期,应包括但不局限于以下内容：每一活性含量和不同生产批量(如采用)产品的考察批次;相关的物理、化学、微生物和生物学检验方法;合格标准;依据的检验方法;容器密封系统的描述;试验间隔时间(测试时间点);贮存条件(应采用ICH 长期稳定性试验的标准条件,与产品标签一致);其他药品特定的参数。

（5）考察批次数和检验频率　应能获得足够的数据,以供趋势分析。一般每一活性含量、每种内包装形式的产品,至少每年应考察一个批次(除非当年没有生产)。如果持续稳定性考察的产品需进行动物试验,且无适当的经验证的方法可供替代时,可根据风险-利益评估的方法确定检验频率。如果在方案中说明了科学依据,则可采用分类划分和矩阵原理设计方案。某些情况下,持续稳定性考察计划中应额外增加批次,例如,重大变更或生产和包装有重大偏差的产品应列入稳定性考察。此外,任何采用非常规工艺重新加工(reworking)、返工(reprocessing)或有回收操作的批次,也应列入考察计划。

（6）关键人员　尤其是产品放行责任人，应了解持续稳定性考察的结果。当持续稳定性考察研究不在待包装产品和成品的生产厂进行时，则相关各方之间应有书面协议。生产厂应保存持续稳定性考察的结果以供药品监督管理部门审查。对不符合质量标准的结果或重要的异常趋势进行调查。任何已确认的不符合质量标准的结果或重大不良趋势，都应向相关的药品监督管理部门报告。应按照 GMP 指南的要求，考虑它们可能对已上市产品造成的影响，并与相关药品监督管理部门磋商。

（7）报告　应根据所获得的全部数据资料，包括考察计划的阶段性结论，撰写总结报告并保存。应定期审核总结报告。

11.2　制药过程分析技术

在现代制药工业中，过程的质量控制是保证药品质量的关键。制药过程分析是在对药品生产过程深刻理解的基础上建立起来的一种质量监控，包括连续生产过程控制、间歇生产过程控制以及介于两者之间的混合型生产过程控制等。过程分析技术（process analytical technology，PAT）是指通过实时（real-time）测量关键性的参数和质量指标，如生产中应用的原材料、产物、工艺过程等的关键质量和性能特征，来设计、分析和控制药品生产过程，以保证最终产品质量的一种系统方法。

PAT 是通过实行"设计保证质量"的原则来确保生产过程结束时的产品质量，其最大优势在于，通过在线分析等实时控制措施及时提供反馈信息，如可直观地对工艺进行控制，出现不良倾向时可及时调整工艺，纠正有可能发生的问题，在提高效率的同时减少质量降低的风险。在线测量与控制系统将能缩短生产周期，在线分析合格后可以马上放行，出具分析检验报告书与放行步骤可同时进行，节省了时间，提高了整体的生产效率。

11.2.1　过程分析技术的特点

PAT 的核心就是要求分析检测能够在生产过程进行实时在线分析，快速提供分析对象的定性定量结果，即自动取样、在线测量、在线监视及在线控制。根据测试过程的特点，过程分析可分为在线（on-line）分析、原位（in-situ）分析或线内（in line）分析、非接触（noninvasive）分析。相对于过程分析，传统的生产过程质量控制方法有：从生产现场采样后带回实验室进行处理和分析的离线分析（off-line），或将分析仪器置于生产现场，人工取样后就地分析的现场分析（at-line）。制药过程分析由 off line→at line→on line→in line（in-situ）分析，按实际需要，逐步将分析技术融合于工艺过程中。与传统方法相比，PAT 具有以下特点。

1. 分析仪器的耐用性和可靠性

生产现场环境和实验室环境有明显的不同，如实验室很容易达到恒温恒湿，而生产现场则不易达到这一要求。因此，过程分析所用仪器必须能够承受温度、压力、尘埃或腐蚀性气体、振动等各种现场环境的影响。且无论高温、高压下，都必须能对可能是黏稠的、含微粒状物质或非水溶液进行取样和分析。同时，仪器必须能长时间连续可靠地工作，在无人照顾的情况下正常运行，能自动检测故障，发出警报。取样操作、样品预处理、测量、数据采集及处理必须能在无人看管的情况下长时间连续可靠地工作。方法的校准曲线可适于长时期操作并可自动校准。

2. 仪器响应要求快速实时

由于过程的实时性,测定不能重复。因此,系统需要具有较高的准确性,及时报告信息。在常规的药物质量分析中,含量测定一般在实验室中完成,要求分析方法有较高的准确度和精密度,对分析速度要求不高。而制药过程分析的样品是在生产线上采样,要求在较短时间内迅速获取分析结果,并将结果反馈回生产线,用于监测药物生产工艺过程是否正常以及产品质量状况,调节相应参数,以控制生产过程、降低生产风险。因此,制药过程质量监测与一般药物分析要求不同,快速是第一要求,而准确度则可以根据实际情况在允许限度内适当降低。

3. 仪器的专一性

过程分析是以解决问题为中心,而不是以仪器为中心。因此,过程分析仪器的结构以专一、耐用、可靠为目标进行设计,少用可动部件。例如,在光谱仪器中,选用发光二极管或激光二极管作为选择波长的辐射光源,或利用阵列检测器代替光谱扫描。此外,光纤可作为光学光管用来连接远处的光谱仪,或者通过多路输送到一个仪器中进行多点测量。

4. 化学计量学的重要性

过程分析化学计量学(chemometrics)是过程监测和控制的软件系统,其主要解决过程分析中检测信号的提取与解析、过程建模和过程控制等问题,能自动地处理和存贮数据及其结果,并将分析结果快速地反馈给生产过程,对过程进行及时的控制和优化。在过程分析中应用的化学计量学方法主要有偏最小二乘法(partial lease squares,PLS)、多元线性回归(multiple linear regression,MLR)、人工神经元网络(artificial neural net,ANN)、主成分分析(principal component analysis,PCA)等。

11.2.2　过程分析的取样系统

过程分析的取样系统是将待测样品从取样点取出后,经预处理装置处理,改变试样的物理化学状态,使其具备能够有效地进行分析的状态。因此,取样系统又称为取样预处理系统。预处理过程包括样品的净化、减压、冷却、抽引、调压等,当达到规定的要求后,才能送入分析仪器。

1. 取样系统

取样系统主要由取样装置、过滤装置、流量控制装置和其他辅助设备组成。取样装置主要包括探头和泵;过滤装置主要包括除尘器、除湿器、干扰组分或有害组分过滤器等;流量控制装置包括稳压器或稳流器、流量调节器等;辅助设备包括加热或冷却装置、自动转换阀以及安全故障报警器等。由于生产现场的恶劣环境以及工艺样品的复杂性,取样系统具有很强的针对性和专用性。能否正确地取样并进行分析前的预处理是过程分析系统能否正常可靠运行的关键。

2. 取样方法

取样方法取决于过程被测物和基体的性质、所需的信息以及测量器件的类型、分析器与过程的连接等。对于不同的过程分析模式,需要采用不同的取样方式。

(1)在线模式下的取样系统　依靠自动采样系统,直接从生产线上抽取样品,把介质转移到与工艺装备相连的分析回路,自动输入分析仪器中进行连续或间歇分析,分析完再将介质返回工艺装备内。一个好的取样系统,应满足如下要求:能采集到足够量的代表分析样本的样品,在送入分析器前不改变其代表性;对样品进行适当的处理,如蒸发、冷凝、压力及温度调节、稀释等,使其与分析器匹配;以最短的时间送入分析器;分析器流出物返回过程或进入废物箱;安全、不危害环境,对监测过程无干扰和危害。

要满足全部要求有时会碰到困难,尤其是固体样品的采集。液体和气体一般可以通过管道传输,在反应器或传输管道中设置取样管来实现,取样管的长度影响取样的时间滞后。因此,取样管长度要短,取样点应精心设置。有时为满足要求,在过程中设置快速取样环,即将待测物料由管道输送至分析器附近快速通过,取样后物料又返回过程中。在快速取样环上设置取样点,可缩短取样管长度,减少取样的时间滞后,必要时可设置多个取样点,一般在过程分析取样点附近,设置人工取样点,以便必要时校验仪器。

在设置取样系统时,要注意采用的材料不能与采样体系介质相互作用,并具耐用性。同时,设计的样品处理部件应简便,尽可能减少组件。

(2)线内(原位)模式下的取样系统　线内分析一般不需要取样,可把线内分析器或传感器直接插入过程流中,与生产设备内的介质直接接触,进行实时连续的分析。较好的办法是将线内分析器或传感器安装在反应器的侧臂或支流管道内部,并安上适当的阀门。这样可以在校准、清洗和维护时方便拆卸,而不影响过程的其他部分。

(3)非接触取样方式　通过提供适当的窗口来实现。分析探头不与试样直接接触,无需采样与处理,进行遥感和无损检测。例如,借助于生产管路的透明窗口,让辐射透过反应体系来检测被测物。

11.2.3　过程分析方法

根据制药过程分析的特点,要求采用易于连续化和自动化的分析方法,如光谱法、色谱法、质谱法、电化学检测法和流动注射分析法等。各类分析方法及其特点见表 11-1。

表 11-1　过程分析方法与特点

方法类别	分析方法	特点与应用
光谱法	紫外-可见分光光度法、傅里叶变换红外光谱、近红外光谱法、拉曼光谱法、荧光光谱法、电感耦合等离子体发射光谱法、X 射线光谱法	简单、快速、灵敏。尤其是 IR、NIR 和 Raman 光谱,不必进行样品预处理,便于实时分析和远距离测定;应用范围广,可直接对颗粒状、固体状、糊状、不透明的样品进行分析;可原位、非接触、无损、无污染测定
流动分析法	流动注射分析法	与光谱法、电化学法等检测方法联用,广泛用于各种过程分析
色谱/质谱法	包括气相色谱法、高效液相色谱法、超临界流体色谱法、高效毛细管电泳法、质谱法,以及气-质联用、液-质联用技术	适用范围广、分离效率高、选择性强、方法灵敏,一般不能进行连续分析
其他分析法	电化学法(包括电位法、安培法、库仑法、电导法) 旋光法	可用于原位、非接触分析 可用于手性药物的质量控制

11.3　光谱分析法

在制药过程中光谱分析方法是一类非常重要的分析方法。过程光谱分析法主要有红外光谱(IR)、近红外光谱(NIR)、拉曼(Raman)光谱、紫外-可见光谱(UV-Vis)、荧光光谱、电感耦合等离子体发射光谱(ICP-AES)等,其中应用较多的是红外光谱法、近红外光谱法和拉曼光谱法。

11.3.1　红外光谱法

红外光谱法是研究和表征分子结构的一种有效手段。其对样品没有任何限制,且测定时样品不被破坏,是过程分析的一种重要工具。

1. 红外分光光度仪

红外分光光度仪分为色散型和傅里叶变换型(Fourier transform infrared spectrometer,FT-IR)两种。色散型红外光谱仪由于扫描的每一瞬间,只有极窄的一段光波落在检测器上,灵敏度和检测速度均受到限制,而 FT-IR 是利用迈克耳逊(Michelson)干涉仪,使光谱信号达到"多路传输",并将干涉信号经傅里叶变换成普通光谱信号,因此能在同一时刻收集光谱中所有频率的信息,在一分钟内能对全部光谱扫描近千次,大大提高了工作效率。FT-IR 具有的高灵敏度、高分辨率、扫描快速、测量光谱范围宽以及杂散光干扰小等优点,使其非常适合于过程分析。

近年来,借助光路系统或光导纤维,利用衰减全反射(attenuated total reflection,ATR)原理,采用多次反射复合金刚石、锆等材料制作的红外探头,使原位过程监测中红外光的传输和高性能红外探头研制的难题取得了突破。新型探头可承受高压、强酸、强碱环境,能耐高温灭菌,实现原位监测,适用面广。体系中存在的气泡、固体颗粒、悬浮物不干扰测定,且不破坏样品,不影响正常生产过程。

2. 应用

FT-IR 在线监控可采用单变量监控和多变量监控。单变量监控(univariate analysis)是指在一个波数处建立吸收峰强度与待测物浓度或物理性质之间的关系,在红外光谱图上选择一个特征峰,测定、比较该特征峰位置和强度的变化。多变量监控(multivariate analysis)是指在多个波数处建立峰强度与待测物浓度或物理性质之间的关系。实际工作中,常常会遇到被监控特征峰太弱,或谱峰重叠,甚至被其他强峰掩盖等情况。此时需应用化学计量学方法提取解析检测信号,获取待测物的信息。

FT-IR 在过程分析中的应用主要有:① 反应过程的监控。FT-IR 在线监控系统可以对生产过程中的瞬间变化进行跟踪,以便及时调整工艺参数,使反应能顺利进行,保证各批产品质量的一致性。② 水分和溶剂的测定。药物的合成、固体制剂的制备,需要控制一定的溶剂和水分。采用 FT-IR 在线监测可以随时了解工艺过程中水分或溶剂量适宜与否,可以及时采取相应措施,减小生产风险,降低生产成本。③ 药物多晶型的研究。药物可因结晶条件不同而得到不同的晶型,药物的晶型不同,其溶解度、熔点、密度、稳定性、生物利用度等也不同。如甾醇类、磺胺类和巴比妥类药物,晶型不同,药效差别很大。红外吸收光谱是共价键振动能级跃迁的结果,同一物质的不同晶型,由于分子内和分子间相互作用,化学键的特征频率由于其所处的化学环境不同而发生细微变化,导致 IR 光谱的改变。晶型和粒径的不同可以在红外光谱图上显示出来。在原料药结晶、粉碎或混合等单元操作中,通过红外光谱在线监测,可有效地监控药物粒径的分布和晶型,以获得需要的晶型。

11.3.2　近红外光谱法

近红外光谱法(near infrared spectroscopy,NIRS)是 20 世纪 90 年代以来发展最迅速、最引人注目的分析技术之一。由于近红外光在常规光纤中有良好的传输特性,且具有仪器简单、分析速度快、样品制备容易、无需预处理和非破坏性,适用范围广(适合液体、黏稠体、涂层、粉末和固体样品)、多组分多通道同时测定等特点,NIRS 已成为在线分析仪器中的一枝奇葩。随着化学计量学、光纤探头和计算机技术的发展,在线近红外光谱分析技术正以惊人的速度应用于制药、食品、化工等领域。

1. 基本原理

(1) 光谱范围与特征　近红外光是介于可见区和中红外区间的电磁波,波长范围为 $780\sim2500nm$,即 $12800\sim4000cm^{-1}$ 波数范围。近红外光谱主要由 C—H、O—H、S—H、N—H 等功能基团基频振动的倍频和合频吸收组成。其特征是信息量大、吸收信号弱、谱带重叠严重、背景复杂、光谱易变动等。因此通常不能直接对其进行解析,需要对测得的光谱数据进行数学处理后,才能对被测物进行定性、定量分析。不同基团(如甲基、亚甲基、苯环等)或同一基团在不同化学环境中的近红外吸收波长与强度都有明显差别。所以,近红外光谱具有丰富的结构和组成信息,非常适用于有机物质的组成性质测量。

(2) 近红外光谱仪与测定模式　近红外光谱仪主要由光源(石英或钨灯)、单色器(或干涉仪)、采样系统(样品池、光纤探头、液体透射池或积分球)、检测器(适用透射或反射测定)、数据处理器和评价系统等组成(见图 11-3)。

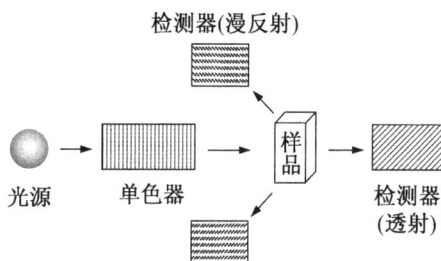

图 11-3　近红外光谱仪基本构造示意图

NIRS 的测定模式主要有透射式和反射式(又称漫反射式)两种类型。透射式主要用于分析液体样品,近红外光穿过样品,透射光强度(I)与波长或波数的函数为近红外光谱。在透射模式中,检测器置样品后,测定入射光(I_0)透过样品后衰减的强度(I),结果可用透光率(T)或吸光度(A)表示:

$$T=I/I_0$$

$$A=-\lg T=\lg(1/T)=\lg(I_0/I)$$

漫反射式主要用于分析固体和半固体样品,近红外光可穿至样品内部 $1\sim3mm$,未被吸收的近红外光从样品中反射出。在漫反射模式中,检测器与光源同侧(见图 11-3),在样品池的前方,测定的是反射率(R),即从样品反射回的光强度(I)与由背景或参考物质表面反射回的光强度(I_r)的比率:

$$R = I/I_r$$

$$A_R = \lg(1/R) = \lg(I_r/I)$$

2. 分析方法

与常规分析技术不同,NIRS 是一种间接分析技术。在进行样品分析之前,必须采用化学计量学方法建立标准样品的 NIRS 信息(如样品基团、组成或物态信息)与待测组分含量或性质(采用标准或认可的参比方法测得)的校正模型,然后测定未知样品的 NIRS,并将测得的数据代入事先建立的校正模型来预测样品组成或性质的间接分析方法。其分析方法的基本过程如下。

(1) 训练样本集的收集　首先应收集一批有代表性的样品。训练样本集的选择是否适宜对分析结果的准确性至关重要,理想的训练样本集应尽量包括具有充分代表性的样品,如不同浓度、物态变化的被测样品,并需要有适宜数量批次。样本所处情况(如水分、pH 和辅料等)应尽可能与实际样品一致,否则严重的背景干扰将导致模型的适用性变差甚至不能使用。

(2) 训练样本中组分含量或性质的测定　采用标准或对照方法准确测定训练集各样本中组分的含量或相关性质,这些测定值的精确度是近红外光谱运用数学模型进行精确定量分析的理论极限。近红外光谱分析的准确度取决于模型的可靠性,而模型的可靠性在很大程度上取决于对照方法测量结果的准确度。因此,应采用标准或公认的测定方法作为对照分析方法,准确扫描训练样本集中各个样品的近红外光谱图。

(3) 光谱预处理和分析谱区的选定　光谱的预处理与谱区的选定,是克服近红外光谱测定不稳定的有效环节。为了消除 NIRS 信号中的基线飘移与光散射等影响,充分提取 NIRS 的有效特征信息,提高校正模型的预测精度,需对光谱进行预处理。光谱预处理包括求导、数字滤波、傅里叶变换与小波变换滤波等。近红外光谱定量分析数学模型所包含的谱区(光谱的数据点)一般应根据样品的特点而定。增加谱区的范围可提高信息量,但每个光谱的数据点也同时包含了测量误差。数学模型所利用的数据点越多,则包含的测量误差也越大。因此,需选择建模谱区。可根据导数光谱或相关系数随频率变化的相关图来选择谱段范围,减少某些信息量小、失真大的谱区,以避免这些谱区的测量误差影响数学模型的稳定性。

(4) 校正模型的建立与验证　校正模型的建立包括算法选择、模型参数确定与模型的评价。常用的算法有逐步回归(stepwise regression analysis,SRA)、偏最小二乘法(partial least squares regression,PLSR)、主成分回归(principal component regression,PCR)等。这些算法的基本思想是应用 NIRS 的全光谱信息,以解决 NIRS 的谱峰重叠与复杂背景的影响。这是因为不同组分的光谱在某一谱区可能重叠,但在全光谱范围内不可能完全相同,可予以区别。然后用内部交叉证实法确定数学模型所用的最佳维数(即阶数),从训练样品集中提取一个或数个样品作为预测用,然后用剩余的样品建立数学模型,并用建立的数学模型预测提取样品以检验模型。反复进行上述步骤,直至训练样品集中的每个样品都被预测检测过一次为止。将训练集中各样品的预测检验值与各样品用对照法测得值作线性相关,用决定系数(R^2)与校正标准差来评价数学模型的预测效果。

$$R^2 = 1 - \frac{\sum(C_i - \overset{\wedge}{C_i})^2}{\sum(C_i - C_m)^2}$$

式中：C_i 为对照法测量值；$\hat{C}_i$ 为数学模型预测值；C_m 为 C_i 的均值。要求决定系数接近 1，校正标准差逼近于训练集样品对照法测定值的标准差。

在内部交叉证实的基础上，用外部证实法进一步检验和评价数学模型。选择另外几批独立的、待测量已知的检验样品集，用数学模型预测计算检验集中各样品的待测值。将预测值与对照法测得值作线性相关，并用相关系数和预测标准差来表示预测效果，要求相关系数接近 1，预测标准差逼近于校正标准差。为了检验数学模型在时间、空间上的稳定性，需要用数学模型预测不同时间和空间的检验样品集，检验预测标准差是否都能得到稳定的结果。

《中国药典》二部附录"近红外分光光度法指导原则"中规定定性分析模型要验证专属性、耐用性；定量分析要进行方法学验证。

定性分析中模型的专属性通常用对已知样品的鉴别正确率表示。不仅需要验证真品的鉴别正确率，还需要用化学结构或性质上与模型中物质相近的样品进行挑战性验证，证明模型能区分出这些物质。模型的耐用性是指在不改变模型参数的情况下，考查正常操作中的微小变化对模型预测结果的影响。包括：① 不同操作者的影响；② 环境条件（实验室温度、湿度变化等）的影响；③ 操作（如样品在光学窗口的位置、液体探头的测量深度、包装状况等）的影响；④ 仪器部件的更换。

定量分析的方法学验证与其他分析方法的要求相似。每个被验证参数可被接受的限度范围与该方法的应用目的有关，通常应考察专属性、线性、准确度、精密度和重现性。

（5）未知样品分析　在模型验证符合要求情况下，将建立的 NIRS 方法应用于实际样品的测定，然后由建立的数学模型计算出对应成分的含量或性质。需要注意的是，利用该训练样本集建立的数学模型，只能适用于按这个条件测量光谱的样品。如果测定的样品在时间和空间条件上有一些新的变化，原有的数学模型已不适合此新条件，则需重新建立有代表性的训练样本集，可以在原有的样本集中增加一些新的样品类型，使新的训练样本集能代表新类型样品，然后再按照以上步骤对数学模型进行修正与维护。

（6）近红外模型的传递　建立的模型在不同的近红外光谱仪中的适用情况称为近红外模型的传递。当近红外模型在非建模仪器中应用时，必须考虑仪器型号、数据格式、光谱范围、数据点数量、光谱分辨率等对模型的影响，需用适宜的代表性样品分别在建模仪器和其他仪器上扫描光谱、预测结果，并进行统计学检验，以确证建立的模型在其他仪器上使用是否有效。

3. 应用

NIRS 在制药工业过程分析中的应用主要有下面几个方面。

（1）原材料的质量评价　原材料检验是过程质量分析和控制的源头，NIRS 技术用于原材料质量检验是 PAT 技术在生产过程前端的应用。在制药行业中，各种原材料如药物活性成分、添加剂、赋形剂等通常需要进行各项指标的检验，以确保合格的原材料来源。原材料检测的内容除化学成分、纯度等化学性质外，还包括一些物理指标如颗粒大小、晶型、密度等。传统的原材料检验方法是随机抽样到实验室进行检测，一个样品的检测往往需要用到多种仪器和方法，检测报告需要几小时甚至更长的时间才能得到。而应用 NIRS 技术可在现场进行检验，通过光纤探头甚至不需要打开样品内包装即可检验，有时定性、定量分析仅在数十秒内即可完成。

（2）药品生产单元操作过程实时监控　制药生产过程由一系列单元操作如混合、干燥、压片、包衣等组成，每一单元操作工艺参数的变化都会影响到最终产品的质量。目前，有些单元操作如混合、干燥、中药提取、分离纯化等由于缺乏有效的过程检测手段,大多只能根据经验决定过程是否完成,成为药品生产过程质量控制的盲点。NIRS 技术为这些单元操作提供了有效的过程检测手段。

① 粉末混合、制粒过程。混合的目的是保证药物活性成分和其他各种添加剂的均匀分布,最终保证产品含量的一致性。如片剂的制备过程中常常需要制成颗粒以改进粉末的流动性和可压性。湿法制粒是将药物与辅料的粉末混合均匀后加入液体黏合剂,制备颗粒,然后干燥。混合、制粒过程是片剂生产的关键步骤之一,混合不完全将会造成产品含量不均匀,导致成批产品不合格;制粒过程中颗粒大小、含水量等将影响后续工序和片剂质量。应用 NIRS 技术可以实时在线监控混合过程和制粒过程,同时测定颗粒大小、含水量以及混合程度。

② 干燥过程。湿度是干燥过程最关键的指标,通常采用物理化学方法在干燥终点对物料进行检测以判断是否达到要求,往往需要较长的时间才能得到分析结果。由于水分子中的 O—H 键在近红外区显示大的吸收,因此,可采用 NIRS 光纤探头在线控制干燥过程中的水分和溶剂、选择最佳干燥时间与温度。目前,NIRS 技术已成功应用于微波真空干燥、流化床干燥、喷雾干燥等方法的过程控制。与热重法相比,NIRS 技术是无损分析,不会改变药物晶型或引起相变。

③ 薄膜包衣过程。NIRS 技术对于薄膜包衣同样可以进行过程控制。有时候,包衣的真实厚度以及药物包衣后的一些动力学参数如释放速率、失活时间也可以通过与片剂 NIRS 的某些相关性比较而完成测定。

④ 化学合成与生物发酵过程。原料药厂家经常需要对反应釜或发酵罐进行过程监控,以保证最佳的产品收率。在化学反应过程中,NIRS 技术可实时监测反应釜中反应物浓度和产物浓度随时间的变化趋势;在发酵过程中,NIRS 技术可用于实时监测各种营养成分、菌体及发酵产物的状况。此类应用通常可以通过使用光纤探头进行远距离监测。

⑤ 中药提取物的纯化过程。大孔吸附树脂纯化是近年被推广用于中药精制工艺的新技术,应用 NIRS 技术可对纯化过程进行在线分析,能同时测定纯化洗脱物中多个化学组分浓度。虽然这方面的研究文献不多,但中药制药过程质量控制将是提高中药质量水平的发展途径。

(3)成品的质量检验 应用 NIRS 可直接在生产线上对单个片剂和胶囊剂进行分析。美国一些制药企业采用 NIRS 技术作为产品质控的标准方法,产品的活性成分可以在无损的条件下,40s 内完成检测,批量产品通过在线抽检达到受控。粉针剂中水分含量是影响其保质期的主要因素。可利用玻璃对 NIRS 无吸收,使 NIRS 直接穿过西林瓶对粉针剂样品进行漫反射分析,在测定水分含量的同时得到药物活性成分等信息。

(4)包装材料的分析 用于药品包装的高分子材料作为生产原料的一种,也需要接受各种各样的化学分析,尤其是与药品制剂相接触的材料,必须接受严格的检测。NIRS 技术可以快速地对高聚物进行定性、定量分析。

NIRS 技术具有快速、高效、无损、绿色等特点,在制药企业内部质量控制中得到了广泛应用。但是,NIRS 技术是一种二次分析技术,应用前需要以传统分析技术为基础建立科学的校正模型,且需要对校正模型进行严格、科学的验证,方可投入实际使用。同时,NIRS 目前只能用作常量分析,尚难进行痕量分析。

图 11-4 是用 NIR 探头实时监测结晶过程的装置图。Timothy Norris 等将光纤探头插入反应容器,用与光纤相连的近红外光度计记录光谱,以线性回归或主成分分析法解析光谱,对

不同晶型进行监测。

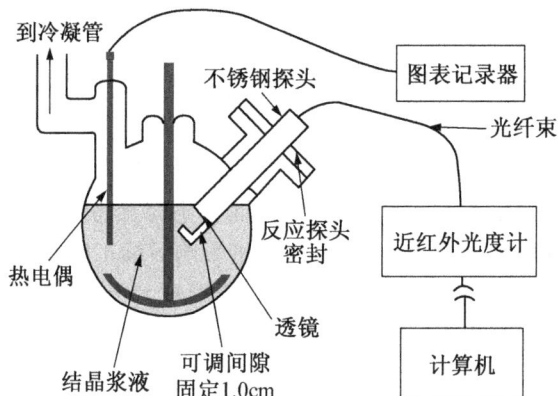

图 11-4　NIR 探头实时监测结晶过程装置图

例如，曲伐沙星甲磺酸盐是由曲伐沙星乙酯和甲磺酸在四氢呋喃中水解制备而成，开始得到的是亚稳态的晶型(Form Ⅰ)。这种不稳定的晶型在溶剂中加热转变为另一种稳定的晶型(Form Ⅱ)。因此，可以用 NIR 原位跟踪监测这些晶型的转变来决定反应的终点，并应用主成分分析法解析晶型转变过程的 NIR 光谱(图 11-5)。

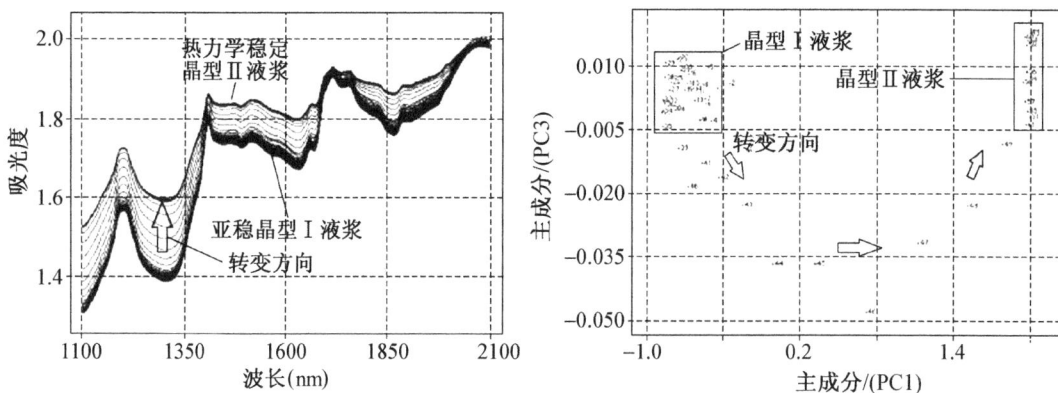

图 11-5　曲伐沙星甲磺酸盐晶型转变过程中 NIR 光谱的主成分分析

11.3.3　拉曼光谱法

拉曼光谱法(Raman spectrum)是研究化合物分子受光照射后所产生的散射光与入射光能量差与化合物振动频率、转动频率间关系的分析方法。与红外光谱法相比，两者均属分子光谱，反映物质分子的振动和转动特征。但光谱产生的机理不同，拉曼光谱是由于分子对入射光的散射产生的，红外光谱则是分子对红外光的吸收产生的。红外光谱适于研究不同原子构成的极性键的振动，如 O—H、C=O 等；而拉曼光谱则适于研究由相同原子构成的非极性键的振动，如 C—C、N—N 等，以及对称分子(如 CO_2、CS_2 等)的骨架振动。某种振动形式是红外活性还是拉曼活性，取决于振动时是偶极距变化还是极化率变化。一般来说，极性基团的振动和非对称性振动使分子的偶极距发生变化，是红外活性的；非极性基团和全对称振动使分子的极化率发生变化，是拉曼活性的。因此，拉曼光谱和红外光谱是相互补充的，两者相互结合可以得到分子结构的完整信息。

1. 拉曼光谱仪

根据获得光谱的方式,拉曼光谱仪可分为色散型和傅里叶变换型两类。

色散型激光拉曼光谱仪主要由激光光源、样品池、单色器、检测器等部分组成。采用逐点扫描、单道记录方式,必须经过多次累加才能得到一张高质量的谱图,花费时间长,且其所用的是可见光范围的激光,能量大大超过产生荧光的阈值,很容易激发出荧光而掩盖拉曼信号,给测量造成困难。

傅里叶变换拉曼光谱仪由激光光源、样品池、干涉仪、检测器、计算机组成。从激光器发出的光被样品散射后,经过干涉仪,得到散射光的干涉图,再经过计算机进行快速傅里叶变换后,就得到正常的拉曼线强度随拉曼位移变化的光谱图。其激光光源发射波长属近红外激光光源,能量较低,可以避免大部分荧光的干扰。仪器还采用一组特殊的滤光片,它由数个介电干涉滤光片组成,用来滤去比拉曼散射光强 10^4 倍以上的瑞利散射光。

2. 应用

拉曼光谱法属无损检验,一般不需要进行样品预处理,方法简便,适用于原料、中间体、产物和包装物成分的定性定量分析,是制药过程分析中很有前途的分析方法之一。用于制药过程分析的拉曼光谱仪具有扫描速度快、分辨率高、波数精度和重现性好等特点,一般扫描速度为每分钟 20 张谱图;通过多次累加,可改善谱图的信噪比,提高检测灵敏度;并能实时在线多点检测,便于进行过程控制。

(1)反应过程监测　在线拉曼光谱法可以在药品生产过程中对各种成分和工作条件进行实时监测。将光纤探头插入反应容器中,不需取样分离,可直接获得化学反应中各组分的拉曼光谱随时间变化的关系曲线,经过偏最小二乘回归(partial lease squares regression,PLSR)等数学处理,获得反应物和生成物的浓度变化规律,进而对反应过程进行实时控制。例如,Debra S. Hausman 等应用拉曼光谱在线监控流化床干燥过程利塞膦酸钠颗粒的含水量。利塞膦酸钠(RS)的水合状态与其片剂的物理稳定性有关。占据在 RS 晶格空隙中的水分子,可以通过干燥除去,这个过程是可逆的。制药过程中,先把利塞膦酸钠的湿颗粒干燥到其含水量在 $1\% \sim 7\%$,然后压片。颗粒的含水量不同,拉曼光谱不同,拉曼光谱变化最大的区域在 C—H 伸缩区与包含 3-甲基吡啶和 PO_2^- 的伸缩区,可以用在线拉曼光谱直接监测 RS 晶格中含水量的变化(图 11-6)。

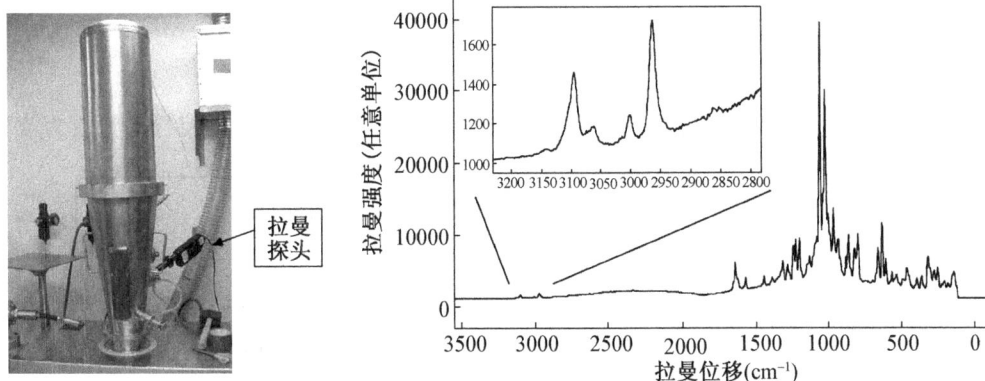

图 11-6　流化床与 RS 拉曼光谱

（2）药物晶形分析　由于不同的晶形可在拉曼光谱上显示出不同的吸收特性，所以拉曼光谱法可用于晶粒大小分布、结晶形状以及多晶型等的监测，是药物多晶型分析的有效手段。例如，Destari Pratiwia 等应用拉曼光谱测定盐酸雷尼替丁（ranitidine hydrochloride，RH）两种晶型混合物。由图 11-7 可见，两种晶型在 $1300\sim1180cm^{-1}$ 区域的拉曼光谱有明显的区别，可用于盐酸雷尼替丁固体混合物中两种晶型的定性和定量测定。

Cindy Starbuck 等在制备蜜柑霉素 A（mikamycin A，MK-A）的过程中先得到一个由多种晶型组成的粗晶，包括无水的 A 型和 C 型以及半水合物和二水合物。制备的最后一步是在乙酸异丙酯中将其他晶型转化为 A 型。

图 11-7　盐酸雷尼替丁（RH）晶型混合物的拉曼光谱

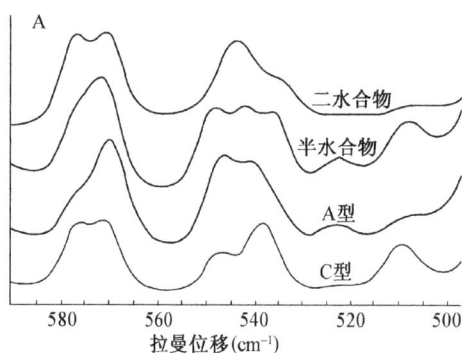

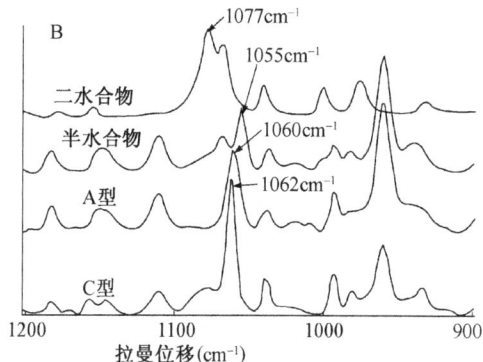

热力学研究表明 A 型是最稳定的晶型。图 11-8 为 MK-A 四种晶型的拉曼光谱。从图可以看出这四种晶型的拉曼光谱无论在峰位还是峰宽上都存在明显的差别。据此可建立光谱特征峰强度和浓度的关系。

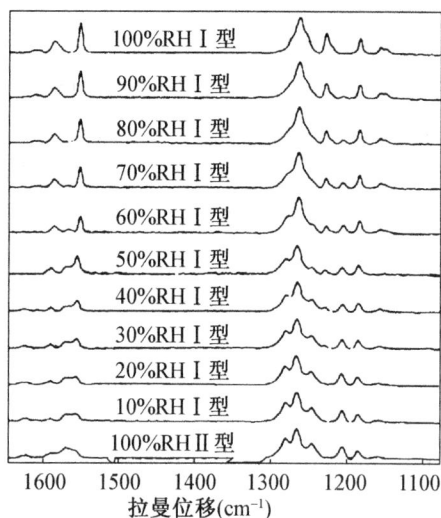

图 11-8　在乙酸异丙酯中 MK-A 四种晶形的拉曼光谱
A. $500\sim600\ cm^{-1}$；B. $930\sim1170\ cm^{-1}$

11.3.4　紫外-可见分光光度法

过程紫外-可见分光光度计的结构与普通分光光度计基本相同，只是将样品池改为流通池（图 11-9），多数采用二极管阵列检测器。主要用于均匀、非散射介质的稀溶液，故样品常需要进行过滤、稀释等预处理。如果待测组分需经显色反应后测定，则可在取样器和分光光度计之间增加一个反应池。由自动取样器把样品从生产流程中取出，经过过滤、稀释等预处理后，进入反应池，加入各种试剂显色，待反应完全后流入比色池进行测量。

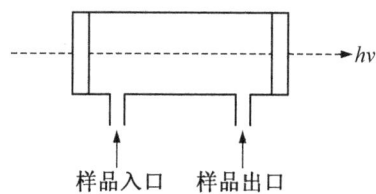

图 11-9　流通池

紫外-可见光谱法在反应过程监控中,首先要建立操作单元正常反应的分析模型,然后通过吸收光谱的形状和一定波长处的吸光度来指示反应的起始、进度和结束。过程紫外-可见光谱法有时不需要标准物质,只需要对特定波长处吸光度的变化趋势进行观察,即可对反应过程作出相应的判断。

11.4　流动注射分析法

流动注射分析(flow injection analysis,FIA)是 20 世纪 70 年代迅速发展起来的一种高度自动化的连续快速分析技术,由丹麦化学家 Ruzicka 和 Hansen 提出,它是在间歇式分析(discrete analysis)和连续流动分析(continuous flow analysis)的基础上,结合 HPLC 的某些特点发展起来的。间歇式分析是将大部分操作步骤(取样、分离、添加试剂、搅拌等)按照预先设定的程序由自动化装置完成,多数情况下,该类装置只用于一两种特定组分的分析,属于专用型分析方法。间歇式分析法在一定程度上克服了手工分析的不足,但仪器的通用性差,分析功能不易变换,因而其发展和推广受到一定限制。连续流动分析是将分析所用的试剂和试样按一定顺序和比例用泵和管道输送到一定区域进行混合、反应,待反应完成后再由检测器检测并记录和显示分析结果。该法的特点在于用"试剂流"与"试样流"按比例混合的方式代替手工量取试剂和试样并混合的过程,实现了管道化的自动连续分析。连续流动分析克服了间歇式自动分析的不足,具有通用性强、分析速度快、易于自动化等优点。但两者有一个共同特点,就是为了保证分析结果有足够好的准确度和精密度,都要求试样和试剂处于均一化和化学平衡状态,从而达到所谓的稳态条件。为了达到稳态条件以及确保各个样品的一致性,往往需要经历一定时间,这就使这两种方法的分析速度难以提高。

FIA 是将试液以"塞子"的形式注入管道的试剂载流中,可以在非平衡状态下高效率地完成试样溶液的在线处理与测定。这种方法打破了分析化学必须在物理和化学平衡的条件下完成的传统,具有适应范围广、效率高、精度好、能耗低和仪器简单价廉等特点。和传统的连续流动分析相比,FIA 具有分析速度快($100 \sim 300$ 样/h)、精密度高、试样用量少(微升级)等优点。

11.4.1　FIA 的基本流程和原理

1. FIA 的基本流程

FIA 的基本流程如图 11-10 所示。将一定体积的试液间歇地注入一定流速的载流中,试样在载流的携带下以"试样塞"的形式向前匀速流动。"试样塞"在被载流带入反应管道的过程中,因对流和分子扩散作用而分散形成具有一定浓度梯度的试样带。该试样带与载流中的试

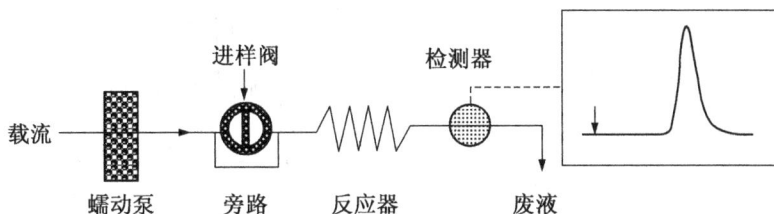

图 11-10　FIA 流程图

剂发生反应生成可供检测的产物,最后被载流带入检测器进行检测,并由记录仪连续记录响应信号(如吸光度、电极电位、荧光强度等)随时间的变化曲线。从试样注入到峰的最高点所经历的时间称为留存时间(residence time)。一定条件下响应信号的强度与被测物浓度有关,可作为定量分析的依据。

FIA 流程中载流的作用有两个:一是推动"试样塞"进入反应管道和检测器;二是对反应管道和检测器进行清洗。该独有的自动、简单、快速清洗方式也是 FIA 系统分析速度快的一个重要原因。

2. 作用原理与影响因素

在 FIA 中,从试样注入到完成分析,试样溶液、试剂溶液、载流三者之间经历了一系列复杂的过程。这些过程包括基于试样溶液、试剂溶液和载流三者之间的扩散和对流的物理分散过程,以及试剂与被测组分之间的化学反应过程。

(1) 物理分散过程 在 FIA 中,注入的试样除随载流流动外,还同时存在对流和分子扩散作用。当载流携带试样在管道中以层流形式向前流动时,由于层间摩擦力的作用,液体质点各处的轴向流速不同,靠近管道中心的流速快,靠近管壁的流速慢,轴向流速沿管径呈抛物线形分布,导致"试样塞"扩散变宽(图 11-11-A),试样带之间发生交叉污染。由于对流作用的存在,使在与载流流动方向垂直(径向)的截面上存在浓度梯度,产生径向分子扩散(图 11-11-B);这种扩散限制了对流作用,减小了试样间的交叉污染(图 11-11-C)。物理分散程度直接影响响应曲线的形状。当试样注入方式、反应管道内径、载流和试样特性以及 FIA 系统确定之后,载流速率大,管道中心处的流速与管壁处的流速差大,对流为主;反之,分子扩散为主。

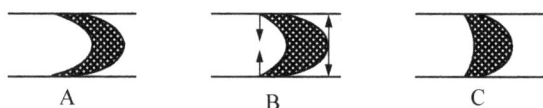

图 11-11 试样的物理分散过程

试样在载流中的分散程度可用分散系数(dispersion coefficeint, D)来描述。D 等于进样体积中组分浓度 c_0(分散前)与检测器中组分峰浓度 c(分散后)之比值($D = \dfrac{c_0}{c}$)。D 的大小由进样体积、管道长度和内径、载流平均流速或流量等因素决定。进样体积与管道长度对 D 的影响见图 11-12。由图可知,进样体积大,管道长度短,D 则小。

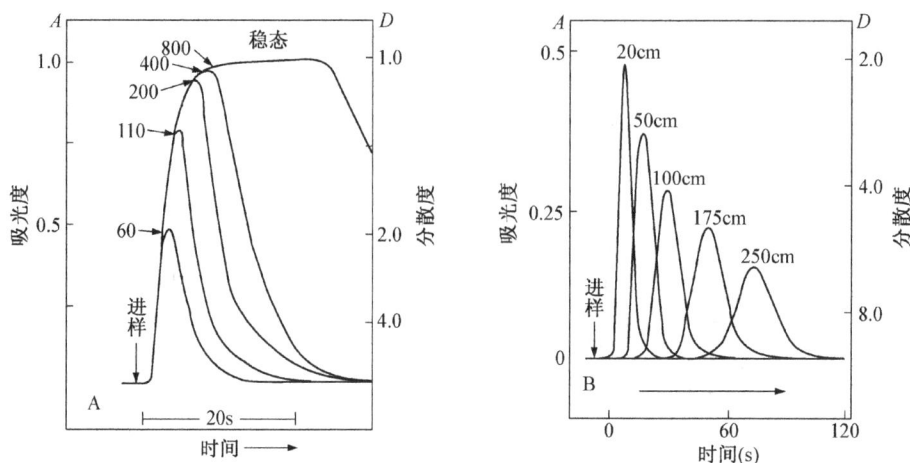

图 11-12 进样体积(左)与管道长度(右)对 D 的影响

按 D 值大小可将分散程度分为低分散度（$D=1\sim3$）、中分散度（$D=3\sim10$）和高分散度（$D>10$）三种情况。D 是 FIA 系统中的一个重要参数，应根据分析目的和检测方法选择合适的 D 值。当检测器（如离子选择性电极、原子吸收分光光度计等）测定的是待测组分本身而不是其衍生物时，FIA 仅仅是将样品严格而精确地输入到检测装置的工具。为了获得较高的灵敏度，要求试样尽可能集中，不经稀释地流入检测器，所以应控制试验条件使系统的分散系数尽可能低。当待测组分要在系统中通过与试剂混合、反应转化为可被检测器响应的产物时（如分光光度法、荧光法、化学发光法等），由于试样带与载流混合是发生化学反应的前提，分散度应控制在中等程度。分散度太高，则反应产物可能会被过度稀释而使灵敏度降低。

（2）涉及化学反应的分散过程　　根据 D 的定义，D 仅考虑了分散的物理过程，即分散过程单独发生前后样品物质的浓度变化。实际上，大多数情况下，FIA 的峰是两种动力学过程同时发生的结果，即试样带分散的物理过程和试样与试剂反应产生的化学过程的综合。图 11-13 反映了 FIA 体系中试样带的分散过程、待测组分与试剂的化学反应过程以及两者的综合影响结果。图中曲线 1 表示待测组分 A 的分散程度以及与试剂 R 反应时的消耗规律；曲线 2 反映了待测组分 A 与试剂 R 的反应

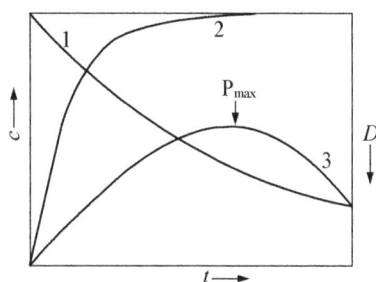

图 11-13　物理、化学分散过程曲线

逐步趋于完全，产物 P 的浓度逐渐增大；曲线 3 为两者的综合效果，响应信号出现极大值。由曲线 3 可见，反应产物 P 的浓度出现最高点 P_{max}，此时产物的生成速度等于产物的分散速率。为了获得最大灵敏度，一般取 P_{max} 所对应的时间为 FIA 系统的最佳留存时间（T）。可通过改变反应管道长度、调节流量甚至采用停流法来达到这一最佳时间。

11.4.2　仪器组成

流动注射分析仪主要由蠕动泵、进样阀、混合反应器、检测记录系统等部件组成。

1. 蠕动泵

蠕动泵是 FIA 装置的核心部分，其作用是以一定的方向和流速驱动载流、试剂和试样等溶液。此外，也可用柱塞往复泵或高位瓶驱动。

2. 进样阀

进样阀的作用是将一定体积的试样（或溶剂）溶液以"塞子"的形式注入载流。目前广泛使用的是具有采样环的进样阀。图 11-14 是目前最常用的单通道进样阀的工作原理。与 HPLC 进样阀类似，当进样阀处于采样位置时，一定体积的试样溶液被蠕动泵吸入到采样环中，此时，载流从进样阀的旁路管道流过，以保持 FIA 系统载流的连续流动。采样完成后，快速转动进样阀至进样位置，此时采样环和载流管道连通，同时断开旁路管道，试样被载流带入反应系统中，完成进样。

为了满足各种不同分析要求，已设计出多通道、多功能进样阀，以及各种自动进样阀，如六孔双层旋转进样阀和十六孔八通道多功能旋转阀等。各种进样阀的基本原理、功能及注入方式基本相同。通道多的进样阀通用性强，既可完成一般的采样操作，又能实现较复杂的流路切换，更适合于在线分析。

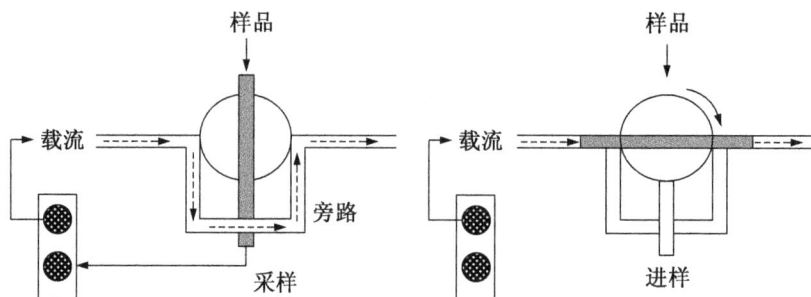

图 11-14 进样阀及其工作原理示意图

3. 混合反应器

混合反应器是试样被分散和发生化学反应的场所。注入的试样在载流中进行控制性的分散,以试样带的形式随载流进入混合反应器,在混合反应器中,试样与载流发生分散与混合,进而与试剂发生化学反应生成可被检测的物质。实际上混合反应器是连接进样口和检测器之间的管道,因此,又称"管道式反应器"。反应管内径一般为 $0.5\sim1.0\text{mm}$,最常用的是 0.5mm。内径过大会增大扩散,使单位时间内允许分析的样品数减少;内径过小,则系统阻力大,易堵塞。管道长度应根据分析对象而定,试样与试剂反应速度慢的应使用较长的反应器管道,否则可使用较短的管道。

根据反应器管道形状,可分为直管反应器、盘管反应器和编织管反应器等。直管反应器是具有一定长度和内径的管道,直管反应器主要依靠管内流体在轴向流速上的差异实现分散混合,混合能力较差。盘管反应器又称反应盘管,是目前使用最普遍的一类反应器。它是将内径为 $0.3\sim0.8\text{mm}$ 的聚四氟乙烯细管盘绕在外径为 $3\sim5\text{cm}$ 的圆筒上制成。由于盘管反应器的管道绕在半径较小的圆筒上,当管内液体流动时,会因离心作用而形成"次生流","次生流"可在增加混合作用的同时减小"试样塞"的轴向扩散,降低试样带增宽的程度,从而提高进样频率和测定灵敏度。编织管反应器,又称三维转向反应器,简称 3-D 反应器,是由塑料细管按一定方式编织而成。编织管反应器中载流的流动方向是在三维基础上变化,管路的转弯半径更小,因此,在增强径向分散和减小轴向分散方面更有效。

4. 检测记录系统

检测记录系统的功能是将试样带中待测组分的浓度变化转变为随时间变化的电信号,并通过一定的方式记录下来。FIA 仪的检测器有紫外-可见检测器、荧光检测器、二极管阵列检测器、电位检测器、电导检测器、安培检测器、化学发光检测器、原子吸收检测器、电感耦合等离子体检测器等。由于 FIA 系统中待测物的检测是在溶液流动状态下完成的,因此要求检测器要配备专用的流通池(图 11-15)。

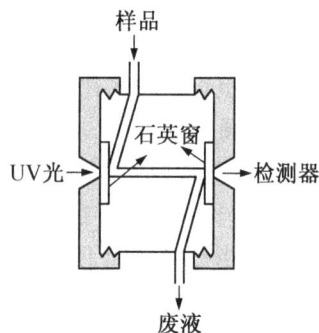

图 11-15 紫外-可见检测器的流通池构造

11.4.3 操作模式与应用

1. 操作模式

FIA 的操作主要有单道、多道和顺序注射(sequential injection analysis,SIA)等模式。

（1）单道模式　仅由一条管路组成，载流液由单泵输送，试样溶液从进样阀注入后，或直接被载流携过该管路进入检测器，或在管路中和含有试剂的载流发生分散、混合和反应，然后进入检测器（见图 11-10）。通过选择不同的进样体积、管道形状和长度、载流体系等完成各种分析任务。其最大优点是简单，能够采用简便的方法推动载流，甚至可以用恒定的水位差或气压贮瓶来推动载流，重现性也很好。缺点是仅适合于单一试剂显色，并且试剂消耗量大，检测灵敏度较低。

（2）多道模式　载流液和试剂溶液通过不同的泵输送，试剂流与载流携带的试样带不是通过对流与扩散相混合，而是汇合后在反应器中发生混合和反应（图 11-16）。这时，对流和分散已不是影响分离效果的决定因素，注入试样溶液的体积可以比单道模式大得多，可以获得较高的灵敏度。在许多分析过程中，往往要用两种或多种试剂溶液，有些可以预先混合，有些因稳定性等原因而不能事先混合在一起，这时就需要采用多道模式。多道模式试样在载流中的分散系数较低，检测灵敏度高，而且试剂不必加在载液中，可节约分析成本。

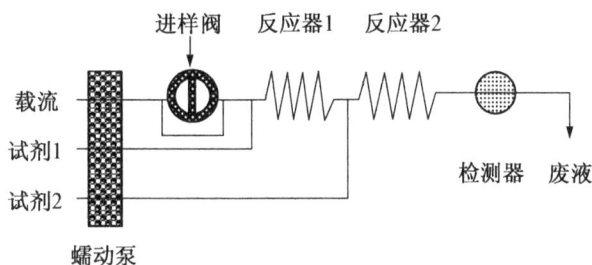

图 11-16　多道式流动注射分析仪示意图

（3）顺序注射模式　采用多通道选择阀，阀上有一个公共通道，与一个可以正反抽吸的泵相连，其他通道分别与试剂、样品、检测器等相连。通过泵从不同通道顺序地将样品、试剂、载液等吸入泵与阀之间的贮存管中。在这一过程中，样品和试剂之间由于对流和扩散作用而相互渗透、混合、发生化学反应，然后反应产物被输送至检测器进行检测（图 11-17）。顺序注射模式具有控制更加简便、易于实现集成化和自动化、试剂和样品消耗少的特点，特别适合于过程分析。

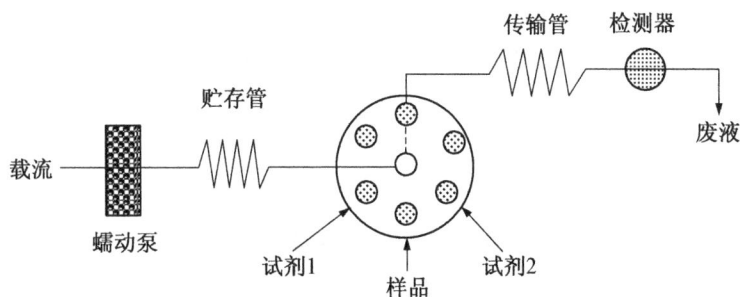

图 11-17　顺序注射式流动注射分析仪示意图

此外，为了进一步节约试剂、提高分析的灵敏度和选择性，还可对典型的模式进行改进，建立新的方法，如合并区带技术（merging zone technique）、停流技术（stopped flow）、流动注射梯度技术（flow injection gradient technique）及溶剂萃取分离技术等。

2. 应用

FIA 具有操作简便、重现性好、分析速度快、易于自动化、可与各种光谱分析方法和电化学分析方法联用等优点。其在生物制药过程在线监测方面的应用较为广泛。例如,生物发酵过程中的葡萄糖、氨基酸、青霉素等可采用流动注射分析法监测。若配备气体扩散、蒸馏、渗析、液液萃取和离子交换预浓集等装置可实现样品在线预处理;FIA 还可用于其他传统方法很难或不能实现的分析过程,如基于亚稳态组分的生成和测量。因此,FIA 在过程分析中占有重要地位。

例如,Seung-Hyun Lee 等利用 L-半胱氨酸能将 Fe(Ⅲ)-phen(1,10-phenanthroline)络合物还原为红色的 Fe(Ⅱ)-phen,应用 SIA 系统在线测定 Fe(Ⅱ)-phen 络合物的吸光度,监测生物发酵过程中 L-半胱氨酸的浓度(图 11-18),并将在线监测结果与用 HPLC 荧光检测的离线监测结果进行比较,结果如图 11-19 所示,两者完全一致。

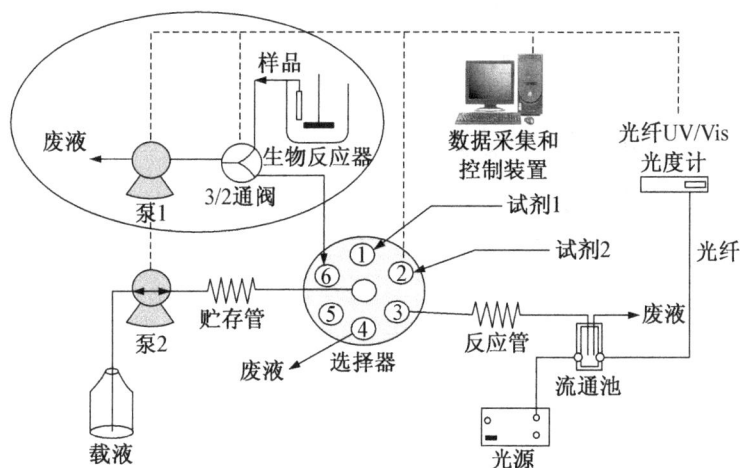

图 11-18   监测 L-半胱氨酸浓度的 SIA 系统

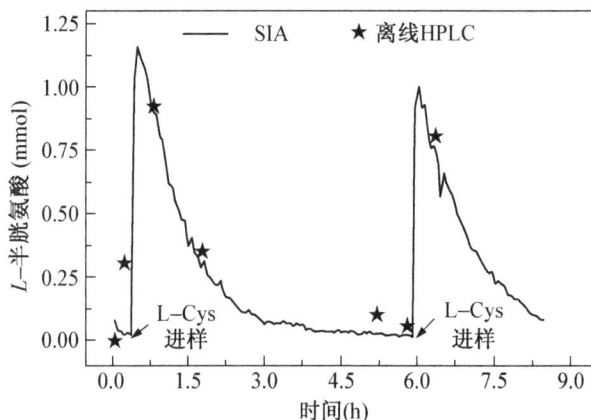

图 11-19 L-半胱氨酸浓度在线 SIA 检测与离线 HPLC 法测定结果比较

11.5　色谱法

用于过程分析的色谱称为过程色谱(process chromatography)、工业色谱(industrial chromatography)。色谱法是分析复杂混合物非常有效的手段,但由于受分离过程的限制,过程色谱一般不能进行连续分析,只能采用间歇式循环分析。

11.4.1　仪器组成

过程色谱仪,又称流程色谱仪、在线色谱仪,是专门用于工业生产流程中多流路多组分样品自动分析的色谱仪,用来监督、控制生产过程中被分析组分的变动情况。其由样品采集和预处理单元、分离分析单元以及程序控制单元三个部分组成。

1. 样品采集和预处理单元

色谱分析要求提供具有适当温度、压力、流量的样品,样品中杂质和干扰成分应尽可能少、无腐蚀、不起化学反应。样品采集和预处理单元的功能就是清除试样和流动相中可能存在的杂质,使进入分离及分析系统的样品及流动相的压力和流量保持恒定。其工作流程为:从生产过程中采集样品,根据样品的理化性质对样品进行适当的处理,以满足色谱分析的要求,然后将经过处理的样品输送到色谱分析流路中。

建立采样和样品预处理方法时应考虑样品的理化性质、采样装置的特性和色谱分析的要求。不同的制药工艺过程所涉及的物料性质差异很大,应根据物料的性质设计样品的采样和预处理装置。一般预处理系统包括压力调节阀、过滤器、流量控制器、样品温度调节装置和流路切换阀等。

2. 分离分析单元

分离分析单元由进样器、分离系统(色谱柱、柱切换阀)、检测器等组成。其作用是被分析样品在流动相的携带下进入色谱柱,在色谱柱中各组分按分配系数不同被先后分离,依次流出,并经过检测器进行测定。

分离系统通常由两根或多根色谱柱组成,色谱柱之间通过切换阀切换。切换阀按照预定的程序将被测组分切入分析柱,而将无关物质排空。色谱柱按功能可分为:分离柱、保留柱、贮存柱和选择柱等。分离柱起分离组分的作用;保留柱起阻留样品中某些组分的作用;贮存柱的作用是按照预定程序将某些组分排除于分析系统之外;选择柱用于排除不需测定组分而使待测组分进入分离系统。各种柱子通过切换阀连接成一个完整的分析系统,并受程序控制单元控制。

3. 程序控制单元

程序控制单元是实现色谱循环分析的控制部分,其核心部分是程序器。按照工艺流程的监测要求,在确定的分析循环周期内,程序器按预先设定的时间程序,对取样、进样、流路和色谱柱切换、信号衰减、基线校正、数据处理、流路系统自动清洗等分析过程发出指令,进行自动操作。

11.4.2　应　用

在过程色谱法中较成熟的是气相色谱法。由于受样品收集、在线预处理、分析废液处理等问题的限制,液相色谱法在过程分析中的应用不如气相色谱法广泛。

峰重叠是过程色谱的常见问题,普通色谱法常常通过优化色谱条件来解决这个问题。在过程色谱中,由于受方法简单、快速等要求的限制,选择余地较小。为了尽可能多地获得过程的可靠信息,常采用数学处理的方法来解决这一问题。

过程色谱主要应用于:① 过程控制:调整过程操作,监测反应进程,确定反应终点;② 研究和发展过程:获取过程特征信息,如把过程参数与产率关联,再与产品关联;③ 利用分析结果计算单元过程的物料平衡和热平衡;④ 监测产品的质量:按技术指标监测产品中的杂质;⑤ 监测废物排放,监测危害人体健康的物质及工厂环境。

【参考文献】

[1] 国家食品药品监督管理局药品认证管理中心. 药品欧盟 GMP 指南. 北京:中国医药科技出版社,2008.

[2] 朱世斌,刘明言,钱月红. 药品生产质量管理工程. 北京:化学工业出版社,2008.

[3] Cindy Starbuck, Angela Spartalis, Lawrence Wai, et al. Process optimization of a complex pharmaceutical polymorphic system via in situ raman spectroscopy. Crystal Growth & Design,2002,2(6):515.

[4] Debra S. Hausman, R. Thomas Cambronb, Adel Sakr. Application of on-line Raman spectroscopy for characterizing relationships between drug hydration state and tablet physical stability. Int J Pharm,2005,299:19.

[5] Destari Pratiwi, J. Paul Fawcetta, Keith C. Gordonb, et al. Quantitative analysis of polymorphic mixtures of ranitidine hydrochloride by Raman spectroscopy and principal components analysis. Eur J Pharm Biopharm,2002,54(3):337.

[6] Seung-Hyun Lee, Ok-Jae Sohn, Yong-Sik Yim, et al. Sequential injection analysis system for on-line monitoring of l-cysteine concentration in biological processes. Talanta,2005,68(2):187.

[7] Timothy Norris, Paul K. Aldridge and S. Sonja Sekulic. Determination of end-points for polymorph conversions of crystalline organic compounds using on-line near-infrared spectroscopy. Analyst,1997,122(6):549.

第 12 章

体内药物分析

12.1 概　　述

为了达到药物临床使用的安全、合理和有效,人们越来越要求了解和提供药物在体内的更多信息。因此,需要对药物及其制剂的体内吸收、分布、代谢和排泄过程、作用机制及药物效应等进行研究,进而促使药物动力学、生物药剂学、临床药理学等一些新兴边缘学科的发展与建立。这些新兴学科的研究内容都涉及体内药物浓度与机体药理效应的相互关联、药物本身及其代谢物的体内命运与历程。由此也促使体内药物分析迅速成为一门独立的新兴学科。

12.1.1　体内药物分析的意义与任务

1. 体内药物分析的意义

体内药物分析(analysis of drug in biological sample)是通过分析的手段了解药物在体内数量与质量的变化,获得药物代谢动力学的各种参数、药物代谢方式和代谢途径等信息,从而有助于药品生产、试验研究、临床应用等方面对所研究的药物作出估计与评价,以及对药物的改进和发展作出贡献。可以说,如果没有体内药物分析工作的广泛开展,没有体内药物分析所提供的各种试验数据和有关信息,要想真正做到安全、有效、合理的用药是不可能实现的。

2. 体内药物分析的任务

体内药物分析的任务,概括起来可分为两个方面。

(1) 分析方法学的研究　体内药物分析的首要任务是进行方法学研究。与常规的药物分析方法相比,体内药物分析在灵敏度、专属性和可靠性等方面都有较高的要求。通过方法学的研究,可对各种分析方法在体内药物分析中的应用规律进行探讨,从而对各种分析方法的性能指标进行评估,最终为生物样品的测定提供灵敏的、专属的、可靠的分析方法。

(2) 在不同研究领域中的应用

1) 新药研究:按照国家新药审批的有关规定,必须提供药物在动物和人体内的药物动力学、生物利用度及血浆蛋白结合率等参数。对于已经用于临床的药物,仍有必要继续进行深入的体内研究。

2) 治疗药物监测：为了达到临床用药的安全、有效、合理，对于一些有效血药浓度范围窄、剂量小、毒性大；或个体差异大、药理作用强；或毒性反应与疾病症状相似；或联合用药时易产生药物相互作用等情况的药物，需要开展治疗药物监测（TDM）。通过血药浓度测定，设计个体化给药方案，指导临床合理用药。

3) 滥用药物的检测：麻醉药品、精神药品的滥用在世界范围内日益严重，受到广泛的关注。因此，如何检测、确证嫌疑人存在药物滥用现象，已成为一个重要的研究课题。如法医检验的毒物分析、吸毒者体内的毒品和运动员兴奋剂（禁药）的检测也必须依靠体内药物分析的手段和技术。

4) 内源性物质的测定：内源性物质是指机体内的正常生化成分，如激素、肾上腺素、去甲肾上腺素、乙酰胆碱、氨基酸、肌酐、儿茶酚胺、尿酸、葡萄糖醛酸等。在正常生理条件下这些物质均处在一定浓度范围内，当其含量出现异常时，提示机体发生了病变。因此，通过测定内源性物质的含量，对某些疾病的诊断、预防及治疗，具有十分重要的意义。

5) 药酶多态性研究：研究发现，一些药物代谢酶具有遗传多态性，药酶的多态性与药物作用的个体差异，以及肿瘤的易感性差异有关，人群中代谢有快代谢、慢代谢之分，应用探针药物研究人群代谢分型，了解病人的代谢情况，有助于临床合理用药。

12.1.2　体内药物分析的对象与特点

1. 体内药物分析的对象

体内药物分析的对象不仅是人体也包括动物体，可泛称为机体。药物进入机体内，通过吸收、分布、代谢和排泄，使体液、器官组织和排泄物中存在着微量的药物或其代谢产物，故凡是体内药物到达之处，都是体内药物分析的对象。从具体检材来看，分析的对象包括器官、组织、体液（血液、尿液和唾液）以及呼出气体等，其中血液为最常用的生物样品，因为血药浓度与药理作用密切相关，另外还有尿液、唾液、粪便、头发等也较为常用。检测这些生物样本中的原型药物及其代谢物。

2. 体内药物分析的特点

（1）被测物的浓度或活性极低　药物进入体内后经广泛分布和多种代谢，使得生物样品内所含药物或代谢物的浓度极低，一般为 $10^{-9}\,g/mL$，有的甚至低达 $10^{-13}\,g/mL$，且浓度变化范围大。因此，常需采用高灵敏度的检测器或将样品浓缩、富集后才可能检出待测组分。这也要求分析方法有较高的灵敏度。

（2）生物样品组成复杂，干扰因素多　生物样品中除了所含的待测药物及其代谢物外，通常还存在各种直接或间接影响和干扰测定结果的物质，如无机盐、蛋白质、内源性物质等。因此，生物样品一般需经分离净化，排除干扰后才能进行测定。体内药物分析是在大量复杂组分中进行微量或超微量药物及代谢物的测定工作。

（3）可供分析的样品量少且难重现　生物材料通常不可能大量取样，特别是在连续测定过程中，很难再度获得完全相同的样品，这就使得有时测定结果难以阐明。

（4）有时要求快速提供结果　某些测定要求快速提供结果，如临床急性中毒病人的解救、临床用药监护、法医检验等。

（5）测定数据的处理和阐明有时较为困难　由于受生物样品组成复杂、浓度极低、样品预处理过程较麻烦等因素的影响，使得测定数据的处理和结果的阐明有时变得比较困难。

（6）需要一定的仪器设备　实验室应具备样品冷藏、萃取、离心、浓集等必要设备及现代化分析检测仪器，如高效液相色谱仪、气相色谱仪、色-质联用仪、各种光谱仪以及各种免疫分析测定仪等，从而可进行多项分析工作。

（7）工作量较大　随着工作的深入开展，工作量会成倍地增加。

12.1.3　常用生物样品的种类、采集、制备和贮存

1. 常用生物样品的种类

体内药物分析采用的生物样品种类包括人或动物体内的各种体液和组织，如血液、尿液、唾液、毛发、脏器组织、乳汁、精液、脑脊液、泪液、胆汁、胃液、胰液、淋巴液、粪便等。其中最常用的是血液（血浆、血清、全血）、尿液和唾液。在一些特定情况下也有采用乳汁、泪液、脑脊液、汗液、胆汁、羊水、精液、粪便以及各种组织或其他接近有关药物作用点的体液。原则上任何体液、组织和排泄物均可用于分析。但一般情况下，样品的选取要依据以下原则：① 应根据不同的分析目的与要求进行选取；② 所取样品应能够正确反映药物浓度与效应之间的关系；③ 样品应易于获取，便于处理、分析。表 12-1 列出了常用生物样品的特点和应用。

表 12-1　常用生物样品的特点和应用

样　品	特　点	应　用
血浆/血清	血浆/血清是最常用的样品，血样中的药物浓度反映了药物在体内的状况，能较好地体现药物浓度与治疗作用的关系。但其采样量受到一定限制，尤其是对小动物进行连续取样时，每次取样量不能太大，需考虑机体的承受程度，一般不宜超过动物总血量的 1/10	主要用于药物动力学研究、生物利用度研究、治疗药物检测等
尿液	尿样容易获得，通常尿液中药物浓度较高，但受食物种类、饮水多少、排汗情况的影响，常常会使尿药浓度变化较大。尿中药物浓度的改变不能直接反映血药浓度，即与血浆中药物浓度相关性较差	主要用于药物的剂量回收、药物代谢类型的研究等
唾液	取样无伤害、无痛苦，不受时间、地点的限制，易被受试者（尤其是儿童患者）接受，但药物浓度较低，个体差异大，需要较高的检测灵敏度	用于治疗药物监测及药物动力学研究等
组织	药物在体内不同组织、器官中的分布有很大差别	用于研究药物及其代谢物在体内的吸收、分布、积蓄等

2. 常用生物样品的采集

（1）血样的采集与制备

1）采集时间：血样取样时间间隔问题常随测定目的的不同而异。如进行动力学参数测定时，需给出药物在体内的药浓-时间曲线，应根据动力学曲线模型与给药方式确定取样间隔和次数，在曲线的首尾及峰值附近或者浓度变化较大处取样点应足够。如《中国药典》二部附录"药物制剂人体生物利用度和生物等效性试验指导原则"中指出：取样点对试验的可靠性起着重要作用。服药前取空白血样。一个完整的血药浓度-时间曲线应包括吸收相、分布相和消除相，总采样（不包括空白）不少于 12 个点。取样一般持续到 3～5 个半衰期或血药浓度为 C_{max} 的 1/10～1/20。

治疗药物监测时,须待体内药物浓度达到稳态后采集才有意义,一般为连续给药,经过4～5个半衰期后取样。不同药物的半衰期不同,达到稳态的时间也不同,取样时间也随之不同。

2）采集方法：供分析的血样应能代表整个血药浓度,因而应待药物在血液中分布均匀后取样,若能从动脉或心脏取血最为理想,但只能用于动物。对于患者或志愿者的血样通常采用静脉取血(成人从肘正中静脉取血,小儿从颈外静脉取血),有时根据血药浓度和分析方法的灵敏度,也可应用毛细管或特殊的微量采血管采集。若从注射器中转移血样时,注意不要用力压出,最好取下针头后轻轻推出,以防红细胞破裂而影响测定。

3）血样的制备：采集的血样必须及时(24h内)处理。

血清的制备：将采集的血样在室温下至少放置 30～60min,待凝结出血饼后,用细竹棒或玻璃棒轻轻地剥去血饼,然后以 2000～3000r/min 离心 5～10min,分取上清液即为血清,其量约为全血的 20%～40%。

血浆的制备：将采集的血样置含有适量抗凝剂的试管中,缓缓转动试管使其充分混合后,以 2500～3000r/min 离心 5～10min 使与红细胞分离,分取淡黄色上清液即得,其量约为全血的 50%。血浆比血清的分离快,而且制取的量多。所以,血浆较血清更为常用。但若血浆中含有的抗凝剂对药物浓度测定有影响时,应采用血清样品。

最常用的抗凝剂为肝素,它是体内正常的生理成分,因而不会改变血样的化学组成或引起药物的变化,一般不会干扰测定。其他常用抗凝剂有柠檬酸、草酸盐、氟化钠、EDTA 等。

全血的制备：全血直接作为样品时,也应加入抗凝剂混匀,防止凝血后妨碍测定。将采集的血液置含有抗凝剂的试管中,但不经离心分离操作,保持血浆和红细胞混合在一起。对大多数药物来说,血浆中的浓度与红细胞中的浓度成正比。所以,即使测定全血也不能提供更多的数据,而全血的净化较血浆或血清更为麻烦,尤其是溶血后,红细胞中的血红蛋白(血色素)会给测定带来影响。因此,较少采用。但对一些可与红细胞结合的药物或药物在血浆与红细胞中的分配比因人而异的情况下,则宜采用全血。

注意：血样采集后,应及时分离血浆或血清,并最好立即进行分析。如不能立即测定时,应置于具塞硬质玻璃试管或聚乙烯塑料离心管中密塞保存。短期保存时置冰箱(4℃)中,长期保存时要在冷橱(库)(−20℃)中冷冻保存。要注意采血后及时分离出血浆或血清再进行贮存。若不预先分离,冰冻会引起血细胞溶解,从而妨碍血浆或血清分离,或因溶血影响药物浓度测定。

（2）尿样的采集　尿的采集属于非损伤性采样方式,是自然排泄。包括随时尿、晨尿、白天尿、夜间尿及时间尿。通常,尿液中药物浓度较高,但受食物种类、饮水多少、排汗情况的影响,常常会使尿药浓度变化较大。所以,测定尿中药物浓度时应采用时间尿。将一定时间内(如 8、12h 或 24h 等)排泄的尿液全部贮存起来,并记录其体积,取其中一部分测定药物浓度,然后乘以尿体积,求得排泄总量。

注意：尿液主要成分是水、含氮化合物(其中大部分是尿素)及盐类。健康人排出的尿液是淡黄色或黄褐色,成人 1 日排尿量为 1～5L,pH 在 4.8～8.0 之间。放置后会析出盐类,并有细菌繁殖,尿液易变浑浊。采集的尿样应立即测定。若收集 24h 的尿液不能立即测定时,应加入防腐剂置冰箱中保存。常用防腐剂有甲苯、二甲苯、三氯甲烷、醋酸、浓盐酸等。利用甲苯等可以在尿液的表面形成薄膜,醋酸等可以改变尿液的酸碱性来抑制细菌的生长。保存时间为 24～36h,可置冰箱(4℃)中;长时间保存时,应在－20℃下贮存。防腐措施不应影响测定或引起相互反应。

(3) 唾液的采集 一些药物(如地高辛、苯妥英钠、茶碱等)在唾液中的浓度与血中游离药物的浓度相关,可利用唾液中的药物浓度来反映血浆中的药物浓度。唾液的采集一般在漱口后 15min 收集口内自然流出或经舌尖在口内搅动后流出的混合唾液,唾液采集后应立即测量其除去泡沫部分的体积。唾液经放置后分成泡沫、透明、乳白色沉淀三层,分层后立即以 2000～3000r/min 离心 15min,取上清液,供直接测定或冷冻保存。

注意:唾液的黏度较大,在采样时,应将吸量管内附着的唾液用稀释液洗出,以减少吸量误差。唾液采集后,应在 4℃ 以下保存。若分析时无影响,则可用碱处理唾液,以使粘蛋白溶解而降低其黏度。冷冻保存的唾液在解冻后应充分搅匀后再使用,以避免因浓度不均匀而产生测定误差。

(4) 其他样品的采集 在一些特定目的的研究中,采用血、尿、唾液以外的样品,如采取乳汁测定药浓,以判明乳汁中排出药物可能对哺乳儿的影响。为研究药物及其代谢物在各脏器、组织中的分布、积蓄等,需要取试验动物心、肝、肺、肾、肌肉等脏器组织,制成匀浆后进行测定。

在以上样品采集中需要特别强调的是样本的代表性问题。进食、禁食、饮水量等对药物浓度、分析测定的干扰等均有影响,为使测定结果能正确反映药物在体内的真实情况,必须采取控制饮水量、摄取标准饮食等措施。

3. 常用生物样品的贮存

虽然所取生物样品是代表了取样时处于平衡状态的情况,但生物样品中各种酶的作用、药物对光、空气等的敏感性,使一些样品离体后仍处在变化之中。因此,宜在取样后立即分析。但对于药代动力学、生物利用度等研究,要求在短时间内将大量样品及时处理和分析是不可能的,常需要冷冻(－20～－80℃)保存。若收集的样品来不及处理,应先将其置冰箱中冷藏(4℃),然后再进行冷冻贮藏。对于一些特别不稳定的药物,有时可采取一些特殊的处理方法,如液氮中快速冷冻、微波照射、匀浆及沉淀、加入酶活性阻断剂(如氟化钠、三氯醋酸)、加入抗氧剂(如维生素 C)、加入络合剂(如 EDTA)、避光等,以延缓药物的变化,使其处于相对稳定常态。

12.2 药物在体内的存在状态与生物样品预处理

12.2.1 药物在体内的存在状态

待测药物的体内存在状况、生物转化(代谢)途径及代谢物的性质,直接影响到分析方法的选择。如药物与血浆蛋白结合的强弱、结合率的高低,在一定程度上决定药物的分离萃取方法。蛋白结合较强时,不宜直接采用溶剂萃取,以避免药物萃取率过低;药物在体内的浓度高低、代谢过程及其代谢产物的存在与否决定分析检测技术的选用。当药物浓度较低,尤其在有代谢产物共存时,常需考虑代谢产物的干扰,或原型药物与特定代谢产物需同时测定时,通常需采用高灵敏度、高特异性的分析检测技术。因此,了解药物在体内的存在状态将有助于分析方法的建立。一般药物在体内过程中发生两个变化:物理变化和化学变化。

1. 物理变化

物理变化是指药物与生物大分子的结合，主要是指药物与血浆蛋白质的结合。药物与血浆蛋白的结合是一个可逆过程，离解速度很快。药物分子借扩散穿过毛细血管膜从血流进入组织（作用部位）的转运速度与游离药物的浓度梯度有关，而药物与血浆蛋白结合后则不能透过生物膜，因而减慢了药物从循环血液中的消失，起到体内药库的作用，并及时解离补足由于代谢和排泄而失去的游离药物。

血浆蛋白能与很多药物结合，如多数酸性药物能与血浆白蛋白结合，碱性药物可与 α_1-酸性糖蛋白和白蛋白结合。这种结合是非特异性的，与血浆蛋白结合率高的药物可置换出结合率低的药物。如有两个药物竞争血浆蛋白的同一结合部位，将导致结合率低的药物在血中游离药物浓度升高，药效增加，产生意外毒性；一些药物的代谢产物也能竞争性地取代与蛋白结合的母体药物。另一方面，一种药物也可以促进血浆蛋白对另一药物的亲和力。研究表明，不同种属间血浆蛋白的药物结合量是不同的，这些差别在人群之间也偶尔见到，在少数情况下也证明有遗传因素。

不同药物与血浆蛋白的结合能力有很大差别，药物的血浆蛋白结合能力用结合率表示：

$$结合率(\%)=\frac{药物总浓度-游离药物浓度}{药物总浓度}\times100\%$$

药物与血浆蛋白的结合率是指在药物治疗量时的结合百分率，其是药物代谢动力学的重要参数之一，是新药临床评价不可缺少的指标。通常采用平衡透析法、超滤法、凝胶过滤法或光谱法等技术测定药物与血浆蛋白的结合率，由于测得的结合率受测定时条件的影响，尤其是药物浓度的影响，当药物浓度过高时，测得值将比实际值低。因此，必须取用治疗量时药物浓度进行测定，并注明测定时药物浓度，否则，测得的结果将没有实用意义。

2. 化学变化

药物在体内的化学变化主要是指药物的代谢反应。药物代谢的主要部位是肝脏，此外，肾、脾、肺、肠黏膜、胎盘等组织均有一定活性。在肝脏中引起药物代谢的主要是在肝微粒体中存在的药物代谢酶。药物的代谢反应一般分为两个阶段，即一相代谢（第一阶段）和二相代谢（第二阶段）。一相代谢（或称生物转化、官能团反应）是指药物在药酶的催化下发生的氧化、还原、水解反应，这些反应增加了药物分子结构的极性基团，使水溶性增强，药物的活性发生改变（灭活、激活或作用类型改变）。其中以细胞色素 P450 为核心的混合功能氧化酶是药物一相代谢最重要的酶系。二相代谢（又称结合反应）是指经一相反应后的代谢物或原型药物在相应的酶催化下，发生了葡萄糖醛酸结合、硫酸酯化、甲基化、乙酰化、氨基酸结合、谷胱甘肽结合等反应，使药物分子的极性进一步增大，有利于从尿中排泄。其中最常见的二相代谢反应是由尿苷二磷酸（UOP）-葡醛酸转移酶催化的葡醛酸结合反应。结合反应通常使药物灭活，起到了解毒作用。

12.2.2　生物样品预处理

在进行体内药物及其代谢物测定时，除了极少数情况是将体液经简单处理后直接测定外，对于大多数药物而言，生物样品的分析都需要进行预处理。样品的预处理是体内药物分析中非常重要的环节，往往也是整个分析过程中最为困难而又繁琐的一步，是必不可少的操作步骤。生物样品的处理涉及很多方面，在设计或执行某一个预处理的步骤时应考虑到以下几个方面：生物样品的类型、化学组成及理化性质、药物的浓度范围、测定目的、样品处理与分析技术的关系。

生物样品的类型众多，性质各异，很难用一个固定的程式和方法处理样品，必须结合实际要求和情况灵活运用各种手段和方法解决问题。

1. 药物分离

（1）蛋白质的处理　　在测定血浆、血清、组织匀浆等样品中药物时，最先的处理步骤是去除蛋白质，其目的是使结合型的药物释放出来，以便测定药物总浓度（游离型和结合型）。同时，在提取等步骤之前除去蛋白，可以预防提取过程中蛋白质发泡，减少乳化的形成，使提取能较顺利地进行。此外，还能保护仪器性能（如保护 HPLC 柱，不使柱受到不可逆的沾污和对测定的干扰）、延长仪器使用寿命。

常用去蛋白质的方法是在生物样品中加入有机溶剂、中性盐、强酸、重金属离子等蛋白沉淀剂，使蛋白质沉淀析出，离心除去；也可采用酶消化法。表 12-2 列出了常用去蛋白质的方法。

表 12-2　常用去蛋白质方法

方　法	原　理	常用试剂	特　点
加入与水相混溶的有机溶剂	水溶性的有机溶剂，可使蛋白质的分子内及分子间的氢键发生变化而使蛋白质凝聚，使与蛋白质结合的药物释放出来	乙腈、甲醇、乙醇、丙醇、丙酮、四氢呋喃等	适合于极性大的药物，内源性杂质不能除去
加入中性盐	中性盐能将与蛋白质水合的水置换出来，从而使蛋白质脱水而沉淀	饱和硫酸铵、硫酸钠、镁盐、磷酸盐及枸橼酸盐等	适合于对酸、碱不稳定的药物
加入强酸	当 pH 低于蛋白质的等电点时，蛋白质以阳离子形式存在。此时加入强酸，可与蛋白质阳离子形成不溶性盐而沉淀	10% 三氯醋酸、6% 高氯酸、硫酸－钨酸混合液及 5% 偏磷酸等	沉淀效果最强，适合于对酸稳定的药物
加入含锌盐及铜盐的沉淀剂	当 pH 高于蛋白质的等电点时，金属阳离子与蛋白质分子中带阴电荷的羧基形成不溶性盐而沉淀	$CuSO_4$-Na_2WO_4、$ZnSO_4$-NaOH 等	适合于对碱稳定的药物
酶解法	在一定 pH、温度、时间等反应条件下，生物样品与蛋白水解酶共孵育，使蛋白质水解，药物游离	枯草杆菌蛋白酶、胰蛋白酶、胃蛋白酶等	条件温和、水解彻底，无乳化发生
滤膜过滤法	小分子药物能通过滤膜，蛋白质不能通过滤膜被除去	一定孔径的滤膜	适合于蛋白质含量低、药物与蛋白质结合力弱的样品

（2）缀合物水解　　药物或其代谢物与体内内源性物质结合形成的产物称为缀合物。一些含羟基、羧基、氨基和巯基的药物经二相代谢后，在血浆及尿中呈缀合物形式存在，最常见的有葡萄糖醛酸苷缀合物、硫酸酯缀合物。由于缀合物具有较大的极性，不易被有机溶剂所提取，所以常需通过水解，将缀合物中药物释出，使成游离形式存在，再用有机溶剂提取分离或直接

进行测定。常用的缀合物水解方法见表 12-3。

表 12-3　常用的缀合物水解方法

方 法	加入试剂	特 点	应 用
酸水解	最常用的是盐酸	简便、快速,但有些药物在水解过程中会分解,专一性较差	适于对酸稳定的药物
酶水解	β-葡萄糖醛酸苷酶、硫酸酯酶或两者混合酶	酶水解比酸水解温和,一般不会引起被测物分解,专属性强。缺点是水解时间长、费用大	适于酸、热不稳定的药物
溶剂水解	通过加入的溶剂在提取过程中被分解	是一种条件较温和的水解方法	适于缀合不牢固的药物

2. 提取净化

对于浓度较高的样品或检测方法具有足够的灵敏度时,生物样品在经过去除蛋白质或缀合物水解等前处理步骤后即可直接用于测定。但当药物浓度较低或分析方法的特异性或灵敏度不够高时,需进一步进行提取、纯化与浓集处理。

提取法是应用最多的分离、纯化方法。提取的目的是为了从大量共存物中分离出所需要的微量组分——药物及其代谢物,并通过溶剂的蒸发使样品得到浓集。提取法包括液-液提取法和液-固提取法。

(1) 液-液提取法(liquid-liquid extraction,LLE)　LLE 是体内药物分析中应用最广的分离、纯化方法。样品在去除蛋白质后,在适当的 pH 值条件下,用有机溶剂提取其中的药物或代谢物。由于多数药物是亲脂性的,而血样或尿样中含有的大多数内源性干扰物是强极性的水溶性物质。所以,可选用与水互不相溶的有机溶剂提取生物样品,这样既可提取出待测药物,同时又可除去大部分杂质,提取液经浓集后可供分析。溶剂提取的效果受溶液的 pH、提取溶剂和提取技术等多种因素的影响。

1) 溶液 pH 的调节:溶剂提取时,水相的最佳 pH 选择,主要与药物的 pK_a 有关。pH 与 pK_a 相当时,50% 的药物以非电离形式存在。为使药物易被有机溶剂提取,必须使药物以非电离形式存在,一般规则是:碱性药物在碱性条件下提取,酸性药物在酸性条件下提取,中性药物在近中性条件下提取。欲使 99% 以上药物以非电离形式存在,碱性药物的最佳 pH 值应高于其 pK_a 值 2~3 个 pH 单位,酸性药物的最佳 pH 值应低于其 pK_a 值 2~3 个 pH 单位。

体内酸性物质较多,在碱性条件下不会被萃取出来,故在 pH 值偏高的情况下进行提取较好。但当碱性药物在碱性条件下不稳定时,可选择近中性 pH 值。在溶剂提取中,为了保持溶液 pH 值的稳定,多采用缓冲溶液,这样也可维持提取效率的重复性。

2) 提取溶剂的选择:在液-液提取中,选好第一个提取溶剂可减少以后的净化操作,所选用的有机溶剂,要求对被测组分的溶解度大、沸点低、易于挥发和浓集、与水不相混溶、不易乳化,以及无毒、化学稳定等。在满足提取需要的前提下,尽可能选用极性小的溶剂。这样既可得到合适的提取回收率,又可使干扰物的提取量减至最小。

常用的溶剂有乙醚、三氯甲烷、乙酸乙酯等。该类溶剂极性较小,当存在提取能力弱和药物易被容器表面吸附时,可加入少量醇类以改善提取效果。在许多情况下,采用单一溶剂不能有效地提取待测成分时,可采用不同极性的混合溶剂,混合溶剂的组成及配比应根据试验结果加以确定。

萃取时所用的有机溶剂要适量。一般有机相与水相(体液样品)的容积比为 1∶1 或 2∶1。根据被测药物的性质及方法的需要,可经实验考察其用量与测定响应值之间的关系,来确定有机溶剂的最佳用量。

3) 离子强度:有时增加水相离子强度,可提高被测物提取率。加入适量水溶性中性盐如 NaCl 等,使溶液中水分子与无机离子强烈缔合,从而使药物在水相中的溶解度变小,而在有机相中的分配增加,有利于提取。

4) 提取技术

① 内标的加入与提取次数:在体内药物分析中,由于生物样品量少,而且药物含量低,所以不能采取反复进行提取的方法来提净药物。大多数情况下只进行一次提取,最多不能超过两次。要想准确定量,提取溶剂必须精密加入,提取液亦必须定量分离,以及在以后的各步操作(蒸发、溶解、衍生化)中,均应定量进行,才能保证提取率的重复性。为此,常采用内标法,在提取之前,于各样品和标准品中加入等量的内标,以待测组分的响应值与内标响应值的比值作为定量信息,可避免各样品间的操作误差,提高方法的准确性和精密度。

② 混合:由于样品量少,提取多在具塞试管中完成。样品与提取溶剂的混合,可在密塞情况下,将试管平置于振荡器内振荡,振荡时间和强度由被测组分和萃取溶剂的情况而定。对易乳化的样品则振荡宜轻缓,但时间可适当延长。也可将试管竖直放在涡旋混合器上旋摇混合。

③ 提取溶剂的蒸发:提取所得溶剂通常有数毫升,受检测灵敏度的限制,往往不能直接测定。所以,需将提取液浓集,浓集最常用的方法为真空蒸发溶剂或在氮气流下使溶剂挥散。溶剂蒸发时,应用尖底试管,这样可使最后的数微升溶剂沿管壁流下,集中在管尖。

5) 离子对提取法:对于高度解离的极性化合物,如季铵盐、两性化合物、易形成两性离子的化合物等,均很难用有机溶剂将其从水相中定量提取。因而,不能用简单的 LLE 法提取,可改用离子对提取(ion pair extraction)法。其方法是:向样品溶液中添加与被测药物离子呈相反电荷的反离子(counter ion),使其与药物形成具有一定脂溶性的离子对,再用有机溶剂将离子对从水相中提取分离。

根据被测物的酸碱性选择合适的离子对试剂。测定碱性离子型药物时,常用烷基磺酸盐类(RSO_3H)作为反离子,如戊烷磺酸钠、己烷磺酸钠、庚烷磺酸钠、辛烷磺酸钠、月桂磺酸钠等;测定酸性离子型药物时,一般用烷基季铵盐类化合物($R_4N^+X^-$)作为反离子,如四丁基溴化铵、四丁基硫酸氢铵、氯化四乙基铵、四辛基溴化铵等。离子对提取法常用的提取溶剂为氯仿、二氯甲烷等。

LLE 法的优点是经济实用,有机溶剂选择余地大,采用适宜溶剂可使药物与多数内源性物质分离,适用于多数药物的提取分离。但 LLE 法易发生乳化现象,引起药物的损失,降低回收率。

(2) 液-固萃取法(liquid-solid extraction,LSE)　LSE 法又称固相提取法或固相萃取法(solid phase extraction,SPE),是一种柱色谱分离方法。将具有吸附、分配及离子交换性能的固定相填入小柱,使生物样品通过小柱,感兴趣物质(如药物等)被保留在小柱上,用适当溶剂冲洗除去干扰物后,再用适当溶剂将药物洗脱下来。与 LLE 相比较,LSE 具有提取效率高、引入杂质少、不会出现乳化现象、适用于挥发性及热不稳定药物的萃取等优点。

1）SPE柱的种类：SPE柱的种类很多，如硅胶、硅藻土、氧化铝、活性炭、各种化学键合相（C_{18}、C_8、C_2、氨基、氰基柱）、离子交换柱（阳离子、阴离子、非极性树脂）等。选择固相小柱时，应根据被测物性质、样品浓度与体积，选择合适的柱填料与柱规格，一般需要通过实验比较，选择最佳固相柱。

2）SPE的操作步骤：SPE通常由柱活化、上样、冲洗净化、样品洗脱四个步骤。第一，在样品上样前，首先要对小柱进行处理，以键合相小柱为例，用6～10倍量体积的甲醇或乙腈通过小柱，以湿润固相填料，使其溶剂化。然后用6～10倍量体积的水或缓冲液冲洗，以除去甲醇或乙腈，使其达到良好的分离状态，为接受样品做好准备。该冲洗溶剂的极性、pH值、离子强度应与待分离样品液相似，实验表明，没有平衡好的小柱将使回收率降低。第二，将生物样品经适当处理（如除蛋白质、过滤或做成适当的溶液等）后缓缓加入小柱中，调节样品过柱流速，宜控制在0.2～1mL/min。注意流速不能过快，否则易导致被测组分流失。第三，用适当强度的溶剂（如含有少量甲醇或乙腈的水）冲洗小柱以除去杂质，所用的溶剂强度以能洗脱杂质但不会洗脱药物为宜，使药物与杂质分离，达到净化目的，然后抽干柱内溶剂或通氮气流干燥固相柱。第四，根据被测物性质，调整洗脱溶剂的pH值和极性，用强洗脱能力的溶剂缓慢通过小柱，使待测物从柱上解吸，随洗脱液流出固相柱，收集洗脱液，经适当浓缩处理后分析或直接进行分析。

3）影响固相提取的因素：流速与样品的装载量是影响固相萃取效率的主要因素。在固相提取的各步操作中，流速均不宜过快，尤其是上样和样品洗脱宜缓慢；样品的装载量与柱容量、被测物浓度和容量因子有关，可通过实验考察这些因素对回收率的影响。

（3）在线预处理技术　随着体内药物分析学科的发展，各种先进的在线提取技术，如HPLC柱切换技术（column switching technique）、固相微萃取技术（solid phase micro-extraction，SPE）、微透析技术（microdialysis）等在体内药物分析中逐渐得到了应用。这些技术将样品预处理与分析测定方法连接起来，便于自动化操作，避免了繁琐的分离、纯化、浓缩等操作，大大节省了样品处理与测定时间。同时处理分析过程是在封闭状态下进行的，特别适合于不稳定药物的分析。

3. 衍生化法

大多数生物样品经适当预处理后，即可供测定，但有些药物须制备成衍生物后才能测定。化学衍生化的目的在于：① 使药物具有能被分离或检测的性质；② 提高检测灵敏度；③ 增强药物的稳定性；④ 对光学异构体的手性拆分。

GC法中常用的衍生化方法包括硅烷化（silylation）法、烷基化（alkylation）法和酰化（acylation）法等，适用于具有—OH、—NH_2、—COOH等极性基团药物的衍生化。衍生化试剂有：三甲基氯硅烷、双-（三甲基硅烷基）乙酰胺、氢氧化三甲基苯胺、烷基卤化物、三氟乙酸酐、五氟苯甲酰氯等。

HPLC法的衍生化方法可分为柱前衍生化法和柱后衍生化法。常用的衍生化试剂有：荧胺、邻苯二醛、丹酰氯、异氰酸等，适用于氨基酸、肽、胺类、酚类、酸类、含巯基等化合物的衍生化。

手性衍生化法是将光学异构体药物与不对称试剂反应，使生成非对映异构体，以便在普通色谱柱上进行分离。用于GC手性衍生化法的试剂有N-三氟乙酰基-（S）-脯氨酰氯、（S）-七氟丁酰基脯氨酰氯、(一)-薄荷醇、异氰酸酯类等;用于 HPLC 手性衍生化法的试剂有异硫氰酸酯类、(一)-樟脑酸酰氯、1-(1-萘基)乙基胺、N-琥珀酰亚胺酯类等。

12.3 体内药物常用分析方法及分析方法建立的一般步骤

12.3.1 常用分析方法

生物样品经过适当前处理后,选择合适的方法进行定性定量分析。常用的体内药物分析方法包括:色谱法、各种联用技术、免疫分析法、光谱分析法、放射性核素标记法和微生物法等,其中色谱法和色-质联用技术是体内药物分析的最常用方法。

1. 色谱法和联用技术

色谱法包括高效液相色谱法(HPLC)、气相色谱法(GC)、毛细管电泳法(HPCE)、薄层色谱法(TLC)等,是分析混合组分最有效的方法,尤其是当色谱与质谱(LC/MS^n、GC/MS)、色谱与核磁共振波谱(HPLC/NMR)联用时,更显示出其强大的分离分析、定性定量的功能。在新药研究中,HPLC 法、LC-MS/MS 法、GC 法、GC/MS 法是目前药物生物利用度测定、生物等效性测定、药物血浆蛋白结合率测定、药物代谢研究、药物相互作用研究、生物大分子测定等研究的首选方法。与其他方法相比,色谱法具有准确、精密、灵敏、专属、适用范围广等优点,常用作评价其他体内药物分析方法的参比方法。

2. 免疫分析法

免疫分析的基本原理是抗原-抗体的结合反应,利用标记抗原与未标记抗原(被测物)与一定量抗体的竞争抑制作用的数量关系,来测定体内药物的含量。该法包括放射免疫分析(radioimmunoassay)、酶免疫分析(enzyme immunoassay)、荧光免疫分析(fluoroimmunoassay)、化学发光免疫分析(chemiluminescence immunoassay)、时间分辨荧光免疫分析(time-resolved fluoroimmunoassay)等,具有灵敏度高、专属性较强、操作简便、快速等优点,是临床治疗药物监测中广泛应用的技术。与色谱法相比,精密度差是其主要缺点。

3. 光谱分析法

光谱分析法是体内药物分析中应用较早的一种方法,主要包括比色法、紫外分光光度法和荧光分光光度法。比色法灵敏度不高,但具有快速、简便、对仪器要求不高等特点。只要采用具有选择性的显色剂和反应条件,可不经分离提取等步骤,直接用于血药浓度监测和人群代谢分型研究。直接紫外分光光度法干扰因素较多,一般采用差示分光光度法、导数分光光度法、双波长法等消除干扰,因灵敏度、专属性方面的局限性,目前在体内药物分析中应用不多。荧光分光光度法灵敏度高,适用于体液中自身具有荧光特性的药物或能与荧光试剂反应转变为荧光物质的药物或其代谢物的测定。

4. 放射性核素标记法和微生物测定法

放射性核素标记法是利用放射性核素标记药物与其他分析方法相结合而建立起来的一种分析方法。根据生物样品中被测物的放射性强度测定体内药物浓度。该法具有灵敏度高、方法简便、定位定量准确等特点,是研究药物在体内的吸收、分布、代谢和排泄的一种有效手段。

微生物测定法主要用于抗生素类药物的测定。在适宜条件下,根据量反应平行线原理设计，通过检测抗生素对微生物的抑制作用，计算抗生素活性（效性）。该法具有灵敏度高、供试品用量少等特点。

12.3.2 分析方法建立的一般步骤

体内药物分析方法的建立是体内药物分析的首要任务，如何建立一个分析方法？建立的方法能否应用于实际生物样品的测定？这是从事体内药物分析研究工作必须要解决的问题。应根据药物的结构、理化性质、体内药物浓度大小、干扰成分的多少、样品的预处理方法、分析目的等因素，结合各种分析方法的特点和实验室现有条件进行综合考虑。

1. 分析方法设计依据

（1）明确分析方法设计的目的要求 应了解建立的方法是用于药动学研究、生物利用度研究、药物代谢研究，还是治疗药物监测、内源性物质测定、药酶多态性研究。因为不同的分析目的对方法的要求不同，如药动学研究的方法设计要注意整个测定范围内样品浓度变化较大这一因素，要求方法精确、专属、灵敏、线性范围宽；而治疗药物监测则要注意方法的简便、快速、自动化。同时应明确分析的目标物质是母体药物、代谢物，还是两者兼之，这对生物样品的预处理方法的设定和测定方法的选择很重要。

（2）做好文献总结、整理工作 认真查阅有关文献，系统总结文献内容，结合自己的研究目的，从中找出可供借鉴的文献方法，并分析这些方法的可行性，寻求解决的途径。对于尚无文献报道的药物，可根据药物的结构、性质，参考同类型药物的文献资料，设计分析方法。

（3）了解待测药物的理化特性及体内状况 对被测药物的理化性质以及药物在体内过程的全面了解，是建立有效分析方法的重要依据。药物的理化性质，包括酸碱度、亲脂性、溶解度、光谱特性、稳定性等，这些理化性质均与分离分析方法的选择和试验条件的改善密切相关。了解被测物体内药动学参数（如 C_{max}、T_{max} 等）、体内代谢（代谢物种类、结构、理化性质等）情况，将有助于样品取样频率与间隔时间的设计、预处理方法的设定、分析方法的选择。

（4）结合实验室仪器设备 根据实验室现有的仪器设备和可能获得的装备条件加以考虑，设计可行的分析方法。

根据上述依据，设定详细的试验方案，并按照以下试验步骤对设定的方案进行实施、改进，直至最终方法的确定。

2. 分析方法建立的一般步骤

分析方法初步拟定之后，需进行一系列试验工作，以选择最佳实验条件。分析方法建立的一般步骤如下。

（1）被测物纯品试验 取待测药物或其特定的活性代谢产物对照品（或纯品），照拟定的分析方法进行测定，确定最佳分析测试条件，如色谱分析中的分析柱、流动相、柱温、检测器、检测波长等；获得浓度与响应值之间的关系、线性范围、检测灵敏度等，并选择合适的内标物质。

（2）空白样品试验 取空白生物基质（blank biological matrix），采用拟定的预处理方法和第一步初步确定的分析方法，测定空白值，考察生物基质中内源性物质（endogenous compounds）对测定的干扰，在待测药物、特定的活性代谢物、内标物质等信号附近的有限范围内不应出现内源性物质信号。若有干扰，需要改进预处理方法或分析测试条件，以消除干扰。空白值的大小将影响方法的灵敏度和专属性，应力求将空白值降到最低。

（3）以水代替空白样品，添加标准品后测定 以水代替空白生物基质，添加待测物对照品后按照拟定（或改进）的方法进行试验，考察提取回收率以及最低检测浓度等，从而进一步选择萃取溶剂、pH 值、浓缩、定容等条件。

（4）空白样品添加标准品后测定　取空白生物基质，添加待测物质对照品，制成模拟生物样品，照拟定（或改进）的方法试验，考察方法的线性范围、精密度与准确度、灵敏度以及药物的提取回收率等各项技术指标，同时进一步检验生物基质中内源性物质以及可能共同使用的其他药物对测定的干扰程度，即方法特异性。若采用色谱内标法，应同时考察内标物质的提取回收率、内标物质与内源性物质或其他有关物质的分离情况。

（5）体内实际样品的测定　通过上述（1）～（4）步骤后，即可进行体内实际样品测定。需要指出的是，以上步骤只是生物样品实测前的准备工作，不能完全确定是否适用于实际样品的测定。如果不符合要求，则须对以上各步骤作进一步改进，包括预处理方法、分析测定条件，甚至改变测定方法。

12.4　体内药物分析方法的评价

分析方法的评价目的是要证明建立的分析方法是否符合体内药物分析的要求，其评价指标与药品质量标准分析方法验证内容基本类似，主要包括：准确度、精密度、灵敏度、专属性（特异性）、线性范围、稳定性等，但在具体要求上与药品质量标准分析方法验证有差别。

12.4.1　准确度与精密度

准确度（accuracy）是指在确定的分析条件下，测得值与真实值的接近程度，用方法回收率或相对误差表示。其验证方法是将已知量的药物纯品添加到空白生物基质中，制备不同浓度的质控样品，与随行标准曲线同法测定。将由标准曲线法测得的质控样品中药物的浓度（$C_{测}$）与添加的药物浓度（$C_{真}$）进行比较，计算方法：

回收率（％）＝$C_{测}/C_{真}×100％$；或相对误差（％）＝$(C_{测}-C_{真})/C_{真}×100％$。

一般回收率应在 85％～115％范围内，在定量下限附近应在 80％～120％范围内；或相对误差应在 15％以内，在定量下限附近应在 20％以内。

精密度（precision）是指在确定的分析条件下，同一个均匀样品经多次取样测定所得结果的分散程度，通常用质控样品的批内（日内）和批间（日间）相对标准差（RSD）来考察方法的精密度。要求 RSD 应＜15％，在定量下限附近 RSD 应＜20％。

方法的准确度和精密度考察可同时进行，一般选择高、中、低 3 个浓度的质控样品。低浓度通常选择在定量下限的 3 倍以内，高浓度接近于标准曲线的上限，中间选一个浓度。在测定批内精密度时，每一浓度至少制备并测定 5 份样品；为获得批间精密度应至少在不同天连续制备并测定 3 个分析批、共 45 个样品来说明方法的准确度和精密度。

12.4.2　提取回收率

提取回收率（extraction recovery）也称萃取回收率、绝对回收率，是指将已知量的药物纯品添加到空白生物基质中，依法进行测定，将药物的测得量与加入量进行比较，计算百分率，它反映了一种方法的萃取效率。提取回收率的验证操作与准确度的验证方法相同，但以纯溶剂配制的标准液为对照,或将空白生物基质按同法处理后再添加标准品制得的对照液为对照,计算空白生物样品中添加药物在经过预处理后的回收量。

现以色谱法为例,说明提取回收率的计算过程。取一定量被测药物对照品两份,其中一份加到空白生物基质中,按设定方法处理、进样测定,测得色谱峰面积为 $A_测$;另一份用纯溶剂溶解并稀释使其浓度与第一份处理后浓度一致,进样测得色谱峰面积为 $A_真$,则回收率为:

$$回收率(\%) = \frac{A_测}{A_真} \times 100\%$$

或取两份空白生物基质,一份中添加一定量药物对照品,按设定方法处理后进样测定,得 $A_测$;另一份空白生物基质按设定方法处理后再添加一定量药物对照品(使与第一份浓度一致),进样测定,得 $A_真$,按上述公式计算提取回收率。

提取回收率应考察高、中、低 3 个浓度,3 个浓度的取值同准确度要求。由于生物样品组分复杂,药物含量低,前处理步骤多时就很难达到高的提取回收率。一般要求提取回收率达 50% 以上,且有较好的重复性。用内标法测定时,要求内标物与被测物的提取回收率应一致或相近,相差一般不超过 ±10%。

12.4.3 灵敏度

灵敏度(sensitivity)是指一种分析方法可检出有关化合物的最小量,以检测限或定量下限分别表示定性检测或定量测定的灵敏度。

检测限(limit of detection,LOD),是指分析方法能够从背景信号中区分出药物时,所需样品中药物的最低浓度(量)。通常以被测信号和背景噪音比(简称信噪比)S/N 为 2~3 倍时的被测物的浓度(量)来表示,LOD=3N/S(N 代表噪音,S 代表被测物信号/单位质量)。也可通过多次空白试验,求得背景响应的标准差,再乘以 2 或 3 作为 LOD 的估计值。

定量下限(lower limit of quantification,LLOQ),其定义和测定方法与药品质量标准分析方法验证指标中的定量限(LOQ)相同,是指在保证具有一定可靠性前提下,分析方法能定量测定出样品中药物的最低量,即符合准确度和精密度要求的最低药物浓度,通常以标准曲线上的最低浓度点作为 LLOQ。在药动学研究中,LLOQ 应能满足测定 3~5 个消除半衰期时样品中药物浓度或能检测出 C_{max} 的 1/10~1/20 的药物浓度。其准确度应在真实浓度的 80%~120% 范围内,RSD 应<20%(至少 5 个标准样品测试结果),信噪比一般应>5。

12.4.4 专属性

分析方法的专属性或特异性(specificity)也称选择性(selectivity),通常是指样品中含有其他共存物质时,分析方法能够准确、专一地测定分析物的能力。体内药物分析方法的专属性,应着重考察代谢物、内源性物质和同时服用药物的干扰。以色谱法为例,至少提供 6 个不同来源空白生物样品色谱图、空白生物样品外加对照物质色谱图(注明浓度)及用药后的生物样品色谱图。采用 LC-MS、LC-MS/MS 法时,还应考察分析过程中的基质效应。

12.4.5 标准曲线与线性范围

标准曲线(calibration curve)反映了所测定物质浓度与仪器响应值之间的关系,一般用回归分析法(如用加权最小二乘法等)所得的回归方程来评价。标准曲线高低浓度范围为线性范围(linear range),在线性范围内浓度测定结果应达到试验要求的精密度和准确度。

标准曲线的制备一般由 1 个空白、1 个空白样品加内标和至少 6 个浓度的标准系列组成(对于非线性相关可能需要更多浓度点)。计算线性范围时,不包括空白点和空白加内标点,两者仅作为对干扰的考察。线性范围要求覆盖全部待测的生物样品浓度范围,不允许用线性范围外推求算未知样品的浓度。当线性范围较宽时,宜采用加权的方法对标准曲线进行计算,以使低浓度点计算得比较准确。标准曲线的线性程度采用相关系数(r)表示,一般 r 应不低于0.99。要注意配制标准系列样品应使用与待测样品相同的生物介质,不同生物样品应制备各自的标准曲线。

12.4.6　样品稳定性

药物的稳定性(stability)与贮存条件、药物的化学性质、空白生物样品和容器系统有关。在体内药物分析中,药物稳定性的考察内容包括:药物在生物样品中的稳定性(室温、冰冻和冻融)、药物贮备液的稳定性、样品处理后测定溶液的稳定性。

(1) 短期室温稳定性　通常取高、低浓度质控样品各 3 份,于室温下放置 4~24h,在不同时间间隔取样,进行分析测定,测得结果与 0 时测定值进行比较。具体的考察时间点和测定次数应根据每一分析批的样品容量及样品预处理方法等而定。

(2) 长期贮存稳定性　长期贮存时间应超过收集第一个样品至最后一个样品分析所需要的时间周期,取高、低浓度质控样品至少各 3 份,于 -70~$-20℃$ 条件下贮存。间隔一定日期取样测定,每份样品的量至少能供 3 次独立分析用。将测得结果分别与第一天测得浓度进行比较。

(3) 冻融稳定性　取高、低浓度样品至少各 3 份,于指定的冰冻条件下贮存 24h,然后置室温下自然解冻,当融解完全后,取样进行分析测定,然后再把样品放回冷冻状态保持 12~24h,如此解冻-冷冻重复循环 3 次以上,比较各次测定结果。

(4) 贮备液的稳定性　药物或标准贮备液的稳定性,一般应考察室温条件下至少 6h 的稳定性,以及冷藏或冷冻 7~14d 或恰当周期后的稳定性,将一定条件下放置一定时间后测得的结果与新鲜配制溶液的测定值进行比较。

(5) 待测溶液的稳定性　应对样品处理后待测溶液的稳定性进行考察,考察时间周期应根据每批样品容量、每个样品分析测定所需时间而定。

12.4.7　质控样品与生物样品分析过程的质量控制

质控样品(quality control,QC)是将已知量的待测药物加入到空白生物基质中配制的模拟生物样品,用于整个分析过程的质量控制。

在生物样品分析方法验证完成以后开始测定未知样品。每个未知样品一般测定 1 次,必要时可进行复测。来自同一个体的生物样品最好在同一批中测定。每个分析批生物样品测定时应建立新的标准曲线,并随行测定高、中、低 3 个浓度的质控样品。每个浓度多重样本(至少双样本)应均匀分布在未知样品测试顺序中。当一个分析批中未知样品数目较多时,应增加各浓度质控样品数,使质控样品数大于未知样品总数的 5%,且不得少于 6 个。质控样品测定结果的偏差一般应 <15%,低浓度点偏差一般应 <20%,最多允许 33% 的质控样品结果超限,且不得均在同一浓度。如质控样品测定结果不符合上述要求,则该分析批样品测试结果作废。

标准曲线的范围不能外延,任何浓度高于定量上限的样品,应采用相应的空白介质稀释后重新测定。对于浓度低于定量下限的样品,在进行药代动力学分析时,在达到 C_{max} 以前取样的样品应以零值计算,在达到 C_{max} 以后取样的样品应以无法定量(not detectable,ND)计算,以减小零值对 AUC 计算的影响。

12.4.8 应用举例

Bing Shen 等应用 LC-MS/MS 法建立了血浆和唾液中游离霉酚酸及总霉酚酸浓度的测定方法,并将建立的方法成功应用于健康志愿者和肾移植患者的药代动力学研究。

霉酚酸(mycophenolic acid,MPA)是霉酚酸酯(mycophenoate mofetil,MMF)的活性代谢产物,MMF 是广泛应用于器官移植的一种免疫抑制剂,口服后在体内迅速水解为 MPA。在临床用药中由于器官移植病人的个体差异、剂量相关毒性、急性排斥危险性等因素,必须对 MPA 开展治疗药物监测(TDM),在治疗过程中对病人血液、唾液中的 MPA 浓度进行监控。

1. 实验方法

(1)色谱条件　Allure PFP Propyl 分析柱(100mm×2.1mm,5μm),预柱:Phenomenex C_{18} 柱(4.0mm×3.0mm,5μm);流动相:0.1%甲酸的乙腈溶液-0.1%甲酸水溶液(45:55,V/V),流速:0.3mL/min;内标:磺胺二甲氧基嘧啶。

(2)质谱条件　离子源为 ESI(+);采用多反应监测模式(MRM)定量;检测离子对:霉酚酸为 m/z 321.2→207.1,内标磺胺二甲氧基嘧啶为 m/z 311.1→156.1。

(3)贮备液、校正样品及质控样品的制备　取 MPA、内标适量,分别加甲醇溶解并定量稀释成 1mg/mL 的溶液,作为贮备液,-20℃冰箱保存,备用。在正常血浆、唾液样本中添加不同浓度的 MPA 贮备液,作为校正样品和质控样品。

(4)样品处理

测定血浆中总霉酚酸(tMPA)的样品制备:取 100μL 血浆和 200μL 乙腈(含 200ng/mL 的内标)混匀,然后离心 3min(12000r/min),取 20μL 上清液,加 60μL 流动相稀释,混匀,取 2μL 进样分析。

测定血浆中游离霉酚酸(fMPA)的样品制备:采用超滤法获取游离 MPA。取 200μL 血浆,置 Millipore 超滤器中,离心 30min(12000r/min),取 50μL 滤液,加 5μL 内标溶液(200ng/mL 乙腈溶液),混匀,取 10μL 进样分析。

测定唾液中霉酚酸(sMPA)的样品制备:取 100μL 唾液与 100μL 乙腈(含 20ng/mL 的内标)混匀,离心 3min(12000r/min),取 10μL 上清液进样分析。

2. 结果与讨论

(1)色-质条件的优化　在电喷雾正离子模式下,其离子化效率、响应值以及噪声方面均优于电喷雾负离子模式。在该电离模式下霉酚酸的一级全扫描图谱中可观察到较强的准分子离子峰 [M+H]$^+$ 为 m/z 321.2(图 12-1),进一步对 m/z 321.2 进行产物离子扫描,产生的主要碎片离子为 m/z 207.1(图 12-2),故选择 m/z 321.2→207.1 检测 MPA,同样条件下选择 m/z 311.1→156.1 检测内标。液相色谱条件的选择也很重要,为避免代谢物干扰,提高选择性和灵敏度,对不同类型的分析柱进行了比较,考虑保留特性、选择性以及与流动相的适配性等因素,最终选择 Allure PFP Propyl 分析柱(100mm×2.1mm,5μm)。

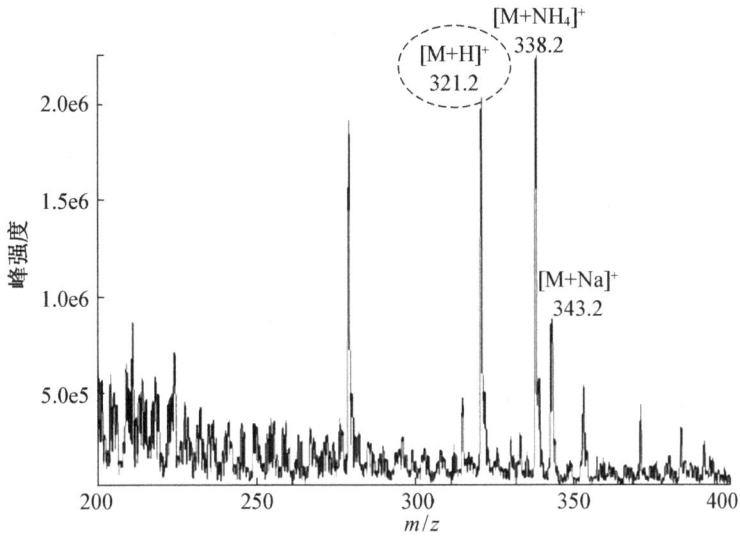

图 12-1　MPA 的一级质谱图

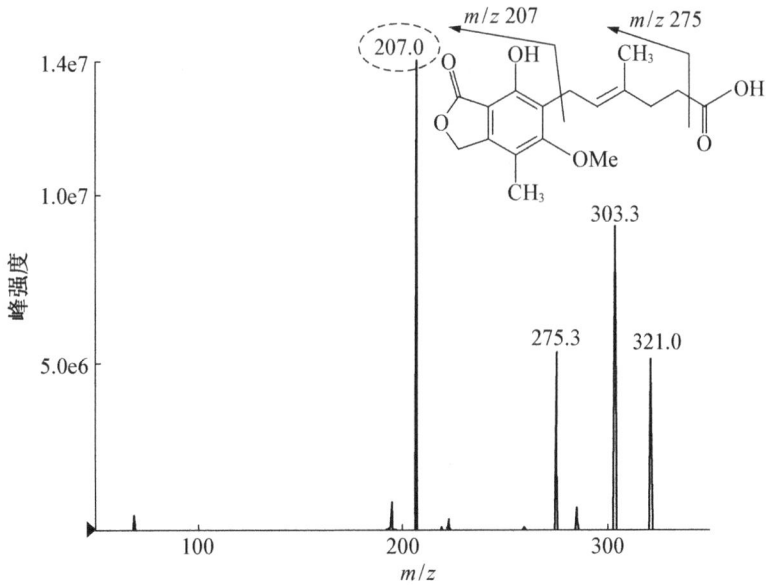

图 12-2　MPA 的二级质谱图

（2）方法验证

选择性：由比较空白样品、加标样品以及实际样品的色谱图来评价方法的选择性，实验结果证明血浆与唾液中的内源性物质、MPA 的二相代谢产物等均不干扰 MPA 的测定。图 12-3 为空白基质、定量下限标样、健康志愿者和肾移植病人服药后实样中总 MPA、游离 MPA 和唾液 MPA 的典型色谱图。MPA 的保留时间约为 3.7min，内标的保留时间约为 2.5min。

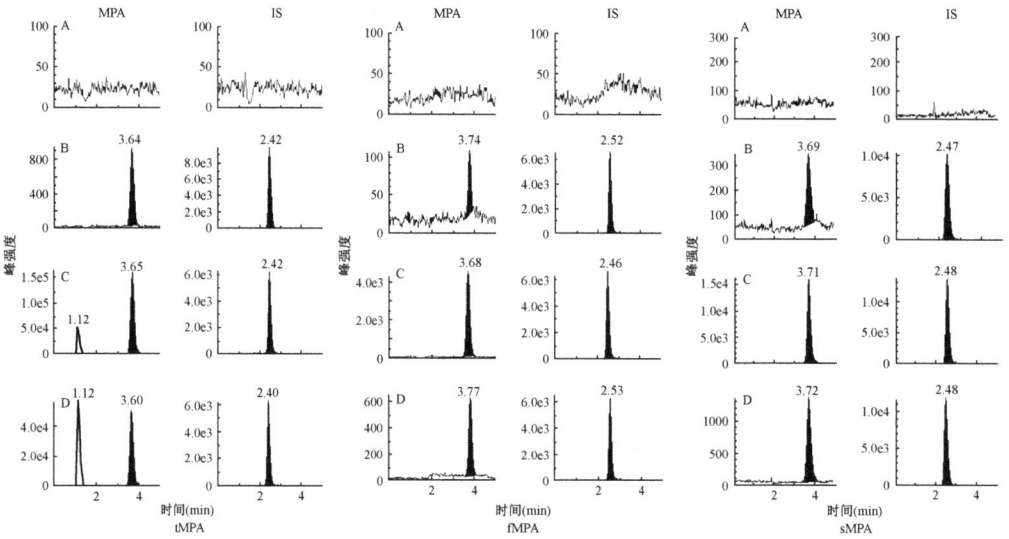

图 12-3　MPA 的典型色谱图

A. 空白样品　B. LLOQ　C. 健康志愿者服药后 0.5h 的血样　D. 肾移植病人服药后 0.5h 的血样

线性关系以及 LLOQ：针对血浆中总霉酚酸（tMPA）、游离霉酚酸（fMPA）以及唾液中霉酚酸（sMPA）三种检测基质，制备了三条标准曲线，以标准曲线最低浓度点为定量下限，信噪比 S/N>10。结果如表 12-4 所示。

表 12-4　霉酚酸线性方程、相关系数、定量下限及线性范围

样品	标准曲线	线性范围	相关系数(r)	LLOQ
tMPA	$y=1.04x-0.00487$	$0.1\sim51.2(\mu g/mL)$	0.9982	$0.1\,(\mu g/mL)$
fMPA	$y=0.0106x+0.00216$	$2\sim256(ng/mL)$	0.9992	$2(ng/mL)$
sMPA	$y=0.016x-0.00531$	$2\sim256(ng/mL)$	0.9990	$2(ng/mL)$

准确度和精密度：分别取三种不同检测基质的 3 个浓度质控样品（tMPA：0.15、22.5、45μg/mL；fMPA：3、102、205ng/mL；sMPA：3、102、205ng/mL），分析批内和批间的准确度和精密度。测得批内精密度和批间精密度（RSD）均<15%，批内准确度在 92.3%～101.6%之间，批间准确度在 94.7%～99.1%之间。

基质效应与回收率：取由 6 个不同受试者的血浆和唾液制得的质控样品进行分析，考察血浆和唾液中霉酚酸的回收率及基质效应，结果显示，没有明显的基质效应，血浆和唾液中 tMPA、sMPA 的平均提取回收率分别为 90.6%～93.4%和 84.1%～86.7%，RSD 均<10%（表 12-5）。以上结果表明不同来源的血浆、唾液中 MPA 的回收率和基质效应是一致的。

表 12-5　回收率及基质影响

样品	回收率($n=6$)		基质效应($n=6$)	
	平均(%)	RSD(%)	平均(%)	RSD(%)
tMPA（μg/mL）				
0.15	93.4	6.85	94.3	8.23
22.5	91.0	7.68	90.7	9.25
45	90.6	5.32	92.5	4.56
IS（200ng/mL）	89.7	8.33	91.7	9.92
sMPA（ng/mL）				
3	86.3	8.67	96.4	5.83
102	84.1	9.02	100.1	4.54
205	86.7	5.68	98.8	3.63
IS（20ng/mL）	95.6	4.70	82.9	1.84

稳定性：实验结果表明 MPA 的甲醇溶液在 4℃存放 6 个月、室温下 24h 是稳定的；血浆和唾液样品中总 MPA 和游离 MPA 经 3 个冻-融循环是稳定的；测定溶液在自动进样器（4℃）中至少可稳定 15h。

（3）健康志愿者和肾移植病人的霉酚酸药代动力学。

应用建立的方法，对给药后健康志愿者和肾移植病人的血浆和唾液样品进行了分析，药-时曲线见图 12-4，主要药动学参数见表 12-6。测定结果表明，建立的分析方法可以满足霉酚酸药代动力学研究中血浆、唾液样品的测定，具有灵敏度高、准确性好的优点。

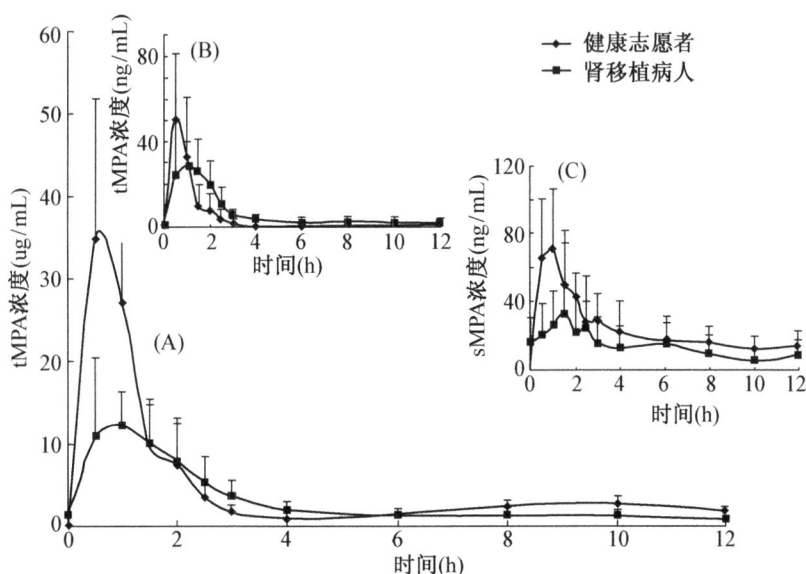

图 12-4　健康志愿者（1000mg MMF，单剂量）和肾移植病人（750mgMMF，bid）服药后 tMPA（A）、fMPA（B）和 sMPA（C）的平均药物浓度-时间曲线

表 12-6 tMPA 的主要药动学参数

参数	健康志愿者	肾移植病人
$AUC_{0-t}(mg \cdot h/L)$	99.1 ± 26.6	37.1 ± 11.5
$AUC_{0-\infty}(mg \cdot h/L)$	104.3 ± 29.0	40.1 ± 13.6
$T_{1/2}(h)$	11.6 ± 2.6	3.0 ± 1.5
$T_{max}(h)$	0.81 ± 0.51	1.06 ± 0.53
$C_{max}(mg/L)$	41.0 ± 13.4	17.7 ± 5.5

【参考文献】

[1] 姚彤炜. 体内药物分析. 杭州：浙江大学出版社，2001.

[2]《化学药物非临床药代动力学研究技术指导原则》课题研究组. 化学药物非临床药代动力学研究技术指导原则.【H】GPT5－1. 北京，2005.

[3] Shen Bing，Li Shui-jun，Yu Chen，et al. Determination of total，free and saliva mycophenolic acid with a LC-MS/MS method：Application to pharmacokinetic study in healthy volunteers and renal transplant patients. J Pharm Biomed Anal，2009，50(3)：515.